全国职业教育康复治疗技术专业"十二五"规划系列教材

卫生职业教育康复治疗技术专业教材

临床疾病概要（第二版）

主　编　王改芹　詹华祖

副主编　吕学云　王　萌　黄先平

编　委（以姓氏笔画为序）

王　芳（鄂州职业大学医学院）

王　萌（河南省周口职业技术学院）

王改芹（山东省聊城职业技术学院）

吕学云（山东省聊城市人民医院）

田　琴（武汉民政职业学院）

任　冬（河南省周口职业技术学院）

刘　永（重庆医药高等专科学校）

刘玉美（山东省聊城职业技术学院）

杜庆伟（山东省医学高等专科学校）

李古强（盐城卫生职业技术学院）

汪海英（青海卫生职业技术学院）

张　瑾（山东省青岛卫生学校）

张华国（山东省聊城职业技术学院）

陈忠梅（山东省泰山护理职业学院）

胡　泊（南阳医学高等专科学校）

高　敏（盐城卫生职业技术学院）

郭新荣（陕西中医学院）

黄先平（鄂州职业大学医学院）

詹华祖（湖北省咸宁卫生学校）

复旦大学出版社

www.fudanpress.com.cn

第二版前言

本教材自2009年出版以来,在全国多所医学院校中使用,得到了广泛的好评,为全国卫生职业教育康复技术专业的发展做出了积极的贡献。

为适应职业教育及康复医学快速发展的需要,我们本着"以服务为宗旨,以就业为导向;以能力为本位,以学生为中心"的理念,努力编写一部较第一版更为优秀的教材,按照教育部、卫生部有关司、处的建议,根据全国使用本教材院校有关教师和广大学生的建设性意见和愿望,在第一版教材编者大部分保留的前提下,增补了重庆、青海、鄂州、南阳、盐城、陕西等省多名教学一线的专家、学者参与本教材的再版编写。遵循"精益求精"的要求,为充分体现第二版教材更加实用、创新、领先的特色,我们对第一版教材进行了全面修订,增加并更新了近年来医学发展的新进展、新技术及与临床康复密切相关的疾病,特别对神经系统疾病及外科疾病进行了较大幅度的添加与改写;同时也删减了与临床康复关系不大的疾病,如血液和造血系统疾病等。修订后的教材从形式上进行了创新,增添了能力目标和素质目标的要求、临床情景、实践实训、目标检测、知识的链接和拓展等,以充分调动学生主动学习的积极性,提高其分析问题、解决问题的能力及培养协作、创新、探索的精神。

本教材编写的指导思想是紧扣高职高专"高素质、高技能"人才的培养目标和校企合作的人才培养模式,突出实用性和适用性,注重专业基础理论教学以应用为目的,以"必需"、"够用"为度;遵循"三基"(基础理论、基本知识、基本技能)和"五性"(科学性、思想性、先进性、实用性、启发性);强调以素质教育为主,培养学生的创新意识、解决问题的实践能力和可持续发展的潜能,激发学生不断进取的学习精神,大大完善和更新了本教材的内涵。新修订教材共分为四篇,即内科疾病、神经系统疾病、外科疾病和儿科疾病。每种疾病包括病因、发病机制、临床表现、实验室及其他检查、诊断要点、治疗、预防及预后等。每一章节包括5部分内容,即学习目标(能力、知识和素质目标)、临床情景、理论知识、实践实训和目标检测。内容强调临床实用性,概念清楚,有利于学生今后学习疾病康复及从事康复治疗工作,并在康复治疗中防止可能出现的并发症,减少致残率。本教材适用于高职高专和中等职业卫生学校的康复治疗技术专业的学生、康复治疗师、护士及社区医疗和社区康复工作的医务人员参考。

本教材由12所院校共19位专家分工合作共同编写。在此,衷心地感谢他们的辛勤劳动,同时感谢各编委单位领导对编写本书给予的大力支持。由于水平和时间有限,书中难免存在疏漏、不足、错误之处,我们诚恳地期待广大读者不吝赐教和指正。

王改芹　詹华祖

2014年5月

第一版前言

近年来,我国政府对职业教育的发展十分关注和重视。作为卫生职业教育的康复治疗技术专业,在我国卫生职业教育院校已陆续开办,且逐年增加,而目前尚无一套完整的该专业教材,作为教学的一个重要部分——教材,不能满足卫生职业教育的需要,严重影响了康复治疗技术专业的发展。全国卫生职业教育康复技术专业研究会与复旦大学出版社合作,决定组织编写出版我国第一套"卫生职业教育康复治疗技术专业教材"。该套教材以贴近学生、贴近岗位、贴近职业环境为教材编写宗旨,把提高学习者的操作技能和服务能力放在突出的位置,改变传统教材过于理论化、过于烦琐及缺少技能性、实践性的缺点,开发出更具职业教育特色的教材。本教材的编写突出实用性和适用性,立足为我国康复医学实践服务,注重专业基础理论教学以应用为目的,以"必须"、"够用"为度。充分体现教材的"三基"(基础理论、基本知识、基本技能)和"五性"(科学性、思想性、先进性、启发性、适用性)。整套教材包括专业基础、专业技能和临床应用教材三大部分,共12本。

《临床疾病概要》分4篇,即内科疾病、神经系统疾病、外科疾病和儿科疾病。其中儿科疾病包括小儿传染性疾病,详细介绍了临床常见疾病的病因、发病机制、临床表现、实验室及其他检查、诊断与鉴别诊断、治疗、预防及预后等,内容强调临床实用性,概念清楚,有利于学生今后学习疾病康复以及从事康复治疗工作,在康复治疗中防止可能出现并发症,配合临床医师让患者尽快地恢复到最佳功能水平,减少致残率。本教材适用于高职高专和中等职业卫生教育学校的康复治疗技术专业的医学生、康复治疗师、护士,以及社区医疗和社区康复工作的医务人员。

本教材由11所院校共15位专家分工合作共同编写。在此,衷心地感谢他们的辛勤劳动,同时感谢全国卫生职业教育康复技术专业研究会和各编委单位领导对编写本书给予的大力支持。由于我们的水平有限,加上时间紧迫,在内容上难免出现疏漏之处,我们诚恳地期待广大读者不吝指正,以便再版时修正。

詹华祖

2008年10月

Contents

目　录

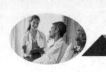
第二篇　神经系统疾病

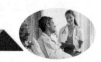

第三篇　外　科　疾　病

第四篇　儿　科　疾　病

绪　论

随着我国现代社会物质文明、科学技术的进步及人口老龄化问题，人们对健康的认识，以及对改善患者和残疾者生活质量的要求，已提高到一个全新的高度。为了满足社会和人民群众的需求，近20年来我国现代康复医学的发展十分迅速。现代康复医学是一门新兴、独立的医学学科，以恢复患者的身体、精神和社会生活功能为目标。卫生职业教育康复治疗技术专业的教育目标是培养高素质的康复治疗技术人员，为我国康复医学实践服务。

一、学习《临床疾病概要》的重要性

康复治疗技术专业学生毕业后主要从事临床康复治疗工作，面对来自临床各科需要进行康复治疗的患者，必须首先掌握他（她）们的病情，给予康复医学评估，熟练应用各种有利于患者功能恢复、功能矫正、功能补偿、功能替代和功能适应的训练、教育等手段，恢复患者的最佳功能状态，减轻致残因素，避免治疗中可能出现的并发症，使他（她）们重返社会。因此，康复治疗技术专业的学生必须掌握临床常见疾病的病因、发病机制、临床表现和并发症、实验室及其他检查、诊断、治疗、预防和预后等基础理论、基本知识及基本技能。

本教材重点介绍了与康复治疗技术专业相关的临床常见疾病的"三基"内容，使学生在今后的学习和从事临床康复治疗工作中，对常见疾病有一定的认识和了解。学好《临床疾病概要》一书，对今后的学习和工作都是十分重要的。

二、《临床疾病概要》的范围和内容

本教材的范围很广，包括内科学、神经病学、外科学、儿科学中与康复治疗专业相关的常见疾病。每个疾病的编写内容基本包括病因、发病机制、临床表现、实验室及其他检查、诊断、治疗、预防及预后等，从而使学生较全面地掌握常见疾病知识，为今后学习临床疾病康复和从事临床康复治疗工作奠定良好的基础。

三、《临床疾病概要》的学习目的、要求和方法

学习本教材的目的是保障人民的健康，为我国康复医学实践和社会主义现代化建设服务。要求我们必须以高度的责任感和实事求是的作风，树立全心全意为人民服务的思想，在学习和今后的工作中，具备崇高的医德、医风和精湛的业务知识和技能。在学习中，应注意以下学习方法。

（一）反复实践

《临床疾病概要》主要介绍临床常见疾病，是一门实践性很强的学科，需通过日积月累的临床实践才能逐渐掌握。因此，在学习中要重视临床实践，采取理论与实践相结合的学习方法。因此，本教材分为系统学习和临床实习两个阶段：一方面是按照教学大纲所规定的课堂教学，

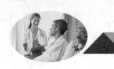

系统学习基础理论知识;另一方面通过积极参加临床实习,在实习中结合患者的具体表现,验证理论知识的正确性,通过实践-认识,再实践-再认识,如此反复实践认识,不断总结经验。

(二) 勤于思考

在学习和今后工作中勤于思考,不断发掘问题,结合问题去学习、钻研,才能不断进取,迅速提高理论知识和临床诊疗水平。

(三) 不断提高

教材中所叙述的临床疾病仅仅是与康复专业较密切的部分常见疾病,并且随着医学科学和相关基础学科的发展,对于临床疾病的病因、发病机制、治疗方法等也在不断变化、丰富和更新。这就需要我们不断地学习、不断地更新知识。这样既可以增加知识的深度和广度,又可以跟上医学科学发展的步伐,把学到的新理论、新知识、新技能应用于临床。

(四) 结合重点

每一临床疾病的发生、发展和转归都有其规律,有些疾病通过积极治疗可以不遗留后遗症,而有些疾病可能产生不同程度的功能障碍或出现并发症、后遗症等。因此,学生在学习各种临床疾病时应结合康复治疗技术的核心内容进行思考,通过医学手段来预防并发症、后遗症的发生,寻找能让患者恢复到最佳功能状态的全面康复方法,减少致残率,促进康复。

(五) 树立正确的临床思维

临床疾病千姿百态,变化不一,不同的人可患同一种疾病,哪怕同一种疾病在不同的时期,临床表现都不相同。做出的诊断是否正确,采取的治疗是否妥当,需要我们运用正确的临床思维进行分析和判断,正确处理主观与客观、整体与局部、共性与个性的关系,辩证地进行分析、综合。只有这样,才能作出正确的诊治,不断提高自己的诊疗水平。

总之,必须学好临床疾病的基本知识、基本理论和基本技能,夯实基础,在今后的实习和工作中反复实践,不断培养自己发现问题、分析问题、解决问题的能力,提高自身综合素质,为成为一名优秀的康复治疗技术人员而不懈努力。

（王改芹　詹华祖）

第一篇
内科疾病

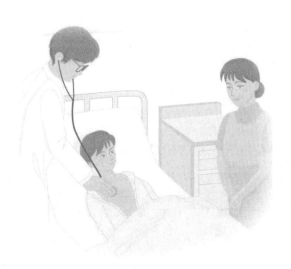

第一章

呼吸系统疾病

临·床·疾·病·概·要

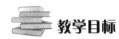

教学目标

一、能力目标

1. 能识别和分析呼吸系统疾病的临床表现。
2. 能根据呼吸系统疾病患者的具体情况提出健康教育内容。

二、知识目标

1. 掌握呼吸系统疾病的临床表现、并发症及常见病因和诱因。
2. 理解呼吸系统疾病的相关检查、诊断要点及处理原则。
3. 了解呼吸系统疾病的发病机制及防治。

三、素质目标

1. 通过对呼吸系统疾病患者的健康教育,培养学生的医患沟通意识和以病人为中心的医疗服务精神。
2. 通过小组学习,培养学生与他人协作的优良品质。

第一节　概　　述

　　呼吸系统疾病是常见的内科疾病,约占内科疾病的 1/4。据 2001 年统计,呼吸系统疾病(不包括肺癌)在城市的死亡原因中占第 4 位,在农村占第 1 位,居我国总人口死亡原因的第 1 位。近年来,由于环境污染、吸烟、理化、生物因子吸入及人口老龄化等原因,呼吸系统疾病的发病率居高不下,且病种复杂,如 2003 年我国及世界范围内暴发的急性呼吸窘迫综合征(传染性非典型肺炎),其传染性强,病死率高。另外,肺部感染,特别是卡氏肺囊虫肺炎,为获得性免疫缺陷综合征(艾滋病)的主要死亡原因。呼吸器官功能代偿潜力巨大,平时只需 1/20 的呼吸功能即可维持人体正常需求,故早期病变易被忽视,当症状显著时,某些病变已经不可逆了。因此,做好呼吸系统疾病的防治工作十分重要。

一、呼吸系统解剖生理特点与发病学特点

　　呼吸系统是由鼻、咽、喉、气管、支气管、胸膜、胸廓及膈等组成的。其中鼻、咽、喉为上呼吸道,环状软骨下缘以下至终末细支气管为下呼吸道。上呼吸道对吸入的气体有加温、湿润和过滤作用;下呼吸道参与通气和换气;胸膜腔、胸廓、膈等是维护呼吸运动的必要装置。呼吸系统的主要功能是气体交换,并具有防御功能(如鼻部加温过滤、喷嚏、咳嗽、支气管收缩、黏液–纤

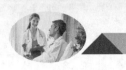

毛运动、各种酶、肺泡巨噬细胞等)、免疫功能(IgA、IgM 及 T 细胞介导的迟发型变态反应等)和内分泌、代谢功能。

呼吸系统与外界相通,在呼吸过程中,外界环境中的粉尘、微生物、蛋白变应原、有害气体等,都可进入呼吸道和肺引起疾病。当各种原因导致呼吸系统的防御和免疫功能下降或外界的刺激过强,则可引起呼吸系统的损伤和病变。

二、病因

呼吸系统疾病的病因较为复杂,可归纳为以下几个方面。

1. 感染因素　感染是呼吸系统疾病的重要原因。常见的病原菌有细菌、病毒、支原体、衣原体、寄生虫、军团菌、真菌等,其他病原体也是引起肺部感染的病原菌。原发性病毒感染多累及上呼吸道,细菌感染主要有肺结核和各种肺炎。社区获得性肺部感染中,革兰阳性球菌居多,其中耐甲氧西林的菌种亦明显增加。医院内获得性肺部感染中,革兰阴性杆菌居多,产 β 内酰胺酶的细菌增多。

2. 过敏因素　随着我国工业化的发展和生活水平的提高,致敏原,特别是吸入性致敏原的种类和数量增多,如化工原料、地毯和窗帘中的尘螨、空调机中的真菌、宠物的皮毛、绿化带的花粉等均是鼻炎和哮喘患病率和发病率增加的因素。

3. 理化因素和吸烟　流行病学调查发现,呼吸系统疾病的发生、发展与吸烟和环境(特别是大气和室内空气)污染密切相关。当空气中粉尘或二氧化硫 $> 1\,000\ \mu g/m^3$ 时,慢性支气管炎急性发作明显增多,其他,如煤尘、棉尘等的长期刺激是形成职业性尘肺的主要原因。吸烟和厨房烟雾是小环境的主要污染源,吸烟者慢性支气管炎的发病率较非吸烟者高 2 倍多,肺癌发病率高 4 倍多。据世界卫生组织(WHO)统计,按目前的吸烟现状发展下去,至 2025 年,全世界每年因吸烟致死者将达到 1 000 万人。目前,我国青年人吸烟人数增多,是慢性阻塞性肺疾病和肺癌发病率增多的重要原因。厨房烟雾的长期刺激容易导致家庭主妇患上慢性支气管炎。

4. 全身性疾病在呼吸系统的表现　不少全身性疾病可累及肺部,自身免疫因素,如风湿性肺炎、弥漫性间质性肺疾病、免疫损害宿主肺炎等;许多严重创伤、感染、休克等疾病可导致成人呼吸窘迫综合征;慢性充血性心力衰竭、肝硬化、肾病综合征和营养不良患者可引起胸腔积液。

三、诊断

呼吸系统疾病种类繁多,表现复杂多样,诊断时必须详细询问病史,系统地进行体格检查,并结合必要的辅助检查,全面综合分析,力求做出病因、解剖、病理和功能的诊断。

(一) 病史

了解患者的个人史、家族史、职业及是否用过导致肺部病变的某些药物等,对诊断呼吸系统疾病十分重要。如吸入粉尘、花粉或进食某些食物时出现喷嚏、胸闷,剧烈活动后出现胸闷、气急等,则可提示肺部有变应性疾病;气管哮喘可有家族史;如有吸烟史,应询问烟龄和每天的包数。另外,与肺部传染性疾病患者(如肺结核)的接触史对诊断也有帮助。

(二) 常见症状

呼吸系统疾病常见的症状有咳嗽、咳痰、咯血、呼吸困难、胸痛等。

1. 咳嗽和咳痰　咳嗽是一种保护性反射动作,具有局部防御作用。急性刺激性干咳伴声

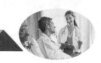

音嘶哑常为急性喉炎、气管和支气管炎;常年咳嗽,寒冷季节加重提示慢性阻塞性肺疾病;咳嗽伴胸痛可能是肺炎;持续进行性加重的刺激性咳嗽伴气促应考虑肺纤维化或肺癌。

借助咳嗽排出痰液的动作称为咳痰。痰的性状、量、气味对诊断具有帮助。白色泡沫或黏液痰转为脓性痰提示细菌感染;大量黄脓痰多见于支气管扩张或肺脓肿;铁锈色痰一般见于肺炎链球菌感染;肺水肿时痰呈稀薄粉红色泡沫样;恶臭痰提示厌氧菌感染。另外,痰量也可反映感染的程度,若痰量突然减少,但体温升高,应考虑是否有支气管引流不畅。

2. **咯血**　长期痰中带血,多见于肺结核、肺癌,咳鲜血则多为肺结核、支气管扩张、肺炎、急性支气管炎等;循环系统和其他系统疾病也可出现咯血。临床上根据咯血量分为:①小量咯血,即 24 小时咯血量 < 100 ml(或仅为痰中带血);②中等量咯血,即 24 小时咯血量为 100~500 ml;③大量咯血,即 24 小时咯血量 > 500 ml,或一次咯血量 > 300 ml。

3. **呼吸困难**　表现为呼吸频率、节律和深度的改变,是呼吸功能不全的重要症状。呼吸系统疾病所致的呼吸困难,称为肺源性呼吸困难。可分为 3 种类型:①吸气性呼吸困难,系喉、气管、大支气管管腔狭窄所致,多由喉气管炎、喉头水肿、异物或肿瘤引起;②呼气性呼吸困难,主要是由于小支气管痉挛狭窄、肺泡弹性减弱所致,多见于支气管哮喘、喘息型慢性支气管炎、慢性阻塞性肺气肿等;③混合性呼吸困难,多系肺部广泛病变,呼吸面积减少,影响呼吸功能所致,多见于大量胸腔积液、重症肺炎、气胸等。循环系统疾病(如左心衰竭)引起的呼吸困难,称为心源性呼吸困难。

4. **胸痛**　肺和脏层胸膜对痛觉不敏感,当肺部病变累及壁层胸膜时,可出现胸痛。胸痛伴有高热,应考虑为肺炎;胸痛与咳嗽、深吸气有关,且发生在两侧活动较大的胸廓时,多为胸膜炎所致;在剧咳或屏气时突然出现胸部剧痛,多为自发性气胸。其他系统的疾病,如心绞痛、食管和纵隔疾患也可引起胸痛。

(三) 体征

因病变的性质和范围不同,呼吸系统疾病的体征出现轻度或明显异常。气管、支气管病变以干、湿性啰音为主;肺炎有呼吸音性质、音调和强度的改变;大片肺炎和胸腔积液可出现实变体征;气胸和肺不张还可伴有气管的移位。

(四) 实验室与辅助检查

呼吸系统疾病的常见检查有血液和痰液、影像学、抗原试验、支气管镜和胸腔镜、呼吸功能测定、超声检查,以及放射性核素扫描等。

四、处理

呼吸系统疾病出现明显症状时,多数已发展到中晚期,然而疾病早期的防治更为有效,因此早期诊断十分重要,定期体格检查更有必要。主要的治疗方法有以下几个方面。

(一) 抗感染

目前常用于治疗呼吸系统疾病的抗感染药物有以下几个大类。

1. **青霉素类**　包括青霉素、普鲁卡因青霉素、苄星青霉素、青霉素 V、氨苄西林、阿莫西林、氯唑西林等。

2. **头孢菌素类**　包括头孢噻吩、头孢噻啶、头孢氨苄、头孢唑啉、头孢拉定、头孢呋辛、头孢噻肟、头孢曲松、头孢他啶、头孢哌酮、舒巴坦钠等。

3. **大环内酯类**　包括红霉素、罗红霉素、阿奇霉素、乙酰螺旋霉素、克拉霉素、交沙霉素、麦迪霉素等。

4. **氨基糖苷类** 包括链霉素、庆大霉素、卡那霉素、妥布霉素等。

5. **喹诺酮类** 是人工合成的抗菌药,包括吡哌酸、环丙沙星、氧氟沙星、诺氟沙星等。

6. **抗病毒药物** 主要包括阿昔洛韦、地昔洛韦、伐昔洛韦、更昔洛韦、利巴韦林、丙种球蛋白、干扰素等,可通过不同途经发挥抗病毒作用。

(二)镇咳祛痰

1. **镇咳药** 主要有3种类型。①中枢性麻醉性镇咳药:适用于剧烈咳嗽而痰少的患者,常用的有阿片、可待因、福尔可定等,此类属于毒麻类药物,应限量使用;②中枢性非麻醉性镇咳药:常用的有喷托维林(咳必清)、异米尼尔(咳得平)、地美索酯(咳舒)等;③周围性镇咳药:常用的有甘草流浸膏、苯丙哌林(咳快好)、苯佐那酯等,适应于咳嗽伴咳痰者。痰量较多时还可采取体位排痰法,头低且让病变部位居上,每日排痰2~3次,每次20分钟,同时拍击患者背部。但是本方法对于年老体弱、大咯血、高热的患者不宜使用。

2. **祛痰药** 大致分为两类。①恶心性祛痰药:主要是刺激胃黏膜感受器,引起轻度的恶心,反射性促使支气管腺体分泌增加,从而稀化痰液使痰易于咳出。主要药物有氯化铵、碘化钾愈创甘油醚等,大剂量使用可引起明显恶心和呕吐。②黏液溶解剂:能使痰液中的黏多糖分解,溶解黏稠的痰液,常用药物如盐酸溴己新(必嗽平)、乙酰半胱氨酸(易咳净)、α-糜蛋白酶、胰蛋白酶等。

(三)解痉平喘

解除支气管痉挛的根本疗法是祛除病因,在此基础上,选用合适的药物治疗。

该类药物的主要作用是抑制气道炎症反应和解除气道平滑肌痉挛。常用药物主要有以下几种类型。

1. **β_2肾上腺素受体激动药** 如肾上腺素、异丙肾上腺素、沙丁胺醇、特布他林等。

2. **茶碱类** 除了有扩张气道的作用外,还有解除呼吸肌疲劳和轻度兴奋呼吸肌的作用,常用的有氨茶碱、麻黄碱、羟丙茶碱、胆茶碱等。

3. **M受体阻断药** 有异丙托溴铵(异丙阿托品)、东莨菪碱。

4. **肥大细胞稳定剂** 有色甘酸钠、酮替芬等。

5. **糖皮质激素** 目前主张尽量局部应用以减轻全身用药的不良反应,对于严重病例也可全身用药。常用的局部用药有倍氯米松、布地奈德,全身用药有甲泼尼龙、地塞米松、氢化可的松。

(四)氧气治疗

氧气治疗是呼吸系统疾病治疗的重要方法之一。临床常用的给氧方法主要有3种,即鼻导管(鼻塞)给氧、面罩给氧和高压给氧,其中最常用的是鼻导管(鼻塞)给氧。

(五)湿化治疗

呼吸系统疾病患者由于呼吸困难常张口呼吸会使呼吸道黏膜干燥,临床吸氧也会导致呼吸道黏膜干燥,气管插管或气管切开患者也可使气道水分大量丢失。因此,呼吸道的湿化治疗相当重要。气道的湿化可使用湿化瓶,张口呼吸的患者可用湿纱布覆盖口唇,气管插管或气管切开者应定时向气道内滴蒸馏水。此外,还可采用蒸馏水加入α-糜蛋白酶雾化吸入,既能湿化气道,又能稀释痰液。必要时在湿化液中加入抗生素,能预防和治疗局部感染。

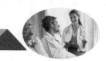

五、预防

呼吸系统疾病的预防应注重环境保护,使空气、水源符合标准;宣传戒烟、保持室内清新;加强锻炼,增强血液循环,提高免疫力;避免受凉(受凉时呼吸道血管收缩,血液供应减少,局部抵抗力下降,病毒容易侵入);加强个人卫生和个人防护,改变不良生活习惯,注意生活规律(生活不规律易使免疫系统功能减弱)。

第二节 支气管哮喘

临床情景

患者女性,26岁。因骨外伤后行康复治疗1月余,前日出现咳嗽伴喘鸣,昨晚咳嗽加重。自述有支气管哮喘史,作为一名康复治疗师,你应该怎么帮助该患者?

支气管哮喘(bronchial asthma),简称哮喘,是由嗜酸性粒细胞、肥大细胞、T细胞、中性粒细胞等多种细胞参与的气道慢性炎症。这种炎症使气道反应性增高,出现广泛的可逆性气道痉挛。主要表现为反复发作的喘息、气急、胸闷和咳嗽等症状,常在夜间和(或)清晨发作及加剧。多数患者可自然缓解或经治疗缓解。哮喘长期反复发作可致气道不可逆性狭窄和重塑,并发阻塞性肺气肿和慢性肺源性心脏病。

哮喘发作有明显的季节性,春、秋季好发,城市高于农村。我国患病率为1‰~3‰,儿童及青少年多见,约半数以上有家族过敏史,无明显性别差异。

一、病因与发病机制

(一) 病因

哮喘的病因还不十分清楚,遗传和环境是发病的危险因素。目前,哮喘的相关基因尚未明确,研究表明与气道高反应性、IgE调节和特应性相关的基因在哮喘的发病中起重要作用。环境因素主要包括某些激发因素,如花粉、动物毛屑、尘螨、刺激性气体等吸入物;食物如鱼、虾、蟹、蛋类、牛奶等;病原体如细菌、病毒、寄生虫等;药物如普萘洛尔、阿司匹林等。另外,气候变化、运动、精神和内分泌因素都可能是哮喘的激发因素。

(二) 发病机制

哮喘的发病机制尚不完全清楚。变态反应、气道炎症、气道反应性增高和精神神经因素及其相互作用与哮喘的发病关系密切。

1. **免疫学机制** 细胞免疫和体液免疫均参与哮喘的发病。致敏原进入机体后,先激活T细胞,产生白细胞介素激活B细胞,后者合成特异性IgE,其与肥大细胞和嗜酸性粒细胞等细胞表面的IgE受体结合。致敏原再次进入机体后与细胞表面的IgE交联,使该细胞释放多种活性介质导致平滑肌痉挛、黏液分泌、血管通透性增高和炎症细胞浸润等。炎症细胞在介质的作用下又可分泌多种介质,使气道病变加重。

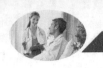

2. 气道炎症 被认为是哮喘的本质。哮喘的炎症反应是由多种炎症细胞（如肥大细胞、嗜酸性粒细胞、肺泡巨噬细胞等）、炎症介质（如组胺、前列腺素、白三烯等）和细胞因子参与的相互作用的结果，关系复杂，有待进一步研究。

3. 气道高反应性 气道对各种刺激因子出现过强或过早的收缩反应，是哮喘发生、发展的重要因素。当气道受到致敏原或其他刺激后，在炎症细胞、炎症介质和细胞因子的作用下，气道上皮损害和上皮下末梢神经的裸露导致气道高反应性。

4. 神经机制 神经因素被认为是哮喘发病的重要环节。支气管哮喘与 β 肾上腺受体功能低下和迷走神经张力亢进有关，并可能存在 α 肾上腺素能神经的反应性增加。

二、临床表现

临床上根据病因和发病机制将哮喘分为外源性和内源性哮喘。

（一）症状

1. 外源性哮喘 患者多有明显的致敏原接触史，发作前先有鼻和眼睑发痒、流涕、喷嚏、干咳、胸闷等先兆症状，继之胸闷、咳嗽加重，出现带哮鸣音的呼气性呼吸困难，严重时不能平卧呈端坐呼吸，有明显发绀、烦躁不安。数分钟至数小时后可自行缓解或经治疗后好转，发作将停时，常咳出较多稀薄痰液。

2. 内源性哮喘 由非致敏原诱发因素引起的哮喘。最常见的是感染性哮喘，细菌、病毒、真菌等感染引起支气管炎，咳嗽、咳痰逐渐出现哮喘。其他如药物、职业粉尘和烟雾、剧烈运动引起的哮喘也属于内源性哮喘。

3. 混合性哮喘 各种因素相互影响，使哮喘症状表现不典型或混合存在，临床表现复杂，可长年发作，无明显季节性。

4. 哮喘持续状态 严重哮喘发作持续 24 小时以上者称为哮喘持续状态。发作时呈端坐呼吸、发绀显著、大汗淋漓，若病情不能控制，可出现呼吸、循环衰竭。

（二）体征

哮喘发作时胸廓呈过度充气状态，两肺闻及广泛的哮鸣音，呼气延长。严重时可出现心率增快、奇脉、胸腹反常运动和发绀。非发作期体格检查可无异常。

三、并发症

哮喘急性发作时可出现气胸、纵隔气肿、肺不张等，长期反复发作和感染易并发慢性阻塞性肺疾病、支气管扩张、肺纤维化和慢性肺源性心脏病。

四、实验室及其他检查

1. 血液检查 发作时可有嗜酸性粒细胞增多，并发感染时可有白细胞计数和中性粒细胞增高。

2. 痰液检查 痰涂片镜检可见较多嗜酸性粒细胞、黏液栓和透明的哮喘珠。

3. 胸部 X 线检查 哮喘发作早期可见两肺透亮度增加，呈过度充气状态；缓解期无明显异常。并发感染时，可见肺纹理增粗和炎性阴影。

4. 呼吸功能检查 哮喘发作时，呼气流速指标显著下降，肺容量指标见用力肺活量减少、残气量增加、功能残气量增加、残气量占肺总量百分比增高。缓解期上述指标可逐渐恢复。

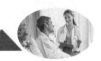

5. 动脉血气分析　哮喘严重发作时可有 $PaCO_2$ 下降,pH 值上升,表现为呼吸性碱中毒。病情进一步发展,可有 $PaCO_2$ 上升,表现为呼吸性酸中毒。如缺氧严重,可合并代谢性酸中毒。

6. 特异性致敏原检测

(1) 体外检测:患者特异性 IgE 较正常人明显增高。

(2) 在体试验:①皮肤致敏原测试,用于指导避免致敏原接触和脱敏治疗,可通过皮肤点刺等方法进行,皮试阳性提示患者对该致敏原过敏;②吸入致敏原测试,可验证致敏原吸入引起哮喘发作。由于该测试具有一定的危险性,临床较少应用。

五、诊断要点

(1) 反复发作的哮喘史。

(2) 发作时双肺可闻及广泛性哮鸣音和呼气性呼吸困难。

(3) 病情可自行缓解或治疗后缓解。

(4) 排除其他原因引起的喘息、气急、胸闷和咳嗽。

(5) 临床表现不典型者,至少具备下列表现之一:①支气管激发试验或运动试验阳性;②支气管舒张试验阳性;③昼夜呼气峰值流速变异率 $\geqslant 20\%$。

符合上述(1)~(4)或(4)~(5)者,可诊断为支气管哮喘。

六、临床分期

1. 急性发作期　该期喘息、气促、咳嗽、胸闷等症状突然发生,或原有症状急剧加重,常有呼吸困难,多因接触变应原、刺激物或呼吸道感染诱发。

2. 慢性持续期　该期每周均出现不同频率和(或)不同程度的症状(喘息、气急、咳嗽、胸闷等)。

3. 临床缓解期　该期症状、体征消失,肺功能恢复到急性发作前水平,并维持 3 个月以上。

七、处理

哮喘的治疗目的:尽快控制症状、减少发作次数、减少用药剂量和活动不受限制。

(一) 哮喘急性发作期

目的在于尽快缓解症状、解除气流受限和低氧血症,同时还要制订长期治疗方案及预防再次急性发作。

1. 支气管舒张剂

(1) β_2 肾上腺素受体激动剂(简称 β_2 受体激动剂):β_2 受体激动剂主要作用于呼吸道的 β_2 受体,使支气管平滑肌舒张,是控制哮喘急性发作的首选药物。常用的短效 β_2 受体激动剂有沙丁胺醇、特布他林、非诺特罗,作用时间为 4~6 小时。长效 β_2 受体激动剂有福莫特罗、沙美特罗,作用时间为 10~12 小时。用药方法首选吸入法,常用剂量沙丁胺醇每次 1~2 喷,5~10 分钟见效,可维持 4~6 小时,每天 3~4 次。长效 β_2 受体激动剂福莫特罗 4.5 μg,每次 1 喷,可维持 12 小时,每天 2 次。持续雾化吸入多用于重症和儿童患者。注射用药,多用于严重哮喘,一般为沙丁胺醇 0.5 mg,滴速为每分钟 2~4 μg,易引起心悸,只在其他疗法无

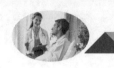

效时使用。

（2）茶碱类：能抑制磷酸二酯酶，使支气管平滑肌舒张，还有抗炎作用和增强气道纤毛清除功能。是目前治疗哮喘的有效药物。常用氨茶碱每次 0.1 g，每天 3 次，口服；静脉滴注维持量每小时 0.6～0.8 mg/kg，日注射量＜1.0 g。静脉给药用于重症和危症哮喘患者。

（3）抗胆碱药：为胆碱能受体拮抗剂，降低迷走神经兴奋性而使支气管平滑肌舒张，尤其适用于夜间哮喘及痰多的患者。常用药物有阿托品、东莨菪碱、山莨菪碱等，片剂和气雾剂均有一定疗效。不良反应有口干、口苦、痰黏稠不易咳出、尿潴留等。

2. 抗炎药

（1）糖皮质激素类：哮喘的病理基础是慢性非特异性炎症，糖皮质激素可抑制生物活性物质的释放，具有抗炎、抗过敏的作用，是当前控制哮喘发作有效的药物。给药方法有吸入、口服、静脉。常用吸入药物有倍氯米松、布地奈德等，需规律吸入 1 周以上方能生效。口服制剂有泼尼松、泼尼松龙，用于吸入糖皮质激素无效或需短期加强者。静脉用药用于重度或严重哮喘发作时，症状缓解后逐渐减量，改口服和吸入法维持。

（2）色苷酸钠：是一种非糖皮质激素类抗炎药，能预防致敏原引起速发和迟发反应，以及运动和过度通气引起的气道收缩。也可雾化吸入或干粉吸入。

3. 促进排痰　痰液可致气道狭窄或阻塞，加重缺氧，使哮喘持续发作。哮喘患者可通过补液和使用祛痰药，有条件者行超声雾化吸入，以湿化气道，稀释痰液和控制感染。

4. 控制感染　哮喘可诱发感染，从而加重哮喘，故应积极选用有效抗生素控制感染。

5. 对症治疗　包括吸氧、纠正脱水、酸中毒，积极治疗并发症等。

（二）哮喘缓解期

哮喘急性发作治疗后，症状可得到控制，但其慢性炎症病理生理改变仍然存在。因此，缓解期也应根据病情程度制订合适的长期治疗方案，防止哮喘再次发作。一般根据病情可选用吸入或口服 β_2 受体激动剂、色苷酸钠、小剂量氨茶碱控释剂、抗胆碱药、糖皮质激素等。

八、预防

哮喘的预防主要包括：①去除诱发因素；②早诊断早治疗，防止病情发展；③积极控制症状，防止病情恶化和减少并发症。对患者需要进行环境控制，如减少与过敏原接触、戒烟、职业调整等。用药物进行预防，如使用 β_2 受体激动剂或色苷酸钠。同时教育患者加强自我管理意识，能够识别发作的早期信息，做到及时自治、自救和及时就诊。部分儿童期哮喘随着年龄的增长可以自愈，成人哮喘经正规治疗可长期控制，有并发症的哮喘患者预后较差。

 实践实训

患者女性，26 岁。反复咳嗽 3 个月，呈干咳，以夜间为主，偶有喘鸣音，无发热和盗汗，无体重减轻。既往体健，曾于当地医院就诊，红霉素口服治疗 3 周无效。体格检查提示双肺呼吸音清，X 线胸片提示无异常，肺功能提示 1 秒钟用力呼气量与用力肺活量比值（FEV_1/FVC）＞70%，精制蛋白衍生物（结核菌素，PPD）试验（一）。试述：

1. 本病案的诊断。

2. 进一步检查项目。

3. 治疗方案。

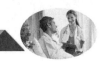

第三节 | 慢性阻塞性肺疾病

临床情景

患者男性,66 岁。慢性阻塞性肺疾病史 5 年,近 1 个月来咳嗽痰多。为了排痰顺畅,作为一名康复治疗师,你应该如何帮助该患者?

慢性阻塞性肺疾病(chronic obstructive pulmonary disease,COPD),简称慢阻肺,是一组主要以气流受限为特征的肺部疾病,气流受限不完全可逆,呈进行性发展。COPD 是呼吸系统中的常见病和多发病,患病率和病死率均居高不下。近年来,对我国 7 个地区 20 245 名成年人进行的调查显示,COPD 的患病率占 40 岁以上人群的 8.2%。因肺功能进行性减退,严重影响了患者的劳动力和生活质量。

一、病因与发病机制

确切的病因不清,但与下列因素有关,并且存在个体易感因素和环境因素的互相作用。

1. **吸烟** 烟雾中所含苯并芘、煤焦油等直接损伤气管和支气管黏膜,使纤毛脱落、杯状细胞增生、黏膜充血和水肿。纸烟所含焦油和烟碱等化学物质既能抑制气道纤毛活动,削弱肺泡巨噬细胞的吞噬、灭菌作用,又能引起支气管痉挛,增加气道阻力。这些化学物质还可使氧自由基产生增多,诱导中性粒细胞释放蛋白酶,破坏肺弹力纤维,导致气流进出受阻。因此,吸烟时间越长,吸烟量越多,COPD 患病率也越高。

2. **职业性粉尘和化学物质** 长期接触过高浓度的职业粉尘及化学物质,如烟雾、变应原、工业废气,以及室内空气污染等,均可能产生类似于吸烟的 COPD。

3. **空气污染** 空气中含有有害化学气体,如二氧化硫、二氧化氮、氯气、臭氧和烟雾等,对支气管黏膜有刺激和细胞毒性作用,使纤毛柱状上皮的纤毛损坏、脱落,影响纤毛麦浪样波动,导致纤毛清除功能下降,管腔中黏液聚集,致使气流受限。

4. **感染因素** 感染是 COPD 发生、发展的重要因素之一,主要为病毒和细菌感染。常见的病毒为鼻病毒、腺病毒、流感病毒和呼吸道合胞病毒等。继发感染的细菌以流感嗜血杆菌、肺炎链球菌、卡他莫拉菌及葡萄球菌为多见。

5. **蛋白酶-抗蛋白酶失衡** 人体存在的一些蛋白水解酶对肺组织有损伤、破坏作用,这些酶导致肺实质的弹性纤维分解,肺泡间隔损坏,从而使小支气管在呼气时因失去支架肺泡塌陷闭塞使肺残气量增多,而抗蛋白酶[其中 α_1-抗胰蛋白酶(α_1-AT)活性最强]对于弹性蛋白酶等多种蛋白酶具有抑制作用。因此,蛋白酶和抗蛋白酶的平衡是维持肺组织正常结构免于破坏的重要因素。炎症及吸烟等吸入有害气体能促使肺内蛋白水解酶产生增多或活性增强,导致组织结构破坏。另外,破坏的肺组织、纤维组织增生和瘢痕形成,产生机械性牵拉,使局部肺泡扩张,促使气体流通进一步受限。

6. **遗传和个体因素** 先天性遗传病 α_1-抗胰蛋白酶(α_1-AT)缺乏者易发生 COPD;而个

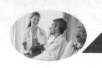

体因素,如自主神经功能失调、营养不良、气温突变等都有可能导致 COPD 的发生和发展。

二、临床表现

(一)症状

1. **慢性咳嗽** 常晨间咳嗽明显,白天较轻,夜间有阵咳或排痰。

2. **咳痰** 多为白色黏液或浆液性泡沫痰,清晨排痰量较多。急性发作期痰量增多,伴有脓痰。偶可痰中带血。

3. **气短或呼吸困难** 为 COPD 的标志性症状,呈进展性发展。早期在劳动、登楼梯时出现呼吸困难,随着病情的发展可逐渐加重。严重者穿衣、说话,甚至休息也可感到呼吸困难。

4. **喘息和胸闷** 为 COPD 患者后期的代偿性表现,部分患者在急性发作时可出现喘息。

5. **其他症状** 晚期患者有食欲缺乏、体重下降等。

(二)体征

早期体征可无异常,随着病情的进展逐渐出现以下体征。

1. **视诊** 呈桶状胸,胸廓前后径增大,肋间隙增宽,剑突下胸骨下角增宽。重症患者呼吸变浅,频率增快,甚至出现缩唇呼吸等。

2. **触诊** 双侧语颤减弱。

3. **叩诊** 肺部过清音,心浊音界缩小,肺下界和肝浊音界下降。

4. **听诊** 两肺呼吸音减弱,呼气延长,心音遥远,部分患者可闻及干、湿性啰音。

三、并发症

1. **自发性气胸** 如出现突然加重的呼吸困难伴有明显发绀,患侧胸部叩诊为鼓音,呼吸音减弱或消失,应考虑并发自发性气胸。

2. **慢性肺源性心脏病** 由于 COPD 引起肺血管床减少及缺氧导致肺动脉痉挛,最后出现肺动脉高压,右心室肥厚扩大,发生右心功能不全。

3. **慢性呼吸衰竭** 常在 COPD 急性加重时发生,症状明显加重,发生低氧血症和(或)高碳酸血症,可有缺氧和二氧化碳潴留的临床表现。

四、实验室及其他检查

1. **血液和痰液检查** COPD 合并细菌感染时,外周血白细胞计数增高,核左移。痰培养可查到病原菌。

2. **血气分析** 对确定发生低氧血症、高碳酸血症、酸碱平衡失调及判断呼吸衰竭的类型有重要价值。

3. **肺功能检查** 早期常无明显异常。肺最大通气量降低(低于预计值的 80%),残气量占肺总量的百分比增加,如 > 40% 对诊断阻塞性肺气肿具有重要意义。

4. **X 线检查** COPD 早期无明显异常,反复发作者可见两肺肺纹理增粗、紊乱。肺气肿时可见肋间隙增宽、膈下移,肺野透亮度增加,肺纹理稀疏紊乱。

五、诊断

主要根据吸烟等高危因素史、临床症状、体征及肺功能检查等综合分析,可明确诊断。不

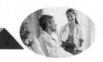

完全可逆性气流受限是 COPD 诊断的必要条件。吸入支气管扩张后，$FEV_1/FVC < 60\%$ 及 $FEV_1 < 80\%$ 预计值，可确定为不完全可逆性气流受限。

COPD 病程分期：①急性加重期（慢性阻塞性肺疾病急性加重）是指在病程过程中，短期内咳嗽、咳痰、气短和（或）加重，痰量增多，呈脓性或黏液脓性，可伴发热等症状的时期；②稳定期是指患者咳嗽、咳痰、气短等症状稳定或症状较轻的时期。

六、处理

COPD 是不可逆性慢性进展性疾病，其治疗目的为积极治疗原发病、控制症状、改善呼吸功能，延缓病程进展、减少并发症，以延长患者生命及提高其生活质量。

（一）急性发作期治疗

1. 控制感染 当出现咳嗽伴脓痰时，应根据病情及药敏试验结果选用有效抗生素，如头孢菌素、β 内酰胺酶抑制剂、大环内酯类、喹诺酮类等。轻者可口服给药，重症肌内注射或静脉滴注给药。

2. 镇咳、祛痰 咳嗽无痰者可用右美沙芬、喷托维林（咳必清）等，剧咳者可用可待因。痰不易咳出者常选用复方甘草合剂、氨溴索、溴己新（必嗽平）等，也可雾化祛痰。

3. 解痉、平喘 常用氨茶碱缓释或控释片，或用沙丁胺醇雾化吸入。病情严重者可给予糖皮质激素。

4. 吸氧 发生低氧血症者可经鼻导管或面罩吸氧，注意吸氧浓度，避免吸入的氧浓度过高引起二氧化碳潴留。

（二）缓解期治疗

1. 去除病因 教育和劝导患者戒烟，不断改善工作和生活环境。

2. 药物治疗 选用支气管扩张药（如抗胆碱药、β2 肾上腺素受体激动剂、茶碱类等），祛痰药（如氨溴索、N-乙酰半胱氨酸、羧甲司坦、稀化黏素等）。

3. 长期家庭氧疗 一般用鼻导管，氧流量为 $1\sim2\ L/min$，吸氧时间每天 $10\sim15$ 小时。

七、预防

COPD 的预防主要是避免发病的高危因素、急性加重的诱发因素及增强机体免疫力。主要采取：①教育和劝导患者戒烟；②控制职业和环境污染，减少有害气体或有害颗粒的吸入，可减轻气道和肺的异常炎症反应；③积极防治呼吸道感染、积极预防接种及加强体育锻炼，提高免疫力。

 实践实训

患者女性，50 岁。反复咳嗽、咳痰 3 年，气短 1 年，加重 1 周来医院就诊。患者多于着凉后出现咳嗽，伴咳白色痰，有时为脓痰，无咯血及夜间阵发性呼吸困难。10 年前曾确诊为慢性鼻旁窦炎。体格检查：神志清，胸廓略呈桶状，两下肺可闻及细湿性啰音，双下肢无水肿，杵状指。试述：

1. 该患者可能的诊断有哪些？

2. 接诊医生需完善的主要辅助检查有哪些？

第四节　慢性肺源性心脏病

临床情景

患者男性,58 岁。慢性肺心病史 5 年,3 天前来医院就诊,测心功能 2 级。作为一名康复治疗师,你应该如何帮助该患者?

慢性肺源性心脏病(chronic pulmonary heart disease),简称慢性肺心病,是肺组织、肺动脉血管或胸廓的慢性病变引起肺组织结构和功能的异常,造成肺血管阻力增加,肺动脉压力增高,使右心扩张或(和)伴肥厚,伴或不伴右心功能衰竭的心脏病。根据起病缓急及病程长短不同,可分为急性肺源性心脏病及慢性肺源性心脏病,临床上以后者多见。慢性肺心病是我国呼吸系统的常见病,发病年龄多在 40 岁以上,患病率随着年龄增长而增高,男女之间无明显差异。通常在寒冷地区、高原地区、农村患病率高。

一、病因与发病机制

(一)病因

1. 支气管-肺疾病　以 COPD 最多见,占 80%～90%;其次为支气管哮喘、支气管扩张、重症肺结核、尘肺和弥漫性肺间质纤维化等。

2. 胸廓运动障碍性疾病　该病较少见,严重的胸廓、脊柱畸形,胸膜广泛粘连,以及神经肌肉疾患如脊髓灰质炎等,可致胸廓活动受限,气道引流不畅,肺部反复感染,并发肺气肿和肺动脉高压而发展为肺心病。

3. 肺血管疾病　该病少见,如慢性血栓栓塞性肺动脉高压、肺小动脉炎使肺小动脉狭窄、阻塞形成肺动脉高压等。

(二)发病机制

肺心病的病因虽然不同,但其发展过程是相同的,均为肺动脉压力升高,右心负荷加重,最后发展为右心功能不全。病情恶化的主要原因是合并肺部反复感染。以慢性支气管炎为例,其发展过程为慢性支气管炎→慢性阻塞性肺气肿→慢性肺心病。

1. 肺动脉高压形成

(1)肺小动脉痉挛:肺血管阻力增加的功能性因素,如缺氧、高碳酸血症和酸中毒可使肺血管收缩、痉挛。其中缺氧是最重要的因素,缺氧可使血液中收缩血管的活性物质增多,使肺血管收缩,血管阻力增加。另外,缺氧可直接使肺血管平滑肌收缩。高碳酸血症和酸中毒时,H^+增多,增加了血管因缺氧而收缩的敏感性。

(2)肺血管病理改变:长期反复发作的支气管和肺组织炎症,可引起邻近小动脉的炎症,导致小动脉管壁增厚、管腔狭窄甚至闭塞,血管阻力增加;肺气肿致肺泡内压增高,压迫肺泡毛细血管,血管阻力增加;慢性缺氧使肺血管收缩,管壁张力增高刺激管壁增生,肺血管重构、硬化,血流阻力增加。

（3）血容量增多：长期缺氧产生继发性红细胞增多，血液黏稠度明显增加，血流阻力随之增高。缺氧还可使肾小动脉收缩和醛固酮分泌增加，导致水、钠潴留，血容量增多，使肺动脉压升高。

2. 心脏病变和心力衰竭 肺动脉高压使右心室负荷加重，右心室为克服阻力而导致自身肥厚。随着病情的进展，肺动脉压持续升高，超过右心室的代偿能力时，其心排血量降低，舒张末压增高而出现右心室扩大和右心室功能衰竭。慢性缺氧、高碳酸血症和细菌毒素对心肌的毒性作用均可使心肌受损，加重心力衰竭。

二、临床表现

本病发展缓慢。临床上除原有肺、胸疾病的各种症状和体征外，主要是肺、心功能不全和其他器官损害的征象。

（一）肺、心功能代偿期

1. **症状** 主要为咳嗽、咳痰、气促、乏力、心悸和劳动耐力下降等，活动后更明显，急性感染时加重。

2. **肺动脉高压体征** 主要有发绀和肺气肿体征；肺动脉高压的体征，如肺动脉瓣区第二心音亢进、分裂，$P_2 > A_2$。

3. **右心肥大体征** 剑突下有收缩期搏动，三尖瓣区闻及收缩期杂音。

（二）肺、心功能失代偿期

1. **呼吸功能不全和肺性脑病** 由于通气和换气功能进一步减退，故此期的症状主要表现是缺氧和二氧化碳潴留引起的症状。缺氧表现除发绀、心悸和胸闷外，严重缺氧者还可出现乏力、头痛、烦躁、失眠、神志恍惚、表情淡漠或烦躁不安、昏睡，甚至昏迷等。

2. **心功能不全** 主要为右心功能不全，可出现明显的心悸、气促、呼吸困难、食欲缺乏、腹胀和少尿等表现。体格检查可见发绀加重、心率增快、肝肿大伴压痛、颈静脉怒张、肝颈静脉回流征阳性、下肢水肿及腹水等。

三、并发症

1. **肺性脑病** 呼吸衰竭引起神经和精神症状时即为肺性脑病，为肺心病的首要死因。

2. **酸碱失衡及电解质紊乱** 缺氧和二氧化碳潴留可引起机体酸性代谢产物增加，出现酸中毒，导致血钾增加。若治疗不当还可引发代谢性碱中毒和低钾血症。

3. **心律失常** 主要由心肌缺氧和电解质紊乱引起，表现为房性心律失常，缺氧严重者可发生心室颤动和心跳骤停。

4. **休克** 是肺心病常见的并发症及死因之一，可分为感染性休克、心源性休克、失血性休克。

5. **其他** 如消化道出血和弥散性血管内凝血等。

四、实验室及其他检查

（一）实验室检查

1. **血常规** 红细胞和血红蛋白升高；合并感染时白细胞计数和中性粒细胞增高；血电解质异常；部分患者可有肝、肾功能异常。

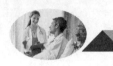

2. 血气分析与生化检查 可出现低氧血症或合并高碳酸血症及多种酸碱失衡,部分患者血清学检查出现肾功能或肝功能异常。

(二) X 线检查

主要表现为除慢性肺胸疾病、肺部感染表现外,还可有肺动脉高压症,如右下肺动脉干扩张,横径 ≥ 15 mm,或右下肺动脉干与气管横径比值 ≥ 1.07;肺动脉段中度凸出或其高度 ≥ 3 mm;中心肺动脉扩张和外周分支纤细形成鲜明对比;右心室增大征。

(三) 心电图检查

主要有右心室肥大的改变,如电轴右偏,Rv1＋Sv5 ≥ 1.05 mV 及肺性 P 波等。

(四) 超声心动图检查

通过测定右心室流出道内径(≥ 30 mm)、右心室内径(≥ 20 mm)、右心室前壁的厚度、右肺动脉内径或肺动脉干等指标,以诊断慢性肺心病。

五、诊断

由于该病病因较多,症状和体征往往与多种原发性疾病混杂出现,故早期确诊比较困难。凡有慢性肺、胸疾病病史,出现肺动脉高压、右心室增大或右心功能不全的表现,结合 X 线胸片、心电图、超声心动图等检查,同时排除其他心脏病,即可作出诊断。

六、处理

1. 急性加重期治疗

(1) 控制感染:根据病情,参考痰菌培养及药物敏感试验选择抗生素。常用的有青霉素类、氨基糖苷类、头孢类和喹诺酮类等。

(2) 氧疗:纠正缺氧是抢救慢性肺性病呼吸衰竭的一项紧急而重要的措施,并持续低流量吸氧。失代偿期缺氧常伴二氧化碳潴留,此时呼吸主要依靠缺氧刺激颈动脉体和主动脉体化学感受器来维持,若高流量吸氧,可使缺氧刺激消失,导致呼吸停止。

(3) 改善通气功能:加强护理,严密观察病情变化,宜加强心、肺功能的监护。翻身、拍背排出呼吸道分泌物,是改善通气功能的一项有效措施。排痰过程中必须重视呼吸道黏膜湿化,使痰液稀薄而易排出,保证液体摄入量。祛痰可服氯化铵、碘化钾或溴己新。雾化吸入液中可加入 2％碳酸氢钠,或 2％～5％α-糜蛋白酶或乙酰半胱氨酸(痰易净)2～5 ml。

(4) 控制心力衰竭:慢性肺源性心脏病患者一般在积极控制感染、改善通气功能和纠正呼吸衰竭后,心力衰竭能得到改善。病情严重者尚需适当加用利尿剂、强心剂或血管扩张剂。

1) 利尿剂:可减轻水、钠潴留和心脏前负荷,改善症状。宜采用作用轻、小剂量的利尿剂,如氢氯噻嗪、氨苯蝶啶等。使用利尿剂时注意低钾和痰黏稠不易咳出等问题。

2) 正性肌力药:通过增强心肌收缩力,提高心排血量。慢性肺心病患者,由于缺氧和感染,对洋地黄类药物耐受性差,易引起中毒。故宜选用作用快、排泄快的制剂,剂量为常规用量的 1/2～2/3;常用药物有毛花苷 C、地高辛等。用药时注意用药指征。

3) 血管扩张剂:通过减轻心脏前、后负荷,降低心肌耗氧量,增强心肌收缩力而改善心功能。常用的药物有小动脉扩张剂,如酚妥拉明、血管紧张素转换酶抑制剂等;静脉扩张剂,如硝酸甘油、硝普钠等。

4) 控制心律失常:肺心病的心律失常是由感染、缺氧、二氧化碳潴留、酸碱失衡及电解质

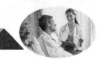

乱、洋地黄中毒等诱发。一般针对上述诱因治疗,心律失常多可控制。若仍未消除(除洋地黄中毒所致外),可酌情选用抗心律失常药物。

2. 缓解期治疗 是防止慢性肺心病发展的关键,主要是增强患者免疫功能,去除诱发因素,减少或避免急性加重期的发生。

七、预防

预防慢性肺心病可采用如下措施:①通过冷水擦身和呼吸肌锻炼以改善肺通气耐寒及康复锻炼。②对症治疗,如镇咳、祛痰、平喘和抗感染等。③合理营养,增强体质。慢性肺心病患者多有营养不良,营养疗法有利于增强呼吸肌力,改善缺氧。④家庭氧疗对于降低肺动脉高压,延缓病情发展有较好效果。⑤中医中药在慢性肺心病的防治中积累了很多经验,宜扶正固本、活血化瘀,以提高机体抵抗力改善肺循环。

 实践实训

患者男性,78岁。因反复咳嗽、咳痰10年,气急3年,加重1天来医院就诊。咳嗽、咳痰每年持续至少3个月。有抽烟史,1包/天,共30年。体格检查:口唇发绀,意识模糊,两肺闻及散在哮鸣音,左侧呼吸音低于右侧。腹胀,双下肢中度水肿。请问:

(1) 患者最可能的诊断是什么?

(2) 患者可能出现了什么并发症?

(3) 需进一步做哪些检查?

(4) 治疗原则及方案是什么?

第五节 肺 炎

临床情景

患儿女性,2岁。肩关节脱臼复位2周。近3天来出现发热、咳嗽。2天前气促喘息加重。体格检查:面色苍白,烦躁,口唇有疱疹,两肺闻及中小水泡音。作为一名康复治疗师,你应该如何帮助该患儿?

肺炎(pneumonia)是指由多种病因所致的肺组织充血、水肿和渗出性炎症,以细菌性感染最为常见。临床症状主要有发热、咳嗽、咳痰和呼吸困难。

按病因分类可分为感染性(由细菌、病毒、支原体、真菌、衣原体、立克次体、寄生虫等引起)肺炎和非感染性(由理化因素、免疫损伤、过敏及药物等引起)肺炎。按感染来源分类可分为社区获得性肺炎(community acquired pneumonia,CAP)和医院获得性肺炎(hospital acquired pneumonia,HAP)。按解剖分类可分为大叶性(肺泡性)肺炎、小叶性(支气管性)肺炎和间质性肺炎。在各种因素引起的肺炎中,细菌性肺炎为最常见,其中肺炎链球菌肺炎约占社区获得性肺炎的半数。

肺炎链球菌肺炎

肺炎链球菌肺炎（pneumococcal pneumonia）是由肺炎链球菌引起的急性肺泡炎症，占CAP的首位。好发于健康的青壮年。临床特点为急骤起病，突发高热、寒战、咳嗽、血痰及胸痛等。近年来以症状轻和不典型者较多见。

一、病因与发病机制

肺炎链球菌为革兰阳性球菌，其菌体外有荚膜，不产生毒素，因此不引起原发性组织坏死或形成空洞，其致病力是由于具有高分子多糖体的荚膜对组织的侵袭作用。肺炎链球菌是寄居在口腔及鼻咽部的一种正常菌群，在机体免疫力降低时，有毒力的肺炎链球菌才可侵入肺内而发病。如上呼吸道病毒感染可使支气管黏膜受损，影响纤毛运动，有利于细菌侵入肺部而导致感染。因此，冬、春季呼吸道病毒感染流行时易发生肺炎。此外，受寒、淋雨、劳累、醉酒、吸入有害气体或心力衰竭、长期卧床、全身麻醉术后、镇静药过量等均可成为肺炎的诱因。

二、临床表现

多数患者发病前有受寒、淋雨、过劳、病毒感染等诱因，大部分有上呼吸道感染的前驱症状。

（一）症状

1. 全身症状 起病急剧，寒战、高热，体温可于数小时内升至39～40℃，热型多呈稽留型，伴全身肌肉酸痛、乏力等。部分患者有恶心、呕吐、腹胀、腹泻等消化道症状，严重者可出现神志模糊、烦躁不安、嗜睡、谵妄、昏迷等症状。

2. 呼吸系统症状 主要表现为咳嗽、咳痰和胸痛。由阵发性干咳转为少量黏液痰，随着病情的进展转为脓痰，后期为稀薄痰至消失。典型病例可咳铁锈色痰或痰中带血。若炎症累及胸膜，可有针刺样疼痛，咳嗽、深呼吸时加剧。右下叶肺炎累及膈胸膜时，疼痛可放射至肩部或腹部，易被误诊为急腹症。

（二）体征

患者呈急性病容，面色潮红，皮肤灼热、干燥，呼吸困难，病变广泛时可出现发绀，部分患者有口唇疱疹。早期肺部体征可无明显异常，肺实变时有语颤增强，叩诊呈浊音，并可闻及支气管呼吸音。消散期可闻及湿性啰音，如炎症累及胸膜可出现胸膜摩擦音。

三、实验室及其他检查

（一）实验室检查

1. 血液检查 白细胞计数明显增高，一般为（10～20）×10^9/L，中性粒细胞＞0.80，有核左移和中毒颗粒。年老体弱、免疫功能低下者，白细胞计数可不增高，但中性粒细胞比例增高。

2. 痰液检查 痰涂片革兰染色后镜检，可见大量革兰阳性成对或短链状球菌；痰培养24～48小时可确定病原体。

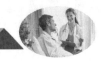

（二）X线检查

早期仅见肺纹理增粗或受累的肺段、肺叶稍模糊。肺实变时可见大片炎症浸润阴影或实变影，肋膈角可有少量胸腔积液。消散期可见散在炎症浸润阴影，呈"假空洞"征。

四、诊断

诊断要点：①诱因，如受凉、淋雨或上呼吸道感染等；②急性起病，高热、寒战；③咳嗽、咳铁锈色痰或黏液性脓性痰，气急、胸痛；④具备肺实变的体征或有湿性啰音；⑤X线检查可见叶、段性均匀的大片密度增高阴影；⑥白细胞计数增高或中性粒细胞比例增高；⑦血或痰培养见肺炎链球菌即可确诊。

五、处理

选择有效的抗生素控制感染是治疗的关键。

（一）抗菌药物治疗

一经诊断明确应立即给予抗生素治疗，不必等待细菌培养结果。肺炎链球菌肺炎首选青霉素G，成年轻症患者可用每天240万单位，分3次肌内注射；病情稍重者可用每天480万单位，分次静脉滴注；重症及有合并症者，剂量可增至每天1 000万～3 000万单位，分4次静脉滴注。青霉素过敏或耐青霉素菌株感染者，可用红霉素、喹诺酮类、头孢菌素等。抗菌药物标准疗程常为14天，或退热后3天停药。

（二）支持疗法

急性期应卧床休息，以高能量、高蛋白、高维生素饮食为主，多饮水。高热时可用湿毛巾或冰袋置于前额，或用冰枕。剧烈胸痛者，可酌情使用少量镇痛药，如可待因。视病情需要给予吸氧、补液等。

（三）感染性休克的治疗

1. **扩容**　感染性休克患者首先以输注平衡盐溶液为主，故一般先给予右旋糖酐-40或平衡盐溶液，继而用等渗葡萄糖盐水、10％葡萄糖等溶液，补液量视病情而定。

2. **纠正水、电解质和酸碱平衡紊乱**　感染性休克患者，常伴严重酸中毒，且发生早，需及时纠正。一般在补充血容量的同时，经另一静脉通路滴注5％碳酸氢钠200 ml。

3. **应用血管活性药物**　经补充血容量、纠正酸中毒而休克未见好转者，应使用血管扩张剂治疗，如多巴胺、山莨菪碱等。

4. **控制感染**　青霉素日用量可在1 000万单位以上，必要时联用2～3种抗生素。

5. **应用糖皮质激素**　病情重者可短期静脉滴注氢化可的松，或地塞米松等。

6. **吸氧**　无论有无发绀，均应给予吸氧。

7. **其他**　如防治心、肾和肺功能衰竭。

六、预防

锻炼身体，合理饮食，提高机体的抗病能力；避免与肺炎患者接触，感冒流行时避免去公共场所，及时治疗上呼吸道感染，注意保暖；提倡健康的生活放式，避免过度劳累，以及戒烟、不酗酒。

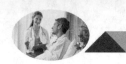
其他病原体所致的肺炎

一、支原体肺炎

支原体肺炎是指由肺炎支原体引起的呼吸道和肺部的急性炎症,常同时有咽炎、支气管炎和肺炎。支原体肺炎以儿童和青年人居多,病原体通常存在于纤毛上皮之间,不侵入肺实质。通常起病缓慢,主要临床表现有咽痛、咳嗽、发热、头痛、乏力、食欲缺乏等。咳嗽为阵发性刺激呛咳,有少量黏液痰。体温恢复正常后可仍有咳嗽。体格检查可见咽部充血,儿童偶可并发鼓膜炎或中耳炎。

X线检查可见肺部呈节段性分布的多形态浸润影,下肺多见。血白细胞计数正常或略高,以中线粒细胞为主。血清支原体IgM抗体测定可确诊。

本症为自限性疾病,早期使用抗生素可减轻症状,缩短病程。红霉素是治疗支原体肺炎的首选药物,成人每天2g,分次口服,疗程为2~3周。肺炎支原体无细胞壁,青霉素或头孢菌素类治疗无效。

二、葡萄球菌性肺炎

葡萄球菌性肺炎是指由葡萄球菌引起的急性肺部化脓性炎症,常发生于原有糖尿病、支气管肺疾病、肝病或艾滋病等患者。本病起病急骤,伴有寒战、高热,体温可达39~40℃,胸痛,咳大量脓痰或脓血痰,毒血症症状明显(全身肌肉、关节酸痛,精神萎靡),重者可出现周围循环衰竭。体征常与中毒症状和呼吸道症状不平行,病变较大可有肺实变体征,合并气胸、脓气胸时则有相应体征。

X线检查可见肺段或肺叶实变,可有空洞和液气囊腔。另外,葡萄球菌性肺炎患者胸部X线阴影部位易变。血白细胞计数增高、中性粒细胞比例增加,有核左移和中毒颗粒;细菌学检查可确诊。

治疗强调选用敏感抗生素和引流原发病灶。葡萄球菌对青霉素的耐药率很高,因此临床多选用耐青霉素酶的半合成青霉素或头孢菌素类,如苯唑西林、氯唑西林、头孢呋辛钠等。

三、病毒性肺炎

病毒性肺炎是指由上呼吸道病毒感染蔓延至肺部引起的肺部炎症。可发生于免疫功能正常或低下的儿童和成人。好发于冬、春季节,以甲、乙型流感病毒,腺病毒,副流感病毒,呼吸道合胞病毒和冠状病毒多见。病毒性肺炎临床症状较轻,起病急,发热、头痛、全身酸痛和倦怠较突出,常在上呼吸道感染尚未消退时,又出现咳嗽、咳白色黏液痰、咽痛等症状。小儿和老年人易发生重症病毒性肺炎。本病常无明显胸部体征。

X线检查可见肺纹理增多,片状浸润,重症者两肺呈弥漫性结节性浸润。白细胞计数可正常、稍高或偏低,痰培养常无致病菌生长。确诊有赖于病原学检查。

治疗以对症为主,卧床休息,预防交叉感染,给予高蛋白、高维生素饮食,多饮水,酌情输液。一般在明确合并细菌感染后才选用敏感抗生素治疗,不宜使用抗生素预防继发性细菌感染。常用抗病毒药物有利巴韦林、阿昔洛韦、金刚烷胺等。

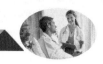

实践实训

　　患者男性,68 岁。咳嗽 20 天,胸闷、气促 1 周。20 天前受凉后干咳,无发热、咳血。自服板蓝根、头孢菌素类抗生素及咳嗽糖浆,咳嗽稍有减轻。近 1 周出现胸闷、气促,不能平卧。既往体健。体格检查:体温 37.2℃,脉搏 96 次/分,呼吸 20 次/分,血压 140/80 mmHg。胸部触诊右中下肺语音震颤减弱;叩诊呈浊音,呼吸音减弱;心率 100 次/分、律齐;腹部检查腹软,肝脾肋下未触及。试述:

　　1. 该患者最可能的诊断是什么?

　　2. 为明确诊断,应首选什么检查?

第六节　慢性呼吸衰竭

临床情景

　　患者女性,53 岁。咳嗽咳痰 20 余年。近 3 天来感发热、咳嗽咳痰,呼吸急促,烦躁。体格检查:呼吸 42 次/分,血压 98/70 mmHg,脉搏 102 次/分,口唇发绀,双肺闻及湿性啰音。作为一名康复治疗师,你应该如何帮助该患者?

　　呼吸衰竭(respiratory failure)是指各种原因引起的肺通气和(或)换气功能障碍,以致在静息状态下不能维持足够的气体交换,导致缺氧或伴二氧化碳潴留,从而引起一系列病理生理改变和相应临床表现的综合征。临床表现主要为呼吸困难、发绀、神经精神症状等。常用动脉血气分析作为诊断标准。

　　临床上还可按动脉血气分析分为 I 型呼吸衰竭(缺氧而无二氧化碳潴留,$PaO_2 <$ 60 mmHg,$PaCO_2$ 降低或正常)和 II 型呼吸衰竭(缺氧而无二氧化碳潴留,$PaO_2 < 60$ mmHg,$PaCO_2 > 50$ mmHg)。按起病缓急将呼吸衰竭分为急性呼吸衰竭和慢性呼吸衰竭。前者由急性气道阻塞、中毒、外伤等因素引起,起病突然且迅速发展,短时间内引起呼吸衰竭;后者为原有慢性呼吸系统疾病经较长时间逐渐发展成为呼吸衰竭,慢性阻塞性肺疾病(COPD)是最常见的原因。本节论述慢性呼吸衰竭。

一、病因与发病机制

　　由呼吸道阻塞性病变、肺血管病变、胸廓胸膜疾病等原因导致机体缺氧和二氧化碳潴留。

　　1. **呼吸道阻塞**　在出现 COPD 时,细支气管慢性炎症所致管腔狭窄的基础上,感染使呼吸道分泌物增多,阻塞呼吸道引起通气障碍,导致机体缺氧和二氧化碳潴留。

　　2. **肺组织病变**　病理情况下,如慢性肺气肿,由于肺内病变分布不均,有些区域有通气但无血流或血流量不足,有血区域虽有血流灌注但气道阻塞,肺泡通气不足,引起弥散功能障碍及通气/血流比例失调,导致缺氧和二氧化碳潴留。

　　3. **胸廓及胸膜病变**　胸廓外伤、手术创伤、广泛胸膜肥厚、胸腔积气、胸腔大量积液等限

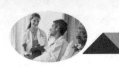

制了胸廓运动和肺扩张,导致通气减少和气体分布不均匀,影响肺换气功能,导致缺氧和二氧化碳潴留。

4. 其他 如神经肌肉病变导致呼吸肌无力,使呼吸运动减弱引起通气不足。

二、临床表现

除原发性疾病症状和体征外,慢性呼吸衰竭的临床表现主要由缺氧和二氧化碳潴留引起的各系统功能障碍和代谢紊乱的表现。

1. 呼吸困难 多数患者有明显的呼吸困难,表现为呼吸频率、节律和幅度的改变,病情较轻时表现为呼吸费力伴呼气延长。严重者发展成为浅快呼吸,此时辅助呼吸肌活动加强,呈点头或提肩样呼吸。并发 $PaCO_2$ 升高过快或显著升高时可发生二氧化碳麻醉,出现浅慢呼吸或潮式呼吸。

2. 发绀 发绀是缺氧的典型表现,动脉血氧饱和度 $< 90\%$,或血液中还原血红蛋白 $> 50 \, g/L$ 时,可在口唇、指甲等处出现青紫,即为发绀。慢性呼吸衰竭时患者缺氧即可出现发绀。发绀程度与还原型血红蛋白量相关,故红细胞增多者发绀更显著,贫血者发绀不明显或不出现。末梢循环障碍者,如休克患者即使动脉血氧分压正常,也可出现发绀。发绀还受皮肤色素和心功能的影响,故发绀程度与缺氧程度不一定完全一致。

3. 神经精神症状 缺氧可引起头痛、记忆力减退、定向障碍等,二氧化碳潴留时,随 $PaCO_2$ 升高,患者可表现为先兴奋后抑制的现象,兴奋症状包括失眠、烦躁和昼夜颠倒现象,此时忌用镇静剂或催眠药,以免加重二氧化碳潴留。兴奋过后患者逐渐出现神志淡漠、肌肉震颤或间歇抽搐、昏睡,甚至昏迷,并可有腱反射减弱或消失,锥体束征阳性等,此为二氧化碳抑制现象(又称肺性脑病)。

4. 循环系统表现 轻度缺氧和二氧化碳潴留可使心率增快、心排血量增多、血压升高、体表静脉充盈、皮肤温暖多汗。严重缺氧不仅可致肺循环血管收缩,引起肺动脉高压,加重右心室负荷,诱发右心衰竭,还可导致心肌受损,引起周围循环衰竭、血压下降、心律失常,甚至心搏停止。

5. 消化和泌尿系统表现 严重呼吸衰竭对肝、肾功能都有影响,部分患者可出现丙氨酸氨基转移酶与血尿素氮升高。个别病例尿中出现蛋白、红细胞和管型。严重缺氧和二氧化碳潴留可致胃黏膜充血、水肿、糜烂渗血或应激性溃疡,引起上消化道出血。

三、实验室及其他检查

1. 动脉血气分析

(1) 动脉血氧分压(PaO_2):正常值为 $95\sim100 \, mmHg$,$< 60 \, mmHg$ 提示呼吸衰竭。

(2) 动脉血二氧化碳分压($PaCO_2$):正常值为 $35\sim45 \, mmHg$,$> 50 \, mmHg$ 提示呼吸衰竭。

(3) 血液酸碱度(pH):正常为 $7.35\sim7.45$,pH < 7.35 为代偿性酸中毒,> 7.45 为代偿性碱中毒。

2. 肺功能检测 有助于判断原发病的种类和严重程度,常包括肺活量(VC)、用力肺活量(FVC)、第1秒用力呼气量(FEV_1)和呼气峰流量(PEF)等。

3. 胸部影像学检查 包括 X 线胸片、胸部 CT 等,有助于分析引起慢性呼吸衰竭的原因。

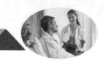

四、诊断要点

除根据患者有呼吸系统慢性疾病病史,如 COPD、严重肺结核等;有缺氧、二氧化碳潴留的临床表现;动脉血气分析达到呼吸衰竭的诊断标准。

五、处理

慢性呼吸衰竭的治疗原则是除积极治疗原发病外,在保持呼吸道通畅的条件下,纠正缺氧和二氧化碳潴留所致的酸碱失衡和代谢紊乱。

1. **保持呼吸道通畅** 保持呼吸道通畅是救治呼吸衰竭重要的环节。鼓励患者咳嗽,并协助排痰,必要时可使用支气管舒张剂、祛痰药、解痉平喘剂等。病情危重者可采用气管插管或气管切开术。

2. **氧疗** 是治疗慢性呼吸衰竭的重要措施。对于 I 型呼吸衰竭患者,可采取不限制给氧或按需给氧,使 PaO_2 升高至 60 mmHg(8.0 kPa)以上。对 II 型呼吸衰竭患者,二氧化碳潴留所致的高碳酸血症使呼吸中枢的化学感受器对二氧化碳反应差,呼吸主要依靠低氧血症的刺激来维持,故 II 型呼吸衰竭患者应采取低浓度吸氧,防止血氧浓度迅速上升解除了低氧对周围化学感受器的刺激,使患者呼吸抑制,造成通气状况进一步恶化。

3. **增加通气量** 除积极治疗原发病外,增加肺泡通气量是有效排出 CO_2 的关键措施。呼吸兴奋剂可通过刺激呼吸中枢和外周化学感受器,增加呼吸频率和潮气量以改善通气,主要适用于以中枢抑制为主、通气不足的呼吸衰竭。可根据患者的具体情况,给予呼吸兴奋剂(如 5% 葡萄糖 250 ml＋尼可刹米 0.375 g,共 4 支,静脉滴注,每天 1～2 次)。呼吸兴奋剂需在气道通畅的基础上应用,否则治疗无效而且增加氧耗量和呼吸功。应用过程中应密切观察病情变化,如无效宜行机械通气。

4. **纠正水、电解质、酸碱平衡紊乱** 慢性呼吸衰竭常有二氧化碳潴留,导致慢性呼吸性酸中毒,机体常以增加碱储备来代偿,故应在纠正呼吸性酸中毒的同时纠正潜在的代谢性碱中毒,通常在改善患者通气的同时给予精氨酸和补充氯化钾。

5. **病因治疗** 呼吸道感染是慢性呼吸衰竭急性加重的常见原因,故针对致病菌选用有效的抗菌药物至关重要。

6. **营养支持** 适当的营养支持可增强抗病能力,促进疾病恢复。故慢性呼吸衰竭患者应摄入高蛋白、多维生素、易消化的饮食,必要时采用静脉营养治疗。

六、预防

积极治疗慢性呼吸系统疾病,如慢性支气管炎、支气管哮喘等,以防止病情进一步发展,对防止呼吸衰竭有重要意义;加强身体锻炼,增加营养,以提高抗病能力,防止呼吸衰竭的发生发展。

 实践实训

患者女性,53 岁。咳嗽咳痰 20 余年,近 3 天来感发热、咳嗽咳痰,呼吸急促,烦躁。体格检查:呼吸 42 次/分,血压 98/70 mmHg,脉搏 102 次/分,口唇发绀,双肺闻及湿性啰音。试述:

1. 最可能的并发症是什么?

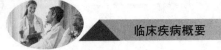

2. 对此诊断有意义的检查有哪些?

3. 呼吸衰竭患者气管插管或气管切开的适应证是什么?

第七节　自发性气胸

临床情景

患者男性,20岁。体型瘦高,举重物后突感左胸闷、出冷汗、呼吸困难。作为一名康复治疗师,你应该如何帮助该患者?

胸膜腔是不含气的密闭的潜在性腔隙。气体进入胸膜腔造成积气状态时,称为气胸(pneumothorax)。气胸可分为自发性气胸、创伤性气胸和人工性气胸。其中自发性气胸是指在无外伤或人为因素的情况下,肺组织及脏层胸膜自发性破裂而引起的胸膜腔积气状态。

一、病因与发病机制

根据病因可分为原发性和继发性两种。

1. **原发性气胸**　多见于瘦高体型的男性青壮年,临床上虽未发现肺部明显基础病变,但肺尖部多可见胸膜下大泡,此种大泡产生的原因尚不清楚,可能与非特异性炎症瘢痕或弹性纤维先天性发育不良有关。胸膜下肺大泡易破裂而致气胸,且多次发生。

2. **继发性气胸**　多见于有肺部基础病变者,如慢性支气管炎、支气管哮喘、肺结核等引起细支气管不完全阻塞形成肺气肿时,由于肺泡过度充气和肺泡壁的破坏,产生肺大泡,肺大泡破裂,空气进入胸膜腔形成气胸。

此外,航空、潜水无适当防护措施时,从高气压环境突然进入低气压环境,或持续正压人工呼吸加压给养,均可发生气胸。胸膜子宫内膜异位症可出现月经期气胸。妊娠期气胸可因每次妊娠而发生,可能与激素变化和胸廓的顺应性改变有关。

常见的诱因有抬举重物用力过猛、剧咳、屏气,甚至大笑等。

二、临床类型与表现

(一) 临床类型

根据肺、胸膜裂口情况及其发生后对胸腔内压力的影响,通常将自发性气胸分为3种临床类型。

1. **闭合性(单纯性)气胸**　胸膜裂口较小,随肺萎缩而关闭,空气不再继续进入胸膜腔,胸膜腔内压随着进入的气体量不同可接近或略超过大气压。胸膜腔内气体可自行吸收,或抽气后胸腔内压下降不再复升。临床上最为多见。

2. **张力性(高压性)气胸**　胸膜破裂口呈单向活瓣或活塞作用,吸气时胸廓扩大,胸膜腔内压变小,裂口开放,气体进入胸膜腔;呼气时胸膜腔内压升高,压迫活瓣使裂口关闭,气体不能排出,使胸膜腔内压力逐渐增高,纵隔移向健侧,影响心脏的血液回流。此型气胸抽气后胸膜腔内压又迅速复升,对呼吸循环功能影响很大,不及时抢救,可危及生命。

3. 交通性(开放性)气胸 胸膜破裂口较大,或因两层胸膜间有粘连或牵拉,使破裂口持续开启,呼吸时空气自由进出胸膜腔,使胸膜腔与大气相通。胸腔内压在 0 cm H_2O 上下波动,抽气后可呈负压,数分钟后又回复到原来压力。此型气胸因与支气管相通,易发生感染而形成脓气胸。

(二) 症状

气胸症状与有无肺基础疾病及功能状态、胸膜腔内积气量和气胸发生的速度有关。部分健康年轻人肺压缩>80%时,症状可以很轻。气胸的常见症状如下。

1. 胸痛 为最常见症状,突发一侧胸部刺痛或刀割样痛,咳嗽和深吸气时加重。

2. 呼吸困难 常与胸痛同时出现,轻者自觉呼吸受限,重者有明显的呼吸困难。张力性气胸呈进行性加重的呼吸困难,伴胸闷、发绀,患者不能平卧,多取健侧卧位,以减轻呼吸困难。

3. 咳嗽 多为刺激性干咳,系气体刺激胸膜所致。

4. 休克 见于张力性气胸未及时抢救的患者,也可见于胸膜撕裂出血或偶见于剧烈胸痛者。患者表情紧张、烦躁不安、冷汗、脉速、发绀、血压下降、心律失常等,严重者可出现意识不清、呼吸衰竭。

(三) 体征

取决于积气量的多少和是否伴有胸腔积液。少量气胸者体征不明显,大量气胸时,气管及心脏向健侧移位,患侧胸部饱满或隆起,肋间隙增宽,呼吸运动减弱,叩诊呈鼓音,语颤及呼吸音减弱或消失。液气胸时,胸内有振水音。

三、并发症

1. 脓气胸 自发性气胸患者原有肺部感染或胸穿时,细菌进入胸膜腔,可引起脓气胸。

2. 血气胸 气胸发生时,胸膜粘连带内血管断裂,可出现血气胸。

3. 纵隔气肿和皮下气肿 肺泡破裂后气体可进入肺间质,间质内气体既可沿血管鞘进入纵隔形成纵隔气肿,也可进入胸、腹部皮下,形成皮下气肿。

四、辅助检查

X线检查是确诊气胸的重要方法,可显示肺受压程度、肺内病变情况及有无胸膜粘连、胸腔积液、纵隔移位等。气胸典型的X线表现为被压缩的肺边缘有细线条形气胸线,线外部位透亮度增高,无肺纹理。胸膜腔积气量大时,纵隔、心脏、气管向对侧移位。

CT检查可见胸膜腔内极低密度的气体影,伴肺组织不同程度的萎缩。

五、诊断与鉴别诊断

(一) 诊断

根据临床表现和影像学检查即可明确诊断,X线或CT检查显示气胸线是确诊的依据。

(二) 鉴别诊断

老年人和原有心、肺慢性基础疾病的气胸患者,其临床表现与其他心、肺疾病相似,须认真鉴别。

1. 支气管哮喘和阻塞性肺气肿 两者均有不同程度的气促和呼吸困难,但支气管哮喘患

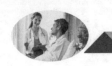

者有反复哮喘发作史,阻塞性肺气肿患者的呼吸困难为长期性、缓慢进行性加重。两者也可并发气胸,此时需做影像学检查加以鉴别。

2. 急性心肌梗死　患者虽有突发胸痛、胸闷和呼吸困难等表现,但常有高血压、动脉粥样硬化、冠心病病史。心电图、血清酶学和影像学检查有助于鉴别。

3. 肺血栓栓塞症　大面积肺栓塞亦可突发胸痛、呼吸困难、烦躁不安,甚至感到濒死感。但患者可有咯血、低热和晕厥,并常有下肢血栓性静脉炎或多发生于长期卧床的老年患者。影像学检查有助于鉴别。

六、处理

治疗原则是尽快消除胸腔气体、降低胸腔内压、促进肺复张、消除病因、减少复发、治疗原发病、及时处理并发症。

(一)一般治疗

应限制患者活动,卧床休息,保持大便通畅,剧烈咳嗽可用镇咳药物,如喷托维林(咳必清)、可待因等。吸氧可加快胸腔内气体的吸收。

(二)胸腔减压

1. 闭合性气胸　保守治疗适用于气胸量少于20%,稳定、症状轻、无明显缺氧且为首次发生的闭合性气胸患者。经保守治疗,气体多可在7~10天内吸收。一般采取严格卧床休息,酌情给予镇静、镇痛药物。高浓度吸氧亦可加快胸膜腔内气体的吸收。治疗中密切监测病情变化,尤其是气胸发生后24~48小时内,防止病情加重发生呼吸衰竭。此外,肺基础疾病的治疗也不可忽视。

2. 交通性气胸　因胸膜破口较大,原则上均应做胸腔闭式引流,必要时负压吸引,胸膜破口关闭后肺即可复张。若证实因胸膜粘连带牵扯而破口持续不闭,可经胸腔镜或开胸手术治疗。

3. 张力性气胸　病情危重,需尽快排气。胸腔穿刺排气适用于小量气胸、呼吸困难较轻、心肺功能尚好的闭合性气胸患者。抽气可加速肺复张,迅速缓解症状。张力性气胸病情危重,为避免发生严重并发症,也可立即胸腔穿刺排气。在无其他设备情况下,可将50 ml注射器用胶管与粗针头连接,在患侧锁骨中线第2肋间或腋前线第4~5肋间穿刺排气,或经胸壁插针,尾端用胶管连接水封瓶引流,使张力性气胸高压气体得以单向排出。局限性气胸须选择相应的穿刺部位。

4. 胸腔闭式引流排气　交通性或张力性气胸经反复抽气,呼吸困难不缓解,可做肋间隙插管水封瓶闭式引流。水封瓶应置于低于患者胸部的地方,以免瓶内水反流进入胸膜腔。

5. 手术治疗　具体内容省略。

(三)并发症的治疗

纵隔气肿、脓气胸、血气胸、复发性气胸等,需给予相应的处理。

七、预防

对于原有肺部基础疾病的气胸患者,应积极治疗原发疾病,并尽量避免引起气胸的诱因。适度的体育锻炼和呼吸功能训练对预防气胸的发生也有一定的帮助。

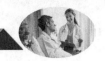

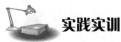 **实践实训**

　　患者男性,20 岁。体型瘦高,举重物后突感左胸闷、出冷汗、呼吸困难。体格检查:神志清楚,面色苍白,口唇发绀,呼吸 30 次/分。右上肺叩诊呈鼓音,听诊呼吸音消失;心率 110 次/分、律齐。试述:

　　1. 患者最可能的诊断是什么?

　　2. 为明确诊断辅助检查有哪些?

　　3. 治疗方法包括哪些?

　　4. 胸腔闭式引流适应证有哪些?

（汪海英）

第二章
循环系统疾病

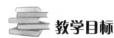 **教学目标**

一、能力目标

1. 能识别和分析循环系统疾病的临床表现。
2. 能根据循环系统疾病患者的具体情况提出健康教育内容。

二、知识目标

1. 掌握循环系统疾病的临床表现、并发症及常见病因和诱因。
2. 理解循环系统疾病的相关检查、诊断要点及处理原则。
3. 了解循环系统疾病的发病机制及病理。

三、素质目标

1. 通过对患者的健康教育,培养学生的医患沟通意识和以病人为中心的医疗服务精神,以及关爱生命的职业情感和态度。
2. 通过小组学习,培养学生与他人协作的优良品质。

第一节　概　　述

一、循环系统疾病的病因

1. 先天性心血管疾病　为心脏及大血管在胎儿期发育异常所致,如房间隔缺损、室间隔缺损、动脉导管未闭及法洛四联症等,是婴幼儿最常见的心血管疾病。

2. 后天性心血管疾病　为出生后心血管在外来或机体内在因素作用下所致的疾病。常见的有冠状动脉粥样硬化性心脏病、风湿性心脏瓣膜病、高血压病,继发性心脏病,如肺源性心脏病、内分泌性心脏病、营养代谢性心脏病,自主神经功能失调也可导致心血管功能紊乱,称为心脏神经官能症。

二、循环系统疾病的临床表现

1. 呼吸困难　是指患者感到空气不足,呼吸费力,是心肺疾病的主要表现。心血管疾病引起呼吸困难最常见的原因是左心衰竭,也可见于有心力衰竭、心包炎、心脏压塞等。

2. 胸痛或胸部不适　许多心血管疾病可产生胸痛,最常见的有心绞痛、急性心肌梗死等。心绞痛是冠状动脉供血不足的主要症状,典型的表现为胸骨后阵发性压迫或紧缩性疼痛,向左肩及左上肢放射,于体力活动或情绪激动时诱发,休息后可缓解,持续3～5分钟。急性心肌梗死多呈持续性剧痛,伴心律、血压改变,持续时间长,可达数小时至数天。

3. 心悸 为心脏搏动时的一种不适感,由心律失常或高动力循环状态所致。此外,生理性因素如健康人剧烈运动、精神紧张或情绪激动、大量吸烟、饮酒、喝浓茶或咖啡,应用某些药物如肾上腺素类、阿托品、氨茶碱可引起心率加快、心肌收缩力增强而致心悸。心悸严重程度并不一定与病情成正比。

4. 晕厥 是指心排血量突然减少致脑组织暂时缺血、缺氧所引起的短暂的意识丧失。循环系统疾病引起晕厥的病因有多种,如由于心跳骤停而发作昏厥者,称为心源性脑缺血综合征(阿-斯综合征),常伴有抽搐;因反射性周围血管扩张或急性大量失血而引起脑缺血发生昏厥者,称为血管性昏厥;血压突然增高造成脑血管痉挛、颅内压增高或脑水肿时,也可引起昏厥。

5. 水肿 为组织间隙水分含量过多所致,一般是指皮下水肿。心源性水肿最常见的病因为右心衰竭或全心衰竭,也可见于缩窄性心包炎。

提示

心源性水肿常从下肢开始,早期仅于日间活动后出现,休息一夜后消失,此与直立时下肢静脉压增高有关。长期卧床者水肿则发生在背部和骶部,重症者可延及全身,出现胸腔积液、腹水。水肿呈凹陷性。

---

6. 发绀 为缺氧的表现,当血液中还原血红蛋白增多,＞50 g/L 时可出现发绀。分为中心性和周围性两种,前者系由于右向左分流或肺部疾患静脉血未得到充分氧合所致;后者系由于周围循环血流缓慢,组织从血液中摄取氧过多所致,常见于心力衰竭。但贫血患者血红蛋白很低时,即使严重缺氧也可无发绀。

7. 咳嗽和咯血 虽然是呼吸系统疾病的常见症状,但循环系统疾病发生肺淤血(肺静脉高压)、肺水肿、肺栓塞或呼吸道受压(主动脉瘤形成)时也可发生。

三、循环系统疾病常用的辅助检查

1. 心电图 心电图是反映心脏激动时心肌除极、复极和激动传导的电活动图形。对诊断心律失常、心肌梗死很有价值;也有助于心房、心室肥大及冠状动脉供血不足等多种心血管疾病的诊断。

2. 动态心电图 又称 Holter 心电图,可连续记录24～72小时的全部心电图波形以供分析。

3. 超声心动图 采用超声波技术,显示心脏和血管的结构和运动,测量血流速度。常用检查方法有 M 型超声心动图、二维超声心动图、多普勒超声心动图、经食管超声心动图、负荷超声心动图、心脏声学造影及血管内超声成像和超声多普勒。

4. 动态血压监测 采用特殊血压测量和记录装置,在一定时间间隔测量并记录24小时的血压,以了解不同生理状态下血压的动态变化。对轻型高血压、阵发性高血压和假性高血压的检测有重要意义。

5. 放射性核素检查 主要包括心肌灌注显像、心血池显像、核素心血管造影和正电子发

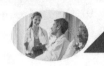

射断层显像。目前,临床应用较多的是心肌灌注显像和正电子发射断层显像。

6. **介入性检查** 主要有心导管术和血管造影,经周围血管(如股静脉或股动脉),采用经皮穿刺技术,在 X 线透视下将特制的导管送入右心,或左心系统或分支血管内,测量不同部位的压力、血氧饱和度,记录心内局部电活动或注射造影剂显示心脏和血管图像,从而获得准确的诊断资料。介入性检查是最常用的提供心血管畸形和血流动力学变化细节的有效诊断方法。

四、循环系统疾病的诊断

根据病史、临床表现、辅助检查等资料进行综合分析做出诊断。循环系统疾病的诊断包括病因诊断、病理解剖诊断、病理生理诊断及心功能诊断。

1. **病因诊断** 说明引起心脏病的基本原因,如高血压引起高血压性心脏病、风湿热引起风湿性心脏病等。

2. **病理解剖诊断** 病因引起的病理解剖改变,如风湿性心脏病引起二尖瓣狭窄,导致左心房增大;后期又可引起右心室增大。二尖瓣关闭不全可引起左心房、左心室增大。

3. **病理生理诊断** 循环系统疾病所致的病理生理变化,包括心力衰竭、心绞痛、高血压、休克、心律失常、神经官能症等。

4. **心功能诊断** 各种心血管疾病引起的病理生理变化导致心功能的改变,其反映疾病的程度和对整个机体的影响,是判断劳动力的主要根据。心脏功能分级,一般按患者能胜任多少体力活动进行判断。Ⅰ级:体力活动不受限制,一般体力活动不引起症状;Ⅱ级:体力活动稍受限制,不能胜任一般的体力活动,可引起呼吸困难、心悸等症状;Ⅲ级:体力活动大受限制,不能胜任较轻的体力活动,可引起心力衰竭症状和体征;Ⅳ级:体力活动能力完全丧失,休息时仍有心力衰竭症状和体征。

五、循环系统疾病的防治

心血管疾病的预防主要在于消除病因。有许多循环系统疾病,其病因和发病机制已阐明,如针对其病因采取措施是可以预防疾病发生的。但有些循环系统疾病的病因和发病机制还未完全了解,预防存在困难,目前对这些疾病的预防主要在于针对其易患因素和可能的发病因素。

治疗要针对病因、病理解剖和病理生理几方面进行。

1. **病因治疗** 对于病因明确的循环系统疾病,最有效的治疗方法是病因治疗,如纠正贫血治疗贫血性心脏病、控制甲状腺功能亢进治疗该病引起的心脏病、感染性内膜炎应用抗生素等。但有些已形成不能逆转的损害循环系统的疾病,如感染性心内膜炎已造成瓣膜损伤时,病因治疗只能预防病变的发展,而不能消除瓣膜的病损。

2. **病理解剖治疗** 循环系统疾病的病理解剖变化,很多可用外科手术纠治。在一般麻醉下,可施行房、室间隔缺损修补术、动脉导管未闭的结扎或切断术、二尖瓣狭窄交界分离和缩窄性心包炎的心包剥离术等。随着心脏直视手术和心血管外科手术的发展,大多数先天性心血管畸形可以通过手术纠治;各种心瓣膜病可以施行瓣膜修复术或人造瓣膜替换。病变严重不能修复的心脏,可施行心脏移植术。

3. **病理生理治疗** 循环系统疾病的病理生理变化常较迅速而且较严重,但若给予急症处

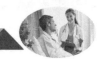

理和合理调整,常可奏效。且随着新技术、新疗法的运用,疗效不断提高。

心力衰竭可用强心、利尿和血管扩张剂治疗。对于顽固性心力衰竭的治疗可采用机械辅助循环、动力性心肌成形术。而人工心脏起搏和电复律等更是治疗心律失常的有效措施。

4. 康复治疗　目前对于循环系统疾病的患者,康复治疗占有很重要的地位。评估患者的实际情况,采用劳逸结合的方法,在恢复期尽早进行适当的体力活动,可改善心脏功能、促进身体康复。康复治疗中要注意心理治疗,解除病人思想顾虑,树立战胜疾病的信心。心力衰竭患者则要强调避免重体力活动,生活要有规律,以保护心脏功能。

第二节　心力衰竭

临床情景

患者男性,53 岁。3 年前出现剧烈活动后气短,休息后可减轻。自 8 个月前上述症状发生频繁,从事日常家务劳动即感气短,偶有双下肢水肿、呈凹陷性。7 日前,受凉后上述症状加重,且夜间不能平卧,来院治疗。患者出现了什么情况? 作为一名康复治疗师如何帮助该患者?

心力衰竭(heart failure)是指各种心脏疾病引起的心肌收缩力下降,使心排血量不能满足机体代谢的需要,产生以水、钠潴留和周围组织血液灌注不足为特征的临床综合征。临床上出现静脉回流受阻,器官淤血。

心力衰竭的临床类型按其发展速度可分为急性和慢性两种,通常以慢性居多。如果心力衰竭发生在长期代偿失调后,称为慢性充血性心力衰竭,如果心功能减退发生很快,心脏不能充分代偿,导致心排血量急剧下降则称为急性心力衰竭;按其发生的部位可分为左心、右心和全心衰竭;按有无舒缩功能障碍又可分为收缩性和舒张性心力衰竭。

一、慢性心力衰竭

慢性心力衰竭是指由于慢性原发性心肌病和心室长期压力或容量负荷过重,引起原发性或继发性心肌舒缩功能受损。在失代偿期,慢性心力衰竭多有器官充血的表现,因而通常称为充血性心力衰竭,是大多数心血管疾病的最终归宿,也是最主要的死亡原因。在西方国家,引起慢性心力衰竭的基础心脏病以高血压病、冠心病为主。在我国,过去以心瓣膜病居首位,近年来其所占比例已趋下降,而冠心病和高血压病的比例呈明显上升趋势。

(一) 病因与发病机制

1. 基本病因

(1) 原发性心肌收缩力受损:包括缺血性心肌损害,如冠心病心肌缺血、心肌梗死;心肌炎和心肌病;心肌代谢障碍性疾病,以糖尿病心肌病最常见。

(2) 心脏负荷加重:包括心脏前负荷(容量负荷)和后负荷(压力负荷)过重。

1) 前负荷加重:①见于瓣膜反流性疾病,如二尖瓣、主动脉瓣关闭不全;②心内或大血管

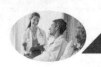

间分流,如房间隔缺损、室间隔缺损、动脉导管未闭等;③高动力性循环状态,如甲状腺功能亢进症、慢性贫血、脚气病性心脏病等。

2)后负荷加重:肺及体循环高压,左、右心室流出道狭窄,见于高血压病、主动脉瓣狭窄、肺动脉瓣狭窄等左、右心室收缩时阻力、负荷过重。

2. 诱因

(1)感染:是最主要的诱因,以呼吸道感染最常见,其次为风湿热、感染性心内膜炎等。

(2)心律失常:特别是快速性心律失常,如心房颤动,是诱发心力衰竭最重要的原因,其他各种类型及严重的缓慢性心律失常均可诱发心力衰竭。

(3)血容量增加:如钠盐摄入过多,输液或输血过快、过多。

(4)妊娠和分娩。

(5)生理或心理压力过大:如劳累过度、情绪激动、精神紧张等。

(6)其他:治疗不当,如洋地黄类药物过量或不足;原有心脏病加重,如风湿性心脏瓣膜病出现风湿活动等;严重电解质紊乱,如低钾、低钙或低镁血症等。

3. 发病机制

(1)血流动力学异常:当心排血量减少时,心室舒张末压升高,可致心功能障碍,左心室功能障碍引起组织灌注不足即出现肺淤血。右心功能障碍时则出现体循环淤血。

(2)神经激素系统的变化:包括在心力衰竭的发生和发展过程中,始终有神经激素系统激活的因素。其特征为交感神经和肾素-血管紧张素激活、心钠素激活等。神经激素系统激活可能短期维持循环与重要脏器灌注,长期活性增高则促使心肌重构和心室重塑持续进行,心室前、后负荷增高,最终导致心力衰竭。

(3)心肌重构:由心室壁应力增高的机械信号、肾上腺素能 α_1 或 β 受体刺激和血管紧张素 $II(AT_1)$ 受体刺激等化学信号及各种肽类生长因子所触发。结果是心肌肥厚、蛋白结构成分改变,生化反应和功能相应变化。此外,心肌重构时非心肌细胞成分的重构可影响心肌硬度。冠状动脉微血管周围纤维变化可使心肌供血受损,冠状动脉储备降低。

(4)心室重塑:包括心肌肥厚和重构的变化,以及心室壁厚度、成分、心腔容积、形状、心肌硬度及心肌内冠状动脉结构的变化。压力超负荷时,肥大心肌的肌节横向增多,细胞直径增大,室壁增厚而心腔容积不变或缩小,形成向心性肥厚。容量超负荷时,肥大的肌节纵向增多,室壁相对变薄,胶原与心肌细胞成比例地生长,或胶原降解增多,心室腔顺应性增高、容积增大,形成离心性肥厚。室壁肥厚、心腔扩大开始时有助于纠正增高的收缩期和舒张期室壁应力,调整降低的心排血量,使之有所增高,即为心力衰竭的适应阶段。持续心室重塑则肥厚心肌重构所致的生化反应与功能异常,以及心肌硬度的增高,心腔的顺应性改变,使心室舒缩功能进行性减退,进入适应不良阶段。冠状动脉储备降低还使心肌重构所致能量供需失衡的矛盾加剧,均可促使心力衰竭的发生和发展。

(二)临床表现

1. 左心衰竭　主要表现为肺循环淤血和心排血量降低。

(1)症状

1)呼吸困难:是左心衰竭最主要的症状,表现形式如下。

劳力性呼吸困难:是左心衰竭最早出现的症状,最初呼吸困难仅发生在重体力活动时,休息后可缓解,随着病情进展,在轻体力活动时,甚至在休息状态下也出现呼吸困难。

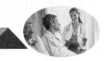

阵发性夜间呼吸困难:又称心源性哮喘,是左心衰竭的典型表现。典型发作多发生在夜间熟睡1~2小时后,因胸闷、气急而突然惊醒,被迫坐起,可伴阵咳,哮鸣性呼吸音或泡沫样痰。轻者采取坐位后10~60分钟,呼吸困难自行消退,又能平卧入睡,次日白天可无不适感觉。严重者可持续发作,阵发性咳嗽,咳粉红色泡沫样痰,甚至发展为急性肺水肿。

> **提示:心源性哮喘与支气管哮喘**
>
> 心源性哮喘:多见于中年以上,有心脏病史,常在夜间发作,肺部可闻及干、湿性啰音,对吗啡、强心剂有效。
>
> 支气管哮喘:多见于青少年,无心脏病病史及体征,常在春季发作,有过敏史,肺部满布哮鸣音,对氨茶碱、糖皮质激素治疗有效。

端坐呼吸:患者平卧位时感呼吸困难,被迫高枕位、半卧或坐位,以减轻呼吸困难。轻者,高枕位或半卧位时即无呼吸困难,重者即使端坐床边,两腿下垂,上身向前,双手紧握床边,仍不能缓解呼吸困难。

2)咳嗽和咯血:咳嗽多在体力活动或夜间平卧时加重,咯血是肺淤血的严重表现,一般是痰中带血。

3)疲倦、乏力、头晕、心悸:由于心排血量减少,导致心、脑、骨骼肌等脏器组织血液灌注不足及代偿性心率加快。

4)少尿及肾功能损害症状:肾血流量明显减少时,患者可出现少尿。长期慢性肾血流量减少可出现血尿素氮、肌酐升高,并伴有肾功能不全的相应症状。

(2)体征:除原有心脏病的体征外,还可有以下体征。

1)肺部湿性啰音:由于肺毛细血管压增高,液体可渗出到肺泡而出现湿性啰音。随着病情由轻至重,肺部湿性啰音可从局限于肺底部直至满布全肺,并伴有哮鸣音。

2)心脏体征:一般均有心脏扩大、心率增快、心尖部舒张期奔马律、肺动脉瓣区第2心音亢进。左心室扩大形成相对性二尖瓣关闭不全,在心尖部可闻及收缩期杂音。

2. 右心衰竭 主要表现为体循环静脉淤血。

(1)症状:长期消化道淤血引起恶心、呕吐、食欲缺乏。肾脏淤血引起尿少、夜尿多、蛋白尿和肾功能减退。肝淤血引起上腹饱胀,甚至剧烈腹痛。

(2)体征

1)颈静脉充盈或怒张:颈静脉搏动增强、充盈、怒张,是右心衰竭时的主要体征,肝颈静脉反流征阳性则更具特征性。

2)肝大和压痛:是右心衰竭较早出现的体征之一。肝大在剑突下较肋缘下明显,早期质地柔软,压痛明显。持续慢性右心衰竭可致心源性肝硬化,此时肝脏质地变硬,压痛不明显,常伴有黄疸、大量腹水及慢性肝功能损害。

3)水肿:体静脉压力升高使皮肤等处组织出现水肿,其特征为水肿首先出现在身体最低垂的部位,为对称性、凹陷性水肿。病情严重者可发展为全身性水肿。

4)胸腔积液、腹水和心包积液:胸腔积液也是因体静脉压力增高引起,以双侧多见,若为单侧则以右侧更为多见。胸腔积液含蛋白量较高,细胞数目正常。晚期可出现腹水,量多且顽固。少量心包积液常见于右心衰竭或全心衰竭,超声心动图检查可发现,但并不引起心脏压塞

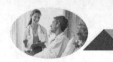
症状。

5）体征:除原有心脏病的体征外,右心衰竭时可因右心室显著扩大而出现三尖瓣关闭不全,产生三尖瓣区收缩期杂音,吸气时杂音增强。

3. 全心衰竭 右心衰竭继发于左心衰竭而形成的全心衰竭。右心衰竭时,因右心输出量减少,可使左心衰竭的阵发性呼吸困难等肺淤血症状减轻。

(三）辅助检查

1. 心电图检查 可有左心室、右心室肥大。

2. X线检查

（1）心影大小及外形:有助于病因诊断,根据心脏扩大的程度和动态改变还可间接反映心功能状态。

（2）肺淤血征象:肺纹理增加等肺淤血表现的有无,及其程度直接反映心功能状态。

3. 超声心动图检查

（1）比 X 线检查更能准确地提供各心腔大小变化、心瓣膜结构及室壁运动情况。

（2）估计心脏功能:①收缩功能,以收缩末、舒张末的容量差计算射血分数（EF 值）,正常EF 值 > 50%;②舒张功能,超声多普勒是临床上最实用的判断舒张功能的方法。

4. 有创性血流动力学检查 对心力衰竭患者多采用漂浮导管在床边进行检查。经静脉插管直至肺小动脉,可测定各部位的压力及血氧含量,计算心脏指数（CI）及肺小动脉楔压（PCWP）,直接反映左心功能,正常时 CI > 2.5 L/(min · m²), PCWP < 12 mmHg。

5. 放射性核素检查 可判断心室腔大小,以收缩末期和舒张末期的心室影像的差别计算EF 值;通过记录放射活性-时间曲线计算左心室最大充盈速率来反映心脏舒张功能。

(四）诊断

左心衰竭的主要诊断依据:①原有心脏病史;②左心衰竭的症状和体征;③肺淤血 X 线检查表现及其他辅助检查。右心衰竭的主要诊断依据:①原有心脏病的体征;②体循环淤血的症状和体征;③各种辅助检查指标。

(五）治疗

1. 治疗目的 治疗慢性心力衰竭的目的不仅要缓解症状,还必须改善生活质量和延长寿命,防止心肌损害进一步加重。

2. 治疗原则

（1）基础疾病的病因和诱因的治疗。

（2）调节神经体液因子的过度激活及改善心室功能。

（3）增加心排血量,减轻心脏负荷及体内水、钠潴留。

3. 治疗目标

（1）缓解症状,改善血流动力效应,防止左心室进行性扩大。

（2）提高运动耐力及生活质量。

（3）降低病死率。

4. 治疗方法

（1）病因治疗

1）去除基本病因:如控制高血压病,应用药物、介入或手术治疗改善冠心病心肌缺血,心瓣膜病的瓣膜置换等。

2）去除诱因因素：如控制感染，纠正心律失常，治疗甲状腺功能亢进，纠正贫血等。

（2）减轻心脏负荷

1）休息：根据心功能情况，限制体力活动，以不出现自觉症状为原则，严重者应卧床休息，但应注意肢体活动，以预防静脉血栓形成。此外，应给予心理治疗，鼓励和安慰病人，必要时给予小量镇静剂以保证病人充分休息。

2）控制钠盐摄入：氯化钠摄入为 3～6 g/d，病情严重者在 1 g/d 以下。但应注意在用强效排钠利尿剂时，不能过分严格限制钠盐的摄入，以免引起低钠血症。

3）利尿剂的应用：利尿剂是心力衰竭治疗中最常用的药物，可减少血容量、减轻心脏前负荷、减轻缓解淤血症状。常用制剂：中效利尿剂氢氯噻嗪等口服，低效保钾利尿剂螺内酯口服；对较重的慢性心力衰竭可用强效利尿剂呋塞米静脉注射。使用中注意防止低血钾和循环血量骤减。

4）血管扩张剂的应用：通过扩张周围静脉及动脉的作用，减轻心脏前、后负荷。常用制剂：①小动脉扩张剂，如酚妥拉明、肼屈嗪等；②小静脉扩张剂，如硝酸甘油、硝酸异山梨酯（消心痛）等；③动静脉血管扩张剂，如硝普钠、卡托普利、依那普利等。

（3）增强心肌收缩力

1）洋地黄类药物

作用：增强心肌收缩力、减慢房室传导速度和心率等。

适应证和禁忌证：各种原因（洋地黄中毒除外）的心功能不全，伴有快速心房颤动者是最好的适应证。舒张性心功能不全、急性心肌梗死 24 小时内出现心力衰竭、预激综合征伴快速性房颤等是禁忌证。

洋地黄制剂：毛花苷 C、毒毛花苷 K，适用于急性或严重心功能不全和快速心房颤动或扑动。地高辛适用于慢性心功能不全。

洋地黄中毒的临床表现：①胃肠道症状，食欲缺乏、恶心、呕吐；②心脏表现，心律失常，其中以室性期前收缩二联律最常见；③神经系统表现有头晕、视力模糊、黄视或绿视等。

洋地黄中毒的治疗：立即停用洋地黄及排钾性利尿剂；补钾补镁；快速型心律失常给予利多卡因或苯妥英钠，缓慢型心律失常可用阿托品，严重心律失常者应用洋地黄特异性抗体。

2）非洋地黄类正性肌力药物

肾上腺能受体兴奋剂：如多巴胺及多巴酚丁胺，由小剂量开始逐渐增量，以不引起心率加快及血压升高为度。

磷酸二酯酶抑制剂：如氨力农和米力农，短期应用可改善心功能不全症状。

（4）血管紧张素转换酶（ACE）抑制剂：其作用为扩血管、抑制醛固酮、抑制交感神经兴奋性、改善心室及血管的重构，常用制剂有卡托普利、贝那普利、培哚普利等。

（5）β受体阻滞剂：可对抗代偿机制中交感神经兴奋性增强，常用药物有卡维地洛、美托洛尔等。β受体阻滞剂有负性肌力作用，临床应用时应待心功能不全情况稳定后从小剂量开始，之后逐渐调整剂量，严密观察病情变化。

二、急性心力衰竭

急性心力衰竭是指由急性心脏病变引起的心肌收缩力明显降低，或心室负荷过重引起心脏在短时间内排血量骤然下降，导致组织器官灌注不足和急性肺淤血综合征。临床上以急性

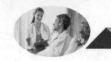

左心衰竭最常见。

（一）病因与发病机制

1. 急性心肌弥漫性损害　如急性心肌梗死、急性心肌炎等。

2. 急性心脏后负荷过重　如严重的二尖瓣或主动脉瓣狭窄、左心室流出道梗阻或动脉压显著增高等。

3. 急性心脏容量负荷过重　如急性心肌梗死、感染性心内膜炎等导致的瓣膜反流,在输液过多、过快时导致肺静脉压显著升高而发生肺水肿。

以上病因导致突然严重的左心室排血量不足或左心房排血受阻,引起肺静脉、肺毛细血管等压力急剧升高,导致肺水肿。

（二）临床表现

起病急骤,主要表现为急性肺水肿。患者突然出现严重呼吸困难、端坐呼吸、烦躁不安、面色苍白、口唇发绀、大汗淋漓、频繁咳嗽、常咳出粉红色泡沫样痰。听诊心率增快,两肺布满大、中水泡音和哮鸣音,心尖部可闻及舒张期奔马律,肺动脉第二音亢进。严重时血压下降,甚至出现心源性休克。

（三）诊断

典型的急性左心衰竭患者,依据突然严重的呼吸困难、端坐呼吸、咳粉红色泡沫痰及两肺布满湿性啰音、心尖部奔马律、X线典型表现,即可诊断。

（四）鉴别诊断

1. 重度支气管哮喘　本病有反复发作史,发作前常有胸闷、咳嗽,胸部叩诊呈过清音,两肺可闻及高音调哮鸣音,无心脏病史及心脏增大,无杂音。

2. 休克　合并心源性休克时,应与其他原因引起的休克相鉴别。心源性休克的主要特征是与肺淤血、肺水肿同时存在。如无肺循环和体循环淤血征,心源性休克的可能性极少。

（五）治疗

1. 治疗原则　必须早期、及时、速效。治疗原则为:①增加左心室心排血量;②减少肺泡内液体渗出,保证气体交换;③减少循环血量;④扩张血管降低心脏前、后负荷。

2. 治疗方法

（1）体位:取坐位,两腿下垂,以减少静脉回心血量,减轻心脏前负荷,并使膈肌下降,有利呼吸。

（2）吸氧:吸入高流量氧气,6～8 L/min,或25%～70%乙醇湿化氧气,可消除肺泡内或支气管内的泡沫,有利于肺泡通气的改善。

（3）镇静:吗啡既可以扩张动脉、静脉,减轻心脏的前、后负荷,又具有镇静作用,减轻烦躁不安。应用时需注意观察呼吸抑制的不良反应,老年患者慎用或减量应用。

（4）快速利尿:呋塞米静脉注射,可迅速利尿,减少血容量,降低心脏前负荷,缓解肺淤血。本药有扩张静脉作用,故肺水肿的缓解早于利尿作用的发生。

（5）血管扩张剂:对任何原因引起的急性肺水肿（二尖瓣狭窄伴肺动脉高压除外）均有良好疗效。首选硝普钠,静脉滴注,可减轻前、后负荷,降低血量。

（6）强心剂:对2周内未用过洋地黄者可给予毛花苷C、毒毛花苷K,对室上性快速心律失常引起肺水肿者疗效显著。对于急性心肌梗死发生急性左心功能不全,避免在发病24小时内使用洋地黄类药物,二尖瓣狭窄所致肺水肿洋地黄药物无效。

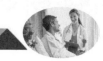

（7）氨茶碱：可解除支气管哮喘，减轻呼吸困难，同时也有强心利尿的作用。

（8）其他疗法：糖皮质激素的应用，可降低外周血管阻力和解除支气管痉挛。

第三节 心 律 失 常

一、概述

心律失常（cardiac arrhythmia）是指心脏冲动的起源、频率、节律、传导速度与传导顺序的异常，使心脏的活动规律发生紊乱。

> **知识拓展：良性心律失常与恶性心律失常**
>
> 良性心律失常：常发生在无器质性心脏病者，对血流动力学无明显影响，不增加心血管死亡危险性，一般无须治疗。
>
> 恶性心律失常：发生于严重器质性心脏病者，有严重血流动力学改变，可诱发心力衰竭、休克等，需采取相应治疗措施。

（一）病因

1. **器质性心脏病** 是引发心律失常的最常见病因。其中缺血性心脏病、心力衰竭和心源性休克等较易引发严重的心律失常。

2. **非心源性疾病** 除器质性心脏病外，其他各科较严重的疾病，均可引发心律失常。如慢性阻塞性肺病、急性脑血管病、妊娠高血压综合征等可引发心律失常。

3. **电解质紊乱和酸碱平衡失调** 低钾血症、高钾血症等电解质紊乱和酸碱平衡失调可引发心律失常。

4. **物理和化学因素** 电击伤、中暑等物理因素和工业性毒物、农药、动物毒素和植物毒素等。

5. **自主神经功能紊乱** 可引起窦房结性心律失常和期前收缩等。

（二）发病机制

正常心脏激动起源于窦房结，经结间束、房室结、希氏束、左右束支及浦肯野纤维网传导到心房与心室，以一定范围的频率，产生有规律的收缩。正常情况下，窦房结的自律性最高，整个心脏受窦房结控制，其他部位的自律性不能表现出来，成为潜在的起搏点。当窦房结的自律性降低或激动不能传出、潜在起搏点的自律性异常增高、发生其他类型的快速异位搏动可形成异位心律。所以，各种原因引起心脏激动起源异常、心脏激动传导异常或两者兼有，均会引发心律失常。

（三）分类

1. **冲动起源失常**

（1）窦性心律失常：窦性心动过速、窦性心动过缓、窦性心律不齐、窦性停搏。

（2）异位心律

1）主动性异位心律：期前收缩（房性、房室交界区性、室性）、阵发性心动过速（房性、房室交界区性、室性)、心房扑动和心房颤动、心室扑动和心室颤动。

2) 被动性异位心律：逸搏(房性、房室交界区性、室性)、逸搏心律(房性、房室交界区性、室性)。

2. 冲动传导异常

(1) 传导阻滞

1) 生理性：干扰及房室分离。

2) 病理性：窦房传导阻滞、房内传导阻滞、房室传导阻滞、室内传导阻滞。

(2) 房室间传导途径异常：预激综合征。

根据心律失常发生时心律的快慢分为快速性心律失常和缓慢性心律失常两类。

(四) 诊断

1. 病史 详细的病史资料对诊断和评价心律失常有很大帮助。主要有以下几方面：①心律失常的诱因；②发作时的心率与节律，起止与持续时间，治疗经过及疗效；③有无低血压、晕厥、心绞痛、心力衰竭等表现；④心律失常对患者造成的影响。

2. 体格检查

(1) 心率和节律的改变：心率的快慢、是否整齐。

(2) 心音改变：心音强度的改变对心律失常的诊断有重要帮助，如第1心音减弱见于一度房室传导阻滞，第1心音强弱不等见于心房颤动、室性心动过速等。

3. 心电图检查 是最简易又能明确诊断的方法，应记录12导联心电图。根据P波和QRS波形态和时限，P-QRS关系、P-P、P-R与R-R间期可确定心律失常的存在。

提示

　　心电图检查是确定心律失常最有效的方法，常规心电图检查包括12导联心电图，即标准导联：Ⅰ、Ⅱ、Ⅲ；加压单极肢体导联：aVR、aVL、aVF；胸导联：$V_1 \sim V_6$。

---

4. 动态心电图 可以了解心悸、晕厥等自觉症状是否与心律失常有关；某些活动及情绪变化是否会引起心律失常；评价抗心律失常药物的疗效；安装起搏器后，检测起搏器的功能状况等。

5. 运动实验 能够在心律失常发作间隙时诱发心律失常，有助于间歇发作心律失常的诊断。

6. 其他 如经食管心电图、心脏电生理检查等。

(五) 治疗

一般无症状的良性心律失常无须治疗。如症状明显或有可能并发恶性心律失常者应采取相应的治疗措施。治疗方法如下。

1. 心理治疗 患者多因心律失常产生焦虑、紧张等情绪反应，应给予安慰和解释，尤其是功能性心律失常经心理疏导治疗后可好转或消失。治疗时要注意心理因素和外周环境对心律失常的影响，为安定情绪，可酌情加用镇静剂。

2. 病因治疗 是治疗心律失常的根本措施。某些疾病去除病因后，心律失常可消失，如甲状腺功能亢进引起的心律失常。

3. 药物治疗 应用药物控制心律失常发作。室上性快速性心律失常，可给予普萘洛尔、

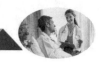

普罗帕酮、美托洛尔、维拉帕米、莫雷西嗪、胺碘酮等;室性快速性心律失常可选用利多卡因、苯妥英钠、普罗帕酮、莫雷西嗪、胺碘酮、钾盐等;缓慢性心律失常可用阿托品、异丙肾上腺素、肾上腺素等。

4. 机械刺激 压迫眼球等刺激迷走神经治疗阵发性室上性心动过速。

5. 电复律 同步电复律治疗室性和室上性心动过速,非同步电复律治疗心室扑动和颤动。

6. 介入性治疗 人工心脏起搏治疗反复发作的顽固性室上性心动过速。经导管射频消融治疗快速性心律失常等。

7. 外科手术治疗 治疗快速心律失常。随着介入治疗心律失常的发展,外科治疗已很少应用。

二、快速性心律失常

(一)窦性心动过速

冲动起源于窦房结的心律称为窦性心律。成人的窦性心率 > 100 次/分,称为窦性心动过速。

1. 病因 常见于生理性反应,如健康人运动、情绪紧张、饮酒、喝茶或咖啡时;病理性,如发热、贫血、心力衰竭、心肌炎、休克、甲状腺功能亢进等;药物作用,如阿托品、麻黄碱、异丙肾上腺素及肾上腺素等。

2. 临床表现 可无症状或感觉心悸、不适、乏力、忧虑等。心脏检查心尖搏动和颈部血管搏动增强,心率增快,易受自主神经活动的影响,如运动可使之增快,休息使之减慢,常在 101 ~ 160 次/分,心律规则,心音响亮,少数心尖部可出现功能性收缩期杂音。

3. 心电图检查

(1) P 波频率 > 100 次/分。

(2) 窦性 P 波。

(3) P-R 间期 ≥ 0.12 秒。

4. 治疗 主要治疗原发病和去除诱因,必要时应用 β 受体阻滞剂,如普萘洛尔、美托洛尔等减慢心率,以及镇静剂如苯巴比妥、地西泮等。

(二)期前收缩

期前收缩(premature beats)是指比基本心律(窦性心律)提早出现的异位搏动,简称早搏。是常见的心律失常之一。按其发生部位可分为室性、房室交界性、房性、窦房交界性和窦性,其中以室性期前收缩最常见,窦性期前收缩最罕见。

1. 病因 期前收缩可见于某些生理情况,如精神紧张、情绪激动、剧烈运动、过量吸烟,饮用酒、茶、咖啡等;也见于心血管内外疾病,如冠心病、心肌炎、高血压、甲状腺功能亢进、败血症、电解质紊乱(低钾血症)及药物中毒(如洋地黄、肾上腺素)等。

2. 临床表现 偶发的期前收缩一般无特殊症状,频发或连续出现时可出现心悸、胸闷、乏力、心绞痛、憋气、恶心等症状。心脏听诊期前收缩的第 1 心音常增强,而第 2 心音相对减弱甚至消失,其后有一较长的间歇。

3. 心电图特点

(1) 室性期前收缩

1) 提前出现的 QRS-T 波群,其前无相关 P 波。

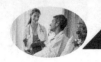

2）提前出现的 QRS 波形态宽大异常,时限通常 ≥ 0.12 秒。

3）ST 段和 T 波的方向与 QRS 波群主波方向相反。

4）有完全性代偿间期。

（2）房室交界性期前收缩

1）提前出现的 QRS-T 波群与正常窦性的 QRS-T 波群基本相同。

2）提前出现的 QRS-T 波群前、中、后可见逆行 P 波,且 P-R 间期 < 0.12 秒或 R-P 间期 < 0.20 秒。

3）有完全性代偿间期。

（3）房性期前收缩

1）P 波提前发生,其形态与窦性 P 波不同。

2）提前发生的 P 波,其 P-R 间期 > 0.12 秒。

3）提前 P 波后的 QRS 波群形态正常。

4）期前收缩后常见不完全性代偿间歇。

4. 治疗

（1）治疗原则:去除病因,减轻症状,改善生活。对无器质性心脏病、偶发或无明显症状者,无须药物治疗。如症状明显,应耐心解释,解除病人的顾虑,纠正诱发因素,如药物中毒引起者应立即停药;电解质紊乱引起者应纠正电解质紊乱等。有器质性心脏病的病人,应加强病因治疗,如控制高血压,改善冠状动脉供血和纠正心功能不全等。同时选用抗心律失常药物。

（2）药物治疗

1）房性和房室交界性期前收缩:首选 β 受体阻滞剂,如普萘洛尔、阿替洛尔等,或钙离子拮抗剂,如维拉帕米等,两类药物不能合用。

2）室性期前收缩:急性心肌梗死引起的室性期前收缩首选利多卡因等;洋地黄中毒引起的首选钾盐和苯妥英钠;器质性心脏病频发性室性期前收缩可选用普罗帕酮、美西律、普鲁卡因胺、胺碘酮等。

（三）阵发性心动过速

阵发性心动过速(paroxysmal tachycardia)是一种阵发性、迅速而规则的异位心律,由连续 3 个或 3 个以上的期前收缩所组成。心率多在 160～220 次/分,以 200 次/分左右多见。其特点是突然发作、突然终止。按异位冲动发生的部位可分房性、房室交界性、室性三大类,前两类不易区别,统称为阵发性室上性心动过速。

1. 病因

（1）阵发性室上性心动过速:常发生于无器质性心脏病者,与情绪激动、过度疲劳、吸烟、饮酒、喝浓茶、体位改变等有关。少数患者有器质性心脏病,如冠心病、风湿性心瓣膜病、高血压性心脏病、甲状腺功能亢进性心脏病等。一些药物也可诱发,如洋地黄中毒、肾上腺素过量等。

（2）阵发性室性心动过速:常见于器质性心脏病,其中以冠心病、急性心肌梗死发生率最高,其次易见于心肌炎、心肌病、风湿性心瓣膜病、高血压性心脏病等,此外也见于药物中毒(洋地黄、奎尼丁等)和电解质紊乱(低钾血症、低镁血症)。

2. 临床表现

（1）阵发性室上性心动过速:突然发作、突然终止,多由一个室上性期前收缩诱发,持续时

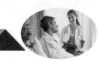

间不等,数秒钟、数小时甚至数日。发作时症状有心悸、紧张、头晕、胸闷、心绞痛,严重者发生心功能不全、休克。心脏听诊心尖部第1心音不变,心律规则。

(2)阵发性室性心动过速:取决于心室率快慢、持续时间长短和有无器质性心脏病。非持续性室速(发作持续时间<30秒及能自行终止)的患者通常无明显症状;持续性室速(发作时间>30秒、需药物或电复律才能终止)的患者可出现心绞痛、气促、低血压、晕厥等症状,不及时有效治疗,可发展为心力衰竭、休克或心室颤动。心脏听诊第1心音强弱不一,偶可见"大炮音"。脉搏细弱而速。

3. 心电图特点

(1)阵发性室上性心动过速

1)心率150～250次/分,节律规则。

2)QRS波群形态与时限正常,若有室内差异性传导或原有束支传导阻滞,QRS波群可宽大畸形。

3)P波为逆行性(Ⅱ、Ⅲ、aVF导联倒置),常重叠于QRS波群内或位于其终末部,与QRS波群的关系恒定。

4)连续出现3个或3个以上成串的房性或交界性期前收缩。

(2)室性阵发性心动过速

1)连续出现3个或3个以上室性期前收缩。

2)QRS波群宽大畸形,时限>0.12秒。

3)心室率一般为100～250次/分,心律基本规则或不规则。

4)P波与QRS波群无关,房室分离。

5)心室夺获与室性融合波　室速发作时少数室上性冲动可下传心室,产生心室夺获,表现为P波之后提前发生一次正常的QRS波群;室性融合波的QRS波群形态介于窦性与异位心室搏动之间,其意义为部分夺获心室。

4. 治疗

(1)阵发性室上性心动过速

1)机械性刺激迷走神经:常用刺激迷走神经的方法有:颈动脉窦按摩、做Valsalva动作、刺激咽部诱发恶心呕吐及压迫眼球等。

2)药物刺激迷走神经:常用新斯的明、升压药等。

3)抗心律失常药物:首选维拉帕米,其次可选普罗帕酮、洋地黄药、苯妥英钠及钾盐等。

4)同步直流电复律:适用于各种药物不能控制者,但洋地黄中毒者不宜用。

5)预防复发:口服长效普萘洛尔、地高辛、缓释维拉帕米等预防复发。

(2)阵发性室性心动过速

1)有严重的血流动力学障碍(如休克、心绞痛、肺水肿等):首选电复律治疗。

2)无严重的血流动力学障碍者:首选利多卡因,其次是普鲁卡因胺、普罗帕酮等,静脉给药。

3)介入治疗和手术治疗:反复发作而药物治疗无效的室性心动过速,可考虑介入或手术治疗。

4)预防复发:口服普罗帕酮、胺碘酮、美西律、奎尼丁等,能有效减少室上性心动过速的发生。

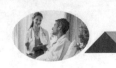

（四）心房颤动

心房颤动（atrial fibrillation，简称房颤）是由心房的异位起搏点极快而不规则地发出冲动，350～600 次/分不规则的乱颤。心房丧失了有效的机械性收缩，而心室只能接受一部分由心房传下的冲动，故心室率为 110～160 次/分，节律不规则，是较常见的心律失常之一。

1. 病因

（1）器质性心脏病：绝大多数有器质性心脏病，以风湿性心脏病尤其是二尖瓣狭窄最常见，其次是冠心病、原发性心肌病、高血压性心脏病、甲状腺功能亢进性心脏病、缩窄性心包炎、预激综合征等。

（2）药物作用：常见于洋地黄中毒等。

（3）其他：心导管检查、低温麻醉、胸腔和心脏手术、急性感染及脑血管意外等。少数无器质性心脏病者也可出现房颤，称为特发性房颤或孤立性房颤。

2. 临床表现　特发性房颤和心室率不快时可无症状。阵发性或心室率较快的房颤患者症状明显，如心悸、胸闷、气急、乏力和心前区不适，严重者可出现晕厥、急性肺水肿、心绞痛或心源性休克等。房颤时可形成血栓，血栓脱落易发生动脉栓塞，以脑栓塞最常见，心脏听诊第 1 心音、心率、心律均绝对不规则，脉搏短绌。

3. 心电图检查

（1）P 波消失，代之以大小、形态、波幅、间隔绝对不规则的基线波动（即 f 波），频率为 350～600 次/分。

（2）R－R 间期绝对不等。

（3）QRS 波群大多与窦性心律时相同，伴有室内差异性传导时可致畸形。

4. 治疗

（1）病因治疗：直接与转复心律和维持窦性心律密切相关。如不治疗风心病二尖瓣狭窄，患者不易复律，即使复律成功，房颤也极易复发。

（2）转复心律：用同步直流电复律，使房颤恢复为窦性心律，可以增加心排血量，减少动脉栓塞。

（3）控制心率快速房颤：常用洋地黄制剂和钙离子拮抗剂（维拉帕米）控制心率（预激综合征除外），使静息时心室率在 70 次/分左右，轻微活动时 ＜ 100 次/分。

（4）防治血栓：服用阿司匹林或噻氯匹定等抗血小板药物，既可防治血栓，又可避免出血并发症。

三、缓慢性心律失常

（一）窦性心动过缓

窦性心动过缓（sinus bradycardia）是指起源于窦房结的心动过缓，窦性心律频率 ＜60 次/分，简称窦缓。

1. 病因　常见于某些生理因素，如运动员、强体力劳动者及老年人，夜间入睡后更易发生；也可见于某些心内、外疾病，如冠心病，尤其是急性下壁心肌梗死早期、病态窦房结综合征、颅内压增高、黏液性水肿、黄疸、伤寒等。有时某些药物也可以引起，如洋地黄、β 受体阻滞剂、利舍平、胺碘酮等。

2. 临床表现　生理因素引起者一般无特殊自觉症状。病理性和药物引起的窦缓可出现乏力、心悸、头晕、胸闷等症状，其至发生晕厥、心绞痛、低血压或休克等。心脏听诊：心率＜60次/分，多在40～59次/分，活动后可增快；节律整齐或轻度不齐。

3. 心电图检查

（1）P波呈窦性，P-R间期≥0.12秒，常伴窦性心律不齐。

（2）同一导联P-P间期相差＞0.12秒。

4. 治疗 无症状者无须治疗，针对基础病治疗即可。症状明显或心率＜40次/分者，可选用阿托品或麻黄碱口服，必要时需要安装心脏起搏器。

（二）病态窦房结综合征

病态窦房结综合征(sick sinus syndrome)是指窦房结及其周围组织的器质性病变，导致其起搏和(或)传导功能减退而引起以心动过缓为主要特征的一系列心律失常的综合征，简称病窦综合征。

1. 病因 常见病因为冠心病、窦房结退行性病变、心肌病、系统性红斑狼疮、恶性肿瘤和外伤等。

2. 临床表现 起病隐袭，进展缓慢，大多经历数年或数十年。主要是缓慢心室率等引起心、脑、肾等重要脏器供血不足的表现，轻者表现为乏力、头晕、眼花、失眠、记忆力减退等，严重者引起心功能不全、心绞痛、晕厥、少尿，甚至出现阿-斯综合征等。

3. 心电图检查

（1）常规心电图：连续而显著的窦性心动过缓、窦性停搏或窦房阻滞。

（2）动态心电图：24小时总窦性心率减少；24小时窦性平均心率减慢（＜60次/分）；反复出现＞2.0～2.5秒长间歇。

4. 治疗

（1）病因治疗。

（2）药物治疗：可选用阿托品、异丙肾上腺素等。

（3）起搏治疗：安装起搏器的指征为严重窦性心动过缓、窦房传导阻滞或窦性停搏伴以下情况之一者：①频发阿-斯综合征；②合并顽固性心力衰竭，药物治疗无效者；③并发快速异位心律失常，影响工作、生活，药物治疗无效者。

（三）房室传导阻滞

房室传导阻滞(atrioventricular block，AVB)是指由于房室交界区不应期延长所引起的房室之间传导缓慢或中断的现象。按阻滞程度分为三度，一度、二度统称为不完全性房室传导阻滞，三度称为完全性房室传导阻滞。

1. 病因 多见于病理情况，常见原因有各种心肌炎、冠心病、急性心肌梗死、心肌病、急性风湿热、洋地黄等药物中毒、电解质紊乱、结缔组织病和原发性传导束退化症等，极少数一度和二度Ⅰ型房室传导阻滞可见于健康人，与迷走神经张力增高有关。

2. 临床表现 一度房室传导阻滞患者常无症状；二度房室传导阻滞患者可有心悸和乏力等不适；三度房室传导阻滞可出现疲乏、晕厥、心绞痛、心力衰竭等症状，其至发生阿-斯综合征或猝死。心脏听诊第1心音强弱不等；二度房室传导阻滞常有心搏脱漏；三度房室传导阻滞第1心音强弱不等，可闻及大炮音，心率通常在20～40次/分，血压偏低。

3. 心电图特点

（1）一度房室传导阻滞：P-R间期＞0.2秒，无QRS波的漏掉。

（2）二度房室传导阻滞

Ⅰ型：又称为莫氏Ⅰ型或文氏型房室传导阻滞，其特点为：①P-R间期进行性延长，直至QRS波群脱漏；②相邻的R-R间期进行性缩短，直至P波后QRS波群脱落；③发生心室脱漏时的长R-R间期短于任何两个短R-R间期之和；④脱漏比例常见为3：2或5：4。

Ⅱ型：又称为莫氏Ⅱ型，其特点为：①P-R间期恒定不变，可正常亦可延长；②有间歇性的P波与QRS波群脱落，常呈2：1或3：2传导；③发生心室脱漏时的长R-R间期等于短R-R间期的2倍或整倍数。

（3）三度房室传导阻滞

1）P-P间隔相等，R-R间隔相等，P波与QRS波群无固定关系。

2）P波频率大于QRS波频率。

3）QRS波群缓慢而规则，为被动出现的逸搏心律，形态取决于阻滞部位。

4. 治疗

（1）病因治疗。

（2）抗缓慢性心律失常药物治疗：一度和二度Ⅰ型房室传导阻滞一般无须应用抗心律失常药物治疗。二度Ⅱ型以上房室传导阻滞应酌情选用异丙肾上腺素、阿托品和麻黄碱等药物治疗。

（3）人工起搏治疗：二度Ⅱ型和高度以上房室传导阻滞伴心室率过慢、血流动力学障碍，甚至阿-斯综合征者，应及时进行临时性或永久性心脏起搏治疗。

第四节　风湿性心瓣膜病

临床情景

患者女性，40岁。因劳累后呼吸困难伴咳嗽咳痰来院治疗。体检发现心脏扩大，心尖区舒张期隆隆样杂音，作为一名康复治疗师，你应该如何帮助该患者？

一、概述

心脏瓣膜病（valvular heart disease）是指各种原因，包括炎症粘连、退行性改变、黏液变性、缺血坏死、先天性畸形、创伤等引起心脏瓣膜（包括瓣叶、腱索及乳头肌）解剖结构或功能异常，造成单个或多个瓣膜狭窄和（或）关闭不全，导致心脏血流动力学显著变化，并出现一系列的临床表现。

风湿性心脏瓣膜病（rheumatic valvular heart disease）简称风心病，是指急性风湿性心脏炎所遗留下来的以心脏瓣膜病变为主的心脏病。最常侵犯二尖瓣，其次为主动脉瓣，三尖瓣和肺动脉瓣较少。风心病在我国较常见，主要累及40岁以下的人群，女性多于男性，随着我国防治工作的加强，风心病的发病率正在降低。

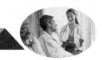

二、二尖瓣狭窄

二尖瓣狭窄(mitral stenosis)是风湿性心瓣膜病中最常见的病变。2/3 的患者是女性,大多数患者有反复链球菌扁桃体炎或咽峡炎病史。二尖瓣从初次风湿病变至狭窄形成,一般需时 2 年左右。

(一)病理生理

二尖瓣狭窄导致舒张期血流由左心房流入左心室受限,左心房压力异常增高,左心房代偿性肥厚和扩张。左心房压力增高可引起肺静脉和肺毛细血管压力进一步升高,导致肺循环淤血,肺动脉高压,又可引起右心室代偿性肥厚和扩张,最后引起右心功能不全。

(二)临床表现

1. 症状

(1)劳力性呼吸困难:为最常见的早期症状,随着病情发展日常活动即可出现呼吸困难,端坐呼吸,夜间阵发性呼吸困难,甚至出现急性肺水肿。

(2)咳嗽:多在夜间和劳动后,或与阵发性呼吸困难和端坐呼吸一起出现,以干咳为主。

(3)咯血:有不同表现,常有痰中带血和血痰;大量咯血;粉红色泡沫痰。

(4)其他表现:心肌缺血可引起胸痛;扩张的肺动脉压迫喉返神经可出现声音嘶哑等症状;左心房扩大压迫食管可致吞咽困难;右心受累期可表现为食欲缺乏、恶心、腹胀、少尿、水肿等。

2. 体征

(1)二尖瓣面容:双颧部呈紫红色,口唇发绀。

(2)心脏检查:心尖部触及舒张期震颤,听诊心尖部第 1 心音亢进,舒张期隆隆样杂音,若闻及二尖瓣开瓣音,提示瓣膜弹性及活动度尚好。肺动脉瓣区第 2 心音亢进,并有轻度分裂,重度二尖瓣狭窄,可闻及由于相对性肺动脉瓣关闭不全所致的舒张期吹风样杂音(Graham Steell 杂音)。右心室扩大时,在三尖瓣区可闻及吹风样全收缩期杂音。

(3)右心衰竭表现:静脉怒张、肝脏肿大、水肿、胸腔积液和腹水等。

3. 并发症

(1)充血性心力衰竭:是引起瓣膜病死亡的主要原因之一。

(2)心律失常:以心房颤动最常见,见于 50% 以上患者。

(3)栓塞:以脑栓塞最多见。

(4)亚急性感染性心内膜炎:较少见。

(5)肺部感染:较常见,为诱发心功能不全的主要原因之一。

(6)急性肺水肿:为重度二尖瓣狭窄的严重并发症。

(三)辅助检查

1. X 线检查 轻度可正常。中、重度狭窄时,左心动脉段突出,心外形呈梨形(二尖瓣型)。

2. 心电图检查 左心房明显扩大后可出现宽大而有切迹的 P 波,称为二尖瓣型 P 波;可有右心室肥厚、电轴右偏等;晚期常合并心房颤动。

3. 超声心动图检查 M 型超声心动图检查可见二尖瓣前叶活动曲线失去双峰状态,呈所谓的"城墙样"改变;前后瓣叶呈双向运动;左心房和左心室增大。二维超声心动图显示瓣膜的

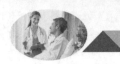

形态和活动度,并可计算二尖瓣口的面积。

(四) 诊断和鉴别诊断

心尖部有舒张期隆隆样杂音伴左心房扩大,结合 X 线、心电图检查,尤其是超声心动图检查能明确诊断。但要与重度贫血、扩张型心肌病、左向右分流型先天性心脏病等引起的相对性二尖瓣狭窄相鉴别,以及与严重的主动脉瓣关闭不全所引起的 Austin-Flint 杂音相鉴别。

(五) 治疗

1. 内科治疗 原则是限制体力活动,保持和改善心功能,预防链球菌感染、风湿热复发和并发症。

2. 经皮球囊二尖瓣成形术 是缓解单纯二尖瓣口机械性狭窄的首选方法。

知识拓展:经皮球囊二尖瓣成形术

单纯二尖瓣狭窄者,应首先考虑经皮球囊成形术。临床研究表明成功率在 95% 以上,目前已基本替代了传统的外科二尖瓣狭窄分离手术,且避免了开胸手术,对病人损伤小、术后恢复快。目前所采用的技术有两类:①顺行途径技术:球囊导管经股静脉入右心房,穿过房间隔进入左心房,顺血流方向置于二尖瓣口;②逆行途径技术:球囊导管经股动脉、主动脉至左心房。逆血流方向置于二尖瓣口。

---

3. 外科治疗 有中、重度二尖瓣狭窄的症状,心功能 II 级或 II 级以上,二尖瓣瓣口面积 < $1.0 \, cm^2$;或有体循环栓塞史,即使无其他症状,均应考虑外科手术治疗。

三、二尖瓣关闭不全

二尖瓣关闭不全(mitral incompetence)约半数与二尖瓣狭窄同时存在。

(一) 病理生理

由于二尖瓣关闭不全,左心室收缩期部分血液反流入左心房,使左心室有效输出量下降,外周供血不足;而左心房的容量负荷增加,导致左心房扩大。当不伴二尖瓣狭窄时,心室舒张期左心房仍可将过多的血液送至左心室,致使左心室扩大、肥厚,发生左心衰竭。左心衰竭使左心室舒张末期压力和左心房压明显增高,引起肺动脉压增高和肺淤血,最终导致全心衰竭。

(二) 临床表现

1. 症状 早轻度二尖瓣关闭不全可无症状,一旦出现症状,病情多较严重。如严重反流导致心排血量低下引起乏力、倦怠、劳累后心悸、呼吸困难等症状。后期可出现左心衰竭,继而出现右心衰竭症状。

2. 体征 心浊音界向左下扩大,心尖搏动向左下移位,呈抬举性搏动。心尖部第 1 心音减弱,可闻及全收缩期粗糙高调的吹风样杂音,向左腋下、左肩胛下处传导。肺动脉瓣区第 2 心音亢进和分裂。

3. 并发症 与二尖瓣狭窄相似,但感染性心内膜炎发生率较二尖瓣狭窄高,体循环栓塞较二尖瓣狭窄少见。

(三) 辅助检查

1. X 线检查 左心室、左心房增大,肺动脉段突出。

2. 心电图检查 可有左心室肥厚劳损的改变,常见心房颤动。

3. 超声心动图检查 左心房增大,左心室扩大,脉冲多普勒超声和彩色多普勒血流显像可在左心房内观察到明显的收缩期高速反流现象。

(四) 诊断与鉴别诊断

主要诊断依据为心尖部典型收缩期杂音伴左心房、左心室肥大。结合发病情况,风湿病史及超声心动图检查有确诊的价值。应与相对性二尖瓣关闭不全、二尖瓣脱垂综合征及先天性心脏病等疾病相鉴别。

(五) 治疗

1. 内科治疗 重点是预防风湿热和感染性心内膜炎。轻度无症状者,无须特殊治疗,但应定期随访。慢性心力衰竭者应限制钠盐摄入,洋地黄和利尿剂,尤其是血管紧张素转化酶抑制剂的应用尤为重要。

2. 外科治疗 严重二尖瓣关闭不全者,可采用人工瓣膜置换术和二尖瓣整复术等外科手术治疗。

四、主动脉瓣狭窄

主动脉狭窄(aortic stenosis)是风湿性炎症导致瓣膜交界处粘连融合,瓣叶纤维化、僵硬、钙化和挛缩畸形致瓣膜口狭窄。大多伴有关闭不全和二尖瓣损害。

(一) 病理生理

主动脉瓣狭窄使左心室收缩期排血受阻,导致左心室代偿性肥大。由于心输出量减少,使冠状动脉血流量减少,产生心绞痛;脑供血不足可出现眩晕或晕厥。

(二) 临床表现

1. 症状 狭窄程度轻者多无明显症状。狭窄程度重者可有劳累后呼吸困难、晕厥、顽固性心绞痛三联征表现。部分患者可无自觉症状而猝死。

2. 体征 主动脉瓣第1听诊区闻及粗糙的、响亮的、喷射性收缩期吹风样杂音,向颈部、胸骨左下缘和心尖区传导,可触及收缩期震颤。第2心音减弱及分裂(逆分裂)。收缩压降低,脉压减小,脉搏细弱。

3. 并发症

(1) 心律失常:心房颤动、房室传导阻滞、室性心律失常。

(2) 心脏性猝死。

(3) 感染性心内膜炎。

(4) 其他:体循环栓塞、心力衰竭。

(三) 辅助检查

1. X线检查 左心室增大,偶见主动脉瓣钙化。升主动脉因收缩期血流的急速喷射而发生狭窄后扩张。

2. 心电图检查 左心室肥厚和劳损,可有房室传导阻滞、房颤等心律失常。

3. 超声心动图检查 M型超声心动图检查可见左心室壁增厚,主动脉瓣开放幅度减低。多普勒超声可测出主动脉瓣口面积及跨瓣压差。

(四) 诊断与鉴别诊断

根据主动脉瓣区典型收缩期杂音及震颤,结合心电图、X线表现,临床可基本确诊,超声心

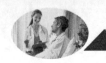
动图检查有确诊价值。但应注意与原发性肥厚型梗阻性心肌病、先天性主动脉狭窄鉴别。

（五）治疗

无症状的轻度主动脉瓣狭窄无须特殊处理，程度较重者应避免剧烈体力活动，以防止晕厥、心绞痛和猝死发生。定期随访和检查。给予对症治疗，如控制心力衰竭，纠正心律失常等。青少年瓣膜无钙化者可选用经皮球囊主动脉瓣成形术，而成年人有反复晕厥或心绞痛发作或心力衰竭者，可采用人工瓣膜置换术。

五、主动脉瓣关闭不全

主动脉瓣关闭不全(aortic incompetence)是风湿性炎症导致瓣叶纤维化、增厚和缩短，影响舒张期瓣叶缘对合，形成主动脉瓣关闭不全

（一）病理生理

主动脉瓣关闭不全时，主动脉内血液在舒张期反流入左心室，左心室容量负荷增加，使左心室代偿性扩大和肥厚，长期导致左心室收缩功能降低，发生左心功能不全。另一方面，由于舒张期血液反流回左心室，主动脉舒张压低，可引起外周动脉供血不足，导致主要脏器如脑、冠状动脉等灌注不足而出现相应的临床表现。

（二）临床表现

1. **症状**　早期可无症状，或仅有心悸、头部动脉强烈搏动感等。病变严重时可出现疲乏，活动耐力下降及心绞痛和晕厥症状。晚期可有左心衰竭，如劳累后呼吸困难、肺水肿等表现。

2. **体征**　心尖搏动向左下移位，搏动有力而弥散。胸骨左缘第3~4肋间可闻及高音调、响亮、递减型舒张期杂音，向心尖部传导，前倾坐位时听诊明显。主动脉瓣区第2心音减弱。部分重度反流患者在心尖部可闻及舒张中、晚期隆隆样杂音(Austin-Flint杂音)。严重主动脉瓣关闭不全由于脉压差增大可出现周围血管征，如毛细血管搏动征、水冲脉、股动脉枪击音等。

3. **并发症**　左心功能不全为主要并发症；并发亚急性感染性心内膜炎；其他与二尖瓣狭窄相似。

（三）辅助检查

1. **X线检查**　心脏外形呈靴型(主动脉型)，左心室增大伴升主动脉扩张，主动脉弓突出，搏动明显。

2. **心电图检查**　左心室肥大与劳损，电轴左偏。

3. **超声心动图检查**　左心室内径及流出道增宽，主动脉根部内径增大，前叶可见舒张期震颤。多普勒超声心动图血流显像可在左心室流出道内探及全舒张期的反流信号，此为最敏感的确定主动脉瓣反流的方法。

4. **升主动脉造影**　见到明显舒张期主动脉血液反流至左心室现象，可确诊主动脉关闭不全。

（四）诊断与鉴别诊断

根据胸骨左缘第3~4肋间典型舒张期杂音、外周血管征、X线表现、心电图变化可基本确立诊断，超声心动图检查及主动脉造影可进一步确诊。应与主动脉瓣相对性关闭不全及肺动脉瓣关闭不全鉴别。

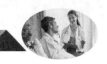

（五）治疗

慢性主动脉瓣关闭不全无症状者无须治疗，严重者应限制体力活动，预防感染性心内膜炎和风湿活动。对症处理，严重的主动脉瓣反流者可采用人工瓣膜置换术。急性主动脉瓣关闭不全者，人工瓣膜置换术或主动脉瓣整复术是首选的治疗措施。

六、联合瓣膜病

风湿性心脏病中有两个或两个以上的瓣膜同时受累者称为联合瓣膜病，也称多瓣膜病。临床特点有：①虽然是联合瓣膜病，但各瓣膜的病损程度可有差异，临床上以病损最严重的瓣膜病变症状为主；②联合瓣膜病变，由于病理生理的改变，使其临床表现发生变化。如临床上最常见的二尖瓣狭窄合并主动脉瓣关闭不全的联合瓣膜病，二尖瓣狭窄的舒张期杂音可不明显；而主动脉瓣关闭不全的杂音和外周血管征也有所减轻。再如主动脉瓣狭窄和二尖瓣狭窄同时存在时，左心室充盈量减少，收缩前期左心室膨胀减少或消失，心排血量降低，两者的杂音均减弱。因此，必须细致而全面的体格检查，仔细分析，必要时可做心导管和心血管造影检查以明确诊断。

第五节 | 原发性高血压

临床情景

患者男性，52 岁。5 年前诊断为原发性高血压病，一直未给予规律用药。患者喜欢吃动物脂肪及内脏，高盐饮食，饮浓茶，有吸烟史，每天近 20 支，不爱运动，体型偏胖。作为一名康复治疗师，你应该如何帮助该患者？

高血压（hypertension）是以体循环动脉压升高为主要临床表现的综合征，是最常见的慢性心血管疾病之一。据流行病学调查，目前我国现有高血压患者已经超过 1 亿人，且呈逐年上升趋势。绝大多数病因未明，称为原发性高血压，也称高血压病。只有少数病人（约占 5％）高血压是某种疾病的症状之一，称为继发性高血压。由于高血压病病人早期多无临床症状，病情发展也比较隐匿，长期的高血压病可引起心、脑、肾等重要器官的结构和功能改变，最终导致这些器官的功能衰竭，因此，高血压病是严重危害人类健康的疾病，也是心血管疾病的主要死亡原因之一。本节主要叙述原发性高血压。

一、病因与发病机制

原发性高血压的病因尚未清楚，目前认为有多种因素，根据病因学分析和流行病学调查结果显示，是遗传易感性和后天多种因素相互作用，导致血压调节机制异常，逐渐一起血压升高。

1. **遗传因素** 原发性高血压具有明显的遗传倾向，约 60％高血压患者有高血压家族史，呈明显的家族聚集性，但尚未发现特殊的血压调节基因组合，认为存在主要基因显性遗传和多基因关联遗传两种方式。据估计,在高血压发病中遗传因素占 40%,其他因素为 60%。

2. **饮食因素**　最明显的饮食因素是钠盐的平均摄入量。人体钠盐平均摄入量过多,引起体内水、钠潴留,一方面导致血管平滑肌肿胀,血管壁增厚,管腔变窄,外周阻力增加;另一方面由于血容量增加,心脏、肾脏负荷加重,引起钠盐的排出障碍,进一步加重水、钠潴留。其他饮食因素有高蛋白饮食、低钙饮食、酗酒等。

3. **精神神经因素**　脑力劳动者的高血压患病率超过体力劳动者,尤其是长期从事精神紧张度高的职业者,如司机、会计等发生高血压的可能性大。长期精神压力、焦虑、环境噪声刺激下可以引起血压升高。精神神经因素可使大脑皮质下神经中枢功能发生变化,导致交感神经系统活性增强,儿茶酚胺释放增加,阻力小动脉收缩,血压升高。

4. **肥胖与胰岛素抵抗**　肥胖是高血压发病的危险因素。衡量肥胖程度一般采用体重指数,即体重(kg)/身高(m)^2(20～24 为正常范围)。肥胖患者常伴胰岛素抵抗,即必须以高于正常的血胰岛素释放水平来维持正常的糖耐量,表示机体组织对胰岛素处理葡萄糖的能力减退。约一半左右的原发性高血压患者存在不同程度的胰岛素抵抗,在肥胖、高三酰甘油血症、高血压与糖耐量减退并存的四联症患者中更显著,临床上称为代谢综合征,又称胰岛素抵抗综合征。如今胰岛素抵抗引起血压升高的机制尚未明了,可能存在以下因素:①交感神经系统活性增强;②引起血管发生改变,外周阻力增加;③增加肾脏对钠的重吸收。

5. **肾素-血管紧张素系统的作用**　肾素-血管紧张素系统在高血压的发病和维持中发挥重要作用。肾素可以激活从肝脏产生的血管紧张素原,生成血管紧张素Ⅰ,然后经肺循环的转移酶生成血管紧张素Ⅱ。血管紧张素Ⅱ具有强烈的收缩血管作用,导致外周阻力增加,血压升高。血管紧张素Ⅱ还可以刺激肾上腺皮质分泌醛固酮,使肾脏对水、钠的重吸收增强,引起水、钠潴留,血压升高。

6. **其他**　流行病学调查显示,高血压的发病还与其他许多因素有关,如血管内皮功能异常、自身免疫、避孕药、高尿酸血症等。

二、病理

高血压早期无明显病理变化,主要为全身细小动脉痉挛,长期高血压可引起:①全身细小动脉硬化,表现为中层平滑肌和纤维组织增生,管壁增厚、变硬,管腔狭窄。②可促进大、中动脉粥样硬化的形成和发展。③心脏病变导致的左心室肥大,可引起高血压心脏病,甚至心力衰竭;合并冠状动脉粥样硬化性心脏病,引起心绞痛、心肌梗死。④脑血管形成微小动脉瘤可引起脑出血;脑动脉粥样硬化并发脑血栓形成,导致脑梗死。⑤肾小球小动脉硬化,肾单位逐渐萎缩、消失,最终导致肾衰竭。⑥视网膜动脉改变与全身小动脉病变一致,临床上常借助观察眼底血管变化来反映全身病变,眼底血管变化可分为 4 级:Ⅰ级,视网膜动脉变细;Ⅱ级,视网膜动脉狭窄,动静脉交叉压迫;Ⅲ级,眼底出血或絮状渗出;Ⅳ级,眼底出血、渗出伴视盘水肿。

三、临床表现

(一) 一般表现

1. **症状**　原发性高血压起病隐匿,大多数患者早期可无任何临床症状,只是在体格检查时才发现。早期仅在劳动、运动或者精神因素作用时血压升高,休息后可恢复正常,之后血压

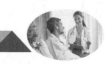

可逐渐升高。常见症状有头晕、头痛、眼花、胸闷、心悸、乏力等,缺乏特异性,且与血压水平不一定相关。

2. **体征** 体格检查可无任何阳性体征,心脏听诊时可闻及主动脉瓣第2心音亢进、收缩期杂音或收缩早期喀喇音。

(二) 临床特殊类型

1. **老年高血压** 年龄＞60岁的高血压患者即为老年高血压。由于老年人动脉管壁增厚、变硬、钙化,顺应性下降,所以老年高血压具有以下特点:①半数以上为单纯收缩期高血压,即收缩压超过正常,舒张压正常;②老年人压力感受器反应性降低,血压波动较大,且易产生直立性低血压;③老年人心脏舒缩功能减退,收缩压升高,容易发生心力衰竭。

2. **恶性高血压** 又称为急进性高血压,起病急,病情进展快,血压升高显著,舒张压持续在130 mmHg以上,如果不及时抢救治疗,可发生心、脑、肾等重要器官严重损害而死亡。

四、并发症

1. **高血压危象** 由于各种因素刺激或突然停药等诱因,血压迅速上升,临床上出现头痛、烦躁、眩晕、恶心、呕吐、心悸、气急和视物模糊等,甚至可出现心绞痛等危急症状,称为高血压危象。

2. **高血压脑病** 在高血压病程中,血压过度升高,超过了脑血管的自身调节能力,引起急性脑血管循环障碍,造成脑水肿和颅内压增高,临床上可出现严重的头痛、呕吐、烦躁、意识模糊,甚至抽搐、昏迷。

3. **脑血管病** 包括脑出血、脑血栓形成、脑梗死、短暂性脑缺血发作等,详见本书"神经系统疾病"章节。

4. **心力衰竭** 详见本书相关章节。

5. **慢性肾衰竭** 详见本书相关章节。

6. **主动脉夹层** 高血压对血管壁的长期冲击,导致主动脉内膜损伤,血液渗入主动脉壁中层形成夹层血肿,并沿着主动脉壁延伸剥离,为严重的心血管急症,也是猝死的病因之一。

五、实验室及其他检查

一般检查的项目有血尿常规、血糖、血三酰甘油、血尿酸、肾功能及心电图、胸部X线和眼底检查等,这些检查有助于发现和了解危险因素和靶器官损害情况。必要时还可有目的地选择一些特殊检查,如24小时动态血压监测、超声心动图检查等。

六、诊断与鉴别诊断

1. **诊断依据**

(1) 非同日2次或2次以上多次血压测量的平均值高于正常范围。

(2) 排除继发性高血压。

2. **分级诊断** 根据血压水平不同,高血压分为1级、2级、3级,又称为轻度、中度、重度(表1-2-1)。

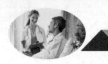

表 1-2-1　血压水平及分级诊断

类型	收缩压(mmHg)	舒张压(mmHg)
正常血压	≤139	≤89
1 级高血压(轻度)	140～159	90～99
2 级高血压(中度)	160～179	100～109
3 级高血压(重度)	≥180	≥110

3. 危险度分层诊断　为了制订治疗方案,判断预后,现在主张对高血压患者进行危险度分层,分为低危、中危、高危和极高危。分别表示 10 年内患者发生心血管事件的危险 <15%、15%～20%、20%～30% 和 >30%。

(1)分层依据:根据血压水平(1、2、3 级)、心血管危险因素、靶器官损害和并发症情况进行分层(表 1-2-2)。

表 1-2-2　高血压危险度分层依据

危险因素	靶器官损害	并发症
男性年龄 >66 岁,女性年龄 >65 岁	左心室肥大	心绞痛、心肌梗死、心力衰竭
吸烟	蛋白尿和(或)血肌酐升高	脑出血、缺血性脑卒中、TIA
血胆固醇 >5.72 mmol/L	动脉粥样斑块(主、股动脉或颈动脉)	糖尿病肾病、肾衰竭
糖尿病	视网膜动脉狭窄	主动脉夹层
早发心血管病家族史*		视网膜出血或渗出、视盘水肿

* :发病年龄女性<65 岁,男性年龄<55 岁。

(2)分层标准:见表 1-2-3。

表 1-2-3　高血压危险度分层

危险因素和病史	高血压级别		
	1 级	2 级	3 级
无危险因素	低危	中危	高危
1～2 个危险因素	中危	中危	极高危
≥3 个危险因素或靶器官损害或糖尿病	高危	高危	极高危
有并发症	极高危	极高危	极高危

4. 鉴别诊断

(1)肾性高血压:包括肾实质性高血压和肾血管性高血压。

1)肾实质性高血压:包括急、慢性肾小球肾炎、糖尿病肾病、慢性肾盂肾炎等多种肾脏病变引起的高血压,详见有关章节。

2)肾血管性高血压:由于单侧或双侧肾动脉主干或分支狭窄引起的高血压,如多发性大动脉炎、肾动脉粥样硬化等。

(2)原发性醛固酮增多症:由于肾上腺皮质增生或肿瘤,分泌醛固酮增多,使肾脏潴钠排钾,血压升高。本病以长期高血压和低血钾为特征。

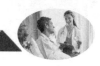

(3) 嗜铬细胞瘤：位于肾上腺髓质或交感神经节的肿瘤，瘤细胞持续或间歇性释放大量肾上腺素、去甲肾上腺素和多巴胺而引起血压升高。此病典型发作表现为阵发性血压升高伴心动过速、头痛、出汗、面色苍白。

此外，还需与皮质醇增多症、颅内压升高、主动脉狭窄、妊娠高血压等鉴别。

七、治疗

（一）治疗目的

原发性高血压目前无法根治，治疗目的是将血压控制在正常或接近正常水平，延缓和防止心、脑、肾等重要器官的损害，减少病残率和病死率。

（二）治疗原则

1. 低危组　首先改善生活方式，6 个月无效时再用药物治疗。

2. 中危组　在改善生活方式的同时应用药物治疗。

3. 高危组　在改善生活方式的同时必须药物治疗。

4. 极高危组　必须尽快进行强化治疗。

（三）治疗目标

1. 一般患者　血压控制在 < 140/90 mmHg。

2. 伴有糖尿病、慢性肾病患者　血压控制在 < 130/80 mmHg

3. 老年收缩性高血压患者　收缩压控制在 140 ～ 150 mmHg，舒张压控制在 < 90 mmHg，且 > 70 mmHg 为宜。

（四）治疗方法

1. 改善生活方式　又称非药物治疗措施，见表 1-2-4。

表 1-2-4　防治高血压的非药物措施

措施	方法及目标
减轻体重	减少热量摄入，增加运动，将体重指数控制在 < 25
限钠膳食	清淡膳食，每人每日食盐量在 6 g 以下为宜
补充钙和钾盐	每人每日吃新鲜蔬菜 500 g，牛奶 500 ml，可以补充钾 1 000 mg 和钙 400 mg
减少脂肪摄入	膳食中脂肪量控制在总能量的 25% 以下
戒烟限酒	戒烟，饮酒量 < 50 g 乙醇的量
增加运动或劳动	运动量以自我感觉良好，能保持理想体重为佳
保持乐观心态	保持平静，心情愉悦

2. 降压药物治疗　降压药物治疗的目的是达到治疗目标，有效地将血压控制在治疗目标值内，具体用药要根据患者年龄、血压水平、危险度分层和靶器官受损情况，采取个体化的用药原则。临床常用降压药物有利尿剂、血管紧张素转移酶抑制剂（ACEI）、β 受体阻滞剂、血管紧张素Ⅱ受体阻滞剂（ARB）、钙通道阻滞剂（CCB）及其他种类（表 1-2-5）。

（五）高血压危重症的处理

应选择有效的降压药物，可静脉给药，迅速将血压降至安全水平，待情况允许，及早开始口服降压药物。预防和处理心、脑、肾等重要器官损害，降低病死率。静脉给药可选用以下方案。

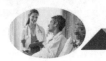

表1-2-5 常用降压药物名称、剂量、用法及注意事项

药物分类	常用制剂	剂量(mg)	用法(每天)	注意事项
利尿剂	氢氯噻嗪	12.5	1～2次	痛风患者禁用,保钾利尿剂不宜与ACEI合用
	呋塞米	20～40	1～2次	
	氨苯蝶啶	50	1～2次	
	螺内酯	20～40	1～2次	
血管紧张素转移酶抑制剂	卡托普利	12.5～50	2～3次	不良反应有干咳、水肿,高钾血症、妊娠妇女禁用
	依那普利	10～20	2次	
	贝那普利	10～20	1次	
β受体阻滞剂	普萘洛尔	10～20	2～3次	不良反应有心动过缓,急性心力衰竭、支气管哮喘、房室传导阻滞禁用
	美托洛尔	25～50	2次	
	阿替洛尔	50～100	1次	
血管紧张素Ⅱ受体阻滞剂	氯沙坦	50～100	1次	
	缬沙坦	80～160	1次	
钙通道阻滞剂	硝苯地平	5～10	3次	心力衰竭、心脏传导阻滞不宜应用
	尼卡地平	40	2次	

1. 硝普钠 能同时扩张动、静脉,降低前、后负荷。开始以 50 mg/500 ml 浓度,每分钟 10～25 μg 速率静滴,注意观察血压,并根据血压水平调节滴注速率。避免大剂量或长期使用,以免发生中毒。

2. 硝酸甘油 扩张静脉和选择性扩张冠状动脉与大动脉。开始以每分钟 5～10 μg 速率静滴,之后每 5～10 分钟增加滴注速率至 20～50 μg。

八、预防

原发性高血压目前无法根治,其发病原因和机制尚未明了,现在认为是多种易感基因与环境因素相互作用而发病的。因此,预防原发性高血压的有效措施就是避免易感人群与不良环境因素之间的相互作用。对于社区人群有原发性高血压家族史的子女,通过宣教咨询,选择合适的体育、文化、社交活动,提高生活质量,是高血压一级预防的基本措施(见表1-2-4)。这些措施对于已患高血压的患者预防靶器官损害和并发症的发生,具有肯定的二级预防意义。

第六节 冠状动脉粥样硬化性心脏病

临床情景

患者男性,42 岁。2 天前在跑步时突然出现胸骨体中段后压迫样闷痛,有手掌大小范围,向左上肢放射,休息后缓解。2 天来同样的发作又出现了 4 次,遂来医院就诊。患者有高血压病病史 5 年,请问该患者出现了哪些情况?应如何处理?

一、概述

冠状动脉粥样硬化性心脏病(coronary atherosclerotic heart disease)是指冠状动脉粥样硬化,使血管腔狭窄或阻塞导致心肌缺血、缺氧而引起的心脏病,与冠状动脉功能性改变(痉挛)、炎症、栓塞、创伤等多种情况导致的心脏病变,统称冠状动脉性心脏病(coronary heart disease),简称冠心病,又称缺血性心脏病(ischemic heart disease)。临床上可表现为心绞痛、心肌梗死、心律失常、心力衰竭等。本病多发在 40 岁以后,男性多于女性,脑力劳动者较多。

(一) 病因

引起动脉粥样硬化原因是多方面的,即多种因素作用于不同的环节所致。这些因素成为危险因素或易感因素。

1. 主要易感因素

(1) 年龄:多见于 40 岁以上的中老年人。

(2) 性别:多见于男性,男女之比为 2∶1。

(3) 高血压:半数以上患者有高血压病史。

(4) 高脂血症:最密切的血液脂类含量异常是高胆固醇、高三酰甘油、高低密度和极低密度脂蛋白、低高密度脂蛋白等。

(5) 吸烟:可造成动脉壁氧含量不足,促进动脉粥样硬化的形成。

(6) 糖尿病:多伴有高脂血症。凝血因子增高及血小板活力增高,使动脉粥样硬化的发病率明显增加,比无糖尿病者高 2 倍左右。

2. 次要易感因素

(1) 肥胖:体重超过标准体重 20% 的肥胖者易患本病,尤其是在短期内体重明显增加者。

(2) 遗传因素:有高血压、糖尿病、冠心病家族史者,则动脉粥样硬化的发病率比无此类家族史者有明显的增加。

(3) 其他因素:长期精神紧张者、高脂、高糖饮食而体力活动少者冠心病发病率较高。

(二) 临床分型

国际心脏病学会及 WHO 于 1979 年提出标准化命名分型。

1. 无症状性心肌缺血　无症状而心电图有心肌缺血改变者,心肌无明显组织形态改变。

2. 心绞痛　有发作性胸骨后疼痛,为一时性心肌供血不足引起。心肌可无组织形态改变。

3. 心肌梗死　症状严重,由冠状动脉阻塞以致心肌急性缺血、缺氧坏死,常伴有心功能不全、心律失常、心源性休克、猝死等严重并发症。

4. 缺血性心肌病　长期心肌缺血导致心肌纤维化引起,表现为心脏增大、心力衰竭和心律失常。

5. 猝死型　因原发性心脏骤停而死亡,多为心脏局部发生电生理紊乱或起搏、传导功能障碍引起心律失常所致。

本节重点讲述心绞痛、急性心肌梗死和猝死型冠心病。

二、心绞痛

心绞痛(angina pectoris)是指由于冠状动脉供血不足,导致心肌急剧的、暂时的缺血和缺氧所引起的,以胸骨后压榨性疼痛或窒息性疼痛为主要表现的临床综合征。

本病多见于 40 岁以上的男性,劳累、情绪激动、饱食、受寒、阴雨天气、急性循环衰竭等为常见诱因,发作时持续数分钟,经休息或含化硝酸甘油后缓解。

(一) 发病机制

基本的原因是冠状动脉粥样硬化引起血管管腔狭窄和痉挛,导致冠状动脉供血不足。当冠状动脉的供血与心肌的需血之间发生矛盾,冠状动脉血流量不能满足心肌代谢需要时,心肌急剧的、暂时的缺血与缺氧,即产生心绞痛。当机体氧耗量增加时,可通过神经体液的调节,扩张冠状动脉,增加冠状动脉血流以满足心肌的需要。当冠状动脉病变导致管腔狭窄或扩张性减弱时,限制了血流通过量的增加,一旦心脏负荷突然增加,如体力活动或情绪激动等氧耗量增加时,心肌对血液的需求增加,或当冠状动脉发生痉挛以及在突然发生循环血流量减少的情况下,冠状动脉血液灌注量突降,导致心肌血液供求矛盾,引起心绞痛发作。

(二) 临床表现

1. 症状 以发作性疼痛为主要临床表现,疼痛特点如下。

(1)部位:胸骨体上段、中段的胸骨后最为典型,可波及心前区,有手掌大小范围,边界清楚。多向左上肢、小指放射。

(2)性质:压迫性不适或紧缩、发闷、堵塞,烧灼感,迫使患者停止活动。无锐痛或刺痛。

(3)时间:疼痛多于停止原来的活动后,或舌下含服硝酸甘油后 1~5 分钟缓解。可数天、数周发作一次,亦可一日内多次发作。

(4)诱因:常因体力劳动或情绪激动所诱发,也有在饱餐、寒冷、阴雨天气发病。疼痛发生在诱因的同时,而不是在诱因后发病。

知识链接:心绞痛严重程度分级

心绞痛的严重程度分级是根据加拿大心血管病学会分类标准,将心绞痛严重程度分为 4 级,即Ⅰ级:一般活动不引起心绞痛发作,强度大、速度快、时间长的体力活动时引起发作;Ⅱ级:一般体力活动轻度受限制;Ⅲ级:一般体力活动显著受限;Ⅳ级:所有活动可引起心绞痛,甚至休息时也有发作。

---

2. 体征 平时一般无异常体征。心绞痛发作时常见面色苍白、表情焦虑、发冷或出汗、血压升高、心尖部可闻及第 4 心音、一过性收缩期杂音。

(三) 临床分型

心绞痛临床类型有三大类。参照 WHO 的《缺血性心脏病命名及诊断标准》可将心绞痛分为以下类型。

1. 劳累性心绞痛 由于体力劳动或其他增加心肌需氧量的因素,使心绞痛发作常休息或含服硝酸甘油后可迅速缓解。其包括以下几种类型。

(1)初发型心绞痛:过去未发作过心绞痛或心肌梗死,初次发生劳累性心绞痛的时间不足 1 个月者,或既往有稳定型心绞痛长期无发作,现再次发生,时间不足 1 个月者

(2)稳定型劳累性心绞痛:简称稳定型心绞痛,又称普通型心绞痛,是最常见的心绞痛类型。心肌缺血、缺氧所引起典型的心绞痛发作,其性质在 1~3 个月内并无改变。发作的诱因、发作次数、程度、持续时间、部位、缓解等无改变。

（3）恶化型心绞痛：原有稳定型心绞痛的患者，近 3 个月内发作的频率、程度、时限、诱因经常变动，进行性恶化，硝酸甘油不易缓解。

2. 自发性心绞痛 心绞痛发作与心肌需氧量增加无明显关系，常与冠状动脉血流储备量减少有关；疼痛程度较重，时间较长，硝酸甘油不易缓解。

（1）卧位型心绞痛：休息、睡眠时发作，硝酸甘油不易缓解。

（2）变异型心绞痛：常在夜间或清晨发作，发作时伴有心电图 ST 段抬高，发作时间较长。

（3）急性冠状动脉功能不全：又称中间综合征。常在休息或睡眠时发生，时间可达 30～60 分钟以上，但无心肌梗死表现，常为心肌梗死的前奏。

（4）梗死后心绞痛：急性心肌梗死发生后 1 个月内再发的心绞痛。

3. 混合性心绞痛 具有劳累性和自发性心绞痛的特点，为冠状动脉狭窄使冠状动脉血流储备量减少所致。

目前临床上较为广泛应用的不稳定型心绞痛，包括除了稳定型心绞痛外的上述所有类型的心绞痛，被认为是介于稳定型心绞痛与急性心肌梗死和猝死之间的临床状态。

（四）实验室及其他辅助检查

1. 一般检查 包括血糖、血脂及心肌酶谱检查。

2. 心电图检查

（1）大多数患者静息时心电图正常。心绞痛发作时常可出现暂时性心肌缺血性的 ST 段压低，有时出现 T 波倒置。变异型心绞痛发作时可出现 ST 段抬高。

（2）运动负荷心电图及 24 小时动态心电图检查可明显提高缺血性心电图的检出率，是诊断冠状动脉疾病的重要手段。

3. 超声心动图检查 观察到心室间隔和（或）心室壁的部分室壁运动异常及心功能减退。

4. 放射性核素检查 提示心肌供血不足或消失区域，为心肌缺血提供重要的客观依据。

5. 冠状动脉造影 可使左、右冠状动脉及其主要分支得到清楚的显影，直接显示病变的部位和程度。

（五）诊断与鉴别诊断

1. 诊断 根据典型的胸痛表现及发作时心电图改变，即可诊断。不典型的患者需要做运动心电图、动态心电图、超声心动图、放射性核素检查帮助诊断。冠状动脉造影是确诊指标。诊断时要注意心绞痛的分型诊断。

2. 鉴别诊断 需要与急性心肌梗死、肋间神经痛及心脏神经官能症鉴别。

（六）治疗

心绞痛治疗原则是改善冠状动脉的供血和减少心肌的耗氧，同时治疗动脉粥样硬化。治疗应达到两个目标，即缓解急性发作和预防再发作。

1. 发作时治疗

（1）休息：发作时应立即休息。

（2）药物治疗：宜选择作用快、疗效高的硝酸酯类。常用药物有：①硝酸甘油片 0.3 mg 舌下含服，1～2 分钟即发挥作用，作用持续约 30 分钟左右；②硝酸异山梨醇酯（消心痛）每次 5～10 mg，舌下含服，2～5 分钟见效，作用维持 2～3 小时；③亚硝酸异戊酯喷雾吸入制剂，经鼻吸入，作用快而短，10～15 秒内发挥作用，数分钟消失。在应用上述药物的同时，可考虑使用镇静剂。

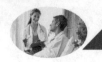

2. 缓解期治疗

（1）一般治疗：尽量避免各种诱发因素，如过度劳累、情绪激动等，调节饮食，每餐不应过饱；禁烟酒；减轻精神负担。积极治疗原发或加重冠心病的危险因素，如高血压、高脂血症、糖尿病等。

（2）药物治疗：使用作用持久的抗心绞痛药物，可单独选用、交替或联合应用。常用药物有以下几种。

1）硝酸酯制剂：如硝酸异山梨醇酯口服，5～10 mg，每天 3 次，或戊四硝酯（长效硝酸甘油），对预防夜间心绞痛发作尤为适用。

2）β受体阻滞剂：如普萘洛尔（心得安），每天 30～120 mg，分 3 次口服，气管哮喘、心力衰竭患者禁用。

3）钙通道阻滞剂：对冠状动脉的扩张及解痉作用较硝酸甘油强而持久，对不稳定型心绞痛中变异型心绞痛疗效最好。常用药物有维拉帕米，每天 240 mg，分 3 次口服，不良反应有头晕、恶心、呕吐、便秘、心动过缓等。

4）其他药物：如抑制血小板聚集的药物，防止血栓形成。常用药物有阿司匹林、双嘧达莫（潘生丁）等。

3. 冠状动脉介入治疗　对符合适应证的心绞痛患者可行经皮腔内冠状动脉成形术（PTCA）及冠状动脉内支架植入术。

4. 外科治疗　病情严重及药物治疗效果不佳、经冠状动脉造影后显示不适合介入治疗的患者，应及时做冠状动脉搭桥术。

三、心肌梗死

心肌梗死是指在冠状动脉病变的基础上，发生冠状动脉供血急剧减少、冠状动脉闭塞或中断，使心肌严重而持久地缺血导致心肌局部坏死。属冠心病严重类型，其发病的危险因素有原发性高血压、高脂血症、糖尿病、吸烟等。

（一）病因与发病机制

心肌梗死的基本病因是冠状动脉粥样硬化（偶为冠状动脉炎症、先天性畸形、痉挛所致）。发病时大多无明显诱因，常在安静或睡眠时发病，以 6:00～12:00 时发病最多见，部分患者发病于剧烈体力劳动、精神紧张或饱餐后。此外，休克、出血与心动过速，用力排便也可诱发。

在冠状动脉硬化的基础上，粥样斑块破溃、粥样斑块内或其下发生出血导致血栓形成和血管持续痉挛，使冠状动脉完全闭塞，以致心肌严重而持久地急性缺血，1 小时以上即可发生心肌坏死。急性心肌梗死发生后，常伴有不同程度的左心功能不全和血流动力学的改变，主要包括心脏收缩力减弱、心排血量下降、动脉血压下降、心率增快、外周血管阻力有不同程度的增加，以及动脉血氧含量降低等。

（二）临床表现

与心肌梗死面积的大小、部位、侧支循环情况密切相关。

1. 先兆　半数以上患者在发病前数日有乏力、胸部不适，活动时心悸、气急、烦躁、心绞痛等前驱症状，心绞痛以初发型心绞痛或恶化型心绞痛最多见。心绞痛发作较以往频繁，程度较严重，持续较久，伴有恶心、呕吐、大汗、心动过缓、急性心功能不全、严重心律失常或血压波动较大等，硝酸甘油疗效较差，诱发因素不明显，心电图呈现明显缺血性改变。

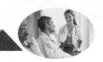

2. 症状

(1) 疼痛：为最早出现的最突出的症状。多发生于清晨，其性质和部位与心绞痛相似，但多无诱因，常发生于静息时，程度更剧烈，呈难以忍受的压榨、窒息或烧灼样，伴有大汗、烦躁不安，恐惧及濒死感，持续时间较长，可达数小时或数天，口服硝酸甘油无效。部分患者疼痛位于上腹部或放射至下颌、颈部、背部而被误诊。少数急性心肌梗死患者可无疼痛，一开始即表现为休克或急性心力衰竭。

(2) 全身症状：疼痛发生 2～3 天后，可出现发热，体温可升高至 38℃ 左右，持续 1 周。伴心动过速或过缓。

(3) 胃肠道症状：疼痛剧烈时常伴频繁的恶心、呕吐、上腹胀痛和肠胀气。重者可发生呃逆，多见于下壁心肌梗死患者。

(4) 心律失常：75%～95% 的患者于起病 1～2 周内发生心律失常，尤以 24 小时内最多见。以室性心律失常尤其是室性期前收缩最多见。房室传导阻滞和束支传导阻滞也较多见。

(5) 低血压和休克：疼痛期中血压下降常见，不一定是休克。如疼痛缓解而收缩压仍 < 80 mmHg，有面色苍白、皮肤湿冷、脉细而快、大汗淋漓、烦躁不安、尿量减少，甚至昏厥者，则为休克表现。休克多在起病后数小时至 1 周内发生，主要为心源性。

(6) 心力衰竭：主要为急性左心衰竭，可在起病最初数天内发生，或在梗死演变期出现，为梗死后心肌舒缩力显著减弱或不协调所致。表现为呼吸困难、咳嗽、发绀、烦躁等。重症者出现肺水肿。大面积右心室心肌梗死可一开始即出现右心衰竭的表现。

3. 体征

(1) 心脏体征：心脏浊音界可正常或轻至中度增大；心率增快，少数也可减慢，出现各种心律失常；心尖部第 1 心音减弱，可出现第 4 心音（房性奔马律），少数有第 3 心音（室性奔马律）；部分患者在起病 2～3 天出现心包摩擦音，也可在心前区闻及收缩期杂音或喀喇音。

(2) 血压变化：除急性心肌梗死早期血压可增高外，几乎所有患者都有血压降低。

(3) 其他：可有心律失常、休克、心力衰竭等有关的体征。

(三) 并发症

1. 乳头肌功能失调或断裂　因二尖瓣乳头肌缺血、坏死等使收缩功能发生障碍，造成不同程度的二尖瓣脱垂及关闭不全。轻者可以恢复，重者可迅速发生肺水肿，最终导致死亡。

2. 心脏破裂　少见，常在起病 1 周内出现，多为心室游离壁破裂，造成心包积血，引起心包压塞而猝死。

3. 心室壁瘤　主要见于左心室，较大的心室壁瘤体检时可有左侧心脏界扩大，心尖搏动较广泛，可有收缩期杂音。心电图 ST 段持续抬高。

4. 栓塞　发生率较低，见于起病 1～2 周内，左心室附壁血栓脱落可引起脑、肾或四肢等动脉栓塞；下肢静脉血栓脱落，则引起肺动脉栓塞。

5. 心肌梗死后综合征　于心肌梗死后数周至数月内出现，可反复发生。主要表现为胸膜炎、肺炎或心包炎，有发热、胸痛等症状。

(四) 实验室及辅助检查

1. 血液检查

(1) 白细胞计数：起病 24～48 小时后白细胞可增至 $(10～20) \times 10^9/L$，中性粒细胞增多，

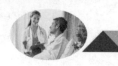

嗜酸性粒细胞减少或消失,并持续1~3周。

(2) 红细胞沉降率:增快,并持续1~3周。

(3) 血清心肌酶升高:心肌坏死时可使血清中的心肌酶,如肌酸激酶及其同工酶、天门冬氨酸转移酶、乳酸脱氢酶等含量升高。

(4) 心脏特异性肌钙蛋白检查:急性心肌梗死患者在胸痛发作3小时后肌钙蛋白T和肌钙蛋白I开始升高,分别持续10~14天和7~10天。

2. 心电图检查　急性心肌梗死的心电图常有典型的改变及演变过程。异常深而宽的Q波(反映心肌坏死),ST段呈弓背向上明显抬高及倒置T波宽而深,双肢对称;其心电图演变过程为抬高的ST段可在数日至2周左右逐渐回到基线水平,T波倒置加深,此后逐渐变浅、平坦,Q波常永久存在。

3. 超声心动图检查　通过观察心室各壁的运动情况,评估左心室梗死面积,并可了解心功能及有无室壁瘤和乳头肌功能失调等。

4. 放射性核素检查　可显示心肌梗死的部位、范围,但不能区别是急性坏死或陈旧瘢痕。

(五) 诊断与鉴别诊断

1. 诊断　诊断依据根据典型临床表现、特征性心电图改变及血清心肌酶谱上述3项中具备2项即可确诊。临床表现不典型者,应根据凡年龄在40岁以上发生原因不明的胸闷伴恶心、呕吐、出汗、心功能不全、心律失常、休克等,血压突然显著下降者,应考虑有急性心肌梗死的可能。

2. 鉴别诊断　应与心绞痛、急性心包炎、急性肺动脉栓塞、急腹症等鉴别。

(六) 治疗

治疗原则是保护和维持心脏功能,挽救濒死的心肌,防止梗死面积的扩大,缩小心肌缺血范围,及时处理严重心律失常、心力衰竭、休克和保护心功能。

1. 监护与一般治疗

(1) 休息:急性期需卧床休息1周,保持环境安静。

(2) 吸氧:最初数天进行间断或持续经鼻导管吸氧,重症者可给予面罩吸氧。

(3) 监护:在监护室内进行心电图、血压、呼吸等监测5~7天。

(4) 护理:饮食方面,最初2~3天以流质为主,以后以易消化、低钠、低脂和产气少的食物为宜,保持大便通畅,便时避免用力,便秘者可给予缓泻剂。

2. 解除疼痛　尽快解除患者的胸部疼痛。常用药物有哌替啶、吗啡、硝酸甘油或山梨醇(山梨醇酯)。严重者可行亚冬眠治疗。

3. 再灌注心肌　早期使闭塞的冠状动脉再通,心肌得到再灌注,可以使濒临坏死的心肌存活,缩小坏死范围,改善预后。常用方法有以下几种。

(1) 溶栓疗法:在起病6小时内使用纤溶酶激活剂溶解冠状动脉内的血栓。常用尿激酶、链激酶和重组组织酶原激活剂等药物静脉给药及冠状动脉内给药。

(2) 经皮腔内冠状动脉成形术(PTCA):经溶解血栓治疗,冠状动脉再通后再堵塞,或虽再通但仍有重度狭窄者,可急症施行本法扩张病变血管。

4. 纠正心律失常　心肌梗死后的室性心律失常可引起猝死,必须及时消除,首选利多卡因静注,直至室性期前收缩控制或药物总量达300 mg,再继续以小剂量静滴,可连续用药3天;发生心室颤动时,应立即行非同步直流电复律;缓慢的心律失常,可用阿托品肌内或静脉注射;发生二度或三度房室传导阻滞,伴有血流动力学障碍者,应尽早使用临时人工心脏起搏器。

5. 控制休克 急性心肌梗死后的休克多属于心源性,亦可伴有外周血管舒缩障碍或血容量不足。应采用升压药、血管扩张剂、补充血容量、纠正酸中毒等治疗方法。

6. 控制心力衰竭 主要是治疗急性左心衰竭,除应用吗啡和利尿剂为主要治疗外,还可选用血管扩张剂减轻左心室负荷。慎用洋地黄制剂,避免引起室性心律失常。

7. 其他治疗

(1)促进心肌代谢药物:如维生素 C、辅酶 A、细胞色素 C 和维生素 B_6 等。

(2)极化液疗法:氯化钾、胰岛素加入 10% 葡萄糖溶液静滴。

(3)右旋糖酐-40 或羟乙基淀粉:静脉滴注,可减轻红细胞聚集,降低血黏稠度。

(4)β 受体阻滞剂:急性心肌梗死早期应用 β 受体阻滞剂,对伴有交感神经功能亢进者防止梗死范围扩大、改善预后有利。常用药物有阿替洛尔、美托洛尔。钙通道阻滞剂也有类似效果,常用药物有维拉帕米等。血管紧张素转换酶抑制剂有助于改善恢复期心肌的重建,降低心力衰竭的发生率及病死率。

(5)抗凝疗法:目前多用于溶栓疗法后,对防止梗死面积扩大及再梗死有积极疗效。常用药物为肝素静滴。

(七) 预后

与心肌梗死范围的大小、侧支循环建立的情况及治疗是否及时有效有关。急性期采用溶栓治疗后病死率为 8% 左右,死亡多发生在第 1 周内,尤其在数小时内发生严重心律失常、休克或心力衰竭者,病死率较高。

(八) 预防

主要预防冠状动脉硬化性心脏病,冠心病患者长期服用小剂量的阿司匹林等抗血小板聚集药物,以及他汀类调脂药,可预防心肌梗死或再梗死的发生。

第七节 心 肺 复 苏

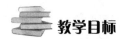 **教学目标**

一、能力目标

1. 能识别判断呼吸、心跳骤停病人。
2. 能运用心肺复苏技术对呼吸、心跳骤停病人实施初期心肺复苏。

二、知识目标

1. 掌握呼吸、心跳骤停的临床表现。
2. 掌握心肺复苏的步骤。

三、素质目标

通过对呼吸、心跳骤停病人实施初期心肺复苏,培养学生关爱生命、临危不乱、细心耐心的优良品质。

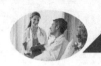

临床情景

患者男性,58 岁。有冠心病病史 10 年。今晨体育锻炼时突然倒地,昏迷不醒。如何判断该患者是否出现呼吸、心跳骤停? 如果该患者出现呼吸、心跳骤停,应如何抢救?

心肺复苏是抢救呼吸、心跳骤停患者的重要抢救技术之一。呼吸、心跳骤停一旦发生,如得不到及时抢救复苏,4～6 分钟后可造成患者脑和其他重要器官的不可逆的损害。因此,呼吸、心跳骤停后的心肺复苏必须在现场立即进行,为进一步抢救赢得最宝贵的时间。

一、呼吸、心跳骤停的常见原因和判断标准

呼吸、心跳骤停是指各种原因引起的心脏突然停止搏动,从而导致有效泵血功能和有效循环突然中止,引起全身严重缺血、缺氧和代谢障碍的临床急症。

1. 常见原因 分为心源性呼吸、心跳骤停,如心肌梗死;非心源性呼吸、心跳骤停,如意外事故、药物中毒、严重的电解质紊乱等。

2. 判断标准 呼吸、心跳骤停的临床表现为意识突然丧失伴全身抽搐,心音及大动脉搏动消失,血压测不出,呼吸停止或呈叹息样呼吸;心电图检查表现为心室颤动、心室静止、心电机械分离。其中最可靠且出现较早的临床征象是意识突然丧失,大动脉搏动消失。一般轻拍患者肩膀并大声呼喊以判断意识是否存在,以示指和中指触摸颈动脉以感觉有无搏动,如果两者均不存在,就可做出呼吸、心跳骤停的诊断,并应该立即实施初步急救和复苏。

二、心肺复苏的流程

2010 年,美国心脏学会和国际复苏联盟发布最新《心肺复苏》和《心血管急救指南》,由 5 个链环来表达实施紧急生命支持的重要性:①立即识别心脏停搏,并启动应急反应系统;②尽早实施心肺复苏(CPR),强调胸外按压;③快速除颤;④有效的高级生命支持;⑤综合的心脏骤停后治疗(图 2 - 1)。

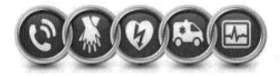

图 1 - 2 - 1 chain of survival

(一) 基础生命支持

基础生命支持(BLS)是指在心脏骤停后,迅速建立有效的通气和循环,以保证脑组织和其他重要器官的血供,包括突发心脏骤停(SCA)的识别、紧急反应系统的启动、早期心肺复苏(CPR)、迅速使用自动体外除颤仪(AED)除颤。

1. 识别呼吸、心跳骤停 在确认现场安全的情况下轻拍患者的肩膀,并大声呼喊"你还好吗?"检查患者是否有呼吸。如果没有呼吸或者没有正常呼吸,应立刻启动应急反应系统。

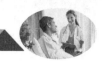

2. 启动紧急医疗服务(EMS)　使用自动体外除颤仪除颤。

3. 脉搏检查　对于非专业急救人员,不再强调脉搏检查,只要发现患者没有自主呼吸就应按心搏骤停处理。对于医务人员,检查脉搏的时间一般＜10秒,如10秒钟内仍不能确定有无脉搏,应立即实施胸外按压。

4. 胸外按压(circulation, C)　地上用跪姿,双膝跪在被抢救者肩侧;床旁用站姿,双膝平被抢救者躯干。身体微前倾,双肩在患者胸骨上方正中,双臂伸直,腕、肘、肩关节呈一直线,与被抢救者胸部垂直,以髋关节为支点,利用身体重力垂直向下有规律的按压。将一只手的掌根放在患者胸部的中央,胸骨下半部上,将另一只手的掌根置于第一只手上。手指不接触胸壁。按压时双肘需伸直,垂直向下用力按压,成人按压频率为至少100次/分,下压深度至少为5 cm,每次按压后应让胸廓完全回复。按压时间与放松时间为1∶1,放松时掌根部不能离开胸壁,以免按压点移位。对于儿童患者,用单手或双手于乳头连线水平按压胸骨,对于婴儿,采用两手指于紧贴乳头连线下水平按压胸骨。为了尽量减少因通气而中断胸外按压,对于未建立人工气道的成年人,按压-通气比率为30∶2。对于婴儿和儿童,双人心肺复苏时可采用15∶2的比率。如双人或多人施救,应每2分钟或5个周期心肺复苏(每个周期包括30次按压和2次人工呼吸)更换按压者,并在5秒钟内完成转换。

5. 开放气道(airway, A)　有两种方法可以开放气道提供人工呼吸,即仰头抬颏法和推举下颌法。后者仅在怀疑头部或颈部损伤时使用,因为此法可以减少颈部和脊椎的移动。遵循以下步骤实施仰头抬颏法,将一只手置于患儿的前额,然后用手掌推动,使其头部后仰;将另一只手的手指置于颏骨附近的下颌下方;提起下颌,使颏骨上抬。注意在开放气道同时应该用手指挖出患者口中异物或呕吐物,有义齿者应取出义齿。

6. 人工呼吸(breathing, B)　给予人工呼吸前,正常吸气即可,无须深吸气;所有人工呼吸(无论是口对口、口对面罩、球囊-面罩或球囊对高级气道)均应该持续吹气1秒以上,保证有足够量的气体进入并使胸廓起伏。如第一次人工呼吸未能使胸廓起伏,可再次采用仰头抬颏法开放气道,给予第二次通气;过度通气(多次吹气或吹入气量过大)可能有害,应避免。

7. 自动体外除颤仪除颤　室颤是成年人心脏骤停的最初发生的较为常见而且是较容易治疗的心律失常。对于室颤患者,如果能在意识丧失的3～5分钟内立即实施早期心肺复苏及除颤,存活率是最高的。对于院外心脏骤停患者或在监护心律的住院患者,迅速除颤是治疗短时间室颤的好方法。

(二)高级生命支持

高级生命支持主要是在基础生命支持基础上应用器械和药物,建立和维持有效的通气和循环,识别及控制心律失常,直流电非同步除颤,建立有效的静脉通道及治疗原发疾病。高级生命支持应尽可能早期开始。

1. 气道控制

(1) 气管内插管:如有条件,应尽早做气管内插管,其是进行人工通气的最好办法,它能保持呼吸道通畅,减少气道阻力,便于清除呼吸道分泌物,减少解剖无效腔(死腔),保证有效通气量,为输氧、加压人工通气、气管内给药等提供有利条件。当传统气管内插管因各种原因出现困难时,可使用食管气管联合插管实施盲插,以紧急给予患者供氧。

(2) 环甲膜穿刺:遇有紧急喉腔阻塞而严重窒息的患者,没有条件立即做气管切开时,可行紧急环甲膜穿刺。方法为用16号粗针头刺入环甲膜,接上"T"形管输氧,即可达到呼吸道

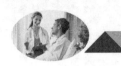

通畅、缓解严重缺氧的情况。

(3) 气管切开:通过气管切开,可保持较长期的呼吸道通畅,防止或迅速解除气道梗阻,清除气道分泌物,减少气道阻力和解剖无效腔,增加有效通气量。另外,还可便于吸痰、加压给氧及气管内滴药等,气管切开常用于口面颈部创伤而不能行气管内插管者。

2. 呼吸支持 及时建立人工气道和呼吸支持至关重要,为了提高动脉血氧分压,开始一般主张吸入纯氧。吸氧可通过各种面罩及各种人工气道,以气管内插管及机械通气(呼吸机)最为有效。简易呼吸器是最简单的一种人工机械通气方式,它是由一个橡皮囊、三通阀门、连接管和面罩组成。在橡皮囊后面有一单向阀门,可保证橡皮囊舒张时空气能单向进入;其侧方有一氧气入口,可自此输氧 10～15 L/min,徒手挤压橡皮囊,保持适当的频率、深度和时间,可使吸入的氧浓度增至 60%～80%。

3. 复苏用药 复苏用药的目的在于增加脑、心等重要器官的血液灌注,纠正酸中毒和提高室颤阈值或心肌张力,以有利于除颤。复苏用药途经以静脉给药为首选,其次是气管滴入法。气管滴入的常用药物有肾上腺素、利多卡因、阿托品、纳洛酮及地西泮等。一般以常规剂量溶于 5～10 ml 注射用水滴入,但药物可被气管内分泌物稀释或因吸收不良而需加大剂量,通常为静脉给药量的 2～4 倍。心内注射给药目前不主张应用,因操作不当可造成心肌或冠状动脉撕裂、心包积血、血胸或气胸等,如将肾上腺素等药物注入心肌内,可导致顽固性室颤,且用药时要中断心脏按压和人工呼吸,故不宜作为常规途经。常用复苏药物如下。

(1) 肾上腺素:通过 α 肾上腺受体兴奋作用使外周血管收缩(冠状动脉和脑血管除外),有利于提高主动脉舒张压,增加冠状动脉灌注和心、脑血流量。对心搏骤停无论何种类型都有益。肾上腺素常用剂量为每次 1 mg 静脉注射,必要时每隔 3～5 分钟重复一次。如果 IV/IO 通道延误或无法建立,肾上腺素可行气管内给药,每次 2～2.5 mg;也可以用一个剂量的血管加压素 40U IV/IO 替代第一或第二次剂量的肾上腺素。

(2) 抗心律失常药物:严重心律失常是导致心脏骤停,甚至猝死的主要原因之一,药物治疗是控制心律失常的重要手段。2010 年,国际《心肺复苏指南》建议:对高度阻滞应迅速准备经皮起搏。在等待起搏时给予阿托品 0.5 mg,静脉注射。阿托品的剂量可重复直至总量达 3 mg。如阿托品无效,可开始起搏。在等待起搏器或起搏无效时,应考虑输注肾上腺素(2～10 μg/min)或多巴胺(每分钟 2～10 μg/kg)。胺碘酮可在室颤和无脉性室速对心肺复苏、除颤、血管升压药无反应时应用。首次剂量 300 mg 静脉/骨内注射,并可追加一剂 150 mg。利多卡因可考虑作为胺碘酮的替代药物(未定级)。首次剂量为 1～1.5 mg/kg,如果室颤和无脉性室速持续存在,可间隔 5～10 分钟重复给予 0.5～0.75 mg/kg 静推,总剂量 3 mg/kg。镁剂静推可有效终止尖端扭转型室速,1～2 g 硫酸镁,经 5% 葡萄糖 10 ml 稀释 5～20 分钟内静脉推入。

4. 心脏电击除颤 是终止心室颤动的最有效方法,应早期除颤。有研究表明,绝大部分心搏骤停是由心室颤动所致,75% 发生在院外,20% 的人可无任何先兆,而除颤每延迟 1 分钟,抢救成功的可能性就下降 7%～10%。

(三) 脑复苏

复苏成功的关键在于脑复苏,很多呼吸、心跳骤停患者即使自主循环恢复后脑功能也不能完全恢复,而约 80% 复苏成功的患者昏迷时间 >1 小时。脑复苏最重要的两个因素是脑循环状态与脑温,适当的低温可以降低脑细胞的代谢,防止脑水肿,降低颅内压。

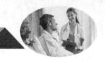

1. 亚低温治疗　尽早实施降温,并以头部降温为主,降温一般至 34℃ 为宜。方法有头部置冰帽、冰敷体表大血管、冰毯、人工冬眠。

2. 脱水疗法　最常用的为甘露醇,其次为甘油果糖、高渗葡萄糖、血清白蛋白。

三、心肺复苏成功的标准

1. 心肺复苏有效指标

(1) 颈动脉搏动:触摸到颈动脉搏动,收缩压＞60 mmHg。

(2) 面色(口唇):面色由发绀转为红润,口唇、甲床色泽转为红润。

(3) 呼吸:呼吸改善或出现自主呼吸。

(4) 瞳孔:扩大瞳孔出现缩小,对光反射恢复,有眼球运动或角膜反射。

2. 终止抢救的标准

(1) 患者呼吸和循环已恢复,心肺复苏成功。

(2) 心肺复苏持续 30 分钟以上,患者无任何反应。

(3) 有紧急医疗服务人员接手承担复苏或其他人员接替抢救。

实践实训

患者男性,58 岁。近 2 个月来反复头晕、眼花、耳鸣,来医院就诊,医疗诊断为原发性高血压。

1. 请为该患者测量血压,并根据所测数值确定高血压的程度。

2. 患者可以服用哪些降压药? 并指导患者正确服用降压药。

3. 8 个月后,患者在骑车时突发心前区疼痛,呈压榨性,有手掌大小范围,向左上肢放射,休息后缓解。2 天来同样的发作出现 4 次,遂就医。请判断患者出现了什么情况? 如何处理?

4. 2 年后,患者在观看足球比赛时,突感左胸紧束样疼痛,呈持续性并放射至两肩部及上肢。立即舌下含化硝酸甘油不能缓解。心电图检查显示,$V_1 \sim V_5$ 导联 ST 段弓背抬高低,T 波倒置,异常 Q 波,请判断患者的情况并做紧急处理。

5. 4 年后,患者在上班的路上突然晕倒,昏迷不醒,经检查患者呼吸、心跳骤停,如何对该患者实施心肺复苏?

(刘玉美)

第三章

消化系统疾病

临·床·疾·病·概·要

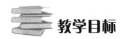**教学目标**

一、能力目标

1. 能识别和分析消化系统疾病的临床表现。

2. 能根据消化系统疾病患者的具体情况提出健康教育内容。

二、知识目标

1. 掌握消化系统疾病的临床表现、并发症及常见病因和诱因。

2. 掌握病毒性肝炎的传染源和传播途径。

3. 理解消化系统疾病的相关检查、诊断要点及处理原则。

4. 了解消化系统疾病的发病机制及病理。

三、素质目标

1. 通过对消化系统疾病患者的健康教育,培养学生的医患沟通意识和以病人为中心的医疗服务精神。

2. 通过小组学习,培养学生与他人协作的优良品质。

第一节 概　述

消化系统疾病包括食管、胃、肠、肝、胆、胰以及腹膜、肠系膜、网膜等脏器的疾病,临床上十分常见。每个人一生中都会患过某种消化系统疾病,给社会造成了极大的负担。据统计,我国胃肠病和肝病引起的疾病负担占所有疾病的1/10,我国胃癌和肝癌的病死率在恶性肿瘤中分别位于第2和第3位。因此,如何积极防治消化系统疾病,对改善人民的生活质量,延长寿命具有重大意义。

一、临床表现

(一)常见症状

1. **食欲缺乏或厌食**　食欲缺乏是指进食的欲望减低,严重的食欲缺乏则为厌食。食欲缺乏应与畏食相鉴别,畏食不是不想进食,而是不敢进食,如食管疾病可因吞咽疼痛、胰腺疾病因饭后发生腹痛而畏食。食欲缺乏或厌食最常见于消化系统疾病,如胃癌、慢性胃炎、病毒性肝炎、肝硬化、胰腺癌等。短时间的食欲缺乏常由精神紧张、心情不畅、服用某些药物或发热等引起,当这些原因去除后症状消失;长时间而顽固的食欲缺乏,多由器质性疾病引起,一定要寻找

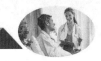

原因。

2. 恶心与呕吐 恶心是一种紧迫欲吐的不舒适的主观感觉,呕吐是指胃内容物或一小部分小肠内容物经食管逆行流出口腔的反射性动作。呕吐可将有害物由胃排出,从而起到保护作用。但持久而剧烈的呕吐,可引起水、电解质紊乱、代谢性碱中毒及营养障碍。根据发生的原因,可将呕吐分为以下几种。

(1)中枢性呕吐:其特点为突然发生的喷射状呕吐,常见于颅内压增高、药物或毒素直接刺激作用。

(2)周围性呕吐:常见于腹部疾病引起的反射性呕吐,如各种急腹症;周围感觉器官疾病引起反射性呕吐,多伴有眩晕、耳鸣等。此外,精神源性、心肌梗死等其他系统疾病也可引起呕吐。

3. 腹痛 是消化系统疾病的常见症状,多数由腹部脏器疾病所致,但腹腔外疾病和全身性疾病也可引起。病变的性质可为器质性,亦可为功能性。临床上可将腹痛分为急性腹痛和慢性腹痛。前者常见于腹腔脏器的急性炎症、空腔脏器的扭转或破裂、腹膜炎症、血管阻塞等;后者常见于腹腔脏器慢性炎症,空腔脏器的张力变化,胃、十二指肠溃疡,包膜牵张,中毒,肿瘤等。

4. 腹泻 是指排便频率增加,并含有异常成分。主要是由于肠黏膜吸收障碍、肠分泌增加、肠蠕动过速或肠渗透压改变所致。腹泻常见于感染、中毒、肿瘤、消化及吸收障碍、内分泌疾病、结肠功能紊乱、药物的不良反应、变态反应等。临床上常将腹泻分为以下几种类型。

(1)急性腹泻:起病急、病程短(2个月内),每天排便可达10次以上,粪便量多而稀薄,常含病理成分;排便时常伴腹鸣、肠绞痛或里急后重。由于肠液为弱碱性,大量腹泻时可引起脱水、电解质紊乱及代谢性碱中毒。

(2)慢性腹泻:起病缓慢,或起病急而转为慢性,病程为2个月以上。每天排便数次,伴有或不伴有肠绞痛,或腹泻与便秘交替出现,长期腹泻可导致营养障碍、维生素缺乏,甚至出现营养不良性水肿。

5. 腹胀 是全腹性或局限性的腹部胀满,可以是患者的主观感觉和(或)客观检查所见。腹胀的原因有腹水(如结核性腹膜炎、肝硬化、腹膜转移癌、右心功能不全、肾病综合征)、胃肠道胀气(如急性胃扩张、幽门梗阻、肠梗阻、消化吸收不良、胃肠道淤血、吞气症)、腹内肿物(如卵巢囊肿、肾肿瘤、肾盂积水、肝癌、巨脾、胰腺假性囊肿)等。

6. 嗳气与反酸 嗳气是进入胃内的空气过多而自口腔逸出的现象,频繁嗳气多因精神神经因素、饮食习惯不良(如进食、饮水过急)、吞咽动作过多(如口涎过多或过少时)等引起,也可由于消化道疾病,特别是胃、十二指肠、胆道疾病所致。反酸是由于贲门功能不全和胃逆蠕动致酸性胃液反流至口腔的现象,也可因上述疾病引起。

7. 吞咽困难 是指在咽下食物或饮水时,感到费力或有哽噎感,吞咽过程时间较长,有时伴有吞咽痛,严重时不能咽下食物甚至水。吞咽困难多见于咽、食管或食管周围的器质性疾病,如咽部脓肿、反流性食管炎、食管癌、食管裂孔疝、纵隔肿瘤、主动脉瘤等,也可由于神经功能障碍所引起,如弥漫性食管痉挛、贲门失弛缓症等。

8. 灼热感或烧心 是一种胸骨或剑突后的烧灼感,主要由于炎症或化学刺激物作用于食管黏膜而引起,是食管疾病的特征性症状。饮水、服制酸药物后症状可缓解。灼热感常见于胃食管反流性疾病,如反流性食管炎、食管溃疡、幽门或十二指肠溃疡。

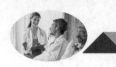

9. 里急后重　是直肠受激惹的症状,多因炎症或直肠癌引起。

10. 黄疸　是因胆红素代谢障碍,血液中胆红素浓度增加,致使巩膜、黏膜、皮肤染成黄色。根据黄疸发生的机制,将其分为:溶血性黄疸;肝细胞性黄疸;胆汁淤积性黄疸;先天性非溶血性黄疸。

11. 消化道出血　曲氏(Treitz)韧带以上部位的消化器官出血称为上消化道出血,主要表现为呕血和黑粪、发热、失血性周围循环衰竭、氮质血症和周围血象的改变。最常见于消化性溃疡、食管-胃底静脉曲张破裂、急性胃黏膜病变和胃癌。暗红色或脓血便多为下消化道出血的表现,常见于下消化道肿瘤、血管病变、炎症性肠病、肠道感染及痔等。

(二)体征

消化系统疾病常见的体征有:黄疸及蜘蛛痣,锁骨上淋巴结肿大,胸、腹壁静脉曲张,腹部膨隆、蠕动波、移动性浊音、压痛、反跳痛、腹肌强直、振水音、肠鸣音及肿块;肝脾肿大、触痛等。

二、消化系统疾病的诊断方法

消化系统疾病的诊断和内科其他疾病诊断一样,要采集病史、体格检查,在此基础上有选择性的运行实验室及其他检查。

(一)采集病史

病史是诊断疾病的基本资料,往往是一些疾病诊断的主要依据,如消化性溃疡根据典型的慢性病程、周期性发作、节律性上腹痛病史,即可作出初步诊断。采集病史要耐心、细致、客观,并作系统的分析、归纳和思考。应了解全部病程,包括病因和诱因、起病情况、发病经过,诊疗情况。要抓住主要症状,询问其部位、性质、时间、程度、加剧或缓解的规律性,以及伴随的其他症状;根据具体情况有重点地了解其他有关器官的病史。此外,患者的年龄、性别、籍贯、职业、经济状况、饮食习惯、烟酒嗜好、遗传因素等,也与某些消化系统疾病的发病有密切关系,在诊断上有重要意义,不可忽略。

(二)体格检查

全面系统而重点深入的体格检查对诊断消化系统疾病极为重要。首先应注意患者的一般情况,如有无黄疸及蜘蛛痣、锁骨上淋巴结是否肿大、胸腹壁有无静脉曲张及血流方向,心、肺有无异常。腹部检查需注意腹部有无膨隆、蠕动波、移动性浊音、压痛、反跳痛、腹肌强直、振水音、肠鸣音、肿块;肝、脾检查应注意大小、硬度、边缘、表面及有无触痛。对肠道疾病、老年患者肛指检查应列为常规,不可忽略。

(三)实验室及其他检查

1. 实验室检查　血液常规检查可反映有无脾功能亢进、恶性贫血等,粪便常规检查是胃肠道疾病的一项重要常规检查,粪便的肉眼观、隐血试验、显微镜下检查可为诊断提供重要资料;对肠道感染、某些寄生虫病有确诊价值,必要时可做细菌培养以确定致病菌;隐血试验阳性是消化道出血的重要证据。红细胞沉降率可作为炎症性肠病、肠或腹膜结核的活动性指标。肝功能试验可从某一侧面反映肝损害的情况。血、尿胆红素检查可初步鉴别黄疸的性质。血、尿淀粉酶测定对急性胰腺炎诊断有重要价值。各型肝炎病毒标记物检测可确定肝炎类型。甲胎蛋白对于原发性肝细胞癌有较特异的诊断价值。某些血清自身抗体测定对恶性贫血、原发性胆汁性肝硬化、自身免疫性肝炎等有重要的辅助诊断价值。腹水常规检查可大致判断出腹水系渗出性抑或漏出性,结合生化、细胞学及细菌培养对鉴别肝硬化合并原发性细菌性腹膜炎、腹膜结核和腹腔肿瘤具有价值。幽门螺杆菌的检测可采用血清学、胃黏膜活检标本做尿素酶试验、组织学检查、培养、涂片革兰染色镜下观察,以及^{13}C、^{14}C-尿素呼气试验。

2. 内镜检查　是20世纪消化病学革命性的进展,现已成为消化系疾病诊断的一项极为重要的检查手段。应用内镜可直接观察消化道腔内的各类病变,并可取活组织做病理学检查,还可将之摄影、录像留存分析。根据不同部位检查的需要分为胃镜、十二指肠镜、肠镜、腹腔镜、胆道镜、胰管镜等。其中,以胃镜和结肠镜最为常用,可检出大部分的常见胃肠道疾病。胃镜或结肠镜检查时镜下喷洒染色剂,即染色内镜,可判别轻微改变的病变,提高早期癌的诊断。应用十二指肠镜插至十二指肠降段可进行逆行胰胆管造影,是胆系、胰管疾病的重要诊断手段,并可同时进行内镜下治疗。经内镜导入超声探头,即超声内镜检查可了解黏膜下病变的深度、性质、大小及周围情况,并可在超声引导下进行穿刺取样活检。新近发明了胶囊内镜,受检者吞服胶囊大小的内镜后,内镜在胃肠道进行拍摄并将图像通过无线电发送至体外接收器进行图像分析,该检查对以往不易发现的小肠病诊断有特殊的价值。

3. 影像学检查

(1)超声检查:B型实时超声普遍用于腹腔内实体脏器检查,因为无创性且检查费用较低,在我国被用作首选的初筛检查。B超检查可显示肝、脾、胆囊、胰腺等,从而发现这些脏器的肿瘤、囊肿、脓肿、结石等病变,并可了解有无腹水及腹水量,对腹腔内实质性肿块的定位、大小、性质等的判断具有一定的价值。彩色多普勒超声检查可观察肝静脉、门静脉、下腔静脉,有助于门静脉高压的诊断与鉴别诊断。

(2)X线检查:普通X线检查依然是诊断胃肠道疾病的常用手段。腹部X线平片可判断腹腔内有无游离气体,钙化的结石或组织以及肠内气体和液体的情况。通过胃肠钡剂造影、小肠钡灌造影、钡剂灌肠造影等X线检查,可观察全胃肠道;气-钡双重对比造影技术能更清楚地显示黏膜表面的细小结构,从而提高微小病变的确诊率。通过这些检查可发现胃肠道的溃疡、肿瘤、炎症、静脉曲张、结构畸形以及运动异常等。

(3)CT和MRI(磁共振成像)检查:该类检查因其敏感度和分辨率高,可反映轻微的密度改变,因此在消化系统疾病的诊断上越来越重要。CT扫描对于腹腔病变,尤其是肝、胰等实质脏器的占位性病变,如肿瘤、囊肿、脓肿、结石等具有重要诊断价值。MRI检查显示的图像反映组织的结构而不仅是密度的差异,因此对占位性病变的定性诊断尤佳。

(4)放射性核素检查:肝显像的使用最广,对肝癌和其他占位性病变的定位诊断有较高的价值。

4. 活组织检查　取活组织做组织病理学检查具有确诊价值。消化系统的活组织检查主要是内镜直视下直接取材。在超声或CT引导下,用细针经皮穿刺实质性肿块,取活组织做细胞学检查也是常用的方法。另外,还可通过外科手术进行活组织检查。

5. 剖腹探查　对怀疑重症器质性疾病而各项检查又不能肯定诊断者可考虑剖腹探查。

三、消化系统疾病的治疗原则

(一)一般治疗

1. 注意饮食　应视疾病部位、性质及严重程度决定限制饮食甚至禁食,有梗阻病变的还需给予胃肠减压。由疾病引起的食欲缺乏、呕吐、腹泻、消化吸收不良,再加上饮食限制,可导致营养障碍以及水、电解质、酸碱平衡紊乱,因此支持疗法相当重要。注意给予高营养且易消

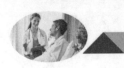

化吸收的食物,必要时静脉补液及补充营养物质,甚至全胃肠外营养或全胃肠内营养(要素饮食)。烟、酒、某些刺激性食物、某些引起过敏的食物可诱发或加重病情,在一些疾病中应避免之。

2. 合理安排生活、注意心理治疗　功能性胃肠病相当常见,而且不少器质性疾病在患病过程中亦会引起功能性症状,而精神紧张或生活紊乱又会诱发或加重器质性疾病。因此,心理治疗相当重要,措施包括向患者耐心解释病情、消除紧张心理,必要时予以心理治疗,适当使用镇静药等。还要教育患者注意劳逸结合、合理安排作息生活。

(二)药物治疗

1. 针对病因或发病环节的治疗　有明确病因的消化系统疾病多为感染性疾病,如细菌引起的胃肠道炎症、胆系炎症、幽门螺杆菌相关性慢性胃炎等,这类疾病予以抗菌药物治疗多可被彻底治愈。大多数消化系统疾病病因未明,治疗上主要针对发病的不同环节,打断病情发展的恶性循环,促进病情缓解、改善症状和预防并发症的发生。如抑酸药物或促胃肠动力药治疗胃食管反流病、抑酸药或黏膜保护剂治疗消化性溃疡、抑制炎症反应药物治疗炎症性肠病等。

2. 对症治疗　许多消化系统疾病的症状如腹痛、呕吐、腹泻等不但令患者痛苦,而且会导致机体功能及代谢紊乱,从而进一步加剧病情发展。因此,在基础治疗未发挥作用时往往要考虑予以对症治疗。镇痛药、止吐药、止泻药及抗胆碱能药物是常用的对症治疗药物。

(三)手术治疗或介入治疗

对经内科治疗无效、疗效不佳或出现严重并发症的疾病,手术切除病变部位常常是疾病治疗的根本办法或最终途径,如肿瘤应及早切除,合并穿孔,严重大出血不止,器质性梗阻的消化道疾病常需要手术治疗,各种晚期肝病可考虑肝移植等。近年,在消化内镜下,进行的"治疗内镜"技术发展迅速,涉及食管狭窄扩张术及食管支架放置、消化道息肉切除术、食管胃底静脉曲张止血(硬化剂注射及皮圈套扎术),以及非静脉曲张上消化道出血止血治疗(药物喷洒、注射及微波、激光、热探头止血、血管夹钳夹等)、早期胃癌和早期食管癌黏膜切除术、十二指肠乳头括约肌切开术、胆管碎石和取石术、经皮内镜下胃造篓术等。血管介入技术如经颈静脉肝内门体静脉分流术(TIPS)治疗门静脉高压及狭窄血管支架置入术治疗 Budd-Chiari 综合征、肝动脉栓塞化疗(TAE)治疗肝癌等。B超引导下穿刺进行引流术或注射术治疗囊肿、脓肿及肿瘤亦得到广泛应用。以往需外科手术治疗的许多消化系统疾病可用创伤较少的介入治疗替代,或与外科手术互相配合,从而开拓了消化系统疾病治疗的领域。

第二节 ｜ 胃　　炎

临床情景

　　患者女性,35 岁。因手外伤后行康复治疗。一天突然在康复治疗过程中出现恶心、上腹部不适,自诉昨天晚上因感冒服用退热药。问你是不是服药的原因? 作为一名康复治疗师,你应该如何帮助该患者?

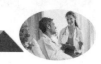

　　胃炎(gastritis)是指任何病因引起的胃黏膜的炎症性病变,常伴有上皮损伤和细胞再生。胃炎是最常见的消化道疾病之一。按临床发病的急缓和病程的长短,一般将胃炎分为急性胃炎和慢性胃炎。

一、急性胃炎

　　急性胃炎(acute gastritis)是指由各种病因引起的胃黏膜的急性炎症性病变。临床上,急性发病,常表现为上腹部症状。内镜检查胃黏膜充血、水肿、出血、糜烂(可伴浅表溃疡)等一过性病变。病理组织学特征为胃黏膜固有层见到以中性粒细胞为主的炎症细胞浸润。急性胃炎的分类方法众多,按病因分类临床常见的主要包括:急性药物性胃炎、急性应激性胃炎、急性酒精性胃炎、急性感染性胃炎和急性食物中毒性胃炎等。

　　(一)病因与发病机制

　　1. 药物　临床最为常见的是水杨酸盐类等非类固醇消炎药(NSAIDs),其他还有抗肿瘤药、口服氯化钾、铁剂、碘剂、洋地黄、肾上腺皮质激素等。这些药物直接损伤胃黏膜上皮层。

　　2. 应激　严重创伤、大手术、大面积烧伤、脑卒中、严重败血症、休克及其他严重脏器病变或多器官功能衰竭等均可引起胃黏膜多发糜烂和浅溃疡(若病变累及黏膜肌层以下则称为应激性溃疡)形成,常有出血灶,以胃体为主,可累及全胃,甚至可延伸到食管或十二指肠。一般认为,应激状态下胃黏膜微循环不能正常运行而造成黏膜缺血、缺氧是发病的重要环节,由此可导致胃黏液和碳酸氢盐分泌不足、局部前列腺素合成不足、上皮再生能力减弱等改变,胃黏膜屏障因而受损。

　　3. 高浓度乙醇　乙醇具亲酯性和溶脂能力,高浓度乙醇因而可直接破坏胃黏膜屏障。

　　当上述因素及其他各种因素导致胃黏膜屏障破坏,则胃腔内氢离子便会反弥散进入胃黏膜内,引起以胃黏膜多发性糜烂为特征的急性胃黏膜病变,常伴有胃黏膜出血,可伴有一过性浅溃疡形成。因为这种急性胃黏膜病变炎症很轻或缺如,因此严格来说应称为急性糜烂出血性胃病。但临床习惯上仍将本属于"胃病"的疾病归入"胃炎"中。急性糜烂出血性胃炎临床上常见,应予重视。

　　4. 感染及其毒素　不洁饮食引起的急性胃炎常同时伴有肠炎,故称急性胃肠炎,又称食物中度。致病菌以沙门菌属及副溶血弧菌最为常见,毒素以金黄色葡萄球菌毒素最多见,幽门螺杆菌(HP)感染也可以引起本病,但临床上很难诊断,因为一过性的上腹部症状多不为患者注意。对吞服的志愿者随访研究证明,如不予抗菌治疗,HP 感染可长期存在,并发展为慢性胃炎。

　　5. 其他因素　过冷、过热饮食、粗糙饮食、暴饮暴食、浓茶、咖啡等均会损伤胃黏膜,引起炎症性改变。

　　(二)临床表现

　　临床上,急性糜烂出血性胃炎患者多以突然发生呕血和(或)黑便症状而就诊。出血量过多时,可发生低血容量休克。不洁食物所引起的急性胃炎,通常在进食不洁后数小时至 24 小时内发病,可有上腹部疼痛不适,甚至剧痛,常伴有恶心、呕吐,食欲缺乏,严重者有发热、脱水、酸中毒甚至休克等。如伴有肠炎可出现脐周疼痛和水样腹泻,称为急性胃肠炎。如集体单位同时进食不洁食物且有多数人发病则称为食物中毒。由于酗酒、刺激性食物等引起者,临床表现多较轻。体格检查时,可发现上腹或脐周有压痛,肠鸣音多亢进。

(三) 诊断要点

依据病前饮食史、服药史、酗酒或急性应激状态等明确病史,结合本病临床表现,诊断一般不难。少数病例,特别是症状不明显而有上消化道大出血者,宜做急诊胃镜检查,一般在出血发生后 $24\sim48$ 小时内进行。凡有近期服用非类固醇消炎药史、严重疾病状态或大量饮酒患者,如发生呕血和(或)黑便,应考虑急性糜烂出血性胃炎的可能。

(四) 治疗与预防

1. **一般治疗** 去除病因,卧床休息。病情重者及上消化道大出血者应禁食;病情轻者可进流质或半流质易消化食物。

2. **对症、补液支持治疗** 腹痛者可给予解痉剂,腹胀者可给予促胃肠动力药,呕吐剧烈者应注意纠正水、电解质、酸碱平衡紊乱。伴有肠炎性腹泻时,可选用喹诺酮类及复方新诺明等抗菌药物。

3. **药物治疗** 对急性糜烂性出血性胃炎应针对原发病和病因采取防治措施。对处于急性应激状态的上述严重疾病患者,除积极治疗原发病外,应常规给予抑酸剂,或具有黏膜保护作用的硫糖铝作为预防措施;对服用非类固醇消炎药的患者应视情况应用 H_2 受体拮抗剂、质子泵抑制剂或米索前列醇预防。对已发生上消化道大出血者,按上消化道出血治疗原则采取综合治疗,质子泵抑制剂或 H_2 受体拮抗剂静脉给药有助止血,为常规应用药物。

二、慢性胃炎

慢性胃炎(chronic gastritis)是指由各种病因引起的胃黏膜慢性炎症性病变,我国多数以胃窦为主的全胃炎,后期以胃黏膜固有腺体萎缩和肠化生为主要病理特点。慢性胃炎的分类方法很多,根据胃镜检查分为慢性浅表性胃炎和慢性萎缩性胃炎。慢性浅表性胃炎是指胃黏膜层见淋巴细胞和浆细胞为主要的慢性炎症细胞浸润的慢性胃炎,HP 感染是这类慢性胃炎的主要病因;慢性萎缩性胃炎是指胃黏膜已发生了萎缩性改变的慢性胃炎,常伴有肠上皮化生。慢性萎缩性胃炎又可再分为多灶萎缩性胃炎和自身免疫性胃炎两大类。前者表现为萎缩性改变在胃内呈多灶性分布,以胃窦为主,多由 HP 感染引起的慢性浅表性胃炎发展而来。慢性胃炎临床很常见,发病率随着年龄而增加。

(一) 病因与发病机制

1. **HP 感染** 是慢性浅表性胃炎的主要病因。

知识链接:幽门螺杆菌(Helicobacter pylori,HP)与慢性胃炎

HP 呈"S"形或弧形弯曲,带有数根鞭毛,能在胃内穿过黏液层移向胃黏膜,其所分泌的黏附素能使其贴紧上皮细胞,释放尿素酶分解尿素产生 NH_3,在菌体周围形成"氨云",从而保持细菌周围中性环境,HP 的这些特点有利于其在胃黏膜表面定植。HP 通过上述产氨作用、分泌泡毒 A(Vac A)等物质而引起细胞损害;其细胞毒素相关基因(cag A)蛋白能引起强烈的炎症反应。这些因素的长期存在导致胃黏膜的慢性炎症。

---

2. **理化因素** 长期饮食浓茶、咖啡、烈酒、过冷、过于粗糙的食物及过度吸烟、长期服用非类固醇消炎药等,均可造成胃黏膜的慢性炎症。

3. **自身免疫** 自身免疫性胃炎以富含壁细胞的胃体黏膜萎缩为主;患者血液中存在自身抗体如壁细胞抗体(PCA),伴恶性贫血者还可找到内因子抗体(IFA)。

4. 十二指肠液反流　幽门括约肌功能不全时或胃肠吻合术后,含胆汁和胰液的十二指肠液常反流入胃,可削弱胃黏膜屏障功能。

5. 其他　急性胃炎迁延不愈、其他脏器疾病、营养不良、年龄因素、遗传因素等均与慢性胃炎的发生有关。

（二）病理

主要的组织病理学特征是炎症、萎缩和肠化生。当见有中性粒细胞浸润时显示有活动性炎症,称为慢性活动性胃炎,多提示存在 HP 感染。慢性炎症过程中出现胃黏膜萎缩,主要表现为胃黏膜固有腺体数量减少甚至消失,并伴有纤维组织增生、黏膜肌增厚,严重者胃黏膜可变薄。萎缩常伴有肠化生,表现为胃固有腺体为肠腺样腺体所代替。当发生萎缩特别是伴有肠化生改变时,则称为萎缩性胃炎。慢性胃炎进一步发展,胃上皮或化的肠上皮在再生过程中出现发育异常,可形成异型增生(又称不典型增生),表现为细胞异型和腺体结构的紊乱,异型增生是胃癌的癌前病变。由于大多数慢性胃炎由 HP 感染引起,因此病理组织学检查多可发现HP,其主要见于黏液层和胃黏膜上皮表面及小凹间,而在肠化生和异型增生部位很少存在。

（三）临床表现

慢性胃炎病程较长,症状缺乏特异性。约半数患者表现为上腹痛胀或不适,缺乏节律性,餐后可加重,另有食欲缺乏、早饱、嗳气、反酸、胃灼热、恶心等消化不良症状,伴出血者可有黑便。自身免疫性胃炎患者可伴有贫血、消瘦、舌炎、腹泻等。体检可有上腹压痛,少数患者有贫血貌。

（四）相关检查

1. 胃镜及活组织检查　胃镜检查并同时取活组织做组织病理学检查是最可靠的诊断方法。内镜下慢性浅表性胃炎可见黏膜充血、水肿,色泽较红,充血区和水肿区相间(红白相间),有灰白色、淡黄色分泌物附着,可见小片糜烂和出血点/斑。慢性萎缩性胃炎黏膜多呈苍白色或灰白色,可有红白相间,但以白色为主,黏膜血管显露、色泽灰暗、皱襞细小,可有上皮增生或肠化生形成的细小颗粒或较大结节,散在糜烂灶,黏膜易出血,黏液量极少或无。内镜下两种胃炎皆可见伴有胆汁反流。

2. HP 检测　有关检查方法详见本章第二节。

3. 自身免疫性胃炎的相关检查　疑为自身免疫性胃炎者应检测血胃壁细胞抗体(PCA)和内因子抗体(IFA),如为该病 PCA 多呈阳性,伴恶性贫血时 IFA 多呈阳性。血清维生素 B_{12} 浓度测定及维生素 B_{12} 吸收试验有助恶性贫血的诊断。

（五）诊断要点

病史不典型,症状无特异性,确诊必须依靠胃镜及胃黏膜活组织病理学检查。幽门螺杆菌检测有助于病因诊断,怀疑自身免疫性胃炎应检测相关自身抗体等。

（六）处理

目前尚无特效治疗,无症状者无须治疗。对轻、中度异型增生者除给予积极治疗外,关键在于定期随访。对肯定的重度异型增生者则宜予以预防性手术,目前多采用内镜下胃黏膜切除术。

1. 一般治疗　去除致病因素,戒烟酒,避免使用对胃黏膜有损害的药物。饮食规律、宜清淡,细嚼慢咽,避免暴饮、暴食及粗糙刺激性食物。

2. 对症治疗　反酸或糜烂、出血者,可给予抑酸和胃黏膜保护药(如硫糖铝兼有黏膜保护及吸附胆汁作用);腹胀、恶心、呕吐者,可给予促胃肠动力药;胃痉挛者,可给予解痉剂。中药也可试用,这些药物除对症治疗作用外,对胃黏膜上皮修复及炎症也有一定的作用。有恶性贫

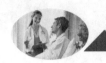

血者注射维生素 B_{12} 后贫血可获纠正。

3. 根除 HP　对于 HP 阳性的慢性胃炎根除 HP 菌适用于下列患者：①有明显异常的慢性胃炎（胃黏膜有糜烂、中至重度萎缩及肠化生、异型增生）；②有胃癌家族史；③伴糜烂性十二指肠炎；④消化不良症状经常规治疗疗效差者。具体详见本章第二节。

第二节 ｜ 消 化 性 溃 疡

临床情景

患者男性,40 岁。因骨外伤后行康复治疗。第 3 天在康复治疗过程中出现腹痛,自诉有消化性溃疡病史。作为一名康复治疗师,你应该如何帮助该患者?

消化性溃疡(peptic ulcer)是指发生于胃、十二指肠的慢性溃疡,即胃溃疡(gastric ulcer,GU)和十二指肠溃疡(duodenal ulcer,DU),因溃疡的形成与胃酸和胃蛋白酶的消化作用有关,故称消化性溃疡。消化性溃疡是常见病,其中男性多于女性,以 40 岁以下的青壮年多见。十二指肠溃疡的发病率明显高于胃溃疡,约为 3:1,胃溃疡发病年龄较迟,平均较十二指肠溃疡晚 10 年。

一、病因与发病机制

溃疡病的发生目前认为是胃肠黏膜的防御保护因素和损害侵袭因素失去平衡的结果。当损害因素增强和(或)保护因素削弱时,就可出现溃疡病,这是溃疡病发生的基本原理。近年的研究已经明确,HP 和非类固醇消炎药是损害胃十二指肠黏膜屏障从而导致消化性溃疡发病的常见病因。

(一) 损害因素

1. 胃酸和胃蛋白酶　在消化性溃疡发病中起决定作用。尤其是胃酸的作用占主导地位。胃蛋白酶的蛋白水解作用在 pH>4 时便失去活性。胃酸＋胃蛋白酶更具侵袭力。

2. HP 感染　通过直接或间接(炎症细胞因子)作用,导致胃酸分泌增加,从而使十二指肠的酸负荷增加。

知识链接:HP 与诺贝尔奖

近 10 多年来的大量前瞻性研究证明,HP 感染者中有 15%～20% 的人可发生消化性溃疡,消化性溃疡 HP 感染率为 80%～100%。临床研究证明,根除 HP 可促进溃疡愈合和降低溃疡的复发率,还可显著降低消化性溃疡出血等并发症的发生率。对 HP 的发现和研究,引发了对消化性溃疡处理策略的重大变革。因此,2005 年诺贝尔生理或医学奖颁给了对人类有突出贡献的来自澳大利亚珀斯皇家医院的两位学者,以表彰他们"发现 HP 及这种细菌在胃炎和溃疡等疾病中扮演的角色。"同时马歇尔和沃伦也分享 1 000 万瑞典克朗(约合 130 万美元)的奖金。

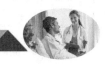

3. 非类固醇消炎药　如阿司匹林、吲哚美辛、布洛芬等除直接损伤胃黏膜外,还能抑制前列腺素的合成,从而损伤黏膜的保护作用。

4. 饮食失调　粗糙和刺激性食物(如饮料、烈酒、咖啡)可引起黏膜的损伤。不定时的饮食习惯可破坏胃酸分泌规律。饮料与烈酒、咖啡除直接损伤胃黏膜外,还能促进胃酸分泌。这些因素均可能与消化性溃疡的发生和复发有关。

5. 吸烟　可引起溃疡病的发病,同时影响溃疡病的愈合。

6. 精神因素　持久和过度精神紧张,情绪激动可导致胃酸和胃蛋白酶分泌增加促进溃疡形成。

7. 其他因素　如遗传因素、全身疾病、O型血者易患溃疡。

(二) 保护因素

1. 胃黏液-黏膜屏障　该屏障可以阻碍胃腔内 H^+ 反弥散入黏膜。

2. 黏膜的血液循环和上皮细胞的更新　对黏膜的完整性起着重要作用。

3. 前列腺素　外源性及内源性前列腺素对黏膜细胞具有保护作用,可维持黏膜的完整性。

二、病理

胃溃疡病多发生在胃小弯处和胃窦部,十二指肠溃疡病好发于十二指肠壶腹部。溃疡多为单发,少数为两个以上的多发性溃疡。如果胃和十二指肠同时存在溃疡,称为复合性溃疡。溃疡一般呈圆形或椭圆形,直径常<2 cm,底部洁净,覆盖有白色或灰黄色纤维渗出物。可侵犯胃壁各层,引起出血、穿孔。活动性溃疡周围黏膜常有充血、水肿。治愈后可形成瘢痕。

三、临床表现

(一) 症状

临床上以慢性病程、周期性发作、节律性腹痛为特点,常在秋末、春初时发作。

1. 上腹痛　是消化性溃疡的主要症状,临床上根据疼痛性质、部位、疼痛时间、持续时间等依溃疡部位的不同而有其特殊性(表1-3-1)。

表1-3-1　消化性溃疡的疼痛特点。

特点	胃溃疡	十二指肠溃疡
疼痛性质	烧灼或痉挛感	灼痛、胀痛、剧痛、钝痛、饥饿样不适
疼痛部位	剑突下正中或偏左	上腹正中或稍偏右
发作时间	进食后30~60分钟	进食后2~4小时,午夜或凌晨3:00　常被疼醒,称为空腹痛、午夜痛或夜间痛
持续时间	1~2小时,胃排空后缓解	至下次进餐或服制酸药为止
疼痛规律	进食—疼痛—缓解	疼痛—进食—缓解

2. 其他胃肠道症状　反酸、嗳气、恶心、呕吐等消化不良的症状。

3. 全身症状　自主神经功能失调的症状如失眠、多汗等,还可表现为营养不良的症状如消瘦、贫血等。

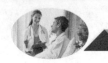
（二）体征

缓解期多无明显体征,发作期于上腹部有轻压痛点。

四、并发症

1. **出血** 多有精神紧张、过度劳累、饮食不当、吸烟过多或服用刺激性药物及饮酒等诱因,是消化型溃疡最常见的并发症。有 $10\%\sim25\%$ 的患者以上消化道出血为首发症状,主要表现为呕血和(或)黑粪。

2. **穿孔** 急性穿孔是消化性溃疡最严重的并发症。主要表现为突然剧烈腹痛,甚至休克、高度腹肌紧张伴有压痛及反跳痛、肝浊音界缩小或消失、肠鸣音减弱或消失,X线检查可见膈下游离气体。

3. **幽门梗阻** 主要由十二指肠溃疡或幽门管溃疡引起。暂时性幽门梗阻系幽门平滑肌痉挛、溃疡周围组织炎性水肿所致,炎症好转即可消失,称为功能性梗阻。器质性幽门梗阻系溃疡愈合过程中瘢痕收缩或与周围组织粘连,使幽门通道狭窄引起。表现为餐后上腹部饱胀、频繁呕吐大量酸臭气味的宿食,呕吐后感到轻松。严重者出现脱水和低钾、低氯性碱中毒。体检时可见胃型、胃蠕动波及振水音。

4. **癌变** 少数胃溃疡可发生癌变。对于溃疡病史长,年龄 >45 岁,症状顽固,疼痛持久,失去原有的规律性;短期内明显消瘦、食欲缺乏、大便隐血试验持续阳性;经严格内科治疗无效;均应考虑有癌变的可能,需做进一步检查确诊。

五、实验室及其他检查

1. **胃镜与黏膜活检** 对消化性溃疡有确诊价值,是诊断消化性溃疡的首选方法。镜下可见溃疡呈圆形或椭圆形,边缘完整,底部充满灰黄色或白色渗出物,周围黏膜充血水肿,有时可见黏膜襞向溃疡集中,对溃疡边缘及邻近黏膜做多点活检,借以鉴别良、恶性溃疡,并可同时检测 HP。

2. **X线钡餐检查** 适用于对胃镜检查有禁忌或不愿接受胃镜检查者。溃疡的 X 线直接征象是龛影,对溃疡有确诊价值。

3. **HP 的检查** 已成为消化性溃疡的常规检测项目,有无感染决定治疗方案的选择。

4. **隐血试验** 活动性十二指肠溃疡或胃溃疡常有少量渗血使粪便隐血试验阳性,经治疗 $1\sim2$ 周内转阴性。若胃溃疡病患者隐血试验持续 2 周以上阳性,应怀疑有癌变可能。

六、诊断要点

根据慢性、周期性、节律性上腹痛史,一般可作出初步诊断。确诊需做胃镜和(或)X 线钡餐检查。

七、处理

（一）一般治疗

1. **一般治疗原则** 生活要有规律,工作劳逸结合,避免过度劳累和精神紧张。

2. **合理的饮食治疗** ①定时进餐,少量多餐;②选择营养丰富、易消化食物;③避免粗糙、过冷、过热、过硬、刺激性食物、油煎食品、浓茶、咖啡、辛辣调味品,戒烟酒。禁用损害胃黏

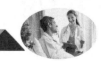

膜和促进胃酸分泌的药物,如阿司匹林、利舍平、糖皮质激素等。

(二) 药物治疗

1. 根除 HP 治疗　目前推荐以质子泵抑制剂(PPI)或胶体铋为基础加上两种抗生素(常用克拉霉素、阿莫西林、甲硝唑、四环素、呋喃唑酮等)的三联治疗方案。HP 根除率可达 80% 以上。治疗失败后的再治疗比较困难。可换用另两种抗生素,或采用 PPI、胶体铋合用两种抗生素的四联疗法。

2. 抑制胃酸药物　①H_2 受体拮抗剂(H_2RA):可抑制基础及刺激胃酸分泌,以前一作用为佳,而后一作用不如 PPI 充分。常用药物有西咪替丁、雷尼替丁和法莫替丁;②质子泵阻滞剂:PPI 作用于壁细胞胃酸分泌终末步骤中的关键酶 $H^+ - K^+ - ATP$ 酶,使其不可逆失活,因此抑酸作用比 H_2RA 更强,且作用持久。与 H_2RA 相比,PPI 促进溃疡愈合的速度较快、溃疡愈合率较高,因此特别适用于治疗难治性溃疡或非类固醇消炎药溃疡患者不能停用该药时的治疗。

3. 保护胃黏膜药物　常用的有硫糖铝、枸橼酸铋钾、米索前列醇。

(三) 手术治疗

适应证:①大量出血经内科急症处理无效者;②急性穿孔;③瘢痕性幽门梗阻;④内科治疗无效的顽固性溃疡;⑤胃溃疡疑有癌变。

第四节　病毒性肝炎

临床情景

患者男性,21 岁。因腿部骨折行康复治疗。近 1 周来患者感到乏力、食欲缺乏。你作为一名康复治疗师应如何帮助该患者?

病毒性肝炎是由多种肝炎病毒引起的一组以肝脏损害为主的常见传染病,具有传染性强、传播途径复杂、流行面广泛,发病率较高等特点。临床上主要表现为乏力、食欲缺乏、恶心、呕吐、肝肿大及肝功能损害,部分患者可有黄疸和发热。有些患者还可出现荨麻疹、关节痛或上呼吸道症状。

一、病因

病毒性肝炎的病原学分型,目前已被公认的有甲、乙、丙、丁、戊 5 种类型,分别写为 HAV、HBV、HCV、HDV、HEV,除乙型肝炎病毒为 DNA 病毒外,其余均为 RNA 病毒。

二、临床表现

(一) 急性肝炎

分为急性黄疸型肝炎和急性无黄疸型肝炎,潜伏期为 15～45 天,平均 25 天,总病程 2～4 个月。

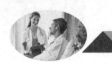

1. 黄疸前期 有畏寒、发热、乏力、食欲缺乏、恶心、厌油、腹部不适、肝区痛、尿色逐渐加深,本期持续平均 5~7 天。

2. 黄疸期 热退,巩膜、皮肤黄染,黄疸出现而自觉症状有所好转,肝大伴压痛、叩击痛,部分患者轻度脾大,本期持续时间 2~6 周。

3. 恢复期 黄疸逐渐消退,症状减轻以至消失,肝脾恢复正常,肝功能逐渐恢复,本期持续 2 周至 4 个月,平均 1 个月。

(二) 慢性肝炎

既往有乙型、丙型、丁型肝炎或乙型肝炎表面抗原(HBsAg)携带史,或急性肝炎病程>6 个月,而目前仍有肝炎症状、体征及肝功能异常者,可以诊断为慢性肝炎。常见症状为乏力、全身不适、食欲缺乏、肝区不适或疼痛、腹胀、低热,体征为面色晦暗、巩膜黄染、可有蜘蛛痣或肝掌、肝大,质地中等或充实感,有叩痛。脾大严重者,可有黄疸加深、腹水、下肢水肿、出血倾向及肝性脑病,根据肝损害程度临床可分为以下 3 种。

1. 轻度 病情较轻,症状不明显或虽有症状、体征,但生化指标仅 1~2 项轻度异常者。

2. 中度 症状、体征,居于轻度和重度之间,肝功能有异常改变。

3. 重度 有明显或持续的肝炎症状,如乏力、食欲缺乏、腹胀、便溏等,可伴有肝病面容、肝掌、蜘蛛痣或肝、脾肿大。实验室检查丙氨酸氨基转移酶(ALT)反复或持续升高;白蛋白减低或白/球蛋白(A/G)比值异常,丙种球蛋白明显升高,凡白蛋白≤32 g/L,胆红素>85.5 μmol/L,凝血酶原活动度 60%~40%,3 项检测中有 1 项者,即可诊断为重度慢性肝炎。

(三) 重型肝炎

1. 急性重型肝炎 起病急,进展快,黄疸深,肝脏小。起病后 10 天内,迅速出现神经精神症状,出血倾向明显,并可出现肝臭、腹腔积液、肝肾综合征、凝血酶原活动度<40%而排除其他原因者,胆固醇低,肝功能明显异常。

2. 亚急性重型肝炎 在起病 10 天后,仍有极度乏力、食欲缺乏、重度黄疸(胆红素>171 μmol/L)、腹胀伴有腹腔积液,多有明显出血现象,一般肝缩小不突出,肝性脑病多见于后期肝功能严重损害者:血清 ALT 升高或升高不明显,而总胆红素明显升高(即胆-酶分离),白/球蛋白比例倒置,丙种球蛋白升高,凝血酶原时间延长,凝血酶原活动度<40%。

3. 慢性重型肝炎 有慢性肝炎肝硬化或有乙型肝炎表面抗原携带史,影像学、腹腔镜检查或肝穿刺支持慢性肝炎表现者,并出现亚急性重症肝炎的临床表现和实验室改变为慢性重型肝炎。

(四) 淤胆型肝炎

起病类似急性黄疸型肝炎,但自觉症状常较轻,有明显肝大、皮肤瘙痒、大便色浅,血清碱性磷酸酶、γ-谷氨酰转肽酶、胆固醇均有明显增高,黄疸深,胆红素升高以直接胆红素增高为主,转氨酶上升幅度小,凝血酶原时间和凝血酶原活动度正常。较轻的临床症状和深度黄疸不相平行为其特点。

(五) 肝炎肝硬化

早期肝硬化必须依靠病理诊断、超声和 CT 等检查,腹腔镜检查最具有参考价值。临床诊断肝硬化,是指慢性肝炎患者有门静脉高压表现,如腹壁及食管静脉曲张、腹水、肝脏缩小及脾大,门静脉、脾静脉内径增宽,且排除其他原因引起的门静脉高压者,依肝炎活动程度分为活动性和静止性肝硬化。

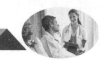

三、实验室及其他辅助检查

(一)肝功能检测

1. 血清酶学检测

(1) 丙氨酸氨基转移酶(ALT):是最敏感的肝功能检测指标之一,是目前反映肝细胞受损最常用的指标。急性肝炎明显升高;慢性肝炎、肝硬化时轻、中度升高;重型肝炎时可出现胆红素不断增高,ALT反而下降,即胆-酶分离现象,提示肝细胞坏死严重。

(2) 天门冬氨酸氨基转移酶(AST):在心肌中浓度最高,故在判定对肝功能的影响时,首先应排除心脏疾病的影响。AST 80%在肝细胞线粒体内,一般情况下,肝损伤以ALT升高为主,若血清AST明显增高,常表示肝细胞严重坏死。

(3) 碱性磷酸酶(ALP)及γ-谷氨酰转肽酶(γ-GT):胆汁淤积时两者均明显升高。

(4) 胆碱酯酶(CHE):活性越低提示肝细胞损伤越重。

2. 血清蛋白检测 临床上常把血清蛋白作为肝脏蛋白代谢的生化指标,慢性肝炎肝硬化时,常有血清白蛋白下降,球蛋白水平升高,且以γ-球蛋白升高为主,故白/球蛋白比值下降或倒置。

3. 血清胆红素检测 肝脏在胆红素代谢中有摄取、转运,结合排泄的功能,肝功损伤致胆红素水平升高,除淤胆型肝炎外,胆红素水平与肝损伤严重程度呈正比。

4. 凝血酶原活动度(PTA) 能敏感反映肝脏损伤的严重程度。PTA<40%提示肝损伤严重,是诊断重型肝炎的重要依据。

(二)肝炎病毒标记物检测

1. 甲型肝炎 急性肝炎患者,血清抗-HAVIgM阳性可确诊为甲型肝炎病毒(HAV)近期感染,抗-HAVIgG阳性提示既往感染且已有免疫力。

2. 乙型肝炎

(1) 乙型肝炎病毒(HBV):具有3对抗原抗体系统,各具不同的临床意义(表1-3-2)。①HBsAg与抗-HBs:HBsAg阳性提示HBV目前处于感染阶段,抗-HBs为免疫保护性抗体,阳性提示已产生对HBV的免疫力。慢性HBsAg携带者的诊断依据为无任何临床症状和体征,肝功能正常,HBsAg持续阳性6个月以上者。②HBeAg与抗-HBe:HBeAg阳性为HBV活跃复制及传染性强的指标,被检血清从HBeAg阳性转变为抗-HBe阳性表示疾病有缓解,感染性减弱。③HBcAg与抗-HBc:HBcAg常规检测方法不能检出。抗-HBc为HBV感染的标志,抗-HBc IgM阳性提示处于感染早期(窗口期),抗-HBc IgG阳性提示过去感染,可持续终身。

表1-3-2 常见乙型肝炎病毒血清标记物检测结果的临床意义分析

HBsAg	抗 HBs	HBeAg	抗 HBe	抗-HBc	临床意义
+	−	+	−	+	现正感染者,传染性强,大三阳
+	−	−	+	+	现正感染者,传染性低,小三阳
+	−	−	−	+	现正感染者,传染性低
−	+	−	+	+	乙肝恢复期,必要时检查HBV DNA
−	+	−	−	+	既往感染过,无须再注射疫苗
−	−	−	−	+	窗口期或既往感染过
−	+	−	−	−	接种疫苗或感染后获得免疫力

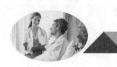
（2）HBV DNA 检测：HBV DNA 是检测 HBV 病毒复制和传染性的直接指标,阳性是病毒感染与复制的直接证据,阴性提示病毒复制水平很低或已清除。

> **知识链接:何为窗口期**
>
> 窗口期是指病毒感染人体后,尚未引起人体免疫系统的"重视"尚未产生抗体的时期。在急性乙肝病毒感染后期,血清中的乙型肝炎表面抗原（HBsAg）消失后,经过一段时间才出现乙型肝炎表面抗体（HBsAb）,在这段时间内,血清中既检测不出 HBsAg,也检测不出 HBsAb,仅能检测出乙型肝炎核心抗体,这段时间称为急性乙型肝炎的窗口期。

3. **丙型肝炎**　由于血清中抗原量太少无法测出,故只能检测抗体抗 HCV,阳性是丙型肝炎病毒（HCV）感染的标记,不是保护性抗体。血清 HCV RNA 阳性提示病毒活跃复制具有传染性。

4. **丁型肝炎**　HDV 为缺陷病毒,依赖 HBsAg 才能复制,可表现为 HDV - HBV 同时感染,HDAg 仅在血液中出现数天,随之出现 IgM 型抗- HDV、慢性 HDV 感染抗- HDV IgG 持续升高,自血清中检出 HDV - RNA 则是更直接、更特异的诊断方法。

5. **戊型肝炎**　急性肝炎患者,血清中检出抗- HEVIgM 抗体,恢复期血清中 IgG 抗体滴度很低,抗- HEV IgG 在血清中持续时间<1 年,故抗- HEV IgM、抗- HEV IgG 均可作为 HEV 近期感染指标。

（三）肝穿活组织检查

是诊断各型病毒性肝炎的主要指标,亦是诊断早期肝硬化的确切证据,但因为系创伤性检查尚不能普及,亦不作为首选方法。

（四）超声与电子计算机断层扫描（CT）

超声检查应用非常广泛,慢性肝炎、肝炎后肝硬化的诊断指标已明确,并可帮助肝硬化与肝癌及黄疸的鉴别。CT 检查对上述诊断具有重要价值。

四、诊断

根据流行病学、临床表现、实验室检查可作出临床诊断,肝炎病毒标记物检测可作为确诊依据。

1. **流行病学资料**　①患病前在甲肝流行区,有进食未煮熟海产品及污染水等病史多考虑甲型肝炎,多见于儿童；②有输血、不洁注射、HBV 感染接触史或母亲 HBV 感染阳性等多考虑为乙型肝炎；③有静脉吸毒、输血及血制品、母亲为 HCV 感染者等高度怀疑丙型肝炎；④戊型肝炎多见于成人,经粪-口途径感染。

2. **临床诊断和病原学诊断**　根据临床症状轻重及病程长短可分为急性肝炎、慢性肝炎、重型肝炎、淤胆型肝炎和肝炎肝硬化；根据血清病毒标记物检测又可将肝炎分为甲型肝炎、乙型肝炎、丙型肝炎、丁型肝炎和戊型肝炎。

五、处理

根据病原学、临床类型的不同,治疗重点不同,但治疗原则均以足够的休息、营养为主,且辅以适当的药物,避免过度劳累、精神刺激、饮酒及损伤肝脏的药物等。

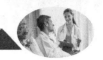

（一）一般治疗

1. **休息**　急性肝炎的早期，应绝对卧床休息，就地隔离或住院治疗。慢性肝炎应适当休息，防止过度劳累，病情稳定后还需注意动静结合，恢复期逐渐增加活动量。HBsAg 慢性携带者则需随诊，无须休息。

2. **饮食**　急性肝炎患者宜进易消化、含多种维生素的清淡饮食，如有恶心、呕吐时，可静滴 10％葡萄糖。慢性肝炎患者宜给予高蛋白、低脂饮食。

（二）药物治疗

1. **非特异性护肝药**　各种维生素，如维生素 B、维生素 C、维生素 K；应用能量合剂（内含腺苷三磷酸、辅酶 A、维生素 B_6、氯化钾、胰岛素等），对肝细胞代谢和再生有一定作用；促进肝解毒功能药［维丙胺、葡醛内酯（肝泰乐）］、降低转氨酶的药（水飞蓟宾、齐墩果酸、葫芦素、联苯双酯等）、促进蛋白质合成药等。

2. **抗病毒治疗**　急性肝炎一般不用抗病毒治疗。仅在急性丙型肝炎时提倡早期应用干扰素防止慢性化，而慢性病毒性肝炎需要抗病毒治疗。①α-干扰素：可抑制病毒的复制，适用于慢性乙型、丙型肝炎，但必须在医生的指导和监督下用药。②拉米夫定：是一种合成的二脱氧胞嘧啶核苷类药物，具有抗 HBV 的作用。口服拉米夫定，血清 HBV - DNA 水平可明显下降，服药 12 周 HBV - DNA 转阴率达 90％以上。长期用药可降低 ALT，改善肝脏炎症。③泛昔洛韦：是一种鸟苷类药物，它的半衰期长，在细胞内浓度高，可以抑制 HBV - DNA 的复制。本药不良反应小，可与拉米夫定、干扰素等合用提高疗效。④其他抗病药物：如阿昔洛韦、阿德福韦、膦甲酸钠等均有一定抑制 HBV 效果。

3. **免疫调节剂**　如胸腺素、转移因子、免疫核糖核酸等治疗慢性肝炎的效果尚在研究阶段。

4. **导向治疗**　新的免疫治疗（如 DNA 疫苗免疫复合物治疗等）、基因治疗（反义核酸治疗转基因治疗）正在研究中。

5. **中医中药**　辨证治疗对改善症状及肝功能有较好疗效。如，茵陈、栀子、赤芍、丹参等。

知识拓展

肝炎的治疗需要解决三大问题：①针对引起肝炎的病因进行治疗，清除病毒；②修复因为肝脏炎症而损伤的肝细胞；③全面激活人体的免疫系统，从根本上解决肝炎的病根，防止复发。

六、预后

甲型肝炎一般预后良好，慢性乙型肝炎预后差。大多数迁延不愈，少数发展为肝硬化，丙型肝炎较易发生肝硬化及肝癌。

七、预防

甲型肝炎系由摄取甲型肝炎病毒污染食物而感染，故流行率很大程度取决于该地的环境卫生状况、传播程度与生活经济条件和卫生知识水平密切相关。乙型肝炎病毒主要通过血液传播，因而最重要的传播方式是母婴垂直传播和医源性感染，预防措施如下。

1. **管理传染源**　对急性甲型肝炎患者进行隔离至传染性消失，慢性肝炎及无症状、HBV、

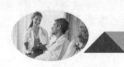
HCV 携带者应禁止献血及从事饮食、幼托等工作,对 HBV 标记阳性肝病患者,要依其症状、体征和实验室检查结果,分别进行治疗和管理指导。

2. 切断传播途径 甲、戊型肝炎重点防止粪-口传播,加强水源保护食品及个人卫生,加强粪便管理。乙、丙、丁、型肝炎重点在于防止通过血液、体液传播,如加强献血员筛选,严格掌握输血及血制品应用,严格消毒医疗器械,如发现或怀疑有伤口或针刺感染乙型肝炎病毒者,可应用乙肝免疫球蛋白注射;控制母婴垂直传播。

3. 保护易感人群 人工免疫特别是主动免疫为预防肝炎的根本措施。然而,有些肝炎病毒(如 HCV)因基因异质性,迄今尚无可广泛应用的疫苗。甲肝疫苗已开始应用,乙肝疫苗已在我国推广取得较好的效果,对 HBsAg、HBeAg 阳性孕妇所生婴儿,于出生 24 小时内注射乙肝免疫球蛋白(HBIG),同时接种一次乙肝疫苗,于出生后 1 个月再注射 HBIG 和疫苗。

对病毒性肝炎要尽早发现、早诊断、早隔离、早报告、早治疗及早处理,以防止流行。

第五节 肝 硬 化

肝硬化(hepafic cirrhosis)是指由于一种或多种病因引起的以肝组织弥漫性纤维化、假小叶和再生结节形成为特征的慢性、进行性肝病。临床上以肝功能损害和门静脉高压为主要表现,晚期常出现消化道出血、肝性脑痛、继发感染等严重并发症。发病年龄多在 30～50 岁,男性多于女性,男女比例为 3.6～8∶1。

一、病因与发病机制

1. 病毒感染 在我国以病毒性肝炎为主要病因,占肝硬化病因的 60%～80%。可由乙肝病毒(HBV)、丙肝病毒(HCV)或丁肝病毒(HDV)与 HBV 重叠感染所致的慢性肝炎演变而成,即肝炎后肝硬化。

2. 血吸虫病 吸虫卵沉积在汇管区可刺激结缔组织增生,主要引起肝纤维化。

3. 酒精中毒 长期大量饮酒(每日摄入乙醇 80 g 达 10 年以上)时,可引起酒精性肝炎,继而发展为肝硬化。

4. 胆汁淤积 持续肝内淤胆或肝外胆管阻塞时,可引起原发性或继发性胆汁性肝硬化。

5. 循环障碍 慢性右心衰竭,缩窄性心包炎等,使肝脏长期淤血、缺氧,肝细胞变性坏死,结缔组织增生,发展为心源性肝硬化。

6. 药物或毒物 长期服用甲基多巴、四环素等药物或长期接触四氧化碳、磷、砷等,可引起中毒性肝炎,最终发展为肝硬化。

7. 其他

(1)代谢和遗传性疾病:如肝豆状核变性(铜沉积)、血色病(铁质沉着)、α_1-抗胰蛋白酶缺乏症和半乳糖血症。

(2)营养不良:可降低肝对其他致病因素的抵抗力,可能为肝硬化的间接原因。

(3)原因不明:部分肝硬化未能查出病因,为原因不明性肝硬化。

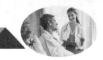

二、病理

肝细胞广泛变性、坏死,再生肝细胞形成不规则结节状,结缔组织增生及纤维化导致正常肝小叶结构破坏和假小叶形成,由此而造成门静脉小支和肝静脉小支受压、闭塞,从而产生肝内静脉梗阻及静脉压增高,形成门静脉高压症。当门静脉压力增高到一定程度,即可形成门-体侧支循环建立和开放,以食管、胃底静脉和腹壁静脉曲张最为重要。

三、临床表现

临床表现分为两期:肝功能代偿期和肝功能失代偿期。

(一)肝功能代偿期

症状轻,缺乏特异性。常以疲乏无力、食欲缺乏为主要表现,可伴恶心、腹胀不适、上腹隐痛、轻微腹泻等。症状多呈间歇性,劳累或发生其他疾病时出现,休息或治疗后可缓解。肝轻度肿大,质偏硬,脾轻度肿大。肝功能多正常或轻度异常。

(二)肝功能失代偿期

主要为肝功能减退和门静脉高压症两类临床表现。

1. 肝功能减退的表现

(1)全身症状:患者一般情况及营养状况差,消瘦乏力,精神不振,皮肤粗糙,面色黝暗无光泽(肝病面容),常有不规则低热、水肿及缺乏维生素所致的舌炎、口角炎、多发性神经炎、夜盲等。

(2)消化道症状:食欲明显减退,甚至食欲缺乏。进食后常感上腹饱胀不适、恶心、呕吐,稍进油腻肉食,可引起腹泻。半数以上患者有轻度黄疸,少数可有中或重度黄疸,提示肝细胞有进行性或广泛坏死。

(3)出血倾向和贫血:轻者可有鼻出血、牙龈出血、皮肤紫癜;重者胃肠道出血引起呕血、黑粪等,与肝合成凝血因子减少、脾功能亢进等因素有关。患者常有不同程度的贫血,是由营养不良、肠道吸收障碍、胃肠道失血和脾功能亢进等因素引起。

(4)内分泌功能失调:男性患者表现为乳房发育、毛发脱落、性欲减退、睾丸萎缩等;女性患者有月经失调、闭经、不孕等。此外,还可出现蜘蛛痣(患者面部、颈、上胸、肩背和上肢区域多见)、肝掌(在手掌大鱼际、小鱼际和指端腹侧部位有红斑)、色素沉着(患者面部,尤其是眼眶周围和其他暴露部位多见)。上述表现与雌激素增多,雄性激素、肾上腺皮质激素减少有关。

2. 门静脉高压症　门静脉系统阻力增加和门静脉血流量增多,形成门静脉高压,主要表现为:脾肿大、侧支循环的建立和开放、腹水。

(1)脾肿大:多为轻、中度增大。晚期脾脏大常伴有脾功能亢进,即表现为白细胞、血小板和红细胞计数减少。

(2)侧支循环的建立和开放:由于门静脉高压,门静脉与腔静脉之间的吻合支逐渐扩张,形成侧支循环。临床上有3支重要的侧支开放:①食管和胃底静脉曲张,常于饮食不当,腹内压升高时发生上消化道出血,出现呕血、黑粪;②腹壁静脉曲张,在脐周与腹壁可见迂曲的静脉;③痔静脉扩张(形成内痔),破裂时出现便血。

(3)腹水:是肝硬化最突出的表现,肝硬化失代偿期患者75%以上有腹水。腹水出现时常

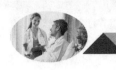

有腹胀,大量腹水使腹部膨隆、腹壁绷紧发亮,状如蛙腹,患者行走困难,有时膈显著抬高,出现端坐呼吸和脐疝。

> **知识链接:腹水形成的机制**
>
> 　　与下列因素有关:①门静脉压力增高:>300 mmH$_2$O 时,腹腔内脏血管床静水压增高,组织液回吸收减少而漏入腹腔;②低白蛋白血症;白蛋白<30 g/L 时,血浆胶体渗透压降低,致使血液成分外渗;③淋巴液生成过多:肝静脉回流受阻时,血浆自肝窦壁渗透至窦旁间隙,使肝淋巴液生成增多(每日为 7~11L,正常为 1~3L),超过了胸导管引流的能力,淋巴液自肝包膜和肝门淋巴管渗出至腹腔;④继发性醛固酮增多致肾钠重吸收增加;⑤抗利尿激素分泌增多致使水的重吸收增加;⑥有效循环血容量不足:使肾交感神经活动增强,前列腺素、心钠素以及激肽释放酶-激肽活性降低,从而导致肾血流量、排钠和排尿量减少。上述多种因素,在腹水形成和持续阶段所起的作用有所侧重,其中肝功能不全和门静脉高压贯穿整个过程。

四、并发症

1. 食管、胃底静脉曲张破裂出血　为最常见的并发症。曲张的静脉可因粗糙食物、化学性刺激和腹内压增高等因素而突然破裂出现呕血、黑粪。常可造成出血性休克,并诱发肝性脑病,病死率很高。

2. 感染　由于机体抵抗力下降可引起各种感染。如自发性腹膜炎、支气管肺炎、胆道感染、泌尿系统感染等。自发性腹膜炎的致病菌多为革兰阴性杆菌,一般起病较急,表现为腹痛、腹水迅速增长。

3. 肝性脑病　为最严重的并发症,又是常见死亡原因(详见本章第六节)。

4. 肝肾综合征(功能性肾衰竭)　肝硬化大量腹水时导致有效循环血量减少,使肾血管收缩,肾皮质血流量和肾小球滤过率持续降低。表现为自发性少尿或无尿、氮质血症、稀释性低钠血症和低尿钠,但肾却无重要病理改变。

5. 肝肺综合征　是指严重肝病、肺血管扩张和低氧血症组成的三联征。临床上表现为呼吸困难及低氧血症,特殊检查显示肺血管扩张。内科治疗多无效,吸氧只能暂时改善症状但不能逆转病程。

6. 原发性肝癌　如肝硬化患者在短期内出现肝脏迅速增大、持续性肝区疼痛、肝脏表面发现肿块、腹水呈血性、无其他原因可解释的发热,以及虽经积极治疗而病情仍迅速恶化时,常提示有恶变可能,应进一步检查确诊。

五、实验室及其他检查

1. 肝功能　代偿期的肝功能试验大多正常或轻度异常,失代偿期则多有全面的损害,如血浆白蛋白降低,球蛋白升高,白/球蛋白比例降低或倒置,凝血酶原时间则有不同程度延长。转氨酶常有轻、中度增高,血清胆红素有不同程度增高。

2. 腹水检查　常为漏出液。如并发自发性腹膜炎,可由原来的漏出液变为渗出液,白细胞数增多,其中以中性粒细胞增多为主。

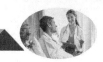

3. B超检查　对门静脉高压诊断较为准确。可显示肝脏大小、外形和内部回声改变、脾大,门静脉及脾静脉直径增宽。有腹水时可见液性暗区。

4. 胃镜检查　可见食管下段及(或)胃底静脉曲张。

5. 免疫学检查　免疫球蛋白IgG多数增高,由病毒性肝炎引起者,尚可出现相应的肝炎病毒标记物。

6. 其他检查　肝穿刺活组织检查发现假小叶即可确诊为肝硬化,食管吞钡X线检查显示虫蚀样或蚯蚓状充盈缺损,纵行黏膜皱襞增宽,胃底静脉曲张时可见菊花样充盈缺损。腹腔镜检查可见肝脏表面呈结节状改变,并可对病变处穿刺活检。

六、诊断

诊断要点主要有:①有病毒性肝炎史;②肝质地坚硬;③有肝功能减退和门静脉高压的临床表现;④肝功能异常改变;⑤肝活检有假小叶形成。

七、处理

1. 休息　代偿期应注意休息,适当减少活动;失代偿期应强调卧床休息。休息是治疗中重要措施之一。

2. 饮食　以高能量、高蛋白质、高维生素、易消化食物为宜;避免进食粗糙、坚硬食物和刺激性食物。低钾者可补充香蕉、橘子、橙子等高钾水果。对肝功能显著损害或有肝性脑病先兆时,应限制蛋白质摄入量或禁食蛋白质;有腹水时饮食宜少盐或无盐。

3. 支持治疗　失代偿期患者食欲缺乏,进食量少,且多有恶心、呕吐,宜静脉输入高渗葡萄糖补充能量,输液中可加入维生素C、胰岛素、氯化钾等;同时需注意维持水、电解质和酸碱平衡,病情较重者应用复方氨基酸、白蛋白或鲜血。

4. 药物治疗　避免服用对肝脏有损害的药物。适当选用保肝药物,且种类不宜过多以避免增加肝脏负担。可用葡醛内酯、维生素及助消化药物,也可采用中西药联合治疗。

5. 腹水的治疗

(1)限制水、钠摄入:给予无盐或低盐饮食;每日进水量应限制在1 000 ml左右。

(2)增加水、钠排出:常用利尿剂螺内酯和呋塞米联合应用。

(3)提高血浆胶体渗透压:输注血浆、新鲜血、人血白蛋白等。

(4)放腹水加输白蛋白:大量腹水出现压迫症状,可放腹水并输注白蛋白,以缓解症状。

(5)对难治性腹水可采用浓缩回输、腹腔-颈静脉引流术及近年来开展的颈静脉肝内门体分流术治疗。

6. 手术治疗　为降低门静脉压力及消除脾功能亢进,可考虑门-腔静脉吻合术和脾切除等。

7. 其他治疗　积极治疗基础疾病和防治感染。

8. 食管、胃底静脉曲张破裂出血的处理　应采取急救措施,包括禁食、静卧、加强监护、迅速补充有效血容量(静脉输液、鲜血)以纠正出血性休克,采用有效止血措施(如双气囊三腔管压迫止血)及预防肝性脑病等。食管曲张静脉出血经止血后再发生出血,可采用定期通过内镜对曲张静脉注射硬化剂或静脉套扎术,以及长期服用普萘洛尔、单硝酸异山梨酯等降低门静脉压力的药物。

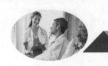
知识链接:双气囊三腔管

　　双气囊三腔管是由胃气囊腔、胃管腔、食管气囊腔组成。适用于肝硬化失代偿期食管胃底静脉曲张破裂出血,且为目前有效止血措施之一。常用于药物止血失败者。压迫总时间不宜>24小时,否则易导致黏膜糜烂。这项暂时止血措施,可为急救治疗赢得时间,也为进一步做内镜治疗创造条件。经口或鼻腔插入三腔管,进入胃内后使胃端气囊充气,然后向上牵拉,以达到压迫胃底曲张静脉。如观察有继续出血,再充气位于食管下段的食管气囊腔,以压迫食管曲张静脉。一般都能获得较好的止血效果。

知识链接:内镜食管静脉套扎术

　　内镜食管静脉套扎术(EVL),内镜下食管静脉套扎器把安装在内镜头端的橡皮圈扎在被吸入的曲张静脉上,形成息肉状,数日后自行脱落。EVL不影响食管壁肌层,不会导致食管腔狭窄。主要适用于中度和重度以上静脉曲张患者。与硬化剂方法联合应用可以提高疗效。套扎治疗常需反复进行,目前认为2周的间期是适宜的,有利于病灶修复。

　　9. 肝移植　晚期肝硬化患者可行肝移植术治疗。

第六节　急性胰腺炎

临床情景

　　患者男性,39岁。晚餐聚会后突发上腹部剧烈腹痛,向后背放射,伴恶心、呕吐。作为康复治疗师,应如何帮助该患者?

　　急性胰腺炎(acute pancreatitis)是指多种病因导致胰酶在胰腺内被激活后引起胰腺组织自身消化的化学性炎症。其临床特征为急性上腹痛、恶心、呕吐、发热和血胰酶增高等。轻者以胰腺水肿为主,临床多见,病情常呈自限性,预后好。重者发生胰腺出血坏死,常继发感染、腹膜炎和休克等多种并发症,病死率高。

一、病因

　　急性胰腺炎的病因甚多,常见的病因有胆石症、大量饮酒和暴饮、暴食。

　　1. 胆道疾病　胆石症、胆道感染、胆道蛔虫等均可引起急性胰腺炎,其中胆石症最为常见。当结石嵌顿、蛔虫堵塞或胆道感染所致的肝胰壶腹(Oddi)括约肌痉挛时,可导致胆总管壶腹部出口处梗阻,当胆管内压高于胰管内压时,造成胆汁逆流入胰管,引起急性胰腺炎。另外,当胆结石移行损伤壶腹部,或因胆道炎症引起Oddi括约肌松弛时,致十二指肠液反流入胰管,引起急性胰腺炎。

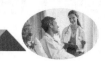

2. 大量饮酒和暴饮、暴食 乙醇通过刺激胃酸分泌,促使胰腺外分泌增加,且刺激Oddi括约肌痉挛和十二指肠乳头水肿,胰液排出受阻,使胰管内压增加,引起急性胰腺炎。此外,长期酒癖者常有胰液内蛋白含量增高,易沉淀而形成蛋白栓,致胰液排出不畅。暴饮、暴食使短时间内大量食糜进入十二指肠,引起乳头水肿和Oddi括约肌痉挛,同时刺激大量胰液与胆汁分泌,由于胰液和胆汁排泄不畅,引发急性胰腺炎。

3. 胰管阻塞 胰管结石或蛔虫、胰管狭窄、肿瘤等均可引起胰管阻塞。当胰液分泌旺盛时,胰管内压增高,使胰管小分支和胰腺泡破裂,胰液与消化酶渗入间质,引起急性胰腺炎。

4. 其他 胰胆或胃手术、腹部钝挫伤、内镜逆行胰胆管造影(ERCP)检查、高钙血症、急性腮腺炎、传染性单核细胞增多症、柯萨奇病毒和肺炎衣原体感染及应用某些药物,如噻嗪类利尿药、硫唑嘌呤、糖皮质激素、四环素、磺胺类等均可引起急性胰腺炎。

知识链接:急性胰腺炎的发病机制

急性胰腺炎的发病机制尚未完全阐明。一般认为是由被激活的各种消化酶消化胰腺自身所致。胰腺分泌多种消化酶,除淀粉酶、脂肪酶和核糖核酸酶等少数活性酶外,多数酶是以无活性的酶原形式存在,胰腺还分泌多种抗胰酶因子(如胰蛋白酶抑制物等),因此正常情况下胰酶不会对胰腺发生自身消化。当胆汁或十二指肠液反流入胰管时,胰消化酶原被激活;同时在各种致病因素的作用下,胰腺自身消化的防卫作用被削弱(如胰腺导管内通透性增加,使活性胰酶渗入胰腺组织),即导致胰腺自身消化的病变过程。各种消化酶原激活后,其中起主要作用的活化酶有磷脂酶 A_2、激肽释放酶或胰舒血管素、弹性蛋白酶和脂肪酶。磷脂酶 A_2 能分解细胞膜的磷脂,产生溶血磷脂酰胆碱和溶血脑磷脂,其细胞毒作用引起胰实质凝固性坏死、脂肪组织坏死及溶血。激肽释放酶可使激肽酶原变为缓激肽和胰激肽,使血管舒张和通透性增加,引起水肿和休克。弹性蛋白酶可溶解血管弹性纤维引起出血和血栓形成。脂肪酶参与胰腺及周围脂肪坏死和液化作用。上述消化酶共同作用,造成胰腺实质及邻近组织的病变,细胞损伤和坏死又促使消化酶释出,形成恶性循环。胰腺消化酶和胰腺炎症、坏死的产物又可通过血液循环和淋巴管途径,输送到全身,引起多脏器损害,成为急性胰腺炎的多种并发症和致死原因。

二、病理

急性胰腺炎的病理变化一般分为两种类型。

1. 水肿型 大体上见胰腺肿大、水肿、分叶模糊、质脆,病变累及部分或整个胰腺,胰腺周围有少量脂肪坏死。组织学检查见间质水肿、充血和炎症细胞浸润,可见散在的点状脂肪坏死,无明显胰实质坏死和出血。

2. 坏死型 大体上表现为红褐色或灰褐色,并有新鲜出血区,分叶结构消失。有较大范围的脂肪坏死灶,散落在胰腺及胰腺周围组织如大网膜,称为钙皂斑。病程较常者可并发脓肿、假性囊肿或瘘管形成。

三、临床表现

急性胰腺炎常在饱食、脂餐或饮酒后发生。部分患者无诱因可查。其临床表现和病情轻

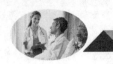

重取决于病因、病理类型和诊治是否及时。

（一）症状

1. **腹痛** 95％的患者为本病首发症状。突然起病，程度轻重不一，可为钝痛、刀割样痛、钻痛或绞痛，呈持续性，可有阵发性加剧，不能为一般胃肠解痉药缓解，进食可加剧。疼痛部位多在中上腹及左上腹部，也可位于右上腹部，可向腰背部呈带状放射，取弯腰抱膝位可减轻疼痛。水肿型腹痛3～5天即缓解。坏死型病情发展较快，腹部剧痛延续较长，由于渗液扩散，可引起全腹痛。极少数年老体弱患者可无腹痛或轻微腹痛。

2. **恶心、呕吐及腹胀** 多在起病后出现，有时频繁，吐出食物和胆汁，呕吐后腹痛并不减轻。同时有腹胀，甚至出现麻痹性肠梗阻。

3. **发热** 多数患者有中度以上发热，持续3～5天。持续发热1周以上不退或逐日升高、白细胞计数升高者应怀疑有继发性感染，如胰腺脓肿或胆管感染等。

4. **黄疸** 在胆总管或壶腹部结石、胰头炎性水肿压迫胆总管时，可出现黄疸。后期出现黄疸应考虑并发胰腺脓肿或假囊肿压迫胆总管或由于肝细胞损害所致。患者因低钙血症引起手足搐搦者，为预后不佳的表现。

5. **低血压或休克** 坏死型胰腺炎常发生。患者表现为烦躁不安、皮肤苍白、湿冷等；有极少数休克可突然发生，甚至发生猝死。主要原因为有效血容量不足，缓激肽类物质致周围血管扩张，并发消化道出血。

6. **水、电解质及酸碱平衡紊乱** 多有轻重不等的脱水，低血钾，呕吐频繁可有代谢性碱中毒。重症者尚有明显脱水和代谢性酸中毒、低钙血症（<2 mmol/L），部分伴血糖增高，偶可发生糖尿病酮症酸中毒或高渗昏迷。

（二）体征

急性水肿型胰腺炎腹部体征较轻，多有上腹压痛，往往与主诉腹痛程度不十分相符，可有腹胀和肠鸣音减弱，无肌紧张和反跳痛。急性坏死型急性胰腺炎上腹或全腹压痛明显，并有腹肌紧张、反跳痛。肠鸣音减弱或消失，可出现移动性浊音。伴麻痹性肠梗阻且有明显腹胀，腹水多呈血性，其中淀粉酶明显升高。少数患者因胰酶、坏死组织及出血沿腹膜间隙与肌层渗入腹壁下，致两侧胁腹部皮肤呈暗灰蓝色，称为 Grey-Turner 征；可致脐周皮肤青紫，称为 Cullen 征。

四、并发症

1. **局部并发症** 主要为胰腺脓肿与假性囊肿，多发生于坏死型急性胰腺炎。

2. **全身并发症** 坏死型急性胰腺炎常并发不同程度的多器官功能衰竭（MOF），如急性呼吸衰竭（ARDS）、急性肾衰竭、心力衰竭与心律失常、消化道出血、胰性脑病、败血症及真菌感染等。

五、实验室及其他检查

（一）白细胞计数

多有白细胞增多及中性粒细胞核左移。

（二）血、尿淀粉酶测定

血清（胰）淀粉酶在起病后6～12小时开始升高，48小时开始下降，持续3～5天。血清淀粉酶超过正常值的 3 倍可确诊为本病。淀粉酶的高低不一定反映病情轻重,坏死型胰腺炎淀粉酶值可正常或低于正常。其他急腹症如消化性溃疡穿孔、胆石症、胆囊炎、肠梗阻等都可有血清淀粉酶升高,但一般不超过正常值的 2 倍。

尿淀粉酶升高较晚,在发病后 12～14 小时开始升高。下降缓慢,持续 1～2 周,但尿淀粉酶值受患者尿量的影响。

(三) 血清脂肪酶测定

血清脂肪酶常在起病后 24～72 小时开始上升,持续 7～10 天,发病后就诊较晚的急性胰腺炎患者具有诊断价值,且特异性也较高。

(四) C 反应蛋白(CRP)

CRP 是组织损伤和炎症的非特异性标记物。有助于评估和监测急性胰腺炎的严重性,在胰腺坏死时 CRP 明显升高。

(五) 生化检查

暂时性血糖升高常见,可能与胰岛素释放减少和胰高血糖素释放增加有关。高胆红素血症可见于少数患者,多于发病后 4～7 天恢复正常。血清 AST、LDH 可增加。暂时性低钙血症(<2 mmol/L)常见于坏死型急性胰腺炎,低血钙程度与临床严重程度平行。急性胰腺炎时可出现高三酰甘油血症,这种情况可能是病因或是后果,后者在急性期过后可恢复正常。

(六) 影像学检查

1. 腹部 X 线平片检查 可排除其他急腹症,如内脏穿孔等。可发现肠麻痹或麻痹性肠梗阻征。

2. 腹部 B 超检查 作为常规初筛检查。水肿型者可见胰腺均匀肿大,坏死型者除胰腺轮廓及周围边界模糊不清外,坏死区呈低回声并可显示坏死区范围与扩展方向;亦可了解胆囊和胆道情况;后期对脓肿及假性囊肿有诊断意义。

3. CT 扫描 CT 根据胰腺组织的影像改变进行分级,对急性胰腺炎的诊断和鉴别诊断、评估其严重程度,特别是对鉴别轻和重症胰腺炎,以及附近器官是否累及具有重要价值。

六、诊断要点

根据典型的临床表现和实验室检查,常可作出诊断。轻症的患者有剧烈而持续的上腹部疼痛,恶心、呕吐、轻度发热、上腹部压痛,但无腹肌紧张,同时有血清淀粉酶和(或)尿淀粉酶显著升高,排除其他急腹症者,即可以诊断。重症除具备轻症急性胰腺炎的诊断标准,且具有局部并发症(如胰腺坏死、假性囊肿、脓肿)和(或)器官衰竭。

七、处理

(一) 水肿型急性胰腺炎

经 3～5 天积极治疗多可治愈。治疗措施包括:①禁食;②胃肠减压;③静脉输液,积极补足血容量,维持水电解质和酸碱平衡,注意维持能量的供应;④止痛治疗:腹痛剧烈者可给予哌替啶;⑤抗生素:常选用氧氟沙星、环丙沙星、氨苄西林、头孢乙腈(头孢菌素)等;⑥抑酸治疗:静脉给予 H_2 受体拮抗剂或质子泵抑制剂,有预防应激性溃疡的作用。

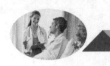
(二) 坏死型胰腺炎

必须采取综合性措施，积极抢救治疗，除上述治疗措施还应注意以下几点。

1. **监护**　针对器官功能衰竭及代谢紊乱采取相应的措施，如密切监测血压、血氧、尿量等。

2. **抗菌药物**　有预防胰腺坏死合并感染的作用。抗生素多选用亚胺培南或喹诺酮类等，并联合应用对厌氧菌有效的药物(如甲硝唑)。第二、三代头孢菌素也可考虑应用。

3. **抑制胰液分泌**　生长抑素具有抑制胰液和胰酶分泌，抑制胰酶合成的作用。生长抑素和其类似物八肽(奥曲肽)疗效较好，其还能减轻腹痛，减少局部并发症，缩短住院时间。

4. **抑制胰酶活性**　仅用于重症胰腺炎的早期。氟尿嘧啶可抑制 DNA 和 RNA 合成，减少胰液分泌，对磷脂酶 A_2 和胰蛋白酶有抑制作用；加贝酯(FOY, gabexate)可抑制蛋白酶、血管舒缓素、凝血酶原、弹力纤维酶等，根据病情选择使用。

5. **维持水、电解质平衡**　应积极补充液体及电解质(钾、钠、钙、镁等离子)，维持有效血容量。有休克者，应给予白蛋白、鲜血或血浆代用品。

6. **营养支持**　早期一般采用全胃肠外营养(TPN)；如无肠梗阻，应尽早进行空肠插管，过渡到肠内营养(EN)。营养支持可增强肠道黏膜屏障，防止肠内细菌移位引起胰腺坏死合并感染。

7. **内镜治疗**　对急性胆源性胰腺炎，现多主张内镜下 Oddi 括约肌切开术(EST)用于胆管紧急减压、引流和去除胆石梗阻。作为一种非手术疗法，起到治疗和预防胰腺炎发展的作用。适用于老年人不宜手术者。

8. **防治并发症**　对出现的消化道出血、肾衰竭、急性呼吸窘迫综合征(ARDS)及弥散性血管内凝血(DIC)等应予以及时而恰当的处理。

9. **手术治疗**　手术适应证为：①诊断未明确与其他急腹症，如胃肠穿孔难于鉴别者；②重症胰腺炎经内科治疗无效者；③胰腺炎并发脓肿、假囊肿、弥漫性腹膜炎、肠麻痹坏死者；④胆源性胰腺炎处于急性状态，需外科手术解除梗阻时。

八、预防

积极预防和治疗胆道疾病，戒酒及避免暴饮、暴食。

 实践实训一

　　患者男性，29 岁。因反复上腹部疼痛 5 年，加重 3 天来医院就诊。患者 5 年来每于秋季无明显诱因自感上腹疼痛，进食后疼痛加重，饭前疼痛减轻，伴反酸、嗳气。服制酸剂有效。近 3 天来由于劳累及生活无规律腹痛加重，规律同前，为进一步明确诊断来医院就诊。吸烟每日 20 支，饮酒每日 250 ml。查体：腹软，上腹剑下偏左压痛，肝、脾未触及，余无异常。上消化道钡餐检查显示：胃小弯可见 2 cm×2 cm 龛影。据上述资料请回答：

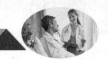

1. 该患者的诊断?

2. 进一步需要做哪些检查?

3. 治疗原则?

4. 半个月后,患者排柏油样便 3 次,每次约 200 g,伴头晕、乏力。体检:体温 36.8℃,脉搏 96 次/分,呼吸 20 次/分,血压 110/70 mmHg。睑结膜略苍白,浅表淋巴结未触及。心肺无异常。腹平软,上腹部轻压痛,无反跳痛,肠鸣音 6 次/分。实验室检查:血常规 Hb 110 g/L,RBC $3.4×10^{12}$/L,WBC $9.0×10^9$/L,N 76%,L 34%。粪便潜血试验强阳性。请分析:①该患者可能出现了什么情况? ②为明确诊断首选哪项检查? ③如何对该患者进行健康指导?

5. 1 个月后,该患者饭后突然剧烈腹痛,烦躁不安,出冷汗。查体:面色苍白,腹壁板样强直,明显压痛、反跳痛,肠鸣音消失。请问:①患者出现了什么情况? ②为确诊首选哪项辅助检查? ③目前的处理原则是什么?

6. 3 个月后,该患者上腹部终日胀痛不适,餐后疼痛加重,伴恶心、呕吐,呕出物为酸臭的隔宿食,呕吐后腹胀减轻。请问:①患者最可能的诊断是什么? ②为确诊首选哪项辅助检查? ③目前该患者的治疗方法是什么?

7. 10 年后,患者腹痛发作频繁,无规律,经常排黑便,服用抑酸药效果不明显。查体:贫血、消瘦外观,中上腹压痛。粪便隐血试验阳性。请分析:①患者最可能的诊断是什么? ②为确诊首选哪项辅助检查? ③确诊后该患者的治疗原则是什么?

实践实训二

患者男性,25 岁。以左上腹疼痛伴恶心呕吐 6 小时就诊。该患者于昨晚会餐饮酒后,午夜出现左上腹隐疼,2 小时候疼痛加剧,持续呈刀割样疼痛,并向左腰背部放射。伴恶心、呕吐,吐后疼痛仍不减轻。查体:左上腹轻度压痛。请问:患者最可能的诊断是什么? 首选的检查是什么? 处理原则是什么?

(王改芹)

第四章

泌尿系统疾病

临·床·疾·病·概·要

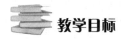

教学目标

一、能力目标

1. 能识别和分析泌尿系统疾病的临床表现。

2. 能根据泌尿系统疾病患者的具体情况提出健康教育内容。

二、知识目标

1. 掌握泌尿系统疾病的临床表现、并发症及常见病因。

2. 理解泌尿系统疾病的相关检查、诊断要点及处理原则。

3. 了解泌尿系统疾病的发病机制及病理。

三、素质目标

1. 通过对患者的健康教育,培养学生的医患沟通意识和以病人为中心的医疗服务精神。

2. 通过小组学习,培养学生与他人协作的优良品质。

第一节 概　　述

一、泌尿系统的解剖生理特点

泌尿系统由肾、输尿管、膀胱和尿道组成,主要功能是排泄机体在新陈代谢中所产生的能溶于水的代谢产物及多余的无机盐和水等。调节水、电解质酸碱平衡,以维持机体内环境稳态。肾脏是泌尿的功能器官,尿的质和量会随机体内环境的变化而发生一定的变化,达到内环境的稳态。尿液生成后,经输尿管进入膀胱,最后由尿道排出体外。

肾单位是肾脏的基本结构和功能单位,由肾小球和近端肾小管、髓襻、远端肾小管组成。其中肾小球的结构和功能最为复杂,集合管与远曲肾小管相连,在尿液浓缩中起着重要作用。

尿液的生成主要包括肾小球的滤过、肾小管和集合管的重吸收和分泌3个环节。循环血液通过肾小球的过滤形成原尿,其中肾小球的滤过压主要动力是有效滤过压。可依靠调节出球和入球小动脉的平滑肌来改变肾小球毛细血管压,改变肾小球滤过膜的通透性和面积,从而影响滤过功能。单位时间内两肾生成的超滤过液量称为肾小球滤过率(GFR)。两侧肾每昼夜可产生180 L原尿,而终尿仅为1.5 L左右,说明原尿大多要通过肾小管重吸收。近端肾小管是主要重吸收的场所,髓襻也可进一步吸收水和电解质,调节尿液的浓缩和稀释。远端肾小管和集合管可在醛固酮的调节下重吸收Na^+,排出K^+,分泌H^+等,最后形成终尿。

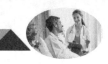

肾脏具有内分泌功能,通过产生肾素、促红细胞生成素、前列腺素、$1,25\text{-}(OH)_2D_3$ 等,参与调节血压、红细胞生成和钙的代谢。所以,肾脏的结构和功能异常,上述正常功能均可受到影响,出现一系列临床症状。肾球旁细胞能分泌肾素,促使血管紧张素 Ⅱ、Ⅲ 的产生和醛固酮的分泌。血管紧张素 Ⅱ 对肾的作用促进肾内血管收缩,肾小球滤过压降低,增加滤过分数;肾血流重新分布;刺激肾小管的 Na^+ 和 H^+ 交换;刺激 NH_4^+ 的生成与分泌。

二、泌尿系统疾病的主要临床表现

(一) 肾性水肿

肾性水肿是肾疾病常见的临床表现,由于各型肾炎或肾病导致人体组织间隙有过多的液体积聚使组织肿胀。其发生机制是由多种因素引起水、钠潴留,细胞外液增多,毛细血管静水压升高而引起水肿。

1. **肾炎性水肿** 主要是肾小球的病变引起肾小球滤过膜损伤,肾小球滤过率下降,而肾小管重吸收基本正常,导致水、钠潴留。肾炎水肿常血容量扩张,可伴有抗利尿激素分泌减少,因毛细血管通透性增加等而使水肿加重。可见于急性肾小球炎。

2. **肾病性水肿** 主要是大量蛋白尿致低蛋白血症,血浆胶体渗透压下降导致水外渗而发生水肿。可见于肾病综合征。

肾性水肿常为全身性的,以晨起时双眼睑、颜面水肿最常见。常伴随其他肾病的表现。

(二) 肾性高血压

肾性高血压是直接因肾脏疾病引起的高血压,占成人高血压的 $5\%\sim10\%$,是继发性高血压的主要组成部分。肾动脉狭窄导致肾缺血引起的高血压,称为肾血管性高血压,如先天性血管畸形、肾动脉硬化等。而由其他单侧或双侧肾实质疾病所引起的高血压,称为肾实质性高血压,每一种肾实质疾病几乎都可以引起高血压,如肾小球肾炎、慢性肾盂肾炎、肾衰竭期等。按主要发生机制可分为以下几种。

1. **容量依赖型高血压** 在肾性高血压中此型常见。主要由于肾实质损害导致肾脏排泄水、钠的能力减退,即出现水、钠潴留。水、钠潴留使血容量扩张,即可发生高血压,血管紧张素水平正常。主要见于急性肾小球肾炎和一些肾衰竭,可经限制水、钠的摄入而降低血压。

2. **肾素依赖型高血压** 肾动脉狭窄、肾内灌注压降低和肾实质疾病,以及分泌肾素的细胞肿瘤等均能使球旁细胞释放大量肾素,引起血管紧张素 Ⅱ 活性增高,全身小动脉管壁收缩而产生高血压。同时又能促使醛固酮分泌增多,导致水、钠潴留,使血容量增加而产生高血压。舒张血管物质(激肽释放酶及前列腺素)的减少也是高血压形成的重要因素。

(三) 尿路刺激征

临床上尿频、尿痛、尿急通称为尿路刺激征。①尿频:是指排尿次数频繁,但每次尿量不多;②尿急:是指尿意一来即需立即排尿,不能控制;③尿痛:是指排尿时膀胱或尿道受刺激产生疼痛或烧灼感。主要原因为尿路感染,急性期表现更为显著;非感染性炎症也可导致,包括理化因素(如环磷酰胺、射线等)、肿瘤和异物对膀胱黏膜的刺激等。

(四) 排尿异常

1. **尿量异常** 正常人一昼夜排出的尿量为 $1\,000\sim2\,000$ ml。在生理情况下,尿量的多少主要决定于机体每天摄入的水量和由其他途径(如皮肤、呼吸道、胃肠道)排出的水量。24 小时尿量少于 400 ml,称为少尿;少于 100 ml,称为无尿;24 小时尿量保持在 2 500 ml 以上,称为

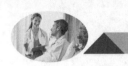

多尿。

(1) 多尿：正常人大量饮水可致多尿，称为水利尿。病理性多尿分为肾源性和非肾源性两类。前者产生于各种原因所致的肾小管功能不全、慢性间质性肾炎和急性肾衰竭多尿期、肾性尿崩症；后者见于渗透性利尿，如糖尿病、应用甘露醇、中枢性尿崩症、癔症性多尿等。

(2) 少尿或无尿：少尿分为肾前性、肾性及肾后性。肾前性常为血流量不足，肾小球滤过率下降所致；肾性及肾后性包括各种急慢性肾衰竭、尿道梗阻。如急性肾小管坏死、急性间质性肾炎、急进性肾炎等。诊断少尿时应排除尿潴留。

2. **蛋白尿**　正常人每日蛋白质排泄<100 mg，若>150 mg，则称为蛋白尿。蛋白尿可分为生理性与病理性。生理性蛋白尿可见于体位性蛋白尿或由于运动、发热、交感神经兴奋等引起蛋白尿，诱因去除后可消失。病理性蛋白尿可分为以下几种。

(1) 肾小球性蛋白尿：多由于肾小球滤过膜的损伤，导致通透性增高，原尿中蛋白质增加，而重吸收不增加，出现蛋白尿。此类型临床最多见。

(2) 肾小管性蛋白尿：正常情况下小分子蛋白几乎被肾小管全部吸收。当肾小管发生疾病时，蛋白质重吸收障碍，小分子蛋白（β_2 微球蛋白、溶菌酶、核糖核酸酶等）从尿中排出。24小时尿蛋白总量<2 g。

(3) 溢出性蛋白尿：肾小球和肾小管的功能正常，血液中小分子蛋白，如本周蛋白、血红蛋白、肌红蛋白等，当浓度过高时，上述滤液中浓度超过肾吸收阈值，从尿中排出。

(4) 组织性蛋白尿：因组织遭受破坏后而释出的胞质中各种酶及蛋白，在肾小球滤过液中浓度超过吸收阈值，而从尿中排出。

(5) 分泌性蛋白尿：主要是尿中 IgA 排泄增多，见于肾小管-间质疾病。

3. **血尿**　正常人尿红细胞<3 个/HP。尿沉渣 Addis 计数，12 小时排出的红细胞<50 万个。血尿见于各型肾炎、肾基底膜病、肾盂肾炎、多囊肾、肾下垂、泌尿道结石、结核、肿瘤及血管病变等。某些食物（如辣椒、番茄叶等）和某些药物、代谢物［如利福平、苯妥英钠（大仑丁）和肌红细胞受损］可使尿液变红，需与血尿鉴别。

4. **管型尿**　是蛋白质在肾小管腔中凝聚而形成的一种圆柱状物。正常人 12 小时尿中管型应<5 000 个，2~5 个/ml，或每一低倍镜视野<1 个。如果尿液中管型增多，称为管型尿。不同管型临床意义也不同：发热或运动后可有少量透明及颗粒管型；白细胞管型是活动性肾盂肾炎标志；红细胞管型提示急性肾小球肾炎活动期；上皮细胞管型主要见于急性肾炎或坏死；脂肪管型见于肾病综合征等。

5. **白细胞尿、脓尿、细菌尿**　尿沉渣检查白细胞>5 个/HP 时为异常。在各种泌尿系统器官炎症时可出现，可受临近组织影响。白细胞已变性、破坏称为脓尿。见于泌尿系统感染或肿瘤。细菌尿尿沉渣每个高倍镜均见细菌或清洁中段尿培养菌落计数达到 10^5/ml，见于尿路感染。

(五) 其他

肾区疼痛或肾绞痛。

三、泌尿系统疾病的诊断

根据患者的临床表现与辅助检查作出正确的诊断。

(一) 病因诊断

对于泌尿系统疾病病因诊断首先应区别是原发性疾病，还是继发性疾病。

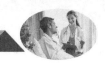

1. **原发性疾病** ①免疫反应介导的肾小球肾炎；②感染性疾病：包括非特异性感染、泌尿系结核、真菌感染等；③肾血管性疾病：包括肾动脉病变、肾静脉血栓形成等；④泌尿系结石；⑤其他：如肾肿瘤、遗传性肾炎、多囊肾等。

2. **继发性疾病** ①循环系统疾病：如高血压、动脉硬化等；②代谢性疾病：如糖尿病、痛风等；③免疫性疾病：如红斑狼疮、过敏性紫癜、结节性多动脉炎等；④化学物理因素：如药物过敏和某些药物及金属类对肾脏的毒性，放射线对肾脏的损害；⑤其他：如溶血尿毒综合征、妊娠肾病等。

（二）病变部位诊断

1. **肾小球损害** 尿蛋白多为中等量以上，以白蛋白为主，常有血尿，多伴有高血压及水肿，易先出现氮质血症。

2. **肾小管损害** 尿蛋白多在中等量以下，以小分子量蛋白为主，尿浓缩功能障碍出现早，易出现脱水、失钾、失钠等水、电解质代谢紊乱。

3. **肾间质病变** 以肾间质病变和肾小管损害为主，严重者，仍有肾小球功能障碍，往往与肾小管功能损害表现相似，两者不易鉴别。

4. **肾血管病变** 肾动脉异常发生肾缺血以明显高血压为主，可伴有肾小球不同程度的损害，肾静脉血栓形成以肾病综合征表现为主。

（三）病理诊断

为了准确地肯定病变部位，判断病因和预后，需要在做出临床诊断的同时，尽可能做有关病理诊断的检查，尤其是对肾实质性疾病，病理光镜、免疫荧光和电镜检查尤其重要，此可明确是原发性肾实质病变，或继发性病变，同时还能做出准确的病理分类。

（四）功能诊断

肾脏功能诊断具有十分重要意义，其决定治疗的方向和判断预后。肾脏功能分为肾小球功能和肾小管功能，前者主要为肾小球滤过功能；后者主要是重吸收和分泌功能。

（五）实验室及其他检查

1. **尿液检查** 主要检查有无蛋白尿、血尿、管型尿等。

2. **肾功能的测定** 肾小球功能检查主要包括内生肌酐清除率、血清肌酐及尿素氮测定。肾小管功能测定包括尿浓缩-稀释试验、尿渗透压测定等。

3. **影像学检查** 放射学检查包括腹部 X 线平片、静脉肾盂造影、逆行肾盂造影及肾脏断层和肾动脉造影等，对了解形态学变化及功能有重要价值。放射性核素检查如核素肾图可有助于了解侧肾血流量排泄功能及有无尿路梗阻。放射性核素断层扫描可了解肾脏形态及肾内无功能区。超声波检查系无创伤性检查，对了解肾脏形态、有无结石、肾盂积水及肿瘤颇有价值。

4. **肾活体组织检查** 为病理形态学诊断、预后和合理治疗提供依据。但它有一定的局限性，所获组织较小，对局灶性病变有时不能作为诊断，且属创伤性检查。因此，必须严格掌握适应证。

四、泌尿系统疾病的防治原则

泌尿系统疾病要根据疾病的病因、病理类型、临床表现，以及并发症等多种因素采取个体化综合治疗的原则。一般要消除诱因，对症治疗及支持疗法改善病情，积极地防止并发症的

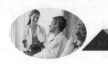

发生。

1. **一般治疗**　应注意休息,饮食结构,如大多肾疾病需要合理摄入钠和蛋白质;避免加重肾脏损害的因素,如感染、妊娠、劳累和肾毒性药物(如氨基糖苷类抗生素等)。

2. **对症治疗和支持疗法**　利尿剂消除水肿;血管紧张素转换酶抑制剂减少尿蛋白;皮质激素和细胞毒药物等抑制免疫和炎症反应。

3. **替代疗法**　常用血液透析、腹膜透析、肾移植等替代治疗。

4. **中西药联合应用**　具体内容略。

第二节　肾小球疾病

临床情景

患者男性,22岁。反复咯血8天,进行性少尿6天入院。检查血压158/100 mmHg,尿常规:尿蛋白(＋＋＋),尿红细胞(＋＋＋)。患者入院后病情继续恶化,血压升高加重,血肌酐351 μmol/L、血尿素氮17.2 mmol/L,作为一名康复治疗师,你应该如何帮助该患者?

一、概述

肾小球疾病是一组以临床上具有肾小球源性蛋白尿伴管型尿和(或)肾小球源性血尿;高血压及水肿;肾小球功能损害先于并重于肾小管功能损害为临床表现的肾脏疾病,是我国慢性肾衰竭的主要病因。

根据病因可分为原发性、继发性和遗传性三大类。原发性肾小球疾病大多原因不明,占肾小球疾病的大多数;继发性肾小球疾病是指继发于全身性疾病的肾脏损害,如狼疮性肾炎、糖尿病肾病等;遗传性肾小球疾病是指遗传基因突变所致的肾小球疾病,如Alport综合征等。本节主要讨论原发性肾小球疾病。

原发性肾小球疾病的分类:是根据临床表现和肾脏活检病理改变进行的。

1. 原发性肾小球疾病的临床分类

(1)急性肾小球肾炎。

(2)急进性肾小球肾炎。

(3)慢性肾小球肾炎。

(4)肾病综合征。

(5)无症状性血尿和(或)蛋白尿。

2. 原发性肾小球疾病的病理分类

(1)微小病变性肾病。

(2)局灶节段性肾小球肾炎。

(3)弥漫性肾小球肾炎。

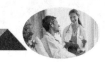

1）膜性肾病。

2）增生性肾炎：系膜增生性肾小球肾炎；毛细血管内增生性肾小球肾炎；系膜毛细血管性肾小球肾炎；致密沉积物性肾小球肾炎；新月体性肾小球肾炎。

3）硬化性肾小球肾炎。

（4）未分类的肾小球肾炎：临床表现和病理改变之间有一定的联系，但是两者之间没有必然的联系。同一临床表现可呈现多种病理类型，而同一病理类型又可呈现多种临床表现。因此，正确的诊断有赖于病理和临床的密切配合。

多数肾小球肾炎是免疫介导性炎症，在体液免疫和细胞免疫基础上，炎症介质（如补体、白细胞介素等）参与下，最后导致肾小球损伤和产生临床症状。

二、急性肾小球肾炎

急性肾小球肾炎常简称急性肾炎（AGN），临床上表现为急性起病，以血尿、蛋白尿、高血压、水肿、一过性氮质血症为特点的肾小球疾病，又称为急性肾炎综合征，儿童及青少年多见。其病因多种多样，大多数为急性链球菌感染后肾小球肾炎。

（一）病因与发病机制

最常见的病因是 β 型溶血性链球，其次是其他细菌、病毒及寄生虫感染引起。但是，也有急性肾炎患者找不到致病因素。感染的严重程度与急性肾炎的发生和病变轻重不完全一致。急性肾小球肾炎不是病因直接对肾小球的损害，而是致病菌作为抗原使机体产生抗体，抗原抗体免疫复合物在肾小球激活补体系统，以及中性粒细胞、单核细胞所参与的一种免疫性疾病。

（二）病理

肾体积增大，肾小球呈内皮细胞、系膜细胞弥漫性急性增殖，少数以渗出病变为主，另有少部分呈系膜、毛细血管型病变，严重时增生的系膜可将肾小球分隔成小叶状。偶有球囊新月体形成。电镜下可见上皮下电子致密物呈驼峰状沉积，为本病的特征。

（三）临床表现与实验室检查

患病前 1～3 周多有呼吸道或皮肤感染史，如急性咽炎、扁桃体炎等，部分患者可无前驱症状。轻者呈亚临床型（仅尿常规及血清补体 C_3 异常），重者可发生急性肾衰竭。本病大多预后好，常在数月内自愈。典型表现如下。

1. **尿异常** 40％～70％患者肉眼血尿为首发症状和就诊的原因，尿色深呈混浊棕红色或洗肉水样，一般在数天内消失，也可持续 1～2 周转为镜下血尿，并在 6 个月内消失。常伴有轻、中度蛋白尿。

2. **水肿及少尿** 患者大多都有水肿。眼睑、面部水肿及苍白，呈现所谓肾炎面容。水肿也可波及下肢，严重时可引起全身水肿。少尿与水肿同时出现，起病时尿量较平时少，每日尿量可少于 400 ml，并随水肿加重而尿量减少，甚至个别患者可无尿。

3. **高血压** 血压可自轻度至中度增高，随尿量增多，血压逐渐趋于正常，一般持续 2～4 周。少数患者可因血压急剧升高而致高血压脑病或左心衰竭。

4. **肾功能异常** 患者大多伴有一过性肾功能异常，表现为轻度氮质血症，常在 1～2 周后尿量增加时恢复正常。

5. **免疫学检查异常** 初期血清 C_3 及总补体量下降，于 8 周内可恢复正常。患者血清抗链球菌溶血素"O"效价升高，提示近期内曾有链球菌感染。

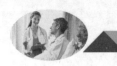

(四) 诊断要点

急性肾小球肾炎根据有先驱感染史,水肿、血尿、同时伴高血压和蛋白尿,诊断并不困难。急性期多有抗链球菌溶血素"O"效价增高,血清补体浓度下降等更有助于诊断。

(五) 处理

本病治疗以休息及对症治疗为主,改善肾功能,促进机体的自然恢复。

1. 一般治疗　急性起病后应卧床休息至肉眼血尿消失、水肿消退及血压恢复正常,之后仍要防止剧烈活动和预防感冒。应给予高糖及富有维生素的低盐饮食(每天<3 g),出现氮质血症者应限制蛋白质摄入量。尿量明显减少者应限制液体入量及钾的入量。

2. 对症治疗

(1) 利尿:经限水及限盐后,水肿仍明显者,可应用利尿剂,如呋塞米 20 mg 或氢氯噻嗪 25 mg,每天 3 次。严重少尿者可静推速呋塞米每天 200~400 mg,一般不宜用渗透性利尿剂及保钾利尿剂

(2) 降压:经利尿治疗后血压仍高者应加用降压药物,如硝苯地平 10 mg 或卡托普利 25 mg,每天 3 次(严重少尿者慎用)。严重高血压者可静滴硝普钠。

(3) 抗感染:有感染病灶或伴有发热者需给予抗生素治疗,如青霉素 80 万单位,肌注,每天 2 次,共 2 周。对反复发作的慢性扁桃体炎,待尿蛋白少于(+)、尿红细胞少于 10 个/HP 时,可做扁桃体摘除术。

(4) 尿蛋白每天>3.5 g 者仍可用糖皮质激素或联合雷公藤多苷治疗。

3. 中医中药治疗　本病多属实证,根据辨证予以宣肺利尿、凉血解毒等。

4. 血液净化治疗　对合并急性肾衰竭者及时做血液透析或腹膜透析治疗。

知识链接:血液透析

透析疗法是利用半渗透膜来去除血液中的代谢废物和多余水分,并维持酸碱平衡的一种治疗方法。腹膜透析是透析方式中最早被采用的治疗方式,是一种利用人体天然的半透膜-腹膜[腹膜是一层覆盖在腹腔内壁及脏层上(包括骨、肝脏、脾脏及肠)的薄膜],在体内进行血液化的方式。血液透析利用的是人工半透膜,将患者血液、透析液同时引入透析器(人工肾),透析膜的一侧是血液,另一侧是透析液,借助于膜两侧的溶质浓度梯度和渗透梯度,利用扩散、对流、吸附清除毒素,通过超滤和渗透清除体内潴留过多的水分,纠正电解质和酸碱平衡紊乱。

目前,血液透析的基本指征是急性肾衰竭:①急性肺水肿;②血钾≥6.5 mmol/L;③高分解代谢型;④少尿或无尿>2 天,血肌酐≥442 μmol/L(5 mg/dl),血尿素氮≥21.4 mmol/L(60 mg/dl)、CO_2 结合率≤13 mmol/L;⑤尿毒症症状明显。慢性肾衰竭:①肌酐清除率<10 ml/min;②血肌酐≥707 μmol/L(8 mg/dl);③血尿素氮≥28.6 mmol/L(80 mg/dl);④高钾血症;⑤代谢性酸中毒;⑥明显的水潴留症状;⑦尿毒症症状明显;⑧出现贫血、心包炎、泌尿道出血等严重并发症。

(六) 预后

急性肾小球肾炎的预后一般认为较好。尤其在儿童 90% 可痊愈。凡是尿蛋白持续 1 年不退、血补体不升、发病时呈肾病综合征表现者预后均较差,易发展成慢性肾小球肾炎。

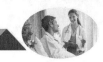

三、急进性肾小球肾炎

急进性肾小球肾炎,简称急进性肾炎,是病情急剧进展的一组肾小球疾病。临床上除具有血尿、蛋白尿、水肿及高血压等急性肾炎综合征表现外,肾功能迅速减退及早期出现少尿性急性肾衰竭。

(一)病因与发病机制

由多种原因所致的一组疾病,包括原发性急进性肾小球肾炎;继发于全身性疾病的急进性肾小球肾炎;由原发性肾小球病的基础上形成广泛新月体,即病理类型转化而来的新月体肾小球肾炎。

急进性肾炎根据免疫病理可分为 3 种类型,其病因及发病机制各不相同:①Ⅰ型又称抗肾小球基膜型肾小球肾炎,由于抗肾小球基底膜抗体与肾小球基底膜抗原相结合激活补体而致病。②免疫复合物型,因肾小球内循环免疫复合物的沉积或原位免疫复合物形成,激活补体而致病。此型患者常有前驱上呼吸道感染史,提示其致病抗原可能为某些病原体。③非免疫复合物型,以往认为发病机制与细胞免疫相关。

(二)病理

病理类型为新月体肾小球肾炎。光镜下早期为细胞性新月体,后期为纤维性新月体。新月体形成的数量和严重性与预后密切相关,间质内可有细胞浸润、水肿和纤维化等,间质病变程度也影响预后。免疫荧光检查所见免疫复合物呈颗粒状沉积和抗基底膜抗体呈线状沉积两型,免疫荧光呈线状沉积者多为 IgG 阳性,其中可有 C3 沉积。电镜检查所见内皮细胞侧的基底膜中免疫复合物可沉积。

(三)临床表现与实验室检查

多为急骤起病,主要表现为早期少尿或无尿、血尿(常为肉眼血尿且反复发作)、大量蛋白尿、红细胞管型伴或不伴水肿和高血压,病程迅速进展,病情持续发作,致使肾功能进行性损害,可在数周或数月发展至晚期肾衰竭。

免疫学检查异常有抗肾小球基膜抗体阳性,抗中性粒细胞胞质抗体阳性。B超检查显示肾增大。

(四)诊断要点

多数病例根据急性起病、病程迅速进展、少尿或无尿、肉眼血尿伴大量蛋白尿和进行性肾功能损害等典型临床表现,以及结合肾活检 50% 以上肾小球有新月体形成的病理形态改变,一般不难作出诊断。

(五)处理

对急进性肾炎的治疗主要分为对肾病变的强化治疗和针对肾病变后果的对症治疗两部分。

1. 一般治疗 包括对高血压、水和钠潴留、酸中毒、电解质紊乱、尿毒症及感染、心功能不全、心包炎等治疗。

2. 强化治疗

(1)肾上腺皮质激素:甲泼尼龙 0.5~1.0 g 溶于 5% 葡萄糖或生理盐水 200~500 ml 静脉滴注,每天 1 次,3 次为 1 个疗程,间隔 3~15 天开始下一个疗程,一般用 3 个疗程。应用时注意本品的继发感染及水、钠潴留等不良反应。泼尼松每天 1 mg/kg,服 3 个月后渐减至维

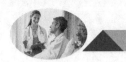

持量。

（2）细胞毒药物：坏磷酰胺 1.0 g 溶于 5％葡萄糖注射液 250～500 ml 静滴，每 15～30 天 1 次，总剂量达 6～8 g 停药。用药时需复查血常规、肝功能等，以避免发生不良反应。

（3）抗凝药：肝素 75～100 mg 加入 5％葡萄糖注射液 250～500 ml 静滴，每天 1 次；肝素钙（速避凝）0.4 ml 静推，每天 1 次。

（4）血小板解聚药：双嘧达膜 50 mg，每天 3 次口服；噻氯匹定（抵克力得）0.25 g，每天 2 次口服。

3. 替代治疗　出现急性肾衰竭而有透析指征时应及时给予透析。强化治疗无效的晚期病例肾功能已不可逆时，应长期维持透析。出现下列情况者，应进行透析治疗：①急性肺水肿；②高钾血症，血钾＞6.5 mmol/L；③血尿素氮＞21.4 mmol/L 或血肌酐＞442 μmol/L；④高分解代谢状态，血肌酐每天升高 176.8 μmol/L 或血尿素氮每天＞8.9 mmol/L，血钾每天＞1 mmol/L；⑤无明显高分解代谢，但无尿 2＞天或少尿＞4 天；⑥酸中毒，二氧化碳结合力＜13 mmol/L，pH＜7.25；⑦少尿＞2 天，伴有下列情况任何一项者：体液潴留，如眼结膜水肿、心音呈奔马律、中心静脉压增高；尿毒症症状，如持续呕吐、烦躁、嗜睡；高血钾（血钾＞6.0 mmol/L），心电图有高钾改变。透析治疗 6～12 个月，病情稳定后，可进行肾移植。

四、慢性肾小球肾炎

慢性肾小球肾炎简称慢性肾炎，系指各种病因引起的不同病理类型的双侧肾小球弥漫性或局灶性炎症改变，临床起病隐匿，病程迁延，病情发展缓慢，可有不同的肾功能下降，发展为慢性肾衰竭的一组原发性肾小球疾病。

（一）病因与发病机制

慢性肾炎是一组多病因的慢性肾小球病变为主的肾小球疾病，但多数患者病因不明，仅有部分慢性肾炎从急性肾小球肾炎转变而至。此外，大部分慢性肾炎患者无急性肾炎病史，故目前认为慢性肾小球肾炎可能是由于各种细菌、病毒或原虫等感染通过免疫机制、炎症介质因子及非免疫机制等引起本病。

（二）病理

慢性肾小球肾炎病理改变与病因、病程和类型不同而异。可表现为弥漫性或局灶节段性系膜增殖、膜增殖、膜性、微小病变、局灶硬化、晚期肾小球纤维化或不能定型。除肾小球病变外，尚可伴有不同程度肾间质炎症及纤维化，肾间质损害加重了肾功能损害。晚期肾小球肾炎肾皮质变薄、肾小球毛细血管袢萎缩，可发展为玻璃样变或纤维化、残存肾小球代偿性增大、肾小管萎缩等。

（三）临床表现与实验室检查

慢性肾炎以轻中年为主，男性多于女性。多数起病缓慢、隐匿。本病临床表现差异较大，轻重不一，常有以下表现。

1. 全身症状　早期患者可有乏力、疲倦、腰部疼痛、纳差、精神差、失眠、健忘及程度不等的贫血等。部分患者可无明显临床症状。

2. 水肿　大多数患者可出现不同程度的水肿。水肿程度可轻可重，轻者仅早晨起床后发现眼眶周围、面部肿胀或午后双下肢踝部出现水肿。严重的患者可出现全身水肿。然而也有极少数患者，在整个病程中始终无水肿，往往容易被忽视。

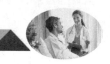

3. 高血压 血压升高可以是持续性的,也可以间歇出现,并以舒张压升高为特点。高血压的程度有很大的个体差异,轻者血压仅为 140~160/95~100 mmHg(18.7~21.3/12.7~13.3 kPa),严重者甚至可>200/110 mmHg(26.7/14.7 kPa),有眼底出血、视盘水肿等。血压控制不好可加重肾功能的恶化,预后较差。

4. 尿异常改变 尿量变化和镜检等异常。有水肿的患者会出现尿量减少,且水肿程度越重,尿量减少越明显,无水肿患者尿量多数正常。当患者肾脏受到严重损害,尿浓缩-稀释功能发生障碍后,还可出现夜尿量增多和尿比重下降(<1.02)等。显微镜检查尿液有蛋白尿,尿蛋白的含量不等,可以从(±)~(+++)。在尿沉渣中可以见到程度不等的红细胞、白细胞、颗粒管型、透明管型。当急性发作时,可有明显的血尿,甚至出现肉眼血尿。

5. 肾功能不全 肾功能正常或轻度受损(内生肌酐清除率下,血肌酐与尿素氮在正常范围内或仅轻度升高),可有肾小管功能不全的表现,如夜尿多、尿比重和尿渗透压降低等。当遇到应激状态时(如感染、创伤及应用肾毒性药物等),处于代偿阶段的肾功能急剧恶化,发展为慢性肾衰竭。多数慢性肾炎患者肾功能呈慢性渐进性损害。

(四)诊断要点

凡是起病缓慢,病情迁延,时轻时重,肾功能逐步减退,后期可出现贫血、电解质紊乱、血尿素氮、血肌酐升高等情况。并有不同程度的蛋白尿、血尿、管型尿、水肿及高血压等表现。排除继发性肾小球肾炎及遗传性肾小球肾炎后即可诊断慢性肾小球肾炎。

(五)处理

慢性肾小球肾炎应以防止或延缓肾功能进行性恶化、改善或缓解临床症状及防治严重并发症为目的,所以一般不宜给予糖皮质激素及细胞毒性药物,可采用综合治疗措施。

1. 一般治疗

(1) 有明显水肿、血压较高、一般情况较差者应卧床休息。

(2) 氮质血症者应限制蛋白质及磷的摄入量(每天 0.5~0.8 /kg 体重),多供给动物蛋白质。

(3) 避免有害于肾的因素加重对肾脏的损害,如感染、劳累、妊娠及肾毒性药物的应用等。

2. 控制高血压 限制钠盐摄入(每天<3 g);中度以上水肿者可按病情选用噻嗪类药物(如氢氯噻嗪每天 12.5~50 mg,1 次或分次口服),保钾利尿剂(如螺内酯、氨苯蝶啶)或呋塞米,可单独或联合应用,剂量宜由小至大,逐渐消肿以防止电解质紊乱;降压药有血管紧张素转换酶抑制剂(卡托普利 25 mg,每天 3 次),血管紧张素Ⅱ受体拮抗剂(如氯沙坦 50~100 mg,每天 1 次)钙离子拮抗剂(硝苯地平 10 mg,每天 3 次),β受体阻滞剂(阿替洛尔 12.5~25 mg,每天 2 次)等。降压不宜过快、过低,以免减少肾血流量。顽固性高血压可给予不同类型的降压药联合应用。

3. 贫血的治疗 应用重组人类红细胞生成素治疗效果显著,同时补足造血原料,如铁剂、叶酸、维生素 B_{12} 等。

4. 应用血小板解聚药 小剂量阿司匹林(每天 40~300 mg)、双嘧达莫(每天 300~400 mg)有抗血小板聚集作用,能延缓肾功能衰退。

5. 中医中药治疗 选用具有清热解毒、消肿利尿、活血化瘀中草药或方剂(如金钱草、板蓝根、蒲公英、当归、丹参等)治疗。

慢性肾炎使用单一药物治疗,疗效常不满意,联合疗法采用抗凝药物(如肝素、双嘧达膜)、

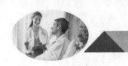

抗氧化剂(如大剂量维生素 E)、中药(如活血化瘀、清热解毒、利尿消肿)及对症用药,可提高疗效。

(六) 预后

慢性肾炎病情发展快慢,与病因、病理类型,机体的反应性及医疗监护等条件有关。慢性肾炎可因医疗监护不当,反复急性发作,经 2～3 年即进入肾衰竭期,有些患者的病情比较稳定,历经 20～30 年后才发展成肾衰竭。

五、肾病综合征

肾病综合征不是一个独立性疾病,而是肾小球疾病中的一组临床综合征。典型表现为大量蛋白尿(每天>3.5 g,儿童>50 mg/kg)、低白蛋白血症(血浆白蛋白<30 g/L,儿童<25 g/L)、水肿、高脂血症诊断标准应为大量蛋白尿和低蛋白血症。其中前两项为诊断必须的条件,其余为参考条件,临床上称为三高一低。

(一) 病因

肾病综合征可分为原发性和继发性两大类,可由多种不同病理类型的肾小球病变引起。

1. 原发性肾病综合征 按国内临床分型:急性肾小球肾炎、急进性肾小球肾炎、慢性肾炎、肾小球肾病,以上各型均可以肾病综合征的形式出现。病理学上分为微小病变型、局灶性肾小球硬化、膜型、膜增殖型、半月体型、系膜增殖型。原发性肾病综合征分为Ⅰ型和Ⅱ型,前者无持续性高血压,离心尿红细胞<10 个/HP,无持续性肾功能损害,高度选择性蛋白尿,即尿中蛋白绝大部分是清蛋白,对激素治疗反应敏感,预后较好;后者常有高血压、血尿、肾功能不全,蛋白尿为非选择性蛋白尿及 C_3 阳性,糖皮质激素治疗部分有效。无论是临床分型还是病理分型,各型之间可以互相转化,如急性肾炎可以发展成慢性肾炎,慢性肾炎普通型可发展成肾病综合征。

2. 继发性肾病综合征 继发于全身性疾病的肾病综合征,病因广而复杂归纳如下。

(1)感染性疾病:病毒感染如乙型肝炎病毒相关性肾炎、流行性腮腺炎合并肾炎、柯萨奇病毒及巨病毒感染均可累及肾脏。细菌感染如链球菌、葡萄球菌、肺炎双球菌、沙门菌。原虫感染如疟原虫以三日疟多见,血吸虫、丝虫病等。

(2)自身免疫性疾病:是一组结缔组织病,最常见的是系统性红斑狼疮、皮肌炎、结节性多动脉炎、干燥综合征、硬皮病、自身免疫性毛细血管炎、类风湿关节炎。

(3)过敏性:如蛇咬伤、蜂蜇、花粉、血清疫苗,以及对各种药物过敏。

(4)代谢性疾病:如糖尿病肾病、淀粉样变性、痛风肾等。

(5)肾毒性物质损害:如汞、金、铅、砷等造成的损害。

(6)肿瘤:如霍奇金病、淋巴瘤、多发性骨髓瘤、慢性淋巴性白血病、结肠癌、肺癌、胃癌等。

(7)先天性及遗传性疾病:如遗传性肾炎(又称 Lport 综合征)、先天性肾小球基底膜超薄性肾炎。

(8)其他:妊娠高血压综合征、肾动脉狭窄、肾静脉血栓形成、肾移植排异反应、心力衰竭及缩窄性心包炎等。

(二) 临床表现

1. 蛋白尿 肾小球滤过膜具有分子屏障和电荷屏障。正常肾小球滤过膜对血浆蛋白有选择性滤过作用,能有效阻止绝大部分血浆蛋白从肾小球滤过,只有极小量的血浆蛋白进入肾小球

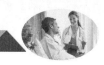

滤液。电荷屏障异常（如微小病变）主要导致白蛋白漏出，表现为选择性蛋白尿。分子屏障异常，如膜性肾炎、膜增生性肾炎，或伴有肾小球基底膜生化、结构改变的肾小球疾病，如糖尿病、遗传性肾炎等均可有明显的结构改变，使所有的血浆蛋白滤过增加，即表现为非选择性蛋白尿。

2. **低白蛋白血症**　见于大部分肾病综合征患者，即血清白蛋白水平<30 g/L。其主要原因是尿中丢失白蛋白，同时伴有肝脏合成白蛋白增加，肾小管分解白蛋白能力增加，严重胃肠道水肿导致蛋白质的摄入减少。

3. **水肿**　水肿的出现及其严重程度与低蛋白血症的程度呈正相关。大多数肾病综合征水肿患者血容量正常，甚至增多，并不一定都减少，血浆肾素正常或处于低水平，提示肾病综合征的钠潴留，是由于肾脏调节钠平衡功能出现障碍。

4. **高脂血症**　肾病综合征时脂代谢异常的特点为血浆中几乎各种脂蛋白成分均增加，血浆总胆固醇（Ch）和低密度脂蛋白胆固醇（LDL - Ch）明显升高，三酰甘油（TG）和极低密度脂蛋白胆固醇（VLDL - Ch）升高。高密度脂蛋白胆固醇（HDL - Ch）浓度可以升高、正常或降低；HDL 亚型的分布异常，即 HDL3 增加而 HDL2 减少。在疾病过程中各类脂质成分的增加出现在不同的时间，一般以 Ch 升高出现最早，其次为磷脂及 TG。除数量改变外，脂质的质量也发生改变。

5. **其他蛋白浓度的改变**　肾病综合征时多种血浆蛋白浓度可发生变化。如血清蛋白电泳中 α_2 和 β 球蛋白升高，IgG 水平可显著下降，而 IgA、IgM 和 IgE 水平多正常或升高。纤维蛋白原、凝血因子 V、Ⅶ、Ⅹ 可升高；血小板也可轻度升高；抗凝血酶Ⅲ可从尿中丢失而导致严重减少。

（三）并发症

1. **感染**　肾病综合征患者对感染抵抗力下降的原因最主要是由于：①尿中丢失大量 IgG；②B 因子（补体的替代途径成分）的缺乏导致对细菌免疫调理作用缺陷；③营养不良时，机体非特异性免疫应答能力减弱，造成机体免疫功能受损；④转铁蛋白和锌大量从尿中丢失。转铁蛋白为维持正常淋巴细胞功能所必需，锌离子浓度与胸腺素合成有关；⑤局部因素，如胸腔积液、腹水、皮肤高度水肿引起的皮肤破裂和严重水肿使局部体液因子稀释、防御功能减弱，均为肾病综合征患者的易感因素。临床上常见的感染有：原发性腹膜炎、蜂窝织炎、呼吸道感染和泌尿道感染。一旦感染诊断成立，应立即予以治疗，否则可致肾病综合征复发，甚至死亡。

2. **高凝状态和静脉血栓形成**　肾病综合征存在高凝状态，主要是由于凝血因子的改变。凝血、抗凝以及纤溶系统失衡，是肾病综合征产生高凝状态原因。抗生素、激素和利尿剂的应用为静脉血栓的形成加重诱因，激素经凝血蛋白发挥作用，而利尿剂则使血液浓缩，血液黏滞度增加。

常见肾静脉血栓形成，其急性型患者可表现为突然发作的腰痛、血尿、白细胞尿、尿蛋白增加和肾功能减退。慢性型患者则无任何症状，但血栓形成后的肾淤血常使蛋白尿加重，或对治疗反应差。此外，还可发生肺栓塞、下肢静脉、冠状血管和脑血管栓塞。血栓、栓塞并发症直接影响肾病综合征治疗效果和预后。

3. **急性肾衰竭**　为肾病综合征最严重的并发症，常需透析治疗。肾病综合征常有低蛋白血症及血管病变，特别是老年患者多伴肾小动脉硬化，对血容量及血压下降非常敏感，故当体液丢失、大量利尿及使用抗高血压药物后，血压进一步下降，导致肾灌注骤然减少；低蛋白血症引起的肾间质水肿而压迫肾小管，使近端小管包曼囊静水压增高；药物引起的急性间质性肾炎；肾素浓度增高，肾素使肾小动脉收缩。上述因素均能使肾小球滤过率下降，出现急性缺血

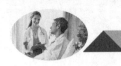

后小管上皮细胞肿胀、变性及坏死,导致急性肾衰竭。

4. 内分泌及代谢异常 肾病综合征常表现有低钙血症,有时发生骨质软化和甲旁亢所致的纤维囊性骨炎,甚至肾衰竭所并发的骨营养不良。肾病综合征常有血清铜、铁和锌浓度下降。锌缺乏可引起阳痿、味觉障碍、伤口难愈、细胞介导免疫受损及小细胞低色素性贫血等。此外,严重低蛋白血症可导致持续性代谢性碱中毒。高脂血症可增加心血管的并发症,进一步促进肾脏病变的发展。

(四) 诊断要点

诊断包括 3 个方面:确诊肾病综合征、确认病因、判断有无并发症。

(五) 处理

1. 一般治疗 有严重水肿及低蛋白血症者应卧床休息,低盐(每天 2～3 g)饮食,控制入水量;并给予高蛋白饮食,成人每天 60～80 g。

2. 利尿消肿 一般情况下,在应用肾上腺皮质激素治疗 1 周后,尿量会迅速增加,可不用利尿剂。对激素效应差、水肿不能消退或尿量减少者,可给予氢氯噻嗪 25～50 mg,每天 3 次,加螺内酯 20～40 mg,每天 3 次;或加氨苯蝶啶 50～100 mg,每天 3 次,效果不显时改用呋塞米或依他尼酸同时加用保钾利尿药,用量可先用常规量开始。对顽固性肾性水肿,用多巴胺 20 mg,酚妥拉明 10 mg 加入 10％葡萄糖溶液 250 ml,或右旋糖酐- 40 500 ml,静滴,配合呋塞米 40～60 mg,静注,每天 1 次,共 2～5 次,常可获得良好效果。

3. 肾上腺皮质激素 常用激素有泼尼松、泼尼松龙、氟氢泼尼松龙、地塞米松等。剂量由小至大,用量、疗程和停药指征颇不一致。长疗程激素治疗,要注意激素的不良反应。间歇疗法不良反应较小,可作长期维持治疗。应用激素治疗时发生感染机会较多,应适当地加强抗感染治疗。

4. 免疫抑制剂 免疫抑制剂毒副作用较大,一般只在肾上腺皮质激素无效时应用。常用药物有氮芥、环磷酰胺、苯丁酸氮芥(瘤可宁)、硫唑嘌呤。

5. 并发症防治

(1) 感染时应选用强效敏感的抗生素。

(2) 如血液处于高凝状态时,可给予抗凝药(如肝素等)及阿司匹林治疗;发生血栓、栓塞时予尿激酶或链激酶溶栓治疗。

(3) 一旦发生肾衰竭需进行血液透析,并给予利尿剂及口服碳酸氢钠,同时积极治疗原发病。

(4) 如发生蛋白质、脂肪代谢紊乱,应调整饮食结构,增加蛋白质,微量元素的摄入,或者使用药物,如血管紧张素转换酶抑制剂可减少尿蛋白,洛伐他丁等药物降低血脂。

第三节 尿 路 感 染

临床情景

患者女性,25 岁。腰痛,阵发性下腹部疼痛,尿频,尿急,尿痛,伴畏冷、发热 1 天就诊。查尿蛋白(＋),白细胞 10 个/HP,红细胞 12 个/HP,请对该患者进行健康教育指导。

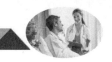

尿路感染(UTI),简称尿感,是指各种病原微生物在尿路中生长、繁殖而引起的尿路感染性疾病。多见于育龄期妇女、老年人、免疫力低下及尿路畸形者。

根据感染发生部位可分为上尿路感染和下尿路感染,前者是指肾盂肾炎,后者主要指膀胱炎。肾盂肾炎、膀胱炎又有急性和慢性之分。根据有无尿路功能或结构的异常,又可分为复杂性、非复杂性尿路感染。复杂性尿路感染是指伴有尿路引流不畅、结石、畸形、膀胱-输尿管反流等结构或功能的异常,或在慢性肾实质性疾病基础上发生的尿路感染。不伴有上述情况者称为非复杂性尿路感染。

一、病因与发病机制

1. **病原体**　尿路感染的病原微生物主要是细菌,其中革兰阴性杆菌为尿路感染最常见致病菌,大肠埃希菌占全部尿路感染的 $80\%\sim90\%$,其次为变形杆菌、克雷伯杆菌。$5\%\sim10\%$ 的尿路感染由革兰阳性细菌引起,主要是粪链球菌和凝固酶阴性的葡萄球菌(柠檬色和白色葡萄球菌)。大肠埃希菌最常见于无症状性细菌尿、非复杂性尿路感染,或首次发生的尿路感染。医院内感染、复杂性或复发性尿路感染、尿路器械检查后发生的尿路感染,则多为粪链球菌、变形杆菌、克雷伯杆菌和铜绿假单胞菌所致。其中变形杆菌常见于伴有尿路结石者,铜绿假单胞菌多见于尿路器械检查后,金黄色葡萄球菌则常见于血源性尿路感染。腺病毒可以在儿童和一些年轻人中引起急性出血性膀胱炎,甚至引起流行。除细菌外,病毒、衣原体、真菌也可引起尿路感染。

2. **感染途径**　①上行感染:是最常见的感染途径。当机体抵抗力下降或尿路黏膜损伤时,细菌经尿道外口进入,逆行感染膀胱、输尿管及肾脏。男女均可发生,但女性尿道短而宽的特点易发生上行感染;②血行感染:病原体从肾外任何部位的感染灶,而经血液循环播散到肾脏而致肾盂肾炎,尿路梗阻者或机体免疫能力极差者等易并发的肾盂肾炎;③淋巴道感染:下腹部和盆腔器官的淋巴管与肾的淋巴管有多数的交通支,结肠肝曲与各肾之间有淋巴管沟通,当盆腔感染或结肠有病变时,细菌可沿淋巴道感染肾脏;④直接蔓延感染:肾脏或尿路邻近器官或组织的感染可直接蔓延至肾脏而引起肾盂肾炎,如阑尾脓肿、腹腔或盆腔脓肿直接蔓延,导致肾盂肾炎。

3. **易感因素**　①尿路梗阻:可助长病原体繁殖而致上行感染,如多囊肾、肾结石、肾肿瘤、肾下垂、输尿管或下尿道结石、肿瘤、妊娠、神经性膀胱、前列腺肥大、尿道狭窄等均易诱发本病;②膀胱-输尿道反流:是指排尿时尿液从膀胱经输尿道反流至肾盂的反常,如膀胱三角及输尿管下端的肌肉张力较低,正常膀胱过度充盈或炎症均可致膀胱-输尿管反流,诱发感染;③机体抵抗力降低:全身性疾病,如糖尿病等长期严重慢性病患者易并发本病;④尿路手术或器械操作:尿路手术,如尿道扩张术、膀胱镜检查、导尿,尤其是留置导尿管 4 天以上者,可高达 90%;⑤性生活:由于女性尿道口受压内陷,创伤或尿道过短,前尿道的细菌易被直接挤入膀胱而致感染;⑥其他因素:妊娠、泌尿系统结构异常(如肾发育不良、肾盂及输尿管畸形、移植肾、多囊肾)及遗传因素也为尿路感染的易感因素。

4. **细菌的致病力**　细菌进入膀胱后,能否引起尿感,与其致病力有很大关系。以大肠埃希菌为例,并不是它的所有菌株均能引起症状性感染,能引起者仅为其中的少数菌株,如 O、K 和 H 血清型菌株,它们具有特殊的致病力。大肠埃希菌通过菌毛将细菌菌体附着于特殊的上皮细胞受体,然后导致黏膜上皮细胞分泌 IL-6、IL-8,并诱导上皮细胞凋亡和脱落。致病性大肠埃希菌还可产生溶血素、铁载体等对人体杀菌作用具有抵抗能力的物质。

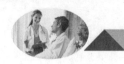

二、病理

1. **急性膀胱炎** 膀胱黏膜充血、潮红、上皮细胞肿胀,黏膜下组织充血、水肿和炎细胞浸润。严重者可见点状或片状出血、黏膜糜烂。

2. **急性肾盂肾炎** 病变可为单侧或双侧。局灶或弥漫性肾盂黏膜充血、水肿,黏膜下组织炎细胞浸润,并可形成微小脓肿,肾小管上皮细胞肿胀、坏死、脱落,肾小管管腔内可见脓性分泌物、炎性细胞、管型;严重者可见肾锥体和肾乳头坏死;肾间质水肿和炎细胞浸润。

3. **慢性肾盂肾炎** 双侧肾脏病变不对称。肾体积缩小、表面凹凸不平;有肾盂肾盏粘连、变形,肾乳头瘢痕形成,肾小管萎缩及肾间质淋巴-单核细胞浸润等慢性炎症表现。

三、临床表现

1. **膀胱炎** 占尿路感染的60%以上。主要表现为尿频、尿急、尿痛、排尿不适、下腹部疼痛等,部分患者迅速出现排尿困难。尿液常混浊,并有异味,约30%可出现血尿。一般无全身感染症状,少数患者出现腰痛、发热,体温常<38.0℃。如患者有突出的系统表现,体温>38.0℃,应考虑上尿路感染。

2. **肾盂肾炎**

(1)急性肾盂肾炎:主要有尿频、尿急、尿痛,还有持续腰痛或肋脊角压痛,一侧或双侧肾区叩痛。常见全身感染症状,一般呈急性重病容、明显的寒战、中度或重度发热,常伴有全身不适、虚脱、恶心、呕吐,甚至腹泻。血细胞计数升高,血培养可能阳性,一般无氮质血症和高血压。

(2)慢性肾盂肾炎:临床表现与急性相似,只是慢性期全身表现一般较轻,甚至无全身表现,膀胱刺激症状及尿改变也不如急性期典型。当炎症广泛损害肾实质,可因肾缺血而出现高血压,也可因肾实质严重破坏而发展至尿毒症。有些慢性肾盂肾炎患者(多见于女性),其临床表现呈隐匿状态,仅有低热、头昏、疲乏无力等全身症状,而腰痛、尿改变常不显著,尿培养有时需反复2~3次才能获得阳性结果。

3. **无症状细菌尿**

无症状细菌尿是指患者有真性细菌尿,而无尿路感染的症状,可由症状性尿路感染演变而来或无急性尿路感染病史。致病菌多为大肠埃希菌,患者可长期无症状,尿常规可无明显异常,但尿培养有真性菌尿,也可在病程中出现急性尿路感染症状。

四、并发症

1. **肾乳头坏死** 是肾盂肾炎的严重并发症之一,如伴有糖尿病可并发败血症或急性肾衰竭。主要表现有高热、剧烈腰痛和血尿等。应加强抗菌药物。

2. **肾周围脓肿** 有糖尿病、尿路梗阻等易感因素的严重肾盂肾炎患者直接扩展而得。通过X线腹部平片、CT等检查诊断。治疗应加强抗菌药物,必要时可切开引流。

五、实验室及其他检查

(一)尿液检查

尿液常浑浊,可有异味。

1. **常规检查** 可有白细胞尿、血尿、蛋白尿。尿沉渣镜检白细胞>5个/HP称为白细胞

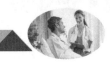

尿,对尿路感染诊断意义较大。部分尿路感染患者有镜下血尿,尿沉渣镜检红细胞数多为3～10个/HP,呈均一性红细胞尿,极少数急性膀胱炎患者可出现肉眼血尿;蛋白尿多为阴性至微量。部分肾盂肾炎患者尿中可见白细胞管型。

2. 白细胞排泄率　准确留取3小时尿液,立即进行尿白细胞计数,所得白细胞数按每小时折算,正常人白细胞计数$<2\times10^5/h$,白细胞计数$>3\times10^5/h$为阳性,介于$(2\sim3)\times10^5/h$为可疑。

3. 细菌学检查

(1)涂片细菌检查:清洁中段尿沉渣涂片,革兰染色用油镜或不染色用高倍镜检查,计算10个视野细菌数,取其平均值,若每个视野下可见1个或更多细菌,提示尿路感染。本法设备简单、操作方便,检出率达$80\%\sim90\%$,可初步确定是杆菌或球菌、革兰阴性或革兰阳性细菌,对及时选择有效抗生素有重要参考价值。

(2)细菌培养:可采用清洁中段尿、导尿及膀胱穿刺尿做细菌培养,其中膀胱穿刺尿培养结果最可靠。中段尿细菌定量培养$\geq10^5/ml$,称为真性菌尿,可确诊尿路感染。尿细菌定量培养$10^4\sim10^5/ml$,为可疑阳性,需复查。如$<10^4/ml$为可能为污染。耻骨上膀胱穿刺尿细菌定性培养有细菌生长,即为真性菌尿。

尿细菌定量培养可出现假阳性或假阴性结果。假阳性主要见于:①中段尿收集不规范,标本被污染;②尿标本在室温下存放超过1小时才进行接种;③检验技术错误等。假阴性主要原因为:①近7天内使用抗生素;②尿液在膀胱内停留时间<6小时;③收集中段尿时,消毒药混入尿标本内;④饮水过多,尿液被稀释;⑤感染灶排菌呈间歇性等。

4. 亚硝酸盐还原试验　其原理为大肠埃希菌等革兰阴性细菌可使尿内硝酸盐还原为亚硝酸盐,此方法诊断尿路感染的敏感性$>70\%$,特异性$>90\%$。一般无假阳性,但球菌感染可出现假阴性。该方法可作为尿路感染的过筛试验。

5. 其他辅助检查　急性肾盂肾炎可有肾小管上皮细胞受累,出现尿 N-乙酰-β-D-氨基葡萄糖苷酶(NAG)升高。慢性肾盂肾炎可有肾小管和(或)肾小球功能异常,表现为尿比重和尿渗透压下降,甚至肾性糖尿、肾小管酸中毒等。

(二)血液检查

1. 血常规　急性肾盂肾炎时血白细胞常升高,中性粒细胞增多,核左移。红细胞沉降率增快。

2. 肾功能慢性肾盂肾炎　肾功能受损时可出现肾小球滤过率下降、血肌酐升高等。

(三)影像学检查

影像学检查如B超、X线腹部平片、静脉肾盂造影(IVP)、排尿期膀胱输尿管反流造影、逆行性肾盂造影等,目的是为了解尿路情况,及时发现有无尿路结石、梗阻、反流、畸形等导致尿路感染反复发作的因素。尿路感染急性期不宜做静脉肾盂造影,可做B超检查。对于反复发作的尿路感染或急性尿路感染治疗7～10天无效的女性应行静脉肾盂造影(IVP)。男性患者无论首发还是复发,在排除前列腺炎和前列腺肥大后均应行尿路X线检查以排除尿路解剖和功能上的异常。

六、诊断要点

(一)尿路感染的诊断

典型的尿路感染有尿路刺激征、感染中毒症状、腰部不适等,结合尿液改变和尿液细菌学

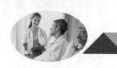

检查,诊断不难。凡是有真性细菌尿者,均可诊断为尿路感染。无症状性细菌尿的诊断主要依靠尿细菌学检查,要求两次细菌培养均为同一菌种的真性菌尿。当女性有明显尿频、尿急、尿痛,尿白细胞增多,尿细菌定量培养≥10^2/ml,并为常见致病菌时,可拟诊为尿路感染。

(二)尿路感染的定位诊断

真性菌尿的存在表明有尿路感染,但不能判定是上尿路或下尿路感染,需进行定位诊断。

1. 根据临床表现定位　上尿路感染常有发热、寒战,甚至出现毒血症症状,伴明显腰痛,输尿管点和(或)肋脊点压痛、肾区叩击痛等。下尿路感染,常以膀胱刺激征为突出表现,一般少有发热、腰痛等。

2. 根据实验室检查定位　出现下列情况提示上尿路感染:①膀胱冲洗后尿培养阳性;②尿沉渣镜检有白细胞管型,并排除间质性肾炎、狼疮性肾炎等疾病;③尿乙酰氨葡萄糖酶(NAG)升高、尿β_2-微球蛋白(MG)升高;④尿渗透压降低。

3. 慢性肾盂肾炎的诊断　除反复发作尿路感染病史之外,尚需结合影像学及肾脏功能检查。①肾外形凹凸不平,且双肾大小不等;②静脉肾盂造影可见肾盂肾盏变形、缩窄;③持续性肾小管功能损害。具备上述第①、②条的任何一项再加第③条可诊断慢性肾盂肾炎。

七、处理

(一)一般治疗

急性期注意休息,多饮水,勤排尿。发热者给予易泌尿、高能量、富含维生素饮食。膀胱刺激征和血尿明显者,可口服碳酸氢钠片 1 g,每天 3 次,以碱化尿液、缓解症状、抑制细菌生长、避免形成血凝块,对应用磺胺类抗生素者还可以增强药物的抗菌活性并避免尿路结晶形成。尿路感染反复发作者应积极寻找病因,及时祛除诱发因素。

(二)抗感染治疗

用药原则:①选用致病菌敏感的抗生素。无病原学结果前,一般首选对革兰阴性杆菌有效的抗生素,尤其是首发尿路感染者。治疗 3 天症状无改善,应按药敏试验结果调整用药。②抗生素在尿和肾内的浓度要高。③选用肾毒性小,不良反应少的抗生素。④单一药物治疗失败、严重感染、混合感染、耐药菌株出现时应联合用药。⑤对不同类型的尿路感染给予不同治疗时间。

1. 急性膀胱炎

(1)单剂量疗法:常用磺胺甲噁唑(磺胺甲基异噁唑)2.0 g、甲氧苄啶 0.4 g、碳酸氢钠 1.0 g,一次顿服(简称 STS 单剂);氧氟沙星 0.4 g,一次顿服;阿莫西林 3.0 g,一次顿服。

(2)短程疗法:目前更推荐此方法。与单剂量疗法相比,短程疗法更有效,且耐药性并无增高;还可减少复发增加治愈率。常选用磺胺类、喹诺酮类、半合成青霉素或头孢类等抗生素,任选一种药物,连用 3 天,约 90% 的患者可治愈。

停服抗生素 7 天后,需进行尿细菌定量培养。如结果阴性表示急性细菌性膀胱炎已治愈;如仍有真性细菌尿,应继续给予 2 周抗生素治疗。

对于妊娠妇女、老年患者、糖尿病、机体免疫力低下及男性患者不宜使用单剂量及短程疗法,应采用较长疗程。

2. 肾盂肾炎　首次发生的急性肾盂肾炎的致病菌 80% 为大肠埃希菌,在留取尿细菌检查标本后应立即开始治疗,首选对革兰阴性杆菌有效的药物。72 小时显效者无须换药;否则应

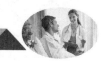

按药敏结果更改抗生素。

（1）病情较轻者：可在门诊口服药物治疗，疗程 10～14 天。常用药物有喹诺酮类、半合成青霉素类、头孢菌素类等。治疗 14 天后，通常 90% 可治愈。如尿菌仍阳性，应参考药敏试验选用有效抗生素继续治疗 4～6 周。

（2）严重感染全身中毒症状明显者：需住院治疗，应静脉给药。常用药物，如氨苄西林 1.0～2.0 g，1 次/4 小时；头孢噻肟钠 2.0 g，1 次/8 小时；头孢曲松钠 1.0～2.0 g，1 次/12 小时；左氧氟沙星 0.2 g，1 次/12 小时。必要时联合用药。氨基糖苷类抗生素肾毒性大，应慎用。经过上述治疗若好转，可于热退后继续用药 3 天再改为口服抗生素，完成 2 周疗程。治疗 72 小时无好转，应按药敏结果更换抗生素，疗程不少于 2 周。经此治疗，仍有持续发热者，应注意肾盂肾炎并发症，如肾盂积脓、肾周脓肿、感染中毒症等。

慢性肾盂肾炎治疗的关键是积极寻找并祛除易感因素。急性发作时治疗同急性肾盂肾炎。

3. 再发性尿路感染　再发性尿路感染包括重新感染和复发。

（1）重新感染：治疗后症状消失，尿菌阴性，但在停药 6 周后再次出现真性细菌尿，菌株与上次不同，称为重新感染。多数病例有尿路感染症状，治疗方法与首次发作相同。对 6 个月内发生 2 次以上者，可用长程低剂量抑菌治疗，即每晚临睡前排尿后服用小剂量抗生素一次，如复方磺胺甲噁唑 1～2 片，或呋喃妥因 50～100 mg 或氧氟沙星 200 mg，每 7～10 天更换药物一次，连用 6 个月。

（2）复发：治疗后症状消失，尿菌阴转后在 6 周内再出现菌尿，菌种与上次相同（菌种相同且为同一血清型），称为复发。复发且为肾盂。肾炎者，特别是复杂性肾盂肾炎，在祛除诱发因素（如结石、梗阻、尿路异常等）的基础上，应按药敏试验选择强有力的杀菌性抗生素，疗程＞6 周。反复发作者，给予长程低剂量抑菌疗法。

4. 无症状性菌尿　是否治疗目前有争议，一般认为有下述情况者应给予治疗：①妊娠期无症状性菌尿；②学龄前儿童；③曾出现有症状感染者；④肾移植、尿路梗阻及其他尿路有复杂情况者。根据药敏试验结果选择有效抗生素，主张短疗程用药，如治疗后复发，可选长程、低剂量、抑菌疗法。

5. 妊娠期尿路感染　宜选用毒性小的抗菌药物，如阿莫西林、呋喃妥因或头孢菌素类等。孕妇的急性膀胱炎治疗时间一般为 3～7 天。孕妇急性肾盂肾炎应静脉滴注抗生素，可用半合成广谱青霉素或第 3 代头孢菌素，疗程为 2 周。反复发生尿路感染者，可用呋喃妥因行长程、低剂量、抑菌治疗。

（三）疗效评定

1. 治愈　症状消失，尿菌阴性，疗程结束后 2 周、6 周复查尿菌仍为阴性者。

2. 治疗失败　治疗后尿菌仍为阳性，或治疗后尿菌阴性，但 2 周或 6 周复查尿菌转为阳性，且为同一种菌株。

八、预防

增强体质提高机体的防御能力，坚持每天多饮水，勤排尿是最实用和有效的方法。消除各种诱发因素如糖尿病、肾结石及尿路梗阻，减少不必要的导尿及泌尿道器械操作，如保留导尿者应预防性应用抗菌药物等。积极寻找并去除炎性病灶，如男性的前列腺炎、女性的尿道旁腺

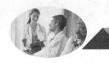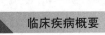

炎、阴道炎及宫颈炎。与性生活有关的反复发作的尿路感染者,应于性生活后即排尿,并内服抗生素。

第四节 慢性肾衰竭

临床情景

患者女性,65 岁。因外伤后入院进行治疗。实验检查血肌酐、尿素氮显著升高、重度贫血。作为一名康复治疗师,你应该如何帮助该患者?

慢性肾衰竭(CRF)是指由各种原因造成的慢性进行性肾实质不可逆损害,以尿毒素潴留、水和电解质紊乱、肾性贫血、钙磷代谢紊乱等为主要表现的一组临床综合征。慢性肾功能衰竭是肾功能不全的严重阶段。依据肾功能损害的程度可分为 4 期。

1. **肾功能代偿期** 正常人的肾小球滤过率为每分钟 120 ml。此期肾小球滤过率减少至每分钟 $30 \sim 60$ ml,肾单位减少 $20\% \sim 25\%$。此时肾储备能力虽已丧失,但对于排泄代谢产物,调节水、电解质及酸碱平衡能力尚好,血肌酶及血尿素氮通常正常或有时轻度升高。临床上除原发疾病表现外,无其他特殊症状。

2. **氮质血症期** 此期是肾衰竭的早期。肾小球滤过率减少至每分钟 25 ml,肾单位减少 $50\% \sim 70\%$,肾浓缩功能障碍,出现夜尿或多尿,不同程度的贫血,常有氮质血症及血肌酐、尿素氮增高。临床可有乏力、食欲缺乏、恶心及全身轻度不适等。此期加强肾功能保护或减少机体损害,如严重呕吐、腹泻、致血容量不足、严重感染及使用肾毒性药物等,否则可致肾功能迅速减退而衰竭。

3. **肾衰竭期(尿毒症前期)** 肾小球滤过率减少至每分钟 $10 \sim 15$ ml 时,肾单位减少 $70\% \sim 90\%$,肾功能严重受损,不能维持机体内的代谢及水、电解质及酸碱平衡。不可能保持机体内环境稳定,以致血肌酐、尿素氮显著升高,尿浓缩稀释功能障碍,酸中毒,水、钠潴留及低钙、高磷、高钾等平衡失调表现。可有明显贫血及胃肠道症状,如恶心、呕吐、食欲缺乏。也可有神经精神症状,如乏力、注意力不集中、精神不振等。

4. **尿毒症期** 肾小球滤过率下降至每分钟 $10 \sim 5$ ml 以下,肾单位减少 90% 以上,此期就是慢性肾衰竭晚期,上述肾衰竭的临床症状更加明显,表现为全身多脏器功能衰竭,如胃肠道、神经系统、心血管、造血系统、呼吸系统、皮肤及代谢系统严重失衡。临床表现为恶心、呕吐、烦躁不安、血压增高、心慌、胸闷、不能平卧、呼吸困难、严重贫血、抽搐,严重者可昏迷,常有高钾、低钠、低钙、高磷血症。此期需要依靠透析维持生命。常可因高钾血症、脑水肿、肺水肿、心力衰竭而忽然死亡。

一、病因与发病机制

各种能破坏肾的正常结构与功能的泌尿系统疾病都可引起慢性肾衰竭,其中包括原发性和继发性肾小球肾炎、慢性肾感染疾病、慢性尿路梗阻、先天性和遗传性肾病等。我国慢性肾

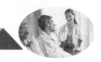

衰竭的病因仍以慢性肾小球肾炎为主,其次是糖尿病和高血压所致慢性肾衰竭。目前以"健存"肾单位、矫枉失衡和肾小球过度滤过学说来解释。

(1) 当肾脏病变导致肾结构破坏,功能丧失时,残存的肾单位则需加倍工作,以补偿被毁坏了的肾单位功能,随着病变的进展,"健存"的肾单位越来越少,即使加倍工作亦无法代偿时,就出现肾衰竭的症状。

(2) 当肾衰竭时,肾小球滤过率下降,机体可出现某些代谢异常(不平衡),为了矫正这种异常,却又引起机体新的损害和失衡现象即矫枉失衡。如肾小球滤过率下降,尿磷排出减少,血磷升高,随之钙降低,导致甲状旁腺素分泌增多,这种情况持续下去,就会引起继发性甲状旁腺功能亢进,随之可产生肾性骨病、周围神经病变、皮肤瘙痒及转移性钙化等一系列失衡症状。

(3) 当健存肾单位为了代偿被毁坏了肾单位功能时,尿毒症的毒素,不仅有尿素、胍类、酚类、吲哚类、芳香酸、肌酐、尿酸、脂肪酸、中分子物质等,尚有细胞代谢产物,从肠道吸收的聚胺类、腐肉素、血浆中高甲状旁腺素及尿毒症时体内微量元素的变化(如铝蓄积可产生尿毒性脑病及肾性骨病)等。总之,尿毒症的毒素种类繁多,引起尿毒症各种症状。

二、临床表现

肾功能不全早期,仅有原发病的症状,只在检查中可发现内生肌酐清除率下降,尿浓缩功能及酚红排泄率减退。这些肾功能代偿期的患者常在应激情况下,肾功能急剧恶化,并可出现尿毒症症状,临床上称为可逆性尿毒症,一旦应激因素去除,肾功能可恢复至原来水平。若病情发展至"健存"肾单位不能适应机体最低要求时,即使没有应激因素,尿毒症症状会逐渐表现出来。

(一) 水、电解质和酸碱平衡失调

1. 钠、水平衡失调 患者对钠的调节功能差,容易产生低钠血症,其原因有:①过分限制食盐的摄入;②肾小管回收钠的功能减退;③容易腹泻而丢失含钠碱性肠液;④应用利尿剂而致钠丢失,低钠血症(血钠<130 mmol/L)时,患者疲乏无力,表情淡漠,食欲缺乏,严重时恶心、呕吐、血压下降,易发生血容量不足,使尿毒症加重。反之,钠的摄入过多,则会潴留体内,引起水肿、高血压,严重者易发生心力衰竭。

2. 钾的平衡失调 早期血钾正常,直到尿毒症时可发生高钾血症。酸中毒和使用某些利尿药物可加重高钾血症。高钾血症可导致心律失常,甚至心脏骤停。肾小管疾病导致的慢性肾衰竭可出现低钾血症。

3. 代谢性酸中毒 尿毒症患者都有轻、重不等的代谢性酸中毒,多数患者能耐受轻度慢性酸中毒。如二氧化碳结合力<13.5 mmol/L可有较明显症状,如疲乏软弱,感觉迟钝,呼吸深而长,甚至进入昏迷状态。引起代谢性酸中毒的原因:①酸性代谢产物的潴留;②肾小管生成氨、排泌氢离子功能减退;③肾小管回收重碳酸盐的能力降低;④常有腹泻致碱性肠液丢失。

4. 钙磷平衡失调 肾功能障碍时,尿磷排出减少,导致血磷升高。磷从肠道代偿排出而与钙结合,限制了钙的吸收,加上食欲缺乏和肾病时的低蛋白血症,以及肾脏患病后 $1,25-(OH)_2D_3$ 生成障碍等,都可使血钙减少。高磷血症和低钙血症刺激甲状旁腺,引起继发性甲状旁腺功能亢进,导致骨质钙化障碍,这在幼年患者会产生佝偻病,成年患者则出现尿毒症性骨病,如纤维性骨炎、骨软化症、骨质疏松、骨硬化症等。一般不会出现低钙性抽搐,但在纠正

酸中毒的补碱过程中,由于游离钙的减少,则低钙搐搦就可发生,应加以注意。

5. **高镁血症** 当肾小球滤过率小于每分钟 20 ml 时,由于肾排镁减少,有轻度高镁血症,但多无症状出现。

(二) 各系统的症状

尿毒症的症状相当复杂,累及全身各个脏器和组织,主要有以下几个方面。

1. **胃肠道表现** 是尿毒症患者最早期的症状,如食欲缺乏、上腹部不适、恶心、呕吐、呃逆、腹泻、口腔有臭味、口腔黏膜溃烂、泌尿道出血等。其发生机制是毒性物质潴留对中枢神经的影响和尿素从泌尿道排出增加,引起泌尿系统功能紊乱和黏膜炎症所致。

2. **神经系统表现** 精神萎靡不振、疲乏、头晕、头痛、记忆力减退、失眠、四肢麻木、手足灼痛,有时出现下肢痒痛或"不安腿"综合征(下肢有蚁爬、发痒感,需移动双腿或行走后才舒适),可有嗅觉异常,神经性耳聋,咽部及舌部肌肉无力、排尿困难,尿潴留等。晚期出现嗜睡、烦躁、谵语、肌肉颤动甚至抽搐、昏迷。致神经症状的原因可能是代谢产物潴留,电解质平衡失调,代谢性酸中毒等对神经系统作用的结果。

3. **心血管和肺症状** 常有高血压、心肌损害、心力衰竭、心律失常,并可有小动脉、视网膜小动脉硬化可影响视力及视网膜出血。严重者可出现心包摩擦音(纤维素性心包炎),少数可有心包积液,甚至发生心包填塞。呼出的气体有尿味易患支气管炎、肺炎、胸膜炎。体液过多可引起肺水肿。

4. **血液系统表现** 严重贫血为主要症状,晚期患者多有出血倾向,常伴有皮下瘀斑,鼻和牙龈出血,甚至发生呕血、便血、血尿、颅内出血、月经过多症,少数可有心包出血。

5. **皮肤表现** 干燥、脱屑、无光泽。部分患者皮肤较黑,系弥漫性黑色素沉着所致。尿毒从汗腺排出后,可凝成白色结晶称为"尿素霜",刺激皮肤而引起尿毒症性皮炎和皮肤瘙痒。皮肤痒感与继发性甲状旁腺素增多也有关。

6. **骨骼系统表现** 可出现肾性骨病,包括肾性骨软化症、纤维性骨炎、骨硬化症及转移性钙化等,多见于病程较长或长期透析者,这与继发性甲状旁腺功能亢进,活性维生素 D 合成障碍,慢性酸中毒有关。

7. **免疫系统功能低下继发感染** 尿毒症常见的感染是肺部和尿路感染。

8. **内分泌失调、代谢失调** 肾是多种激素降解场所,慢性肾衰竭时如胰岛素、甲状旁腺激素等作用延长,导致相应症状。代谢失调可致体温过低、脂代谢和糖代谢异常。

三、实验室和其他检查

1. **血液检查** ①尿素氮、肌酐增高;②血红蛋白一般<80 g/L,终末期可降至 20～30 g/L,可伴有血小板降低或白细胞偏高;③动脉血液气体,酸碱测定;晚期常有 pH 下降,$PaCO_2$ 呈代偿性降低;④血浆蛋白可正常或降低;⑤血浆白蛋白降低,血钙降低,血磷升高,血钾、血钠随病情而定。

2. **尿液检查** ①尿常规改变可因基础病因不同而有所差异,可有蛋白尿、红、白细胞或管型,也可以改变不明显。②尿比重<1.018,尿毒症时固定在 1.010～1.012,夜间尿量多于日间尿量。

3. **肾功能测定** ①肾小球滤过率、内生肌酐清除率降低;②酚红排泄试验及尿浓缩稀释试验均减退;③纯水清除率测定异常;④核素肾图,肾扫描及闪烁照相亦有助于了解肾功能。

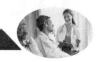

4. 其他检查　腹部 X 线平片检查肾脏大小、形态和有无尿路结石。肾脏超声、CT 检查也可确定肾脏形态、有无肾盂积液、结石、肿瘤等。肾穿刺活检，有助于病因诊断。

四、诊断要点

慢性肾衰竭根据临床表现及实验室检查诊断不难。当无明显肾脏病史、起病急骤者应与急性肾衰竭相鉴别。严重贫血者应与泌尿道肿瘤、血液系统疾病相鉴别。此外，还应重视对原发病及诱发因素进行鉴别，判定肾功能损害的程度。

五、处理

（一）积极治疗原发病

不使用损害肾脏药物，及时去除诱发因素（如感染、发热、出血、高血压等），常可使病情恢复到原有水平。

（二）延缓慢性肾衰的疗法

1. 饮食疗法　①蛋白质摄入量应根据患者的肾功能加以调整，一般采用低蛋白饮食，但以不产生负氮平衡为原则。给予优质蛋白，如蛋类、乳类、鱼、瘦肉等。限制植物性蛋白质的摄取。②高能量每日＞125.5 kJ/kg 体重。③补充维生素。④饮水量应视具体情况而定，尿量每日＞1 000 ml。无水肿者不应限水。⑤钠盐不必过分限制，因储钠功能减退，尿中有钠盐丢失。⑥少尿者应严格限制含磷含钾的食物。

2. 必需氨基酸疗法　口服或静脉滴注必需氨基酸液，成人每天 9～23 g。应忌食含非必需氨基酸丰富的食物，并进食低量优质蛋白（每天 0.3 g/kg 体重），以促进机体利用尿素合成非必需氨基酸，继而与必需氨基酸合成人体蛋白质，从而达到降低血尿素氮的目的。

3. 钠扩容后利尿疗法　即每天先服碳酸氢钠 3 g，（如患者已有水、钠潴留者，不必先服碳酸氢钠），然后给予呋塞米，开始剂量为每天 100 mg，静注，使每天尿量达 2 000 ml 左右，否则，呋塞米剂量每天加倍，直至达到上述尿量为止，但每日呋塞米总剂量不宜＞1 000 mg，如呋塞米每次＞200 mg，应加入葡萄糖溶液静滴。

4. 血管活性药物的应用　多巴胺 20 mg，酚妥拉明 10 mg 加入 5％葡萄糖溶液 250 ml 静滴，滴速为每分钟 1 ml，每天 1 次，共 7 次。可改善肾血流，尿量增加，促进尿素氮排出。

5. 氧化淀粉　每天 20～40 g，口服，可使肠道中尿素与氧化淀粉结合而排出体外，1～2 周后，血尿素氮可下降 30％左右，因其有头晕、恶心、腹泻等不良反应，目前多用 DASC（白蛋白涂饰氧化淀粉制剂），该制剂不良反应轻微。

6. 中药　大黄 10 g，牡蛎 30 g，蒲公英 20 g，水煎至 300 ml，高位保留灌肠每天 1～2 次，患者腹泻每天控制在 3～4 次为宜，促进粪氮排出增加。

（三）纠正水、电解质平衡失调

1. 脱水和低钠血症　尿毒症患者容易发生脱水和低钠血症，特别是长期食欲缺乏，呕吐和腹泻者，更是如此，一旦发生应及时补充。注意对水、钠耐受的特点，补充不应过量，避免引起高钠血症和水中毒。

2. 低钾血症和高钾血症　尿毒症患者的血钾一般处在正常的低值，但使用利尿剂后，则极易发生低钾血症，这时应口服氯化钾或枸橼酸钾补充，只有在紧急情况下，才需要静脉滴注补钾，无尿或使用保钾利尿剂后，则可引起高钾血症，可用 10％葡萄糖酸钙静脉推注或 5％碳

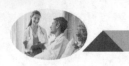

酸氢钠静脉点滴,严重者甚至要透析。

3. 低钙血症和高磷血症 口服葡萄糖酸钙或乳酸钙可以使低血钙改善。当发生低钙搐搦时,应静脉注射 10％葡萄糖酸钙或 5％氯化钙 10～20 ml,加以纠正。口服 4％氢氧化铝凝胶 15～30 ml,每天 3～4 次,可抑制磷从肠道吸收使血磷降低。维生素 D〔特别是活性高的 $1,25-(OH)_2D_3$〕可帮助提高血钙水平和改善肾性骨营养不良症。

(四) 对症处理

有高血压者应限制钠盐摄入,并适当给予降压药物,控制高血压。伴有严重贫血者应补充铁剂,并输注少量鲜血,以静注或皮下注射促红细胞生成素为最佳,一般使用 50 U/kg,6～8 周后,当血细胞比容上升 30～40 vol％后,改为维持量(25 U/kg),在应用过程中,可因红细胞增加,而使血液黏稠度增加,血管阻力增加,使血压升高,宜注意。并发肾性骨病者,应适量补充钙剂及维生素 D 或 $1,25-(OH)_2D_3$(骨化三醇,又称罗钙全),如血钙升高而病情无好转,应探查甲状旁腺,如有腺瘤应切除。

(五) 血液净化疗法

是指采用人工方法部分代替失去功能的肾脏,以维持患者生命。常用方法有血液透析和腹膜透析(具体见本章第二节)。

(六) 肾脏移植

将异体的健康肾脏移植给尿毒症患者,是一种理想的治疗方法,自从 20 世纪中期开始做肾脏移植疗法以来,已经取得了很大的进展。随着免疫抗排异研究的不断进展,肾移植将成为一种有效的治疗措施。

 实践实训

患者男性,35 岁。因水肿 5 年,夜尿增多 2 年,乏力、食欲缺乏 1 个月来医院就诊。患者 5 年前无明显诱因出现晨起眼睑水肿,无乏力、纳差、腰痛、血尿等,于当地医务所测血压 150/90 mmHg,未规律诊治。此后水肿间断出现,时有时无、时轻时重,未予重视。近 2 年来出现夜尿增多,3～4 次/夜,未诊治。患者近 1 个月无诱因感乏力、食欲缺乏,有时伴恶心、腹胀,无腹痛、腹泻或发热。自服多潘立酮(吗丁啉)无效,乏力厌食症状进行性加重,遂就诊。患者自发病以来睡眠可,大便正常,尿量无明显改变,近 1 年体重有下降(具体不详)。既往史:无糖尿病史,无药物滥用史,无药物过敏史。查体:体温 36.8℃,脉搏 90 次/分,呼吸 20 次/分,血压 160/100 mmHg。慢性病容,贫血貌,双眼睑轻度水肿,皮肤有氨味,浅表淋巴结无肿大,巩膜无黄染。心、肺、腹部查体未见异常。双下肢无水肿。实验室检查:血常规:血红蛋白 88 g/L;尿常规:蛋白(＋＋),红细胞(＋＋);粪便常规(一)。血生化:肌酐(Cr)900 μmol/L,HCO_3^- - 15 mmol/L,血磷升高。B 超检查:双肾缩小,左肾 8.7 cm×4.0 cm,右肾 9.0 cm×4.1 cm,双肾皮质回声增强,皮髓质分界不清。试述:

1. 该患者的诊断是什么?
2. 诊断依据是什么?
3. 进一步需要做哪些检查?
4. 治疗原则是什么?

(田 琴)

第五章

内分泌与代谢疾病

临·床·疾·病·概·要

 教学目标

一、能力目标

1. 能识别和分析内分泌与代谢疾病的临床表现。

2. 能根据内分泌与代谢疾病患者的具体情况提出健康教育内容。

二、知识目标

1. 掌握内分泌与代谢疾病的临床表现及特殊临床类型。

2. 熟悉内分泌与代谢疾病的相关检查及诊断依据。

3. 了解内分泌与代谢疾病的发病机制及治疗要点。

三、素质目标

1. 通过对内分泌与代谢疾病患者的健康教育,培养学生的医患沟通意识和以病人为中心的医疗服务精神。

2. 通过小组学习,培养学生的团队合作意识。

第一节 概 述

为了适应不断变化的内外界环境并保持机体内环境的相对稳定性,人体必须依赖于神经、内分泌和免疫系统的相互配合和调控,使各器官系统的活动协调一致,共同担负起机体的代谢、生长、发育、生殖、运动、衰老和病态等生命现象。内分泌系统所分泌的激素,可通过血液传递(内分泌),也可通过细胞外液局部或邻近传递(旁分泌),乃至所分泌的物质直接作用于自身细胞(自分泌),更有细胞内的化学物直接作用于自身细胞称为胞内分泌。内分泌系统辅助神经系统将体液性信息物质传递到全身各靶细胞,发挥其对细胞的生物学作用。

内分泌学的认识过程经历了3个阶段的研究:①腺体内分泌学;②组织内分泌学;③分子内分泌学。

一、人体内分泌腺和内分泌组织

人体主要的内分泌腺有垂体、甲状腺、甲状旁腺、肾上腺、松果体、胸腺和性腺等。内分泌组织为分散存在于机体其他器官或组织内的内分泌细胞团,如胰腺内的胰岛、睾丸内的间质细胞、卵巢内黄体及神经、消化道管壁内的内分泌细胞。

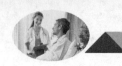

二、内分泌系统的功能调节

1. 神经系统和内分泌系统的相互调节 内分泌系统由下丘脑所调控。下丘脑的神经核具有神经分泌细胞的功能,可以合成、释放激素,通过垂体门静脉系统进入腺垂体,调节腺垂体激素的合成和分泌。下丘脑是神经系统和内分泌系统的枢纽,受神经系统的调节,神经细胞可分泌各种神经递质影响神经分泌细胞。下丘脑与垂体形成一个神经内分泌轴调节周围内分泌腺及靶组织。内分泌系统对中枢神经系统包括下丘脑也有直接调整其功能的作用。

2. 内分泌系统的反馈调节 反馈调节是下丘脑、垂体与靶腺(甲状腺、肾上腺皮质和性腺)之间的主要调节机制,能使相距较远的腺体之间相互联系,彼此配合,保持机体内环境的稳定性。包括负反馈和正反馈调节。

3. 内分泌功能和免疫系统 内分泌、免疫和神经3个系统之间通过相同的肽类激素和共有的受体相互作用,形成一个完整的调节环路。神经内分泌系统对机体免疫有调节作用,免疫系统接受神经内分泌系统调节时亦有反向调节作用。内分泌系统不但调控正常的免疫反应,在自身免疫反应中也起作用。

三、内分泌疾病的分类

1. 激素过多致功能亢进的原因 ① 内分泌腺肿瘤:如垂体各种肿瘤;②多内分泌腺瘤;③异位内分泌综合征:由非内分泌组织肿瘤分泌过多激素或类激素所致;④激素代谢异常:如严重肝病患者血液中雌激素水平增加;⑤自身免疫:甲状腺激素(TSH)受体抗体刺激甲状腺功能增强(Graves病);⑥基因异常;⑦外源性激素摄入过多。

2. 激素减少致功能减退的原因 ① 内分泌腺破坏:自身免疫病、肿瘤、手术切除、放射损伤等;②内分泌腺激素合成缺陷;③发生在激素、激素受体、转录因子、酶及离子通路的基因突变导致激素缺乏;④内分泌腺以外的疾病,如肾性贫血。

3. 激素在靶组织中抵抗 激素受体突变或受体后功能障碍使激素在靶组织不能发挥正常作用。多表现功能减退或正常,但血液中激素水平异常增高。

四、内分泌疾病诊断原则

内分泌疾病的完整诊断应包括功能诊断、病理诊断和病因诊断3个方面。诊断依据包括:①病史、临床症状与体征;②X线、CT等影像学检查结果;③代谢紊乱和激素异常等检验资料;④内分泌功能试验;⑤病理和细胞学检查等。

五、内分泌疾病防治原则

某些内分泌疾病是可防可治的,如缺碘性甲状腺肿可用碘化食盐达到防治目的;希恩综合征(Sheehan syndrome)可以通过加强围生期医疗保健来防治。

内分泌疾病以病因治疗最为理想,但病因不明者应以纠正代谢紊乱为主,治疗功能亢进者采用:①手术切除导致功能亢进的肿瘤或增生组织;②放射治疗毁坏肿瘤或增生组织;③药物治疗,抑制激素的合成和释放。治疗功能减退者采用:①有关缺乏激素的替代治疗或补充治疗;②补充激素产生的效应物质;③内分泌腺组织移植,提供身体的需要。

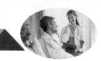

第二节　甲状腺功能亢进症

临床情景

患者女性,36岁。因肩周炎行康复治疗。在康复治期间自诉失眠、烦躁、手抖、心悸、脖子增粗。作为一名康复治疗师,你应该给患者提供哪些帮助?

甲状腺功能亢进症(hyperthyroidism,简称甲亢)是指甲状腺腺体本身产生甲状腺激素过多而引起的甲状腺毒症,其病因主要包括弥漫性毒性甲状腺肿(Graves病)、结节性毒性甲状腺肿和甲状腺自主高功能腺瘤(Plummer病)等。本节主要讨论 Graves病。

Graves 病

Graves 病(简称 GD,又称 Basedow 病、Parry 病)是甲状腺功能亢进症的最常见病因,占全部甲亢的 80%～85%。女性多见(女：男＝4～6：1),高发年龄为 20～50 岁。主要临床表现有高代谢综合征、甲状腺肿大和突眼等。

一、病因与发病机制

Graves 病是一种器官特异性自身免疫病,其发生和发展与遗传、自身免疫及环境因素有关。

1. **遗传因素**　本病有显著的遗传倾向,是一个复杂的多基因病。

2. **自身免疫**　GD 患者的血清中存在针对甲状腺细胞 TSH 受体的特异性自身抗体,称为 TSH 受体抗体(TSH receptor antibodies, TRAb)。TRAb 有两种类型,即 TSH 受体刺激性抗体(TSHR stimulation antibody, TSAb)和 TSH 受体刺激阻断性抗体(TSHR stimulation-blocking antibody, TSBAb)。TSAb 与 TSH 受体结合,激活腺苷酸环化酶信号系统,导致甲状腺细胞增生和甲状腺激素合成、分泌增加。TSAb 是 GD 的致病性抗体,母体的 TSAb 也可以通过胎盘,导致胎儿或新生儿发生甲亢。TSBAb 与 TSHR 结合,占据了 TSH 的位置,使 TSH 无法与 TSHR 结合,产生抑制效应,甲状腺细胞萎缩,甲状腺激素分泌减少。

3. **环境因素**　细菌感染、性激素、应激等对本病的发生和发展具有影响。

二、病理

甲状腺弥漫性对称性肿大,表面光滑,质较软。镜下可见滤泡增生,大小不等,滤泡上皮增生呈高柱状,滤泡腔内胶质稀薄。间质血管增生、充血并有淋巴细胞浸润。

三、临床表现

临床表现主要是由甲状腺激素过多导致。

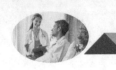

（一）症状

1. 高代谢综合征　患者常善食多饥、疲乏无力、怕热多汗、皮肤湿润、体重显著下降等高代谢表现。

2. 神经系统　多言好动、烦躁易怒、紧张失眠、注意力不集中、记忆力减退，手、舌和眼睑有震颤，腱反射亢进。

3. 心血管系统　心悸，心动过速（静息时心率也是本病的特征之一），第一心音亢进。合并甲状腺毒症心脏病时，可出现心律失常（以心房颤动等房性心律失常多见）、心脏增大和心力衰竭。脉压增大，可有周围血管征的表现。

4. 消化系统　稀便、大便次数增加。重者出现肝大、肝功能异常等。

5. 肌肉骨骼系统　可发生周期性瘫痪，青壮年亚洲男性多见，常因剧烈运动、高碳水化合物饮食、注射胰岛素等诱发，以下肢瘫痪多见，瘫痪发作时血钾降低，补钾后缓解。少数患者发生甲亢性肌病，主要累及肩胛带和骨盆带肌群，表现为肌肉进行性无力、萎缩。有1%的患者伴发重症肌无力。

6. 造血系统　可有轻度淋巴细胞及单核细胞增加，但是白细胞计数总数减少。可伴发血小板减少性紫癜。

7. 生殖系统　女性月经周期紊乱，经量减少或闭经；男性可出现乳腺发育及勃起功能障碍。

（二）体征

1. 甲状腺肿　大多数患者有弥漫性、对称性甲状腺肿大，肿大程度不等。质地中等，病史较久者较坚韧，无压痛，甲状腺上、下极可触及震颤，闻及血管杂音。

2. 眼征　眼部表现可分为单纯性突眼和浸润性突眼两类。

（1）单纯性突眼：与交感神经兴奋性增高有关，包括以下表现：①轻度突眼：突眼度19～20 mm；②Stellwag征：瞬目减少，炯炯发亮；③上睑挛缩，睑裂增宽；④von Graefe征：双眼向下看时，由于上眼睑不能随眼球下落，显现白色巩膜；⑤Joffroy征：眼球向上看时，前额皮肤不能皱起；⑥Mobius征：双眼看近物时，眼球辐辏不良。

（2）浸润性突眼：即Graves眼病（Graves ophthalmopathy, GO），患者自诉眼内有异物感、胀痛、畏光、流泪、复视、斜视、视力下降。检查见眼球明显突出（眼球凸出度超过正常值上限3 mm），眼睑肿胀，结膜充血水肿，眼球活动受限，严重者眼球固定，眼睑闭合不全、角膜外露而发生角膜溃疡、全眼炎，甚至失明。

四、特殊的临床表现

1. 甲状腺危象　亦称甲亢危象，与循环内甲状腺激素水平增高有关，常由感染、手术、创伤、精神刺激等诱发。临床表现有高热、大汗、心动过速（>140次/分）、烦躁、焦虑不安、谵妄、恶心、呕吐、腹泻，严重者可有心力衰竭、休克及昏迷等。甲亢危象的诊断主要靠临床表现综合判断，临床若高度疑似本症及有危象前兆者应按甲亢危象处理。

2. 甲状腺毒症性心脏病　表现为心动过速、心排血量增加、心房颤动、心力衰竭。其心力衰竭分为两种类型：年轻患者常因心动过速和心排血量增加导致心力衰竭，称为高排出量型心力衰竭；老年患者则因诱发和加重已有的或潜在的缺血性心脏病导致心力衰竭，此类心力衰竭是心脏泵衰竭。房颤也是影响甲亢患者心脏功能的因素之一，30%～50%甲亢患者发生心力

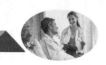

衰竭时合并房颤。

3. **淡漠型甲亢**　多见于老年患者,起病隐匿,典型甲亢表现均不明显,主要表现为明显消瘦、心悸、乏力、震颤、头晕、神经质或神志淡漠、腹泻、食欲缺乏。因此,如老年人不明原因的突然消瘦、新发生房颤时应考虑淡漠型甲亢的可能。

4. **三碘甲状腺原氨酸(T_3)型甲亢**　甲亢时三碘甲状腺原氨酸(T_3)和四碘甲状腺原氨酸(T_4)比例失调,T_3明显多于T_4,发生的机制尚不清楚,老年人多见。实验室检查血清总甲状腺素(TT_4)、血清游离甲状腺素(FT_4)正常,血清总三碘甲状腺原氨酸(TT_3)、血清游离三碘甲状腺原氨酸(FT_3)升高,TSH减低,^{131}I摄取率增加。

5. **胫前黏液性水肿**　约5%的GD患者伴发本症,白种人中多见,多发生在胫骨前下1/3处,皮损大多为对称性。早期皮肤增厚、变粗,有棕红色或红褐色或暗紫色斑块或结节,边界清楚,大小不等,皮损周围的表皮稍发亮,薄而紧张,病变表面及周围可有毳毛增生、变粗、毛囊角化;后期皮肤粗厚,如橘皮或树皮样,皮损融合,称为"象皮腿"。

五、实验室及其他检查

1. **基础代谢率(BMR)测定**　常用计算公式为:

$$基础代谢率＝(脉率＋脉压)－111(脉压单位为\,mmHg)$$

测定基础代谢率要在完全安静、空腹时进行。正常值为±10%,增高至+20%～30%为轻度甲亢,+30%～60%为中度甲亢,+60%以上为重度甲亢。

2. **血清TT_4和血清TT_3**　甲亢时TT_4增高是诊断甲亢的主要指标。正常时,血清T_3与T_4的比值<20。甲亢时TT_3增高,T_3与T_4的比值也增加;T_3型甲亢时仅有TT_3增高。

3. **FT_4、FT_3**　是诊断临床甲亢的主要指标。但因血流中FT_4、FT_3含量甚微,测定的稳定性不如TT_4、TT_3。

4. **促甲状腺激素(TSH)**　是反映甲状腺功能最敏感的指标。敏感TSH(sTSH)成为筛查甲亢的第一线指标,甲亢时的TSH通常<0.1 mU/L。

5. **^{131}I摄取率**　甲状腺功能亢进类型的甲状腺毒症^{131}I摄取率增高;非甲状腺功能亢进类型的甲状腺毒症^{131}I摄取率减低。现已经被sTSH测定替代。

6. **TSH受体抗体(TRAb)与TSH受体刺激抗体(TSAb)**　新诊断的GD患者75%～96%TRAb阳性,85%～100%TSAb阳性,是鉴别甲亢病因、诊断GD的重要指标。

7. **CT和MRI检查**　眼部CT和MRI检查可以排除其他原因所致的突眼,检查眼外肌受累情况。

六、诊断要点

甲亢的诊断:①高代谢症状和体征;②甲状腺肿大;③血清TT_4、FT_4增高,TSH减低可以诊断。GD的诊断:①甲亢诊断确立;②甲状腺弥漫性肿大(触诊和B超检查证实),少数病例可以无甲状腺肿大;③眼球突出和其他浸润性眼征;④胫前黏液性水肿;⑤TRAb、TSAb、TPOAb、TgAb阳性。

七、处理

目前还不能对GD进行病因治疗。主要有3种疗法,即抗甲状腺药物(antithyroid drugs,

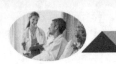

ATD)、^{131}I和手术治疗。

（一）抗甲状腺药物

ATD治疗是甲亢的基础治疗,也用于手术和^{131}I治疗前的准备阶段。

1. 适应证 ①轻、中度患者;②甲状腺轻、中度肿大;③孕妇、高龄或由于其他严重疾病不适宜手术者;④手术前和^{131}I治疗前的准备;⑤手术后复发且不适宜^{131}I治疗者。

2. 常用药物 常用的ATD治疗分为硫脲类和咪唑类两类。硫脲类包括丙硫氧嘧啶(PTU)和甲硫氧嘧啶等;咪唑类包括甲巯咪唑(MMI)和卡比马唑等。

3. 剂量与疗程 ①初治期:持续6～8周,ATD治疗开始发挥作用多在4周以上,临床症状的缓解滞后于激素水平的改善。加用β受体阻断剂,如阿替洛尔、美托洛尔等尽快控制甲亢的临床症状。②减量期:每2～4周减量一次,3～4个月减至维持量。③维持期:维持治疗1～1.5年。治疗过程中如出现甲状腺功能低下或甲状腺明显增大时可酌情加用左甲状腺素(L-T$_4$),同时减少ATD的剂量。

4. 停药指标 主要依据临床症状和体征。目前认为ATD维持治疗18～24个月可以停药。下述指标预示甲亢可能治愈:①甲状腺肿明显缩小;②TSAb(或TRAb)转为阴性。

5. 药物不良反应 ①粒细胞计数减少,最常见;②皮疹;③中毒性肝病。

（二）^{131}I治疗

1. 适应证和禁忌证

（1）适应证:①成人Graves甲亢伴甲状腺肿大Ⅱ度以上;②ATD治疗失败或过敏;③甲亢手术后复发;④甲状腺毒症心脏病或甲亢伴其他病因的心脏病;⑤甲亢合并白细胞和(或)血小板减少或全血细胞减少;⑥老年甲亢;⑦甲亢合并糖尿病;⑧毒性多结节性甲状腺肿;⑨自主功能性甲状腺结节合并甲亢。

（2）相对适应证:①青少年和儿童甲亢,应用ATD治疗失败、拒绝手术或有手术禁忌证;②甲亢合并肝、肾等脏器功能损害;③Graves眼病,对轻度和稳定期的中、重度病例可单用^{131}I治疗甲亢,对病情处于进展期患者,可在^{131}I治疗前后加用泼尼松。

（3）禁忌证:妊娠和哺乳期妇女。

2. 治疗效果及评价 ^{131}I治疗是欧美国家治疗成人甲亢的首选疗法。^{131}I治疗甲亢后的主要并发症是甲状腺功能减退,在用^{131}I治疗前需要患者知情并签字同意。

（三）手术治疗

1. 适应证 ①多结节性甲状腺肿伴甲亢;②中、重度甲亢,药物或^{131}I治疗后复发或不能坚持服药者;③胸骨后甲状腺肿;④甲状腺肿大显著,有明显压迫症状者。

2. 禁忌证 ①青少年患者;②伴严重Graves眼病;③老年病人合并较重心脏、肝、肾疾病,不能耐受手术者;④妊娠初3个月和第6个月后。

（四）甲亢危象的治疗

甲亢危象治疗如下:①纠正诱发因素;②抑制甲状腺激素合成,首选丙硫氧嘧啶(PTU);③抑制甲状腺激素释放,加用复方碘口服溶液或碘化钠静滴,一般使用3～7天;④普萘洛尔口服或静脉缓慢注射;⑤氢化可的松静滴;⑥可选用腹膜透析、血液透析或血浆置换等措施迅速降低血浆甲状腺激素浓度;⑦降温;⑧其他支持治疗。

（五）Graves眼病的治疗

轻度GO病程一般呈自限性,以局部治疗为主,应强制性戒烟;畏光者可佩戴有色眼镜;有

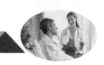

角膜异物感者可用人工泪液,夜间遮盖双眼以保护角膜;抬高床头,限制钠盐及使用利尿剂,以减轻眶周水肿;用棱镜矫正轻度复视。中度和重度 GO 患者在上述治疗基础上应施行强化治疗:①糖皮质激素;②放射治疗;③眶减压手术。

第三节 | 糖 尿 病

临床情景

　　患者男性,69 岁。因脑梗死后行康复治疗,自诉有糖尿病病史,并在进行胰岛素治疗。有一天,在康复治疗过程中患者突然出现头晕、心慌,面色苍白,出冷汗。作为一名康复治疗师,你应该如何帮助该患者?

　　糖尿病(diabetes mellitus,DM)是一组多病因引起的以长期高血糖为基本特征的代谢性疾病,由于胰岛素分泌和(或)作用的缺陷导致糖代谢紊乱,同时伴有脂肪、蛋白质、水和电解质等代谢障碍,可并发眼、肾、神经、心血管等多脏器损害和急性严重代谢紊乱。

　　糖尿病是常见病、多发病。随着人民生活水平的提高、人口老龄化、生活方式改变,糖尿病已成为继心血管病和肿瘤之后的第三大非传染性疾病,是严重威胁人类健康的世界性公共卫生问题。

一、糖尿病分型

　　糖尿病可分为 1 型糖尿病(T1DM)、2 型糖尿病(T2DM)、其他特殊类型糖尿病及妊娠期糖尿病(GDM)。

二、病因与发病机制

　　糖尿病的病因和发病机制极为复杂,至今未完全阐明,遗传因素及环境因素共同参与其发病过程。

(一)1 型糖尿病

　　T1DM 是自身免疫性疾病。当外界因素(病毒感染、化学毒性物质和饮食因素)作用于有遗传易感性的个体,激活 T 细胞介导的一系列自身免疫反应,引起选择性胰岛 β 细胞破坏和功能衰竭,体内胰岛素分泌不足导致糖尿病。

(二)2 型糖尿病

　　T2DM 也是复杂的遗传因素和环境因素共同作用的结果。

　　1. 遗传因素与环境因素　T2DM 的遗传易感性由多基因异常所形成。环境因素包括人口老龄化、现代生活方式、营养过剩、体力活动不足、子宫内环境及应激、化学毒物等。在遗传因素和上述环境因素共同作用下所引起的肥胖,特别是中心性肥胖,与胰岛素抵抗和 T2DM 的发生有密切关系。

　　2. 胰岛素抵抗和β细胞功能缺陷　是 T2DM 发病机制的两个要素,当 β 细胞功能有缺陷,

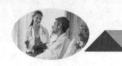

对胰岛素抵抗无法代偿时,就会发生 T2DM。

3. 胰岛α细胞功能异常和胰高血糖素样肽-1(GLP-1)分泌缺陷 T2DM 胰岛 β 细胞减少,α/β 细胞比例增加,导致胰高血糖素水平增加,肝糖输出增多。GLP-1 分泌缺陷导致胰岛素合成和分泌减少,胰高血糖素分泌增加。

三、临床表现

(一)代谢紊乱症状群

因血糖升高引起渗透性利尿导致多尿,继而烦渴多饮;外周组织对葡萄糖利用障碍,脂肪分解增多,蛋白质代谢负平衡,导致乏力、消瘦;患者常易饥、多食,故糖尿病的典型临床表现为"三多一少",即多尿、多饮、多食和体重减轻。可有皮肤瘙痒。血糖迅速升高可使眼房水、晶体渗透压改变而引起屈光改变致视物模糊。亦可无任何症状,于健康检查或因各种疾病就诊时发现高血糖。

(二)并发症

1. 急性并发症 常见的有酮症酸中毒和高渗高血糖综合征,见本章"附"。

2. 感染性并发症 糖尿病患者常发生疖、痈等皮肤化脓性感染,有时可引起败血症或脓毒血症。皮肤真菌感染如足癣、体癣也常见。真菌性阴道炎和巴氏腺炎是女性患者常见并发症,多为白念珠菌感染所致。糖尿病合并肺结核的发生率较非糖尿病者高。肾盂肾炎和膀胱炎多见于女性患者。

3. 慢性并发症

(1)大血管病变:动脉粥样硬化的易患因素在 T2DM 人群中常见。因此,糖尿病人群中动脉粥样硬化的患病率较高,发病年龄较轻,病情进展较快。动脉粥样硬化主要侵及主动脉、冠状动脉、脑动脉等,引起冠心病、缺血性或出血性脑血管病等。

(2)微血管病变:微血管病变是糖尿病的特异性并发症,主要表现在视网膜、肾、神经和心肌组织,以糖尿病肾病和视网膜病尤为重要。

1)糖尿病肾病:导致终末期肾衰竭的常见原因,T1DM 的主要死因,在 T2DM 的严重性仅次于心脑血管病。于病程>10 年的患者常见。

2)糖尿病性视网膜病变:常见于病史>10 年的糖尿病患者,是失明的主要原因之一。视网膜改变可分为背景性视网膜病变和增殖性视网膜病变。

3)其他:心脏微血管病变和心肌代谢紊乱可引起心肌广泛灶性坏死,称为糖尿病心肌病,可诱发心力衰竭、心律失常、心源性休克和猝死。

(3)神经系统并发症

1)中枢神经系统并发症:①伴随严重酮症酸中毒、高渗高血糖状态或低血糖症出现的神志改变;②缺血性脑卒中;③脑老化加速及老年痴呆等。

2)周围神经病变:远端对称性多发性神经病变最为常见,下肢较上肢严重。先出现肢端感觉异常,可伴痛觉过敏、疼痛;后期可有运动神经受累,出现肌力减弱、肌萎缩。

3)自主神经病变:影响胃肠、心血管、泌尿生殖系统功能,如腹泻、直立性低血压、尿潴留、阳痿、排汗异常等。

(4)糖尿病足:是截肢、致残主要原因,与下肢远端神经异常和周围血管病变相关的足部溃疡、感染和(或)深层组织破坏。表现为足部畸形、皮肤干燥和发凉,甚至足部溃疡、坏疽。

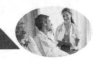

（5）其他：糖尿病还可引起视网膜黄斑病（水肿）、白内障、青光眼、屈光改变、虹膜睫状体病变等其他眼部并发症。皮肤病变也很常见。

四、实验室及其他检查

（一）糖代谢异常严重程度或控制程度的检查

1. **尿糖测定** 尿糖阳性是诊断糖尿病的重要线索。但受到肾糖阈的影响。

2. **血糖测定和口服葡萄糖耐量试验（OGTT）** 血糖升高是诊断糖尿病的主要依据，又是判断糖尿病病情和控制情况的主要指标。

3. **糖化血红蛋白（GHbA1）和糖化血浆白蛋白测定** GHbA1C 反映患者近 8～12 周总的血糖水平，为糖尿病控制情况的主要监测指标之一。血浆蛋白（主要为白蛋白）与葡萄糖发生糖化反应形成果糖胺（FA），其能反映患者近 2～3 周内总的血糖水平，为糖尿病患者近期病情监测的指标。

（二）胰岛 β 细胞功能检查

1. **胰岛素释放试验** 反映基础和葡萄糖介导的胰岛素释放功能。胰岛素测定受血清中胰岛素抗体和外源性胰岛素干扰。

2. **C 肽释放试验** 反映基础和葡萄糖介导的胰岛素释放功能。C 肽测定不受血清中的胰岛素抗体和外源性胰岛素影响。

（三）并发症检查

根据病情需要选用血脂、肝肾功能等各项辅助检查。

（四）病因与发病机制的检查

GADA、胰岛素自身抗（IAA）及 IA－2A 的联合检测，胰岛素敏感性检查及基因分析等。

五、诊断要点

糖尿病的诊断标准：糖尿病症状加任意时间血浆葡萄糖≥11.1 mmol/L（200 mg/dl），或空腹（FPG）≥7.0 mmol/L（126 mg/dl），或 OGTT 2 小时 PG≥11.1 mmol/L（200 mg/dl）。需重复一次确认，诊断才能成立。

对糖尿病的各种并发症，以及代谢综合征的其他组分也要做相应检查和诊断。

六、处理

糖尿病治疗的 5 个要点（五架马车）：糖尿病教育、医学营养治疗、运动疗法、血糖监测和药物治疗。治疗目标为纠正高血糖及其代谢紊乱，消除症状、防止或延缓并发症的发生，延长寿命，降低病死率，保障儿童生长发育，提高患者生活质量。

（一）糖尿病患者的健康教育

是决定治疗成败的关键。包括培训糖尿病防治专业人员、患者和家属和公众的卫生保健教育等。应对患者和家属耐心宣教，使其充分认识糖尿病并能进行有效的自我管理。

（二）医学营养治疗（MNT）

是糖尿病的基础治疗措施，患者能否达到良好的代谢控制，其是否做到合理的饮食治疗是关键。医学营养治疗的总原则是确定适当的总能量摄入，均衡分配各种营养素，达到纠正代谢紊乱、提供最佳营养、恢复并保持理想体重等目标。医字营养治疗方案包括以下

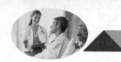

几个方面。

1. 计算总能量　首先计算出患者的理想体重[理想体重(kg)＝身高(cm)－105],然后结合其工作性质和原来的生活习惯等,计算其每天所需的总能量。成人静息状态下每日每千克理想体重给予能量105～126 kJ(25～30 kcal),轻体力劳动为126～146 kJ(30～35 kcal),中度体力劳动为146～167 kJ(35～40 kcal),重体力劳动为167 kJ(40 kcal)以上。孕妇、哺乳者、儿童、营养不良和消瘦以及伴有消耗性疾病者在此基础上适当增加,肥胖者酌减,使体重逐渐达到理想体重的±5%左右。

2. 营养物质含量　碳水化合物、蛋白质、脂肪分别占饮食总能量50%～60%、10%～15%、30%。提倡用粗制米、面和适量杂粮,忌食用葡萄糖、蔗糖、蜜糖及其制品(各种糖果、甜点、冰淇淋、含糖饮料等)。蛋白质成人每日每公斤理想体重为0.8～1.2 g;孕妇、哺乳者、营养不良者为1.5～2.0 g;伴有糖尿病肾病而肾功能正常者限制至0.8 g,血尿素氮升高者应限制在0.6 g以下。蛋白质应至少有1/3来自富含必需氨基酸的动物蛋白。饱和脂肪、多价不饱和脂肪与单价不饱和脂肪的比例应为1∶1∶1,胆固醇摄入量宜<300 mg/d,肥肉、煎炸食品、动物内脏和蛋黄等食物富含饱和脂肪酸及胆固醇,应尽量控制。

绿叶蔬菜、豆类、块根类、粗谷物、含糖成分低的水果等富含纤维素的食品可延缓食物吸收,降低餐后血糖高峰,并促进胃肠蠕动、预防便秘。每日摄入食盐应限制在6 g以下。限制烟酒。

3. 合理分配　每克糖类、蛋白质产能量16.7 kJ(4 kcal),每克脂肪产能量37.6 kJ(9 kcal)。确定每日饮食总能量和糖类、蛋白质、脂肪的组成后,将能量换算为食品制订出食谱,每日3餐分配为1/5、2/5、2/5或1/3、1/3、1/3。提倡少食多餐、定时定量、搭配均匀。

4. 随访　在治疗过程中随访调整也很重要。

(三) 运动治疗

在糖尿病的治疗中占有重要位置。T2DM患者(尤其是肥胖患者),适当运动有利于减轻体重、提高胰岛素敏感性、控制血糖、调适心理。应结合年龄、体能、病情及并发症等情况,选择合适的运动方式和运动强度,循序渐进,长期坚持。运动方式可以为步行、慢跑、打乒乓球、打太极拳等,运动中的心率保持在(220－年龄)×(60%～85%)为宜。T1DM患者,体育锻炼宜在餐后进行,运动量不宜过大,持续时间不宜过长,注意户外运动应避开雾霾等恶劣天气。如有心、脑血管疾病或严重微血管病变者,亦应避免运动或减少运动量。

(四) 病情监测

定期监测血糖,并建议患者应用便携式血糖计进行自我监测血糖;每3～6个月定期复查GHb A1C,了解血糖总体控制情况,及时调整治疗方案。每年1～2次全面复查,了解血脂以及心、肾、神经和眼底情况,尽早发现有关并发症,给予相应治疗。

(五) 口服药物治疗

1. 促胰岛素分泌剂

(1) 磺脲类(SUs):主要应用于新诊断的T2DM非肥胖患者、用饮食和运动治疗血糖控制不理想时。目前应用的基本上是第2代SUs,如格列吡嗪、格列齐特和格列喹酮等。

(2) 格列奈类:降血糖作用快而短,主要用于控制餐后高血糖。常用药物为瑞格列奈和那格列奈。

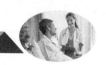

2. 双胍类 适应于 T2DM,尤其是无明显消瘦的患者,以及伴血脂异常、高血压或高胰岛素血症的患者,目前广泛应用的是二甲双胍。

3. 噻唑烷二酮类(TZDs) TZDs 可用于 T2DM 患者,尤其是肥胖、胰岛素抵抗明显者,目前有两种制剂:罗格列酮和吡格列酮。

4. α-葡萄糖苷酶抑制剂(AGI) 适用于空腹血糖正常(或不太高)而餐后血糖明显升高者,常用药物为阿卡波糖和伏格列波糖。

(六) 胰岛素治疗

1. 适应证 ①T1DM;②各种严重的糖尿病急性或慢性并发症;③手术、妊娠和分娩;④T2DM β 细胞功能明显减退者;⑤与 T1DM 鉴别困难的新发糖尿病伴消瘦患者;⑥新诊断的 T2DM 血糖增高明显或糖尿病病程中不明原因体重进行性降低患者;⑦某些特殊类型糖尿病。

2. 胰岛素制剂 常用胰岛素制剂有:速效胰岛素、中效胰岛素、长效胰岛素,以及胰岛素类似物(速效、长效和预混胰岛素类似物)。

3. 治疗原则和方法 在综合治疗的基础上应用,剂量多少决定于血糖水平、β 细胞功能缺陷程度、胰岛素抵抗程度、饮食和运动状况等,一般从小剂量开始,根据血糖水平逐渐调整。

4. 胰岛素的不良反应 主要不良反应有:低血糖反应;水肿;视力模糊;过敏反应;脂肪营养不良等。低血糖反应典型表现为饥饿感、紧张、心慌、手抖、出汗、四肢冰凉、头晕和无力等,严重者不及时处理很快发生昏迷,甚至死亡。对发生低血糖反应者的处理,轻度到中度,口服糖水、含糖饮料,或进食甜点、糖果、馒头等即可缓解,重者或疑似低血糖昏迷者,立即给予50%葡萄糖60～100 ml 静脉推注,并继续给予5%～10%葡萄糖静滴,必要时可用氢化可的松和(或)胰高血糖素肌内或静脉注射。

持续皮下胰岛素输注(CSII,又称胰岛素泵)是一种更为完善的强化胰岛素治疗方法,采用微型计算机控制胰岛素输注,模拟胰岛素的持续基础分泌和进餐时的脉冲式释放。

知识拓展:新型降糖药物

胰升糖素样多肽 1 受体激动剂和 DPP-Ⅳ 抑制剂,是基于肠促胰素的降糖药物。胰升糖素样多肽 1(GLP-1)由肠道 L 细胞分泌,可使 T2DM 患者血糖降低,还可促进胰岛 β 细胞增殖、减少凋亡,增加胰岛 β 细胞数量。胰升糖素样多肽 1 受体激动剂通过激动 GLP-1 受体发挥降糖作用,并有显著的降低体重作用,主要用于 T2DM,特别是肥胖、胰岛素抵抗者,已上市的制剂有艾塞那肽和利拉鲁肽。DPP-Ⅳ 抑制剂通过抑制 DPP-Ⅳ 活性而减少 GLP-1 的失活,提高内源性 GLP-1 的水平发挥降糖作用,单用不增加发生低血糖的风险,也不增加体重,已有上市制剂为西格列汀和维格列汀。此二类药物的长期安全性还未知。

七、预防

预防工作分为三级:一级预防,是避免糖尿病发病;二级预防,是及早检出并有效治疗糖尿病;三级预防,是延缓和(或)防治糖尿病并发症。对 T2DM 高危人群适当生活方式干预,提倡

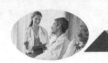

合理膳食,经常运动,防止肥胖,可明显预防或延迟 T2DM 的发生。

<h1 style="text-align:center">糖尿病酮症酸中毒</h1>

糖尿病酮症酸中毒(DKA)为最常见的糖尿病急性并发症。T1DM 患者有自发 DKA 倾向,T2DM 患者在感染、胰岛素治疗中断或不适当减量、饮食不当、各种应激如创伤、手术、妊娠和分娩等情况下也可发生 DKA。

一、发病机制

DKA 是由于胰岛素严重不足引起糖代谢紊乱加重,脂肪分解加速,血清酮体超过正常,出现酮血症,发生酸中毒。此外,拮抗胰岛素的各种激素如高血糖素、生长激素、皮质醇、儿茶酚胺等的增多,亦在发病中起重要作用。

二、临床表现

早期"三多一少"症状加重;酸中毒失代偿后,病情迅速恶化,疲乏、食欲缺乏、恶心、呕吐、多尿、口干、头痛、嗜睡,呼吸深快,呼气伴有烂苹果味(丙酮);后期严重失水、尿量减少、眼眶下陷、皮肤黏膜干燥,血压下降、心率加快,四肢厥冷;晚期可有不同程度意识障碍、反射迟钝、消失,昏迷。感染等诱因引起的临床表现可被 DKA 的表现所掩盖。少数患者表现为腹痛,酷似急腹症。

三、实验室检查

1. **尿** 尿糖呈强阳性,尿酮为阳性,可见蛋白尿和管型尿。

2. **血** 血糖增高至 $16.7 \sim 33.3$ mmol/L($300 \sim 600$ mg/dl),有时可达 55.5 mmol/L(1 000 mg/dl)以上。血酮体升高,正常 <0.6 mmol/L,>1.0 mmol/L 为高酮血症,>3.0 mmol/L 提示酸中毒。酸中毒失代偿后血 pH 下降,血钾初期正常或偏低,尿量减少后可增高,血钠、血氯降低,血尿素氮和肌酐常偏高。

四、诊断要点

对于原因不明的恶心、呕吐、酸中毒、失水、休克、昏迷的患者,尤其是呼吸伴有酮味(烂苹果味)、血压低而尿量多者,不论有无糖尿病病史,均应想到本病的可能性,立即进行相应检查以肯定或排除本病。

五、处理

治疗原则为尽快补液以恢复血容量、纠正失水状态,降低血糖,纠正电解质及酸碱平衡失调,同时积极寻找和消除诱因,防治并发症,降低病死率。

1. **补液** 是治疗的关键环节。开始 $1 \sim 2$ 小时内输入 0.9%氯化钠 $1\,000 \sim 2\,000$ ml,前 4 小时输入所计算失水量 1/3 的液体,以便尽快补充血容量。一般每 $4 \sim 6$ 小时输液 1 000 ml。24 小时输液量应包括已失水量和部分继续失水量,一般为 $4\,000 \sim 6\,000$ ml,严重失水者可达 $6\,000 \sim 8\,000$ ml。

2. **胰岛素治疗** 采用小剂量(短效)胰岛素治疗方案,通常用短效胰岛素加入生理盐水持续静滴或间歇静脉注射。病情稳定后过渡到胰岛素常规皮下注射。同时纠正电解质及酸碱平衡失调;处理诱因,防治重要并发症,如休克,脑水肿,心、肾衰竭等,维持重要脏器功能;做好护理工作,仔细观察及准确记录病情变化。

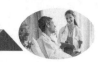

高渗高血糖综合征

高渗高血糖综合征(HHS),是糖尿病急性代谢紊乱的另一临床类型,以严重高血糖、高血浆渗透压、脱水为特点,无明显酮症酸中毒,患者常有不同程度的意识障碍或昏迷。多见于老年糖尿病患者,原来无糖尿病病史,或仅有轻度症状,可采用饮食控制或口服降糖药治疗。

一、诱因

引起血糖增高和脱水的因素:①急性感染、外伤、手术、脑血管意外等应激状态;②使用糖皮质激素、免疫抑制剂、利尿剂、甘露醇等药物;③水摄入不足或失水、透析治疗、静脉高营养疗法等;④病程早期因误诊而输入大量葡萄糖液,或因口渴而摄入大量含糖饮料均可诱发本病。

二、临床表现

本病起病缓慢,最初表现为多尿、多饮,渐出现严重脱水和神经精神症状,患者反应迟钝、烦躁或淡漠、嗜睡,逐渐陷入昏迷、抽搐,晚期尿少甚至尿闭。严重脱水、休克,可有神经系统损害的定位体征,但无酸中毒样大呼吸。

三、实验室检查

血糖≥33.3 mmol/L(一般为 33.3~66.8 mmol/L),有效血浆渗透压≥320 mmol/L(一般为 320~430 mmol/L)。尿酮体阴性或弱阳性,一般无明显酸中毒(CO_2 结合力>15 mmol/L),可与 DKA 鉴别。

四、诊断要点

凡遇原因不明的脱水、休克、意识障碍及昏迷均应想到本病的可能性,尤其是血压低而尿量多者,不论有无糖尿病病史,均应进行相关检查以肯定或排除本病。

五、处理

治疗原则同 DKA。24 小时补液量可达 6 000~10 000 ml,开始时用等渗溶液如 0.9%氯化钠,如无休克或休克已纠正,在输入生理盐水后血浆渗透压高于 350 mmol/L,血钠高于155 mmol/L,可考虑输入适量低渗溶液。当血糖下降至 16.7 mmol/L 时开始输入 5%葡萄糖液并加入适量胰岛素。补钾要更及时,一般不补碱。应密切观察从脑细胞脱水转为脑水肿的可能。

第四节 痛 风

痛风(gout)是指单钠尿酸盐于骨关节、皮下和肾脏等处沉积,引起的急、慢性炎症及组织损伤的一组代谢性风湿病,与高尿酸血症密切相关。临床特征为,急性关节炎、痛风石和痛风肾等。

痛风分布于世界各地,受地域、种族、饮食习惯等因素的影响。我国由于人们生活方式和饮食结构的改变,痛风患病率明显上升。

一、痛风分类

痛风分为原发性和继发性两类。原发性痛风病因不明,常伴肥胖、糖脂代谢紊乱、高血压

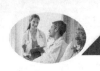

和冠心病等,是在遗传基础上由环境因素的作用而发病,有一定的家族易感性,多数为尿酸排泄减少,少数为尿酸生成增多。继发性痛风常继发于肾脏疾病或某些药物所致尿酸排泄减少、骨髓增生性疾病或肿瘤化疗所致尿酸生成增多。

二、病因与发病机制

1. 高尿酸血症的形成 尿酸是嘌呤代谢的终产物,细胞代谢分解的核酸、其他嘌呤类化合物以及食物中的嘌呤经酶的作用分解最终形成尿酸。人体中尿酸多数来源于内源性嘌呤代谢,少数来源于富含嘌呤或核蛋白的食物。血清尿酸在 37℃ 的饱和浓度约为 420 μmol/L(7 mg/dl),高于此值即为高尿酸血症。

(1) 尿酸排泄减少:是高尿酸血症发生的重要原因。包括肾小球滤过减少、肾小管重吸收增多、肾小管分泌减少以及尿酸盐结晶沉积。其中尤以肾小管分泌减少重要。

(2) 尿酸生成增多:与嘌呤代谢中多个酶的缺陷有关。

2. 痛风的发生 5%~15%的高尿酸血症患者可发展成为痛风。当血尿酸浓度过高和(或)在酸性环境下,尿酸可析出结晶,沉积在骨关节、肾脏和皮下等组织,造成组织病理学改变,导致痛风性关节炎、痛风肾和痛风石等。

急性关节炎是由于尿酸盐结晶沉积引起的炎症反应。长期尿酸盐结晶沉积招致单核细胞、上皮细胞和巨大细胞浸润,形成异物结节即痛风石。痛风性肾病是痛风特征性的病理变化之一,表现为肾髓质和锥体内有小的白色针状物沉积。

三、临床表现

临床多见于 40 岁以上的男性,女性于更年期后发病,有年轻化趋势。

1. 无症状期 仅有波动性或持续性高尿酸血症,从血尿酸增高至症状出现的时间可长达数年至数十年,有些可终身不出现症状。

2. 急性关节炎期 常有以下特点:①多在午夜或清晨突然起病,呈剧痛,数小时内出现受累关节的红、肿、热、痛和功能障碍,单侧第 1 跖趾关节最常见,其余依次为踝、膝、腕、指、肘;②秋水仙碱治疗后,关节炎症状可以迅速缓解;③可伴有发热等;④发作常呈自限性,数日内自行缓解,此时受累关节局部皮肤出现脱屑和瘙痒;⑤可伴高尿酸血症,但部分患者急性发作时血尿酸水平正常;⑥关节液可见双折光的针形尿酸盐结晶可确诊。常见诱因为受寒、劳累、饮酒、高蛋白高嘌呤饮食以及外伤、手术、感染等。

3. 痛风石与慢性关节炎期 痛风石是痛风的特征性表现,常发现于耳廓、关节周围以及鹰嘴、跟腱等处。关节中痛风石的大量沉积表现为关节肿胀、僵硬、畸形及周围组织的纤维化和变性。痛风石外观为黄白色赘生物,患处皮肤发亮、菲薄,破溃则有豆渣样的白色物质排出。形成瘘管时周围组织呈慢性肉芽肿,虽不易愈合但很少感染。

4. 肾脏病变

(1) 痛风性肾病:起病隐匿,早期仅有间歇性蛋白尿,随着病情的发展晚期可发生肾功能不全,表现为水肿、高血压、血尿素氮和肌酐升高。少数患者表现为急性肾衰竭。

(2) 尿酸性肾石病:少数痛风患者肾脏可有尿酸结石,泥沙样,随尿液排出,常无症状。结石较大者则可发生肾绞痛、血尿。当结石引起梗阻时导致肾积水、肾盂肾炎、肾积脓或肾周围炎。

四、实验室及其他检查

1. **血尿酸测定**　正常男性为 150～380 μmol/L；女性为 100～300 μmol/L。

2. **尿尿酸测定**　限制嘌呤饮食 5 天后，每日尿酸排出量＞3.57 mmol（600 mg），可认为尿酸生成增多。

3. **关节液或痛风石内容物检查**　偏振光显微镜下可见针形尿酸盐结晶。

4. **X 线检查**　急性关节炎期可见软组织肿胀；慢性期或反复发作后可见软骨缘破坏，关节面不规则，特征性改变为穿凿样骨质透亮缺损。

5. **CT 与 MRI 检查**　CT 扫描可见斑点状高密度痛风石影像；MRI 检查图像呈斑点状低信号。

五、诊断要点

男性和绝经后女性血尿酸＞420 μmol/L、绝经前女性＞350 μmol/L 可诊断为高尿酸血症。中老年男性如出现特征性关节炎表现、尿路结石或肾绞痛发作，伴有高尿酸血症应考虑痛风。关节液穿刺或痛风石活检证实为尿酸盐结晶可做出诊断。影像学检查对明确诊断具有一定价值。急性期诊断有困难者可给予秋水仙碱试验性治疗。

六、处理

（一）一般治疗

痛风的基础治疗是适当调整饮食习惯和生活方式。控制饮食总能量；限制饮酒，多饮水，每天饮水 2 000 ml 以上促进尿酸排泄；低嘌呤饮食，避免高嘌呤食物（如动物心、肝、肾等）的过量摄入；慎用抑制尿酸排泄的药物，如噻嗪类利尿药和小剂量阿司匹林等。避免诱因，积极治疗有关疾病。

（二）高尿酸血症的治疗

1. **促进尿酸排泄药**　抑制近端肾小管对尿酸盐的重吸收，从而增加尿酸的排泄。用药期间应多饮水，并服用碳酸氢钠，常用药物有苯溴马隆和丙磺舒。

2. **抑制尿酸生成药物**　别嘌呤醇通过抑制黄嘌呤氧化酶，使尿酸生成减少，用于尿酸生成过多或不适合使用排尿酸药物者。

3. **碱性药物**　碳酸氢钠可碱化尿液，使尿酸不易在尿中积聚形成结晶。

（三）急性痛风性关节炎期的治疗

绝对卧床，抬高患肢，避免负重，迅速给予秋水仙碱。

1. **秋水仙碱**　治疗急性痛风性关节炎的特效药物，主要不良反应为恶心、呕吐、食欲缺乏、腹胀和水样腹泻。该药还可引起白细胞、血小板减少等骨髓抑制表现，以及脱发等。

2. **非类固醇消炎药**　通过抑制前列腺素的合成而达到消炎镇痛的作用。常用药物有吲哚美辛、双氯芬酸、布洛芬、罗非昔布、依托考昔等。常见不良反应为胃肠溃疡和出血，活动期消化性溃疡患者禁用。

3. **糖皮质激素**　上述药物治疗无效或不能使用秋水仙碱和非类固醇消炎药时，可使用糖皮质激素短程治疗，如泼尼松，疗程不超过 2 周。激素治疗起效快、缓解率高，但停药后症状易出现"反跳"现象。

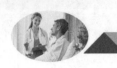

（四）其他治疗

痛风石可手术剔除，受损关节可矫形。高尿酸血症和痛风常伴发代谢综合征，应积极给予降压、降脂、减重及改善胰岛素抵抗等综合治疗。

第五节 骨质疏松症

骨质疏松症（osteoporosis，OP）是一种代谢性骨病，由于骨量降低和骨组织微结构破坏导致骨骼脆性增加、易于骨折。按病因可分为原发性和继发性两类。继发性 OP 的病因明确，主要因内分泌代谢疾病（如甲状腺功能亢进症、甲状旁腺功能亢进症、库欣综合征等）或全身性疾病引起。本节主要介绍原发性 OP 中的女性绝经后骨质疏松症（PMOP）。

一、病因与危险因素

骨吸收增加和（或）骨形成减少可致骨丢失和骨质量下降，脆性增加，甚至发生骨折。

1. 骨吸收因素 ① 性激素缺乏：更年期后，女性除增龄外，还有雌激素缺乏，破骨细胞功能增强，骨丢失加速，这是 PMOP 的主要病因；②活性维生素 D 缺乏和甲状旁腺激素（PTH）增高导致骨转换率加速和骨丢失；③细胞因子表达紊乱导致破骨细胞活性增强和不能吸收。

2. 骨形成因素 ① 峰值骨量（PBM）降低：PBM 由遗传因素决定，与发育、营养和生活方式等相关；②骨重建功能衰退：与成骨细胞的功能与活性缺陷导致骨形成不足和骨丢失有关。

3. 骨质量下降 骨质量主要与遗传因素有关，其下降导致骨脆性增高。

不良的生活方式和生活环境，如高龄、吸烟、制动、体力活动不足、酗酒、跌倒、长期卧床、长期服用糖皮质激素、光照减少、钙和维生素 D 摄入不足等危险因素也使 OP 的发生可能更大。

二、临床表现

1. 肌无力和骨痛 轻者无症状，仅在相关检查时被发现。较重患者则常表现为乏力、腰背疼痛或全身骨痛。骨痛常无固定部位，检查不能发现压痛区（点）。骨折时肢体活动受限，局部疼痛更加明显，有相应阳性体征。

2. 骨折 患者轻微活动、弯腰拾物、负重、摔倒或创伤后发生骨折。多发部位为脊柱、髋部和前臂等。脊柱压缩性骨折多见，表现为身材缩短、突发腰痛等。摔倒或挤压后易发生髋部骨折，股骨颈骨折多见。可再次或反复骨折。

3. 并发症 胸廓畸形者可发生心肺功能不全，且易并发上呼吸道和肺部感染。髋部骨折者长期卧床使骨折难以愈合，并常因感染或心血管病而死亡。

三、诊断要点

详细的病史和体检是重要的诊断线索，为临床诊断提供基本依据。①绝经后或卵巢全切除后的女性；②存在高龄、制动、长期卧床、服用糖皮质激素等骨质疏松症的危险因素；③骨折家族史；④原因不清的慢性腰背疼痛；⑤身材变矮或脊柱变形。确诊需 X 线摄片检查或骨密度（BMD）测定。

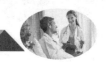

知识拓展：骨密度(BMD)测定

BMD测定对骨质疏松症的早期诊断有重要价值，可供选择的检测方法很多。①双能X线吸收测量(DEXA)：是目前测量骨矿密度(BMD)和骨矿含量(BMC)的最常用方法，是诊断骨质疏松症的"金标准"，具有自动化程度高，放射线辐射量低，扫描时间短，准确度和精密度高等优点。②单光子吸收骨密度测量(SPA)：优点是病人无痛苦，接受的放射量很低，简单易行，成本低廉，并可多次重复，适于流行病学调查。但精确性尚欠理想。③CT骨密度测量：包括单能量CT骨密度测量(SEQCT)和双能量CT骨密度测量(DEQCT)，主要用于脊椎骨BMD测定，可直接显示脊椎骨的横断面图像。DEQCT的准确性高于SE-QCT，而后者的精确性较前者为高。对于骨质疏松症的研究是一个很有用的手段，但在临床上其使用不及DEXA普遍。④超声波检查(USA)：准确性不及DEXA，但操作简便、安全无害、价格便宜。

骨质疏松症性骨折的诊断主要根据年龄、外伤骨折史、临床表现以及影像学检查(正、侧位X线片、CT和MRI检查等)。

可做相关检查寻找其病因，并通过血清骨源性碱性磷酸酶、骨钙素、尿钙/尿肌酐比值等生化指标进行骨代谢转换率评价。

四、处理

(一) 一般治疗

改善营养状况，补给足够的蛋白质，多进食富含异黄酮类食物；补充钙剂和维生素D；加强运动，多从事户外活动，加强负重锻炼，但要避免摔倒和骨折风险；纠正不良生活习惯，低钠、高钾、高钙和高非饱和脂肪酸饮食，戒烟忌酒；避免使用抗癫痫药等易致OP药物。

(二) 对症治疗

有疼痛者可给予适量非类固醇消炎药，如阿司匹林、吲哚美辛、吲哚拉新(桂美辛)、塞来昔布等。骨折或顽固性疼痛可用降钙素制剂。骨畸形和骨折患者应给予固定、复位或手术治疗，同时应辅以物理康复治疗。

(三) 特殊治疗

1. 性激素补充治疗

(1) 雌激素：主要用于绝经后骨质疏松症的预防，优先选用天然雌激素制剂，常用雌二醇、炔雌醇、替勃龙、尼尔雌醇、雌二醇皮贴剂，或雌、孕、雄激素合剂，疗程一般不超过5年，口服给药。鼻喷雌激素制剂(aerodiol)药物用量低、疗效确切。

(2) 雄激素：用于男性OP的治疗，一般宜选用雄酮类似物苯丙酸诺龙或司坦唑醇。雄激素有肝损害，并可引起水、钠潴留和前列腺增生，长期治疗宜选用经皮制剂。

2. 选择性雌激素受体调节剂(SERM)和选择性雄激素受体调节剂(SARM) SERM主要适应于PMOP的治疗，可增加BMD，降低骨折发生率；SARM具有较强的促合成代谢作用，用于治疗老年男性OP。

3. 二膦酸盐 二膦酸盐抑制破骨细胞生成和骨吸收，主要用于骨吸收明显增强的代谢性骨病，必要时应与PTH等促进骨形成类药物合用。常用药物有依替膦酸二钠、帕米膦酸钠、

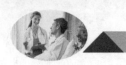

阿仑膦酸钠以及新型二膦酸盐制剂(唑来膦酸二钠、氯屈膦酸二钠、因卡膦酸二钠)等,用药期间需补充钙剂。

4. 降钙素　为骨吸收的抑制剂,主要制剂有鲑鱼降钙素、鳗鱼降钙素和降钙素鼻喷剂。应用前需补充数日钙剂和维生素 D。

5. 甲状旁腺素(PTH)　小剂量 PTH 可促进骨形成,增加骨量,单用或与雌激素、降钙素、二膦酸盐或活性维生素 D 联合应用。

6. 其他药物　包括小剂量氟化钠、生长激素(GH)和胰岛素样生长因子-I(IGF-I)等。

五、预防

加强卫生宣教,提倡运动和充足的钙摄入。成年后的预防主要包括降低骨丢失速率与预防骨折的发生。妇女围绝经期和绝经后 5 年内是治疗的关键期。

实践实训

患者男性,58 岁。因乏力、多尿、多饮、多食、消瘦 10 余年,下肢水肿 1 个月入院。10 年前无明显诱因出现烦渴、多饮,饮水量每日达 4 000 ml,伴尿量增多,饭量明显增加,体重在 6 个月内下降 5 kg,门诊检测血糖 12.5 mmol/L,尿糖(＋＋＋＋),服用降糖药物治疗好转。近 1 年来逐渐出现视物模糊,眼科检查"轻度白内障,视网膜有新生血管"。1 个月来出现下肢水肿。大便正常,睡眠差。既往 7 年来有时血压偏高,无药物过敏史,个人史和家族史无特殊。查体:体温 36℃,脉搏 78 次/分,呼吸 18 次/分,血压 160/100 mmHg,无皮疹,浅表淋巴结未触及,巩膜不黄,双晶体稍混浊,颈软,颈静脉无怒张,心肺无异常。腹部平软,肝脾未触及,双下肢凹陷性水肿。检查:血红蛋白 123 g/L,WBC 6.5×10⁹/L,N 0.65,L 0.35,plt 235×10⁹/L,尿蛋白(＋),尿糖(＋＋＋),WBC 0～3/HP,血糖 13 mmol/L,BUN 7.0 mmol/L。

根据上述资料请回答:

1. 该患者的医疗诊断有哪些?

2. 进一步需要做哪些检查?

3. 该疾病的治疗要点是什么?

4. 如何对该患者进行饮食指导?

5. 患者出院 4 个月后因血糖正常,尿糖阴性,自行停止注射胰岛素,最近 1 周来食欲缺乏,极度口渴、恶心、呕吐,今晨起四肢厥冷,呼吸加快,来院急诊。查血糖:21 mmol/L,尿糖(＋＋＋＋),尿酮(＋＋＋＋),pH 7.29,白细胞 1.6×10⁹/L,立即给予抢救入院,查体:体温 36.9℃,脉搏 120 次/分,呼吸 30 次/分,血压 100/60 mmHg,嗜睡、形体消瘦、呼吸有烂苹果味、皮肤干燥、眼球下陷及瞳孔等大同圆、对称、光反射存在,其他查体无异常发现。请问:①该患者可能出现了什么并发症?②该并发症的处理措施是什么?

（刘　永）

第六章
风湿性疾病

临·床·疾·病·概·要

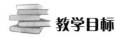 **教学目标**

一、能力目标

1. 能识别和分析风湿性疾病的临床表现。

2. 能根据风湿性疾病患者的具体情况提出健康教育内容。

二、知识目标

1. 掌握类风湿性疾病的临床表现。

2. 熟悉风湿性疾病的相关检查及诊断标准。

3. 了解风湿性疾病的发病机制及治疗要点。

三、素质目标

1. 通过对风湿性疾病患者的健康教育,培养学生的医患沟通意识和以病人为中心的医疗服务精神。

2. 通过小组学习,培养学生的团队合作意识。

第一节　概　述

风湿性疾病(rheumatic diseases)泛指影响骨骼、关节以及其周围软组织(如肌腱、滑囊、筋膜、肌肉等)的一组疾病,病因多样,如感染性、免疫性、代谢性、内分泌性、退化性、地理环境性、遗传性等。风湿一词是指关节、关节周围软组织、肌肉、骨出现的慢性疼痛。风湿性疾病致残率较高,对患者及其家庭和社会危害很大。

一、分类

由于病因和发病机制复杂,风湿性疾病至今尚无非常理想的分类。按发病机制、病理和临床特点,风湿性疾病可做以下分类。

1. **弥漫性结缔组织病** 类风湿关节炎、少年类风湿关节炎、系统性红斑狼疮(SLE)、多发性肌炎与皮肌炎、干燥综合征、系统硬化病、血管炎。

2. **脊柱关节病** 强直性脊柱炎、银屑病关节炎、炎性肠病关节炎。

3. **退行性关节病** 原发性和继发性骨关节炎。

4. **感染引起的关节炎** 反应性关节炎、风湿热等。

5. **与代谢和内分泌相关的风湿病** 痛风、假性痛风、软骨钙化病、肝豆状核变性、糖尿病、

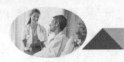

甲状腺病、艾滋病等。

6. **肿瘤相关的风湿病**　滑膜瘤、滑膜肉瘤、多发性骨髓瘤及转移瘤等。

7. **神经血管疾病**　神经性血管病、压迫性神经病变和雷诺病等。

8. **骨与软骨病变**　骨质稀疏、骨软化和肥大性骨关节病等。

9. **非关节性风湿病**　关节周围病变、椎间盘病变、精神性风湿病等。

10. **其他有关节症状的疾病**　如周期性风湿病、药物相关的风湿综合征、慢性活动性肝炎等。

二、病理

风湿性疾病的病理改变有炎症性反应及非炎症性病变。炎症性反应大部分由免疫反应导致,表现为局部组织出现大量淋巴细胞、巨噬细胞和浆细胞浸润。风湿性疾病的另一常见病理改变是血管病变,以血管壁的炎症为主,血管壁增厚、管腔狭窄造成局部组织器官缺血。

三、实验室和其他检查

(一) 一般性检查

1. **血、尿常规检查**　发现贫血、白细胞变化、血小板减少和蛋白尿等。

2. **血细胞沉降率、C 反应蛋白检查**　可判断病情的活动性。

3. **肝肾功能检查**　了解病情发展和指导药物选择。

(二) 特异性检查

1. **关节液的检查**　关节液做白细胞和分类的计数有助于鉴别炎性和非炎性的关节病。

2. **自身抗体的检测**　抗核抗体可作为结缔组织病的筛选;类风湿因子的检测对判断类风湿关节炎的判断有重要价值;抗中性粒细胞胞浆抗体有利于判断血管炎。

3. **人类白细胞抗原(HLA)监测**　如 HLA – B27 阳性是诊断脊柱关节病的重要依据。

4. **病理活组织检查**　病理改变对诊断起决定作用,并能指导治疗。

(三) 影像学检查

1. **X 线平片检查**　是骨关节病变最常用的影像学检查,有利于关节炎的诊断和鉴别诊断。

2. **计算机体层显像(CT)扫描**　用于骶髂关节炎的检查,脑部 CT 可评估系统性红斑狼疮的中枢神经病变。

3. **磁共振成像(MRI)**　对脑病、骨坏死、脊髓炎等诊断有利。

4. **超声检查**　可早期发现关节病变,监测病情变化。

血管炎的评估可进行血管超声、CT 血管造影(CTA)、磁共振血管造影(MRA)及数字减影血管造影(DSA)等检查。

四、诊断要点

风湿性疾病的诊断必须根据采集的病史、全身体格检查、症状以及实验室检查。风湿性疾病是多原因,累及多系统的疾病。采集病史时详细询问关节受累部位以及病变过程,同时也要采集关节以外系统受累的情况。体检时除一般体格检查外,还要做肌肉、关节的检测。详细的病史和完整的体格检查有利于初步诊断,同时通过辅助检查来判断疾病。

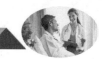

五、处理

风湿性疾病治疗目的是改善症状和改变病情,阻止进展,提高生活质量。常有一般治疗(教育、锻炼、休息等)、物理治疗、药物治疗、手术治疗(矫形、人工关节置换等)。

抗风湿药物分为改善症状的药物和控制病情的药物。改善症状的药物应用最广泛的是非类固醇消炎药(NSAIDs),如吲哚美辛、布洛芬、萘普生、布洛芬(芬必得)等。糖皮质激素应早期使用,特别在合并心、脑、肺、肾等重要脏器病变时,能迅速缓解病情,但非根治药物。改善病情抗风湿药(DMARDs)则有青霉胺、金制剂、雷公藤和免疫抑制剂等,可根据具体情况适当选择,即强调治疗的个体化。

第二节　类风湿关节炎

临床情景

患者女性,48 岁。低热,乏力,伴双手腕、掌指关节和近端指间关节疼痛 2 周。作为一名康复治疗师,你应该给患者提供哪些内科诊疗意见?

类风湿关节炎(rheumatoid arthritis,RA),是一种累及周围关节为主的多系统炎症性疾病,以慢性、对称性、侵蚀性、多关节炎和关节外病变为主要临床表现,属全身自身免疫性疾病。其病理改变为一种主要累及关节滑膜(以后可波及关节软骨、骨和关节周围组织),其次为浆膜、心、肺及眼等结缔组织的广泛性炎症性疾病。本病呈全球性分布,我国 RA 的患病率为 $0.32\%\sim0.36\%$。

一、病因与发病机制

确切的病因和发病机制至今未明,可能与遗传易感因素、环境因素及免疫系统失调等多种因素的综合作用有关。

1. 环境因素 一些病原微生物,如细菌、支原体和病毒等可能在类风湿关节炎的发病和病情进展起作用,其机制为:①感染激活 T、B 细胞产生致炎因子和自身抗体;②感染因子通过分子模拟而引起自身免疫反应。

2. 遗传易感性 家系调查显示,遗传因素与类风湿关节炎的发病有密切的联系。多项研究表明 HILA－DR4 单倍型与类风湿关节炎的发病有相关性。

3. 免疫紊乱 免疫紊乱是类风湿关节炎主要的发病机制。活化 T 细胞和 MIHC－Ⅱ型阳性的抗原递呈细胞浸润滑膜关节,滑膜关节组织的某些特殊成分或体内产生的内源性物质也参与启动特异性免疫应答。细胞因子如肿瘤坏死因子 α(TNF－α)破坏关节软骨和骨,造成关节畸形,白细胞介素－1(IL－1)引起类风湿关节炎全身性症状,如低热、乏力、C 反应蛋白和红细胞沉降率升高。

另外,B 细胞活化分泌大量免疫球蛋白,免疫球蛋白和自身抗体如类风湿因子形成的免疫

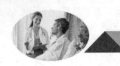

复合物可以诱发炎症。

二、病理

类风湿关节炎的基本病理改变是滑膜炎和血管炎。滑膜炎是关节病变的基础,急性期,滑膜红肿渗出大量液体,关节囊、腱和腱鞘炎改变,关节明显肿胀。慢性期,富有血管的肉芽组织从关节软骨边缘的滑膜,向软骨面伸展,最后可将软骨完全覆盖,软骨发生溃疡。最后软骨表面的肉芽组织纤维化,使上下关节面互相融合,形成纤维性关节强硬。关节附近的骨骼呈脱钙和骨质疏松,肌肉萎缩。关节本身畸形或脱位。血管炎可发生在类风湿关节炎患者关节外的任何组织。类风湿结节是一种血管炎的表现,其中间为坏死组织,旁边围有增生的单核细胞,周围有一层结缔组织,有淋巴细胞和浆细胞呈弥漫性或局灶性浸润。在周围神经鞘内和肌肉组织内也可形成小结。

三、临床表现

任何年龄都可发病,大多在 35～50 岁,女性多于男性。一般起病缓慢隐匿,多先有数周至数月的疲倦无力、体重减轻、食欲缺乏、低热和手足麻木刺痛等早期症状,后逐步出现关节表现。

(一) 关节表现

1. **晨僵** 晨起后关节与关节周围组织有僵硬感,如胶黏着样,称为晨僵。常持续 1 小时以上,关节活动增多则晨僵减轻或消失。晨僵的程度和持续时间与关节炎症的病变程度成正比,是观察本病活动性的指标之一。

2. **关节肿痛** 关节痛常是最早的症状,多呈对称性,最常出现于腕、掌指、近端指间关节,其次见于肩、趾间、踝及膝关节等。关节红、肿、热、痛、活动障碍。炎症加剧时,关节腔积液及关节周围软组织肿胀明显,终日关节疼痛,但以清晨关节疼痛最显著。

3. **关节畸形** 多见于较晚期的患者。因滑膜炎造成关节强直,以及周围的肌腱,韧带受损出现畸形。关节周围肌肉萎缩、痉挛,可加重畸形。

(二) 关节外表现

1. **类风湿结节** 见于 20%～30% 的患者,常在关节突起部以及受压部位(如尺侧及鹰嘴处)的皮下可触及,大小不一,质硬、无压痛。此结节亦可累及心、肺等内脏器官,是提示本病处于活动期的特征性体征。

2. **类风湿性血管炎** 是本病的基本病变,全身任何系统均可发生。表现为远端血管炎、皮肤溃疡、心包炎、动脉炎等。血管炎是本病严重的表现之一。

3. **心脏受累** 心包炎最常见,多见于类风湿因子阳性、有类风湿结节的患者。

4. **类风湿性肺病** 肺间质病变,是类风湿关节炎最常见的肺部病变,少数出现慢性纤维性肺泡炎;结节样改变,肺内出现单个或多个结节,为肺内的类风湿结节表现;Caplan 综合征,尘肺患者合并类风湿关节炎时出现大量肺结节,又称类风湿性尘肺病;胸膜炎,一般为单侧或双侧性的少量胸腔积液;肺动脉高压,因肺内动脉病变或肺间质病变引起。

5. **肾脏损害** 可发生类风湿间质性肾炎,或因长期用药而导致肾脏损害。

6. **眼部表现** 葡萄膜炎是幼年性类风湿关节炎的常见病变,成人类风湿关节炎常引起角膜炎。

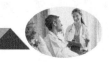

7. Felty 综合征 是指类风湿关节炎伴有脾肿大,中性粒细胞减少,有的甚至有贫血和血小板减少。血清类风湿因子阳性率高,抗核抗体阳性。

8. 干燥综合征 是一种慢性炎症性自身免疫性疾病。主要侵犯泪腺和大小唾液腺等,临床表现以眼和口腔黏膜为主的干燥症群。近半数类风湿关节炎患者可继发此病。

9. 胃肠道损害 常表现为消化不良,也有发生溃疡病、肠系膜动脉梗死者,多与服用抗风湿药有关。

10. 神经系统 主要表现为神经受压,如腕管综合征、脊髓受压等。

四、实验室及其他检查

1. 血象 有轻至中度贫血,淋巴细胞及血小板计数增多为活动期表现。

2. 红细胞沉降率和 C 反应蛋白 类风湿关节炎疾病活动期,常伴有红细胞沉降率增快和血清 C 反应蛋白实验阳性。

3. 类风湿因子(RF) 有 IgM、IgG 和 IgA 类风湿因子,其中以 IgM 类风湿因子含量较多、故目前多测定 IgM 类风湿因子。类风湿因子缺乏特异性,阳性亦可见于其他自身免疫性疾病及 5% 的正常人,阴性也并不意味着不存在本病。

4. 免疫复合物和补体 大多患者出现各种免疫复合物,在急性期和活动期,患者血清补体均有升高。

5. X 线检查 关节 X 线片可见到关节面模糊,有侵蚀性损害。在疾病早期近关节处骨质疏松,软组织肿胀,骨质有侵蚀现象。晚期关节软骨坏死可使关节间隙变狭窄及纤维化。

6. 类风湿结节活检 有助于诊断本病。

五、诊断要点

1987 年美国风湿病学会修订的诊断标准:①早晨关节僵硬至少持续 1 个小时(每天),病程至少 6 周;②具有 3 个以上关节肿胀,至少 6 周;③腕、掌指、近指关节肿胀至少 6 周;④关节肿胀呈对称性,病程至少 6 周;⑤类风湿结节;⑥手部关节 X 线片上的变化(表现为关节及其邻近骨质疏松和关节间隙狭窄;⑦类风湿因子阳性。符合其中 4 项即可诊断类风湿关节炎。此诊断标准对于不典型及早期类风湿关节炎易误诊和漏诊,临床工作中需结合患者的具体情况作出评判。

六、处理

类风湿关节炎目前尚无特异的有效疗法。治疗的目的是缓解症状、控制病情发展、促进损伤关节的修复。主要治疗措施包括一般治疗、药物治疗、外科手术治疗。其中以药物治疗最为重要。

(一) 一般治疗

包括休息、关节制动(急性期)、关节功能锻炼(恢复期)、物理治疗等。

急性活动期有发热、乏力等全身症状,应卧床休息,限制受累关节活动,保持关节功能位。但不宜绝对卧床,过度休息和限制活动,或者长时间保持一种动作和姿势等,反而易导致关节废用、肌肉萎缩,影响关节功能。

夜间睡眠戴弹力手套保暖,起床后行温水浴,活动关节,可减轻晨僵程度和关节疼痛。

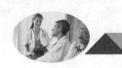

症状基本控制后,鼓励患者下床活动,由被动向主动,患者能承受时可做肢体屈伸、散步、手抓握提举等活动,并配合理疗、按摩。

(二) 药物治疗

1. 非类固醇消炎药(NSAIDs) 是改善关节炎症状的常用药,但不能控制病情。其作用机制主要通过抑制环氧化酶(COX),减少 COX 介导产生的炎症介质——前列腺素,以达到消炎、解热、止痛的效果。COX 有两种同工酶,即 COX-1 和 COX-2。COX-1 主要表达于胃黏膜,COX-2 产生的前列腺素主要见于炎症部位,导致该组织的炎症性反应,产生肿、痛、热。非选择性 NSAIDs 兼有抑制 COX-1 和 COX-2 的作用,抑制 COX-2 达到抗炎镇痛的疗效,但抑制 COX-1 后出现胃肠道不良反应,严重者甚至出现溃疡、出血、穿孔。现在临床上已广泛使用以塞来昔布为代表的选择性抑制 COX-2 的 NSAIDs,选择性 COX-2 抑制剂的疗效与传统 NSAIDs 相近,但减少了胃肠道反应。NSAIDs 可对肾脏和心血管有一定的不良反应,在临床上应用本药时,应避免两种或以上同服,老年患者要特别慎重,注意以个体化为原则。

(1) 水杨酸制剂:能抗风湿,抗炎,解热,止痛。剂量每天 2～4 g,如疗效不理想,可酌量增加剂量,有时每天需 4～6 g 才能有效。一般在饭后服用或与制酸剂同用,亦可用肠溶片以减轻胃肠道刺激。

(2) 吲哚美辛:常用剂量 25 mg,每天 2～3 次,每天 100 mg 以上时易产生不良反应,如恶心、呕吐、腹泻、胃溃疡、头痛、眩晕、精神抑郁等。

(3) 丙酸衍生物:布洛芬每天 1.2～3.2 g,分 3～4 次服,萘普生每次 250 mg,每天 2 次。不良反应有恶心、呕吐、腹泻、消化性溃疡、胃肠道出血、头痛及中枢神经系统紊乱如易激惹等。

(4) 双氯芬酸:每天为 75～150 mg,分 2 次服用。不良反应有胃肠道反应,如恶心、呕吐、腹泻及食欲不振等,偶有皮疹,肾功能损害,头痛等。

(5) 塞来昔布:每天 200～400 mg,分 1～2 次服用,有磺胺过敏者禁用。

(6) 美洛昔康:每天 7.5～15 mg,分 1～2 次服用。

2. 改变病情抗风湿药 具有改善病情并延缓病变进展的作用,但起效慢,症状改善需 2～4 个月。类风湿关节炎一旦确诊应早期使用,视病情决定是单用或联合应用。

(1) 甲氨蝶呤(MTX):抑制二氢叶酸还原酶,使嘌呤合成受抑,同时具抗炎作用,为治疗类风湿关节炎的首选药物。4～6 周起效,疗程至少为 6 个月。不良反应有骨髓受抑制、肝损害、胃肠道反应和口角糜烂等,停药后多能恢复。

(2) 柳氮磺吡啶:其作用机制可能与其代谢产物 5-氨基水杨酸和磺胺吡啶有关。每天口服 0.25～3.0 g,由小剂量开始,逐渐加量至每天 3.0 g,最大剂量为每天 4.0 g。对磺胺过敏者禁用。

(3) 来氟米特:主要抑制合成嘧啶的二氢乳清酸脱氢酶,使活化淋巴细胞的生长受抑。不良反应有胃肠道反应、骨髓抑制、肝损害及脱发等。

(4) 羟氯喹和氯喹:长期服用可出现视物盲点,眼底有"牛眼"样改变,因需定期做眼底检测,少数患者服用氯喹后可出现心肌损害。

(5) 其他:传统的抗风湿药如金制剂(分为口服和注射两种剂型)、青霉胺现已少用。可考虑使用硫唑嘌呤、环磷酰胺及环孢素等免疫抑制剂,但要注意骨髓抑制肝肾功能损害、出血性膀胱炎等不良反应。

3. 糖皮质激素 激素有非常强大的抗炎作用,临床应用十分广泛,治疗类风湿关节炎的

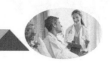

原则是与改变病情抗风湿药联合使用,特点为小剂量、短疗程。在关节炎急性发作给予短效激素,可使关节炎症状得到迅速而明显地缓解,改善关节功能。有系统症状如伴有脏器受累的重症患者,可给予泼尼松,症状控制后递减,以每天 10 mg 或 <10 mg 维持。但由于它不能根治本病,停药后症状会复发。长期使用激素造成的依赖性导致停药困难(撤药反跳),并可出现各种不良反应,如感染、高血压、高糖血症、骨质疏松、股骨头无菌性坏死、肥胖、精神兴奋、消化性溃疡等。关节腔注射激素有利于减轻关节炎症状,改善关节功能。应用本品一年内不宜 >3次,过多的关节腔注射可并发感染、类固醇晶体性关节炎等。

4. 生物制剂　目前已有 10 余种上市或进入临床试验阶段。

知识拓展:生物制剂靶向治疗

生物制剂为基因工程制造的单克隆抗体,其通过抗体的"靶向性",特异阻断疾病发病机制中的某个关键环节而发挥药效。近些年来,生物制剂发展很快,已成为抗风湿治疗的重要武器。但应用生物制剂也有一些顾虑,如价格昂贵、远期疗效和长期应用后不良反应尚不完全清楚。现在治疗类风湿关节炎应用最广泛的生物制剂是 TNF-α 拮抗剂和 IL-6 拮抗剂,治疗过程中需注意注射部位局部的皮疹、感染(尤其是结核分枝杆菌感染),以及长期使用导致淋巴系统肿瘤发生率增加的风险。

---

5. 植物药　常用雷公藤总苷、青藤碱、白芍总苷等。使用雷公藤总苷时需注意其骨髓抑制、肝损害及性腺抑制等不良反应。

(三) 外科治疗

对早期仅有 1~2 个关节受损较重、经药物治疗无效者可试用滑膜切除术。后期关节有明显畸形病例可行截骨矫正术,关节强直或破坏可做关节成形术、人工关节置换术。负重关节可做关节融合术等。

(四) 其他

如理疗,方法有下列数种:热水袋、热浴、蜡浴、红外线等,可增加局部血液循环,使肌肉松弛,达到消炎、去肿和镇痛作用。

　实践实训

患者女性,35 岁。5 年前开始两手关节肿胀、疼痛伴晨僵硬。近 1 年来指关节、腕关节均变形。体格检查:生命体征正常。实验室检查:血红蛋白 100 g/L,红细胞沉降率加快,类风湿因子阳性(滴度 >1:20)。X 线胸片检查显示:胸腔积液,X 线摄片关节检查显示:指关节、腕关节骨质疏松,关节间隙变窄。据上述资料请回答:

1. 该患者的医疗诊断?

2. 进一步需要做哪些检查?

3. 该病的治疗要点是什么?

(刘　永)

第二篇
神经系统疾病

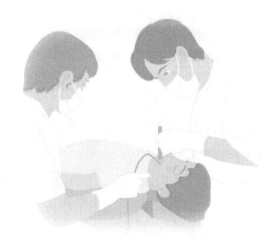

第七章

总 论

临·床·疾·病·概·要

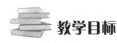 教学目标

一、能力目标

1. 能正确运用神经系统的基本检查法。

2. 能根据检查情况提出初步诊断。

二、知识目标

1. 掌握神经系统疾病的分类。

2. 理解神经系统疾病的常见病因。

3. 掌握神经系统疾病的诊断原则。

4. 理解神经系统疾病的病史采集和体格检查方法。

三、素质目标

1. 通过对神经系统疾病的检查,培养学生的耐心、细心、自信心。

2. 通过小组学习,培养学生与他人协作的优良品质。

第一节 常见病因与分类

神经系统是机体内主要的功能调节系统,起着管理、支配和调整各个器官、系统的活动,使之协调统一地完成机体复杂的生理功能,以适应不断变化着的客观环境。神经系统疾病在临床上十分常见,其特点是发病率高、病死率高、致残率高,严重威胁人民群众的生存和生活质量。

神经系统由中枢神经系统和周围神经系统组成,中枢神经系统包括脑和脊髓,脑分为大脑、间脑、脑干和小脑,大脑由两侧大脑半球组成,表面的皮质分为额叶、顶叶、枕叶、颞叶、边缘叶等。额叶有精神活动、运动、运动性言语、书写和侧视中枢;顶叶有感觉、视觉性言语、运用和认识能力中枢;颞叶有听觉性和命名性言语中枢和听中枢;枕叶有视中枢。大脑内部的髓质包藏有基底核和侧脑室。间脑连接大脑与脑干,主要与散热、水平衡、饮食、性腺功能、睡眠、觉醒、内分泌功能有关。脑干的功能主要是维持个体生命,包括心跳、呼吸、消化、体温、睡眠等重要生理功能,小脑的主要功能是维持身体平衡、调节肌张力、协调肌运动。与脑相连的脑神经共有12对。脊髓具有传导和反射功能,是交感神经和部分副交感神经的起源部分。周围神经系统包括脑神经和脊神经。神经系统的传导功能主要由感觉和运动两大传导系统完成。感觉传导系统分为浅感觉传导通路、深感觉和粗细触觉传导通路和视觉传导通路3个部分。运动

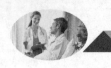

传导通路包括锥体系和锥体外系,锥体系主要支配头面颈部、内脏肌肉、四肢肌、躯干肌的活动,锥体外系主要是调节肌张力,协调肌肉活动,维持和调节身体姿势及进行习惯性和节律性动作等。

一、常见病因

1. **感染** 病毒或细菌等感染神经系统,如病毒性脑炎、病毒性脑膜炎、细菌性脑膜炎、结核性脑膜炎、神经梅毒等。

2. **血管病变** 动脉粥样硬化与高血压性动脉硬化最常见,常引起脑血栓形成、脑出血等。另外,先天性血管疾病如动脉瘤、血管畸形等可引起蛛网膜下隙出血,烟雾病可引起缺血性或出血性脑血管病的发生。

3. **肿瘤** 如颅内和脊髓肿瘤等。

4. **中毒** 如一氧化碳、有机磷农药中毒导致神经损害。

5. **外伤** 可导致颅脑外伤、脊髓损伤等一系列神经系统损伤。

6. **脱髓鞘疾病** 如多发性硬化、脑白质营养不良等。

7. **遗传性疾病** 如遗传性共济失调等。

8. **变性病** 如帕金森病、运动神经元病、阿尔茨海默病等。

9. **代谢障碍性疾病** 如苯丙酮尿症等。

10. **发育异常** 如小脑扁桃体下疝畸形、脊柱裂、脑性瘫痪等。

11. **系统性疾病** 多伴神经系统损害如糖尿病性多发性神经病、肝性脑病等。

二、分类

神经系统疾病分类方法很多,以下主要按病变部位进行分类。

1. **脑血管疾病** 包括缺血性脑血管病(短暂性脑缺血发作,脑梗死、脑栓塞)和出血性脑血管病(脑出血、蛛网膜下隙出血)。

2. **周围神经病** 包括脑神经疾病(如三叉神经痛、面神经炎)、脊神经疾病(如多发性神经炎、急性炎症性脱髓鞘性多发性神经病)等。

3. **脊髓疾病** 主要包括急性脊髓炎、脊髓压迫症。

4. **锥体外系疾病(又称运动障碍疾病)** 如帕金森病、肝豆状核变性等。

5. **神经-肌肉接头疾病** 如重症肌无力、周期性瘫痪等。

6. **发作性疾病** 如偏头痛、癫痫等。

7. **其他** 如中枢神经系统感染、神经系统遗传性疾病等。

第二节 神经系统疾病的诊断

神经系统疾病的诊断包括病史的采集、神经系统体格检查以及各种辅助检查,其中病史采集和体格检查是神经系统疾病正确诊断的关键。通过详细询问病史能够对疾病有初步的了解,发现对疾病的定位和定性诊断有价值的线索。神经系统的体格检查则可验证或排除最初的诊断,进一步判断疾病的部位和性质。完成病史采集和神经系统体格检查后,根据患者的症状和体征,结合既往病史、个人史和家族史资料进行综合分析,提出系列可能疾病的诊断,有针对性地选择辅助检查手段最后明确诊断。

一、神经系统疾病病史的采集

对于神经系统疾病的诊断,病史采集是最重要的,超过任何检查手段。其中某些神经系统疾病,如偏头痛、三叉神经痛、晕厥以及原发性癫痫发作等,病史可能是诊断的唯一线索和依据,而体格检查和辅助检查只是为了排除其他疾病的可能性。

神经系统病史的采集基本原则与一般病史采集相同。医生首先向患者简单询问,然后请患者充分表达。病史包括一般情况:年龄、性别、职业、居住地、主诉、现病史、既往史、个人史、生长发育情况(儿童)、家族史和系统回顾。病史采集中应注意:①系统完整,在患者叙述中尽量不要打断,必要时可引导患者按症状出现先后顺序描述症状的发生和演变情况,记录阳性症状,重要的阴性症状也不能忽视;②询问过程中应注意患者提供病史的可靠性,医生应加以分析和向亲属等进一步核实;③重点突出,尽量围绕主诉提问,引导患者减少无关情况和琐碎情节的叙述;④避免暗示,不要进行诱导性询问病史,更不能根据自己主观推测让患者认同。最后,病史采集完成后,医生应当归纳患者最有关联的症状特点,必要时还应进一步核对。

神经系统的常见症状包括头痛、抽搐、瘫痪、感觉障碍、眩晕、视力障碍、睡眠障碍和意识丧失等,必须重点加以询问。

1. 头痛　是神经系统最常见的症状,询问时应重点了解以下内容:①头痛部位:整个头部疼痛、局部头痛还是部位变换不定的头痛;②疼痛的发生情况:急性还是慢性,发作性还是持续性;③头痛性质:是胀痛、钝痛、跳痛还是刀割样、爆裂样疼痛等;④头痛加重因素;⑤头痛程度;⑥头痛伴随症状。

2. 抽搐　应询问:①最初发病的年龄;②诱发因素;③发作的先兆;④抽搐的部位:是全身抽搐、局部抽搐还是由局部扩展至全身的抽搐;⑤抽搐的形式:肢体是伸直、屈曲还是阵挛,有无颈部或躯干向一侧的扭转等;⑥伴随症状;⑦发作的频率。

3. 瘫痪　应询问:①发病形式:急性还是慢性起病,起病的诱因,以及症状的波动和进展情况;②瘫痪的部位;③瘫痪的性质和程度:痉挛性瘫痪还是弛缓性瘫痪;④瘫痪的伴随症状。

4. 感觉障碍　如麻木、冷热感、蚁走感、针刺感和电击感等,注意分布的范围、出现的形式(发作性或持续性),以及加重的因素等。

5. 眩晕　是一种主观症状,患者感到自身或周围物体旋转、飘浮或翻滚。询问时应注意与头晕或头昏鉴别:头晕是头重脚轻、眼花和站立不稳感,但无外界物体或自身位置变化的错觉。头昏是脑子昏昏沉沉,而无视物旋转。对眩晕的患者,应询问有无恶心、呕吐、出汗、耳鸣和听力减退、心慌、血压和脉搏的改变,以及发作的诱因、持续时间以及眩晕与体位的关系等。

6. 视力障碍　应询问:①发生的情况;②持续的时间;③视力障碍的表现。

7. 意识丧失　询问患者有无意识丧失,如有应询问:①发生的诱因,有无药物或乙醇滥用及有无外伤;②发生的频率和持续时间;③有无心血管和呼吸系统的症状;④有无四肢抽搐、舌咬伤、尿便失禁等伴随体征等;⑤意识丧失转醒后有无后遗症。

8. 其他　包括睡眠障碍如嗜睡、失眠、梦游等;脑神经障碍如口眼歪斜、听力下降、耳鸣、构音障碍、发声及吞咽障碍等。

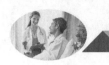

二、神经系统体格检查

病史采集完成后,应对患者进行详细的神经系统体格检查和全身体格检查。包括一般检查、脑神经、运动系统、感觉系统、神经反射、脑膜刺激征及自主神经系统功能的检查。

(一)一般检查

一般检查是对患者全身健康状况的概括性观察,是体格检查过程中的第一步。其包括一般情况(如性别、年龄、发育、营养、面容表情)、生命体征(如体温、呼吸、脉搏、血压)、意识状态、体位、姿势、步态、皮肤黏膜、头面部、胸腹部和脊柱四肢等检查。

(二)脑神经检查

1. 嗅神经　首先询问患者有无嗅幻觉等主观嗅觉障碍及鼻黏膜病变,然后让患者闭目,先后堵塞一侧鼻孔,用带有花香或其他香味(非挥发性、非刺激性气味)的物质如香皂、牙膏和香烟等置于被检查者的鼻孔,让其说出所闻气味即可。嗅觉丧失或减退可见于嗅球、嗅束损伤和嗅沟病变等。

2. 视神经

(1)视力:通常采用国际标准视力表,被检者距视力表5m使1.0行与被检者眼在同一高度,两眼分别检查,把能分辨的最小视标记录下来。戴眼镜者必须测裸眼视力和矫正视力。如在视力表前1m处仍不能识别最大视标,可从1m开始逐渐移近,辨认指数或眼前手动,记录距离表示视力。如不能辨认眼前手动,可在暗室中用电筒照射眼,记录看到光亮为光感,光感消失为失明。

(2)视野:是双眼向前方固视不动时所能看到的空间范围。一般可用手动法(对向法)粗略测试患者视野有无缺损,精确测定可用视野计。视野检查具有定位意义,如一侧枕叶病变出现对侧偏盲和黄斑回避,视交叉中部病变引起双颞侧偏盲,视束或外侧膝状体病变引起对侧同向性偏盲。

(3)眼底:检查时患者背光而坐,眼球正视前方。检查右眼时,医生站在患者右侧,右手持眼镜(眼底镜)用右眼观察眼底,左眼相反。正常眼底可见视视盘呈(椭)圆形,边缘清楚,色淡红,视盘中央区域的生理凹陷清晰。动静脉伴行,动脉色红,静脉色暗,动静脉比例为2:3。检查后应记录视盘的形状大小、色泽、边缘及视网膜和血管情况。

3. 动眼、滑车和展神经　①外观:主要观察眼裂有无增大或缩小,眼球有无突出或内陷,眼球有无偏斜,眼睑有无下垂,瞳孔状况;②眼球运动:嘱患者向上、向下、向内、向外转动运动,观察有无眼球运动障碍,眼球有无偏斜;③对光反射(直接与间接)与调节反射。

4. 三叉神经　三叉神经感觉纤维分布于面部皮肤及眼、鼻、口腔黏膜;运动纤维支配咀嚼肌、颞肌和翼状内外肌的运动。

(1)面部感觉:用圆头针、棉签末端搓成的细毛及盛冷热水试管(或音叉表面)分别测试面部三叉神经分布区皮肤的痛、温和触觉,用音叉测试振动觉,两侧及内外对比。

(2)咀嚼肌运动:首先观察是否有颞肌、咬肌萎缩。检查咬肌和颞肌肌力时,用双手压紧双侧颞肌或咬肌,让患者做咀嚼动作,感知两侧肌张力和肌力是否对称等。嘱患者张口,以上下门齿中缝为标准,判定下颌有无偏斜。

5. 面神经　为混合神经,主要支配面部表情肌运动及舌前2/3味觉纤维。

(1)运动功能:首先观察患者额纹、鼻唇沟、眼裂、口角有否改变,并作两侧对比。然后嘱其做皱额、闭眼、露齿、微笑、鼓腮、吹口哨等动作,并作两侧对比。

（2）味觉功能:让患者伸舌,检查者依次取少量酸(柠檬)、甜(糖)、苦(小檗碱)、咸(盐)的测试物品溶于水后,用棉棒蘸取涂在患者一侧舌前部,嘱患者用手指出某个预定的符号(酸、甜、苦、咸),但不能讲话和缩舌,分别测试两侧。注意每测一种测试物后应用清水漱口,以免发生干扰。

6. 听神经　分为蜗神经和前庭神经两部分。

（1）蜗神经:常用耳语、表声或音叉进行检查,声音由远及近,测量患者单耳(另侧塞住)能够听到声音的距离,再同另侧耳比较,并与检查者比较,用电测听计检测可获得准确资料。

（2）前庭神经:①一般观察,即观察患者有无眼球震颤、平衡障碍;②特殊检查,包括旋转试验、外耳道灌注冷水及热水试验。

7. 舌咽、迷走神经

（1）运动功能:嘱患者做张口动作,首先观察两侧软腭高度是否一致、悬雍垂是否居中。然后,嘱其发"啊"音,注意观察软腭上提及悬雍垂偏移情况。

（2）味觉功能:同面神经的味觉功能检查,注意将测试物涂于舌后 1/3 处。

（3）咽反射:嘱患者做张口动作,用压舌板轻触咽后壁,正常出现咽部肌肉收缩并诱发恶心反射。再让其饮水,观察有无呛咳或水从鼻孔流出现象。

8. 副神经　支配胸锁乳突肌与斜方肌。让患者做转颈与耸肩动作,观察动作情况,并作两侧对比。

9. 舌下神经　支配舌肌。让患者伸舌,观察舌的运动情况。

（三）运动系统检查

1. 肌张力　是指静止状态下的肌肉紧张度。评估时,检查者用手挤捏患者肌肉以感知其硬度及弹性;用一手扶住关节,另一手握住肢体远端做被动伸、屈动作以感知其阻力。

（1）肌张力增高:①肌肉坚实变硬,肢体被动伸、屈阻力大呈折刀现象(起始阻力大,终末突然减弱),提示锥体束损害,常见于脑血管病如脑血栓形成、脑出血等;②肌肉坚实变硬,肢体被动伸、屈阻力大呈铅管样(阻力均匀一致变大),提示锥体外系损害,常见于帕金森病等。

（2）肌张力降低:肌肉松软无力,肢体被动伸、屈阻力减退,关节活动范围增大,提示脊髓或周围神经损害,常见于脊髓前角灰质炎、周围神经病等。

2. 肌力　是指肢体随意运动时肌肉收缩的力量。嘱患者肢体做伸、屈动作,检查者施以相反的力,观察肌力状态;或嘱患者作肢体抬高动作,观察其肢体的活动状况。注意两侧比较。

3. 不自主运动　观察患者有无不能控制的舞蹈样动作、手足徐动、肌束颤动、肌痉挛、震颤(静止性、动作性和姿势性)和肌张力障碍等,以及出现的部位、范围、程度和规律,与情绪、动作、寒冷、饮酒等的关系,并注意询问既往史和家族史。

4. 共济运动　主要由小脑维持检查,前庭神经系统、视神经、深感觉、锥体外系等也参入其中。常用的检查有以下几个方面。

（1）指鼻试验:患者手臂外展伸直,然后让其用示指触指自己的鼻尖,先慢后快,先睁眼做,再闭眼做,先做一侧,再做另一侧。

（2）跟膝胫试验:患者取仰卧位,将一侧足跟部放在另一肢体膝关节下端,嘱其足跟沿胫骨前缘滑下,先睁眼做,再闭眼做,先做一侧,再做另一侧,观察整个动作过程。

（3）轮替试验:让患者伸直手掌,并以前臂做快速的旋前旋后动作,先做一侧,再先做另一

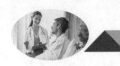

侧,观察其整个动作过程。

(4)闭目难立征(Romberg test):嘱患者双足跟并拢直立,向前平伸双手,先睁眼做,再闭眼做,观察其站立情况。

(四)感觉系统检查

感觉是作用于各个感受器的各种形式刺激在人脑中的直接反映。解剖学将感觉分为内脏感觉、特殊感觉(视觉、听觉、味觉、嗅觉)和一般感觉(浅感觉、深感觉和复合感觉)。感觉功能评估必须在被评估者意识清醒及精神状态正常时进行。评估时应嘱患者闭目,充分暴露被测部位,将刺激物由感觉障碍区移向正常区,或由正常区移向感觉过敏区,注意两侧对比、上下对比及远、近端对比。对意识不清的被评估者或小儿,可根据面部表情、肢体回缩动作及哭叫等反应,粗略估计感觉功能有无障碍。避免暗示性提问,必要时重复进行。

1. 浅感觉 检查触觉用棉签触皮肤,检查痛觉用针刺轻刺皮肤,检查温度觉用装热水(40℃～50℃)或冷水(5℃～10℃)的试管接触皮肤。嘱患者闭眼,依次进行触觉、痛觉、温度觉的检查,检查时,应注意仔细观察被检查者的反应,两侧对比,如有异常(感觉过敏、减退或消失),确定其区域。

2. 深感觉 嘱患者闭眼,依次检查运动觉、位置觉、震动觉,并作两侧对比。检查运动觉时,检查者用手轻捏被检查者的手指或足趾上下移动,让其说出移动的方向;检查位置觉时,检查者将被检查者的肢体摆成一定姿势或放置在一定位置,让其说出其所摆姿势或所处的位置;检查震动觉时,检查者将敲击后震动的音叉(128 Hz)柄放在患者肢体突起的骨骼处如内踝、外踝、桡骨茎突、尺骨鹰嘴、髌骨等,让其说出有无震动及震动持续时间。

3. 复合感觉 嘱患者闭眼,依次检查皮肤定位觉、两点辨别觉、实体辨别觉和体表图形觉,并作两侧对比。检查皮肤定位觉时,用棉签轻触患者皮肤,让其说出所触部位;检查两点辨别觉时,用分开的双脚规轻刺患者两点皮肤,逐渐缩小距离,直至感觉为一点时为止;检查实体辨别觉时,将硬币、笔、火柴盒等日常熟悉的物品让患者用手抚摸,然后说出物品的名称及形状;检查体表图形觉时,检查者在患者皮肤上画简单图形如三角形、圆形或写简单的字,然后让其说出是何图形或何字。

(五)神经反射检查

1. 浅反射 是刺激皮肤、黏膜、角膜等引起肌肉快速收缩反应。

(1)角膜反射:检查者用细棉絮轻触角膜外缘,正常表现为双眼瞬目动作,受试侧瞬目称为直接角膜反射,对侧瞬目为间接角膜反射。

(2)腹壁反射:由胸髓第7～12神经支配,经肋间神经传导。患者取仰卧位,双下肢略屈曲使腹肌松弛,用钝针或竹签沿肋弓下缘(胸髓第7～8神经支配)、脐孔水平(胸髓第9～10神经支配)和腹股沟上缘(胸髓第11～12神经支配)平行方向,由外向内轻划两侧腹壁皮肤,反应为该侧腹肌收缩,脐孔向刺激部分偏移,分别为上、中、下腹壁反射。

(3)提睾反射:由腰髓第1～2神经支配,经生殖股神经传导。用钝针自上向下轻划大腿上部内侧皮肤,反应为该侧提睾肌收缩使睾丸上提。

(4)跖反射:由骶髓第1～2神经支配,经胫神经传导。用竹签轻划足底外侧,自足跟向前至小趾根部足掌时转向内侧,反射为足趾跖屈。

(5)肛门反射:由骶髓第4～5神经支配,经肛尾神经传导。用竹签轻划肛门周围皮肤,反射为肛门外括约肌收缩。

2. 深反射　为肌腱和关节反射。

（1）肱二头肌反射：由颈髓第5~6神经支配，经肌皮神经传导。检查者左手托住患者屈曲的肘部，拇指置于肱二头肌肌腱上，以叩诊锤叩击拇指，观察前臂运动情况。正常反应为肱二头肌收缩，前臂快速屈曲。

（2）肱三头肌反射：由颈髓第7~8神经支配，经桡神经传导。嘱患者上臂外展，肘部半屈，检查者左手托住被评估者肘部，右手用叩诊锤直接叩击鹰嘴上方1.5~2 cm处的肱三头肌肌腱，观察前臂运动情况。正常肱三头肌收缩，前臂稍伸展。

（3）膝腱反射：由腰髓第2~4神经支配，经股神经传导。患者取坐位时，小腿完全放松下垂，取仰卧位时，检查者左手托起膝关节，使髋、膝关节稍屈曲，右手用叩诊锤叩击髌骨下方股四头肌肌腱，观察小腿运动情况。正常反应为股四头肌收缩，小腿伸展。

（4）跟腱反射：由骶髓第1~2神经支配，经胫神经传导。嘱患者仰卧，髋及膝关节稍屈曲，下肢取外展外旋位，检查者左手托患者足掌，使足呈过伸位，右手持叩诊锤叩击跟腱，观察足运动情况。正常反应为腓肠肌收缩，足向跖面屈曲。

3. 病理反射　①巴宾斯基征（Babinski 征）：是经典的病理反射。用竹签轻划足底外侧，自足跟向前至小趾根部足掌时转向内侧，阳性反应为蹈趾背伸，可伴其他足耻扇形展开。②Chaddock征：即夏达克征，由外踝下方向前划至足背外侧。③Oppenheim 征：即奥本海姆征，用拇指和示指沿胫骨前缘自上向下用力下。④Gordon 征：即戈登征，用手挤压腓肠肌。⑤Gonda 征：用力下压第4、5足趾，数分钟后突然放松。

②、③、④、⑤的病理意义同巴宾斯基征。

（六）脑膜刺激征

脑膜刺激征包括颈强直、Kerning 征和 Brudzinski 征等。颈上节段的脊神经根受刺激引起颈强直，腰骶节段脊神经根受刺激，则出现 Kerning 征和 Brudzinski 征。

1. 屈颈试验　患者仰卧，检查者托患者枕部并使其头部前屈而表现不同程度的颈强直，被动屈颈受限，称为颈强直。

2. 克匿格征（Kerning 征）　患者仰卧，下肢于髋、膝关节处屈曲成直角。检查者于膝关节处试行伸直小腿，如伸直受限并出现疼痛。大、小腿间夹角<135°，为 Kerning 征阳性。

3. 布鲁津斯基征（Brudzinki 征）　患者仰卧屈颈时出现双侧髋、膝部屈曲。

（七）自主神经系统功能检查

1. 一般观察　注意皮肤黏膜和毛发指甲的外观和营养状态、汗液和瞳孔反射等情况。

（1）皮肤黏膜：颜色（苍白、潮红、发绀、红斑、色素沉着、色素脱失等）、质地（光滑、变硬、增厚、变薄、脱屑、干燥、潮湿等）、温度（发热、发凉）以及水肿、溃疡和压疮等。

（2）毛发和指甲：多毛、毛发稀疏、局部脱毛。指和趾甲变厚、变形、松脆、脱落等。

（3）出汗：全身或局部出汗过多、过少或无汗等。

2. 内脏及括约肌功能　注意胃肠功能（如胃下垂、腹胀、便秘等），排尿障碍及性质（尿急、尿频、排尿困难、碌潴留、尿失禁、自动膀胱等），下腹部膀胱区膨胀程度等。

3. 自主神经反射

（1）竖毛试验：皮肤受寒冷或搔划刺激，可引起竖毛肌（由交感神经支配）收缩，局部出现竖毛反应，毛囊隆起如鸡皮状，逐渐向周围扩散，刺激后7~10秒最明显，15~20秒后消失。

（2）皮肤划痕试验：用钝竹签在两侧胸腹壁皮肤适度加压划一条线，数秒钟后出现白线

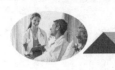

条,稍后变为红条纹,为正常反应。如划线后白线条持续较久>5分钟,为交感神经兴奋性增高。条纹持续较久(数小时)且明显增宽或隆起,为副交感神经兴奋性增高或交感神经麻痹。

三、神经系统疾病的诊断原则

神经系统疾病的诊断,是根据一般体检与神经系统检查所获得的资料,结合相关的实验室检查,加以分析而推断出来的。一般分为定位和定性诊断两方面。

由于神经系统各部位的解剖结构和生理功能不同,当损伤时即出现不同的神经功能障碍,表现不同的临床症状和体征,定位诊断是根据这些症状和体征,结合神经解剖、生理和病理知识,推断其病灶部位的一种诊断过程。定性诊断乃系确定病变的病理性质和原因,即对疾病作出病理、病因诊断的过程。

神经系统疾病的定位诊断和定性诊断不可截然分开。如某些神经系统疾病,在确定病变部位的同时也可推断出病变的性质,如内囊附近病损,多由动脉硬化合并高血压性血管疾病所致。

(一) 定位诊断

1. **大脑病变** 临床主要表现有意识精神和认知障碍、偏瘫、偏身感觉障碍、偏盲、癫痫发作等。各脑叶病变亦有各自不同的特点,如额叶损害主要表现为随意运动障碍、局限性癫痫、运动性失语、认知障碍等症状;顶叶损害主要为皮质型感觉障碍、失读、失用等;颞叶损害主要表现为精神症状、感觉性失语、视野缺损、精神运动性癫痫等;枕叶损害主要表现为视野缺损、皮质盲等。此外,大脑半球深部基底节的损害,可以出现肌张力改变,运动异常及不自主运动等锥体外系症状。

2. **脑干病变** 一侧脑干病变多表现有病变侧周围性脑神经麻痹和对侧肢体中枢性偏瘫,即交叉性瘫痪,或病变侧面部及对侧偏身痛温觉减退的交叉性感觉障碍,其病变的具体部位是根据受损脑神经平面来判断的。脑干两侧或弥漫性损害时常引起双侧多数脑神经和双侧长束受损症状。

3. **小脑病变** 小脑蚓部损害主要引起躯干的共济失调,小脑半球损害则引起同侧肢体的共济失调。

4. **脊髓病变** 脊髓横贯性损害常有受损部位以下的运动、感觉及括约肌三大功能障碍,呈完全的截瘫或四肢瘫,传导束型的感觉障碍和尿便功能障碍。可根据感觉障碍的最高平面、运动障碍、深浅反射的改变和自主神经功能的障碍,大致确定脊髓损害的范围。

5. **周围神经病变** 脊神经是混合神经,故受损时在其支配区有运动、感觉和自主神经的症状。运动障碍为下运动神经元性瘫痪,感觉障碍的范围与受损的周围神经支配区一致。前根、后根的损害分别出现根性分布的运动、感觉障碍;多发性神经病出现四肢远端的运动、感觉障碍。

6. **肌肉病变** 病变损害肌肉或神经-肌肉连接点时,最常见的症状是肌无力,另外还有病态性疲劳、肌痛与触痛、肌肉萎缩、肌肉肥大及肌强直等,无明显的感觉障碍。

(二) 定性诊断

定性诊断是建立在定位诊断的基础上,将年龄、性别、病史特点、体检结果以及各种辅助检查结合在一起,进行分析。

1. **感染性疾病** 起病呈急性或亚急性,病情多于数日、少数于数周内达高峰,伴有畏寒发

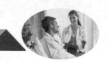

热、外周血白细胞计数增加或红细胞沉降率增快等全身感染中毒的症状,神经系统症状较广泛弥散。有针对性地进行血及脑脊液的微生物学、免疫学、寄生虫学等有关检查可进一步明确感染的性质和原因。

2. **外伤性疾病**　多有外伤史,呈急性起病;但也有外伤较轻,经过一段时间以后发病,如慢性硬膜下血肿。要详细询问外伤经过,以区别其是否先发病而后受伤。

3. **脑血管病**　起病急骤,症状在短时间内(数秒、数分钟、数小时或数天)达到高峰。多见于中、老年人,既往常有高血压、动脉粥样硬化、心脏病、糖尿病及高脂血症等病史。神经系统症状表现为头痛、头晕、呕吐、肢体瘫痪、意识障碍、失语等。如年轻患者突然头痛、出现脑膜刺激征者,多为脑动脉瘤或血管畸形破裂引起的蛛网膜下隙出血。CT、MRI、DSA 等影像学检查有助于诊断脑血管病。

4. **中枢神经系统肿瘤**　起病缓慢,病情呈进行性加重。但某些恶性肿瘤或转移瘤发展迅速,病程较短。脑肿瘤除常有的癫痫发作、肢体瘫痪和麻木等局灶定位症状外,尚有头痛、呕吐、视盘水肿等颅内压增高的征象。

5. **变性病**　起病及病程经过缓慢,呈进行性加重。发病年龄相对偏大,如阿尔茨海默病常于 60 岁后起病,但有些变性病也可于青壮年发生,如运动神经元病。

6. **脱髓鞘性疾病**　常呈急性或亚急性起病,有缓解和复发倾向,部分病例起病缓慢,呈进行性加重。常见疾病有多发性硬化、急性播散性脑脊髓炎等。MRI、脑脊液和诱发电位检查有助于诊断。

7. **代谢和营养障碍性疾病**　常发病缓慢,病程较长,在全身症状的基础上出现神经症射代谢和营养障碍常引起较固定的神经症状。

8. **其他**　有中毒和遗传性疾病等。

(胡　泊)

第八章

脑血管疾病

临·床·疾·病·概·要

 教学目标

一、能力目标

1. 能识别和分析脑血管疾病的危险因素。

2. 能识别各种常见脑血管病的临床表现。

3. 能根据患者的具体情况提出健康指导内容。

二、知识目标

1. 掌握脑血管疾病的分类及危险因素。

2. 理解各种常见脑血管病的临床表现及常见病因。

3. 熟悉各种常见脑血管病的相关检查及诊断依据。

4. 了解脑血液循环调节、常见脑血管病的发病机制及治疗。

三、素质目标

1. 通过对脑血管疾病患者的健康指导,培养学生的耐心、细心。

2. 通过小组学习,培养学生与他人协作的优良品质。

第一节 概 述

脑血管疾病(cerebrovascular disease,CVD)是指由各种原因导致的急慢性脑血管病变。而脑卒中(stroke)是指由于急性脑循环障碍所致的局限或全面性脑功能缺损综合征或称急性脑血管病事件。脑血管疾病是神经系统的常见病和多发病,是目前人类死亡的三大主要病因之一,存活者中,50%～75%不同程度地丧失劳动能力,40%重度致残,给社会和家庭带来沉重负担。据统计,我国脑卒中的年发病率为 109.7～217/10 万,患病率为 719～745.6/10 万,死亡率为 116～141.8/10 万,脑卒中发病率男性高于女性。

一、脑血管疾病的分类

根据神经功能缺损持续时间或病理性质的不同,脑血管疾病有多种分类方法。依据病理性质,脑血管疾病可分为缺血性卒中和出血性卒中;前者又称为脑梗死,包括脑血栓形成和脑栓塞,后者包括脑出血和蛛网膜下隙出血。我国于 1995 年将脑血管疾病分为 10 类(表 1-8-1)。

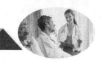

表 1-8-1 脑血管疾病分类简表(1995 年)

Ⅰ 短暂脑缺血发作	Ⅳ 脑血管性痴呆
颈动脉系统	Ⅴ 高血压性脑病
椎-基底动脉系统	Ⅵ 颅内动脉瘤
Ⅱ 脑卒中	Ⅶ 颅内血管畸形
蛛网膜下隙出血	Ⅷ 脑动脉炎
脑出血	Ⅸ 其他动脉疾病
脑梗死	Ⅹ 颅内静脉病、静脉窦及脑部静脉血栓形成
Ⅲ 椎-基底动脉供血不足	

二、脑血液循环调节与病理生理

正常成人的脑重约 1 500 g,占体重的 2%～3%,流经脑组织的血液占每分心输出量的 20%。脑组织耗氧量占全身耗氧量的 20%～30%,其能量主要来源于糖的有氧代谢,几乎无能量储备。故脑组织对缺血、缺氧十分敏感,若脑组织中断供血 5 分钟就会出现严重的不可逆性损害。

脑组织的血流量分布不均匀,通常灰质的血流量高于白质,大脑皮质的血液供应最丰富,其次是基底节和小脑皮质,所以,大脑皮质的缺血易发生出血性脑梗死(红色梗死),白质的缺血易出现缺血性脑梗死(白色梗死)。脑组织的不同部位对缺血、缺氧损害的敏感性有差异,大脑皮质(第 3～4 层)、海马神经元对缺血、缺氧最敏感,纹状体和小脑 Purkinje 细胞次之,脑干运动神经核对缺血、缺氧耐受性较高。因此,不同部位在相同缺血缺氧时会出现程度不同的病理损害。

三、脑血管疾病的病因

脑血管疾病的主要病理过程是在血管壁病变的基础上,加上血液成分及(或)血流动力学改变,造成缺血性或出血性疾病。常见的病因有以下几个方面。

1. **血管壁病变** 如动脉粥样硬化、高血压性动脉硬化、动脉炎、先天性血管病、外伤、颅脑手术、血管损伤以及血管病损等。

2. **血液成分和血液流变学改变** 如高黏血症(脱水、红细胞增多症、白血病等),凝血机制异常(应用抗凝剂、口服避孕药和弥散性血管内凝血等)。

3. **心脏病和血流动力学改变** 如高血压、低血压或血压急骤波动;心功能障碍、传导阻滞、心瓣膜病、心肌病以及心律失常,特别是心房纤颤。

4. **其他病因** 包括各类栓子,脑血管受压、外伤、痉挛等。

四、脑血管疾病的危险因素

脑血管疾病的危险因素分为可干预和不可干预两种,年龄、性别、种族和家族遗传性是不可干预的危险因素,可干预的危险因素主要为以下几个方面。

1. **高血压** 是脑出血和脑梗死最重要的危险因素。脑卒中发病率、死亡率的上升与血压升高有着十分密切的关系。

2. **心脏病** 各种类型的心脏病都与脑卒中密切相关。心房纤颤是脑卒中重要的危险因素,扩张型心肌病、瓣膜性心脏病等也对血栓栓塞性卒中增加一定的危险。

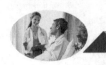

3. **糖尿病** 是缺血性脑卒中的独立危险因素,脑血管疾病的病情轻重和预后与糖尿病患者的血糖水平以及病情控制程度有关。

4. **短暂性脑缺血发作(TIA)和脑卒中史** 有脑卒中史者卒中复发的风险比一般人群高4倍;TIA患者有1%～15%发生脑卒中。

5. **血脂异常** 血清总胆固醇(TC)、低密度脂蛋白(LDL)升高,高密度脂蛋白(HDL)降低与心血管病有密切关系。

6. **吸烟和酗酒** 经常吸烟是一个公认的缺血性脑卒中的危险因素。酒精摄入量对于出血性脑卒中有直接的剂量相关性。长期大量饮酒和急性酒精中毒是导致青年人脑梗死的危险因素。老年人大量饮酒也是缺血性脑卒中的危险因素。

7. **其他** 颈动脉狭窄、超重、高同型半胱氨酸血症、代谢综合征、缺乏体力活动、高盐及高脂饮食、药物滥用、口服避孕药等均与脑卒中发生有关。

五、脑血管疾病的诊断及治疗原则

脑血管疾病的诊断原则包括病史、体格检查和实验室检查。根据突然起病,迅速出现局部或全面性脑损害的症状和体征,颅脑CT/MRI或MRA、DSA及CSF等检查发现相应的病灶或相关的疾病证据,结合脑卒中的危险因素,一般较易做出诊断。

脑血管疾病的治疗原则为挽救生命、降低残疾、预防复发和提高生活质量。治疗和管理措施包括:卒中单元、溶栓治疗、抗血小板聚集治疗、细胞保护治疗、血管内治疗、外科手术治疗和康复治疗等。

知识拓展:卒中单元(stroke unit)

卒中单元是指改善住院卒中患者的医疗管理模式,专为卒中患者提供药物治疗、肢体康复、语言训练、心理康复和健康教育、提高疗效的组织系统。卒中单元的核心工作人员包括临床医师、专业护士、物理治疗师、作业治疗师、语言训练师和社会工作者。

第二节 缺血性脑卒中

临床情景

患者女性,60岁。早晨醒来发现右侧肢体活动不灵活,言语不能。有糖尿病病史。作为一名康复治疗师,你应该如何帮助该患者?

缺血性脑卒中又称脑梗死(cerebral infarction,CI),是指因各种原因所致脑部血液供应障碍,导致脑组织缺血、缺氧性坏死,出现相应神经功能缺损。脑梗死是脑血管疾病(CVD)的最常见类型,发病率为110/10万人口,约占全部CVD的70%。根据发病机制和临床表现的不同,通常将脑梗死分为脑血栓形成、脑栓塞和腔隙性脑梗死。

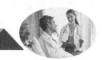

一、脑血栓形成

脑血栓形成(cerebral thrombosis)是脑梗死最常见的类型,约占全部脑梗死的60%。在各种原因引起的血管壁病变基础上,脑动脉主干或分支管腔狭窄、闭塞或血栓形成,引起脑局部血流减少或供血中断,使脑组织缺血、缺氧性坏死,出现局灶性神经系统症状和体征。

1. 病因及发病机制 血管壁病变、血液成分和血流动力学改变是引起脑血栓形成的主要原因。

(1)本病的基本病因是动脉粥样硬化,常伴高血压病。脑动脉粥样硬化主要发生在管径>500 μm的大动脉分叉处,其斑块导致管腔狭窄或血栓形成。脑血栓的好发部位为大脑中动脉、颈内动脉的虹吸部及起始部、椎动脉及基底动脉中下段等。

(2)少见的原因有动脉壁的炎症、先天性血管畸形、红细胞增多症、血液高凝状态等。

2. 病理

(1)病变多见于大动脉分支、分叉或弯曲部,闭塞血管内可见动脉粥样硬化或血管炎改变、血栓形成或栓子。局部血液供应中断引起的脑梗死多为白色梗死,大面积脑梗死常可继发红色梗死(即出血性梗死)。

脑梗死发生率在颈内动脉系统约占4/5,椎-基底动脉系统约为1/5。闭塞的血管依次为颈内动脉、大脑中动脉、大脑后动脉、大脑前动脉及椎-基底动脉等。

(2)脑缺血性病变的病理分期

1)超早期(1~6小时):病变脑组织变化不明显。

2)急性期(6~24小时):缺血区脑组织苍白和轻度肿胀,神经细胞、胶质细胞及内皮细胞呈明显缺血改变。

3)坏死期(24~48小时):大量神经细胞消失,胶质细胞坏变,中性粒细胞、淋巴细胞及巨噬细胞浸润,脑组织明显水肿。

4)软化期(3日至3周):病变区液化变软。

5)恢复期(3~4周后):液化坏死脑组织被格子细胞清除,脑组织萎缩,小病灶形成胶质瘢痕,大病灶形成中风囊,此期持续数月至2年。

3. 临床表现

(1)一般特点:动脉粥样硬化性脑梗死多见于中老年,动脉炎性脑梗死以中青年多见。常在静息或睡眠中发病,部分病例有TIA前驱症状,局灶性体征多在发病后10余小时或1~2日达到高峰,临床表现取决于梗死灶的大小和部位,患者意识清楚或有轻度意识障碍。

(2)不同脑血管闭塞的临床特点

1)颈内动脉闭塞的表现:①对侧偏瘫、偏身感觉障碍或同向性偏盲等,优势半球受累伴失语症,非优势半球受累出现体像障碍;②颈内动脉近端血栓出现单眼一过性黑矇。

2)大脑中动脉闭塞表现:①主干闭塞:病灶对侧中枢性偏瘫、偏身感觉障碍及偏盲;优势半球受累伴完全性失语,非优势半球受累出现体像障碍;②皮质支闭塞:病灶对侧偏瘫和偏身感觉障碍以面部及上肢为重,优势半球受累可有Broca失语症,非优势半球受累出现体像障碍;③深穿支闭塞:最常见内囊梗死,表现为三偏,优势半球受累出现皮质下失语。

3)大脑前动脉闭塞表现:①分出前交通动脉后闭塞:出现对侧下肢运动及感觉障碍、尿失禁、精神症状、强握及吸吮反射等;②皮质支闭塞:导致对侧中枢性下肢瘫,可伴感觉障碍、强握反射及精神症状;③深穿支闭塞:引起对侧中枢性面舌瘫、上肢近端轻瘫。

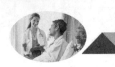
4）大脑后动脉闭塞表现：①单侧皮质支闭塞：引起对侧同向性偏盲（黄斑回避），优势半球枕叶受累可出现命名性失语，失读，失认等；②双侧皮质支闭塞：可致皮质盲；③深穿支闭塞：表现为丘脑穿通动脉闭塞产生红核丘脑综合征，如小脑性共济失调、意向性震颤等；丘脑膝状体动脉闭塞出现丘脑综合征，如对侧深感觉障碍、自发性疼痛、感觉过度、共济失调和舞蹈-手足徐动症等；中脑旁正中动脉闭塞出现 Weber 综合征，可见病侧动眼神经麻痹、对侧共济失调；中脑短旋动脉闭塞导致 Benedit 综合征，即病侧动眼神经麻痹、对侧不自主运动。

5）椎-基底动脉闭塞表现：常出现眩晕、眼球震颤、呕吐、构音障碍、吞咽困难、共济失调、交叉瘫痪等。①基底动脉主干闭塞出现四肢瘫、延髓麻痹、意识障碍，常迅速死亡；②基底动脉部分阻塞致脑桥基底部梗死，引起闭锁综合征；③脑桥旁中央动脉闭塞出现 Foville 综合征，表现为病侧凝视麻痹、对侧偏瘫；④基底动脉尖综合征：基底动脉尖端分出小脑上动脉和大脑后动脉，闭塞后表现为眼球运动及瞳孔异常，觉醒和行为障碍，对侧偏盲或皮质盲，严重记忆障碍，以及 CT 和 MRI 检查见双侧丘脑、枕叶、颞叶和中脑多发病灶；⑤小脑后下动脉闭塞又称延髓背外侧（Wallenberg）综合征，是脑干梗死最常见类型。表现为眩晕、呕吐、眼球震颤，交叉性感觉障碍，同侧 Horner 征，饮水呛咳、吞咽困难和声音嘶哑，同侧小脑性共济失调。

知识拓展：分水岭脑梗死

分水岭脑梗死（cerebral watershed infarction，CWSI）是由相邻血管供血区交界处或分水岭区局部缺血导致，又称边缘带脑梗死，多因血流动力学原因所致。典型病例发生于颈内动脉严重狭窄或闭塞伴全身血压降低时，也可源于心源性或动脉源性栓塞，常呈卒中样发病，症状较轻，纠正病因后病情易得到有效控制。

---

4. 实验室及其他检查

（1）神经影像学检查

1）头颅 CT 检查：平扫是最常用的检查，但对超早期缺血性病变和皮质或皮质下小的梗死灶不敏感。多数患者发病 24 小时后逐渐显示低密度梗死灶，病后 2～15 天可见均匀片状或楔形的明显低密度灶，大面积脑梗死伴脑水肿和占位效应，出血性梗死呈混杂密度，应注意病后 2～3 周梗死吸收期的模糊效应。

2）头颅 MRI 检查：弥散加权成像（DWI）可早期显示缺血组织的大小、部位。

3）血管造影 DSA、CTA、MRA 检查：可发现血管狭窄、闭塞等病变。

4）经颅多普勒超声（TCD）检查：可评估颅内外血管狭窄、闭塞、痉挛、血管侧支循环建立程度，还可监测溶栓治疗、判断预后。

（2）超声心动图检查：可发现心脏附壁血栓、心房黏液瘤和二尖瓣脱垂。

（3）血液检查：血小板、凝血功能、血糖、血脂等。

5. 诊断　中年以上的高血压及动脉硬化患者，在静息状态下或睡眠中急性起病，在一至数日内出现局灶性神经功能损害的症状和体征，并能用某一动脉供血功能损伤来解释，应考虑本病。CT 或 MRI 检查发现梗死灶可以明确诊断。

6. 处理　脑梗死患者一般应在卒中单元中接受治疗，以最大限度提高治疗效果和改善预后。按病程分为急性期（1 个月）、恢复期（2～6 个月）和后遗症期（6 个月后）。

（1）对症支持治疗：主要是维持生命体征和处理并发症，尤其应注意血压的调控。

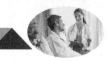

1) 脑梗死早期的高血压处理取决于血压升高的程度及患者的整体情况和基础血压。血压＞220/120 mmHg，应缓慢降血压，防止血压降得过低。

2) 出血性脑梗死，应使收缩压≤180 mmHg 或舒张压≤105 mmHg。

3) 溶栓治疗前后，收缩压＞180 mmHg 或舒张压＞105 mmHg，应及时降血压，防止继发性出血。

4) 脑梗死恢复期，按高血压病的常规治疗要求，一般应使血压控制在正常范围以内或可耐受的水平。

（2）改善脑循环

1) 静脉溶栓治疗：①适应证：为年龄 18～80 岁；临床明确诊断缺血性卒中，并且造成明确的神经功能障碍（NIHSS＞4 分）；症状开始出现至静脉干预时间＜3 小时；卒中症状持续至少30 分钟，且治疗前无明显改善；患者或家属签署知情同意书。②禁忌证：为 CT 检查证实有颅内出血；神经功能障碍非常轻微或迅速改善；发病＞3 小时或无法确定，伴有明确癫痫发作；既往有颅内出血、动静脉畸形或颅内动脉瘤病史，近 3 个月有颅内手术、头外伤或卒中史，近 3 周内有胃肠或泌尿系统出血史、近 2 周内有外科手术史、近 1 周内有腰穿或动脉穿刺史；有明显出血倾向，如血小板计数＜100×10^9/L；48 小时内接受过肝素治疗，并且 APTT 高于正常值上限，近期接受抗凝治疗且 INR＞1.5；血糖＜2.7 mmol/L，收缩压＞180 mmHg，或舒张压＞100 mmHg 或需要积极的降压治疗来达到要求范围；CT 检查显示低密度＞1/3 大脑中动脉供血区（大脑中动脉区脑梗死患者）。③治疗方法：尿激酶（UK），100 万～150 万 IU 溶于 0.9% 生理盐水 100～200 ml，持续静滴 30 分钟；重组组织型纤溶酶原激活物（rt-PA），一次 0.9 mg/kg（最大剂量＜90 mg），先静脉推注 10%（1 分钟），其余剂量连续静滴，60 分钟内滴完。④并发症：梗死灶继发出血或身体其他部位出血；致命性再灌注损伤和脑水肿；溶栓后再闭塞。

2) 抗血小板聚集治疗：常用阿司匹林和氯吡格雷。未行溶栓的急性脑梗死患者应在病后48 小时内使用阿司匹林，每天 100～325 mg。氯吡格雷的疗效优于阿司匹林，可每天口服75 mg。

3) 抗凝治疗：常用肝素、低分子肝素及华法林等，但存在争议。一般不推荐急性缺血性卒中后急性期采用抗凝治疗预防卒中复发。

4) 其他治疗：①降纤治疗：疗效不明确。可选用巴曲酶、降纤酶等；②中药治疗：动物实验显示丹参、川芎嗪、三七、葛根素、银杏叶制剂等可降低血小板聚集、抗凝、改善脑血流、降低血黏滞度等，但缺乏大样本、随机对照研究。

（3）脑保护治疗：包括自由基清除剂、阿片受体阻断剂、钙通道阻滞剂等。尚缺乏大样本临床观察资料。

（4）外科治疗：有明显颅内高压，发生早期脑疝或脑干压迫症状，CT 检查表现为大面积梗死和水肿者，可行去骨瓣减压术。有或无症状、单侧重度颈动脉狭窄＞70%，经药物治疗无效者可考虑行颈动脉内膜剥离（CEA）治疗。

（5）康复治疗：宜早期进行，采取个体化的方案，调动患者积极性，康复与治疗并进，增进神经功能恢复，降低致残率，提高生活质量和重返社会。

二、脑栓塞

脑栓塞（cerebral embolism）是指各种栓子随血流进入颅内动脉使血管腔急性闭塞，引起

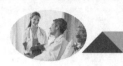

相应供血区脑组织缺血坏死及功能障碍,占脑梗死的 15%～20%。

1. 病因　按栓子来源可分为 3 种类型。

(1) 心源性:占脑栓塞的 60%～75%,最常见原因为心房纤颤、心瓣膜病、心肌梗死及心房黏液瘤等。

(2) 非心源性:如动脉粥样硬化斑块脱落、骨折或手术时脂肪栓子、人工气胸等气体栓子、癌栓等。

(3) 来源不明:少数病例未能发现栓子的来源。

2. 病理　脑栓塞常见于颈内动脉系统,大脑中动脉尤为多见。脑栓塞病理改变与脑血栓形成基本相同。骤然发生的脑栓塞侧支循环难以建立,导致脑缺血损伤较血栓性梗死严重。栓塞血管内栓子破碎向远端前移,栓塞区缺血坏死的血管壁在恢复血流后发生出血。脑栓塞引起的脑组织坏死分为缺血性、出血性和混合性梗死。

3. 临床表现　脑栓塞可发生于任何年龄,以青壮年多见。多在活动中急骤发病,无前驱症状,局灶性神经体征在数秒至数分钟达到高峰,多表现为完全性卒中,出现相应的脑动脉闭塞综合征,有无意识障碍取决于栓塞血管的大小和梗死的面积。常有引起栓子来源的原发病的症状和体征,甚至可伴有脑外器官栓塞的症状或体征。

4. 实验室及其他检查

(1) CT 和 MRI 检查:可显示缺血性梗死或出血性梗死改变,合并出血性梗死高度支持脑栓塞诊断。MRA 检查可发现颈动脉狭窄程度或闭塞。

(2) 脑脊液检查:压力多正常,出血性梗死脑脊液(CSF)可呈血性或镜下红细胞;感染性脑栓塞 CSF 细胞数增高;脂肪栓塞 CSF 可见脂肪球。

(3) 心电图检查:应常规检查,超声心动图可证实心源性栓子,颈动脉超声对证实颈动脉源性栓塞有提示意义。

5. 诊断　根据骤然起病,数秒至数分钟达高峰,出现偏瘫、失语等局灶性神经功能缺损,有栓子来源病史,CT 或 MRI 检查发现脑内梗死灶(常为出血性),可明确诊断。若有其他脏器栓塞的证据更支持诊断。

6. 处理　主要是改善循环、减轻脑水肿、防止出血、减小梗死范围。

(1) 一般治疗:与脑血栓形成相同。在合并出血性梗死时,应停用溶栓、抗凝和抗血小板药,防止加重出血。

(2) 原发病治疗:心律失常者予以纠正;细菌性栓塞选用抗生素等;脂肪栓塞可用肝素、5%碳酸氢钠及脂溶剂等。

(3) 抗凝治疗:可预防心源性梗死再栓塞或栓塞继发血栓形成。

7. 预后　脑栓塞急性期病死率为 5%～15%,多死于严重脑水肿、脑疝、肺部感染和心力衰竭。心源性脑栓塞的最终预后取决于潜在心脏病变的性质及严重程度;椎-基底动脉系统栓塞所致大面积脑干梗死的病死率极高。

三、腔隙性梗死

腔隙性梗死(lacunar infarction)是指大脑半球或脑干深部的小穿通动脉,在长期高血压基础上,血管壁发生病变,最终管腔闭塞,导致缺血性微梗死,缺血、坏死和液化的脑组织由吞噬细胞移走而形成空腔,故称腔隙性脑梗死。主要累及脑深部白质、基底节、丘脑和脑桥等部位。

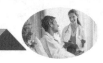

腔隙性梗死占全部脑梗死的 20%～30%。

1. **病因**　目前认为主要病因是高血压导致小动脉及微小动脉壁脂质透明样变,管腔闭塞产生腔隙性病变,有研究显示,舒张压增高对于多发性腔隙性梗死的形成更为重要。

2. **病理**　腔隙性梗死灶多为 3～4 mm,常位于脑深部核团(壳核、丘脑、脑桥)和内囊后肢。病变血管可见透明样变、玻璃样脂肪变、玻璃样小动脉坏死、血管壁坏死和小动脉硬化等。

3. **临床表现**

(1)一般特点:本病多见于中老年患者,男性多于女性,半数以上的病例有高血压病史,突然或逐渐起病,出现局灶性神经体征。通常症状较轻,体征单一,预后较好。许多患者并不出现症状而由头颅影像学检查发现。

(2)常见的腔隙综合征

1)纯运动性轻偏瘫:最常见,表现为对侧面部及上、下肢大体相同程度轻偏瘫,无感觉障碍、视觉障碍和皮质功能障碍。

2)纯感觉性卒中:较常见,特点是偏身感觉缺失,可有感觉异常,如麻木、烧灼感等。

3)共济失调性轻偏瘫:病变对侧轻偏瘫伴小脑性共济失调,偏瘫下肢重于上肢,面部最轻,可伴锥体束征。

4)构音障碍-手笨拙综合征:起病突然,症状迅速达高峰,表现为构音障碍、吞咽困难、病变对侧中枢性面舌瘫、面瘫侧手无力和精确动作笨拙,指鼻试验不准,轻度平衡障碍。

5)感觉运动性卒中:以偏身感觉障碍起病,再出现轻偏瘫。

知识拓展:腔隙状态

腔隙状态是腔隙性梗死反复发作引起多发性腔隙性梗死,累及双侧皮质脊髓束和皮质脑干束,出现严重精神障碍、认知功能下降、假性球麻痹、双侧锥体束征、类帕金森综合征和尿便失禁等。

4. **实验室及其他检查**

(1)CT 和 MRI 检查:可显示腔隙性脑梗死病灶,MRI 较 CT 更为清楚。

(2)脑脊液和脑电图检查:无阳性发现。

5. **诊断**　中老年患者,有长期高血压病史,急性起病,出现局灶性神经功能缺损症状,CT 或 MRI 检查证实有与神经功能缺失一致的脑部腔隙病灶。少数患者隐匿起病,无明显临床症状,仅在影像学检查中发现。

6. **处理**　与脑血栓形成治疗类似,主要是控制脑血管病的危险因素,强调积极控制高血压,可以应用抗血小板聚集剂、钙离子拮抗剂,但尚无证据表明抗凝治疗有效。

7. **预后**　本病预后一般良好,病死率和致残率较低,且复发率较高。

 实践实训

患者男性,58 岁。因右侧肢体无力伴言语不清 8 小时入院。患者于早晨行走时突发右侧肢体无力,跌坐于地,伴言语不清,被他人发现送医院就诊。当时患者身边无呕吐物、无二便失禁及抽搐。病后 30 分钟急查头颅 CT 未见异常。MRI＋DWI,DWI 检查显示左顶叶及左颞叶片状异常高信号。体格检查:神志清楚,失语,右上肢肌力 3＋级,右下肢肌力 4 级。有高血压

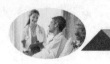

病史 10 年,最高血压 160/100 mmHg,口服尼群地平片,血压控制在 130～140/70～80 mmHg。2 年前在外院行冠状动脉造影,发现有一支病变,未置支架。其母死于脑梗死。根据上述资料请回答:

 1. 该患者的诊断?

 2. 如何治疗?

 3. 静脉溶栓是否合适? 为什么?

第三节　短暂性脑缺血发作

临床情景

  患者男性,60 岁。有高血压病史。最近 2 周内反复出现 3 次右侧肢体无力,伴言语不能,每次发作 5～10 分钟,发作间期无特殊不适。作为一名康复治疗师,你应该如何处理该患者?

  短暂性脑缺血发作(transient ischemic attack,TIA)是指因脑血管病变引起的短暂性、局限性脑功能缺失或视网膜功能障碍,临床症状一般持续 10～20 分钟,多在 1 小时内缓解,最长不超过 24 小时,不遗留神经功能缺损症状,结构性影像学(CT、MRI)检查无责任病灶。

一、病因与发病机制

  TIA 是由动脉粥样硬化、动脉狭窄、心脏疾患、血液成分改变和血流动力学变化等多因素导致的临床综合征。TIA 的发病机制主要有以下几个方面。

  1. 微栓子学说　目前国内外学者普遍认为,微栓子是引起 TIA 的最主要的发病机制,微栓子主要来源于动脉粥样硬化的不稳定斑块或附壁血栓的破碎脱落、瓣膜性或非瓣膜性心源性栓子及胆固醇结晶等。微栓子阻塞小动脉引起脑局部缺血症状。微栓子破碎或溶解,血管再通,临床症状缓解。

  2. 血流动力学改变学说　可能是由各种原因(如动脉硬化、动脉炎等)所致的颈内动脉系统或椎-基底动脉系统严重狭窄,当血压急剧波动,导致原来依靠侧支循环供血的脑组织发生一过性缺血症状。

  3. 其他因素　如锁骨下动脉盗血综合征,某些血液系统疾病,如真性红细胞增多症、血小板增多、各种原因所致的严重贫血和高凝状态,也可参与 TIA 的发病。

二、病理

  发生缺血部位的脑组织常无病理改变。主动脉弓发出的大动脉、颈动脉可见动脉粥样硬化性改变、狭窄或闭塞。颅内动脉亦可有动脉硬化,或可见动脉炎性浸润。还可有颈动脉或椎动脉过长或扭曲。

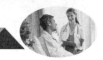

三、临床表现

1. 一般特点　TIA 多发于中老年人(50～70 岁),男性较多。发病突然,迅速出现局灶性脑或视网膜功能障碍的症状,历时短暂,多反复发作,每次发作表现基本相似。患者常伴有高血压、动脉粥样硬化、糖尿病或高脂血症等。

2. 颈内动脉系统 TIA　临床表现与受累血管分布有关。

(1) 常见症状:多表现单眼(同侧)或大脑半球症状。视觉症状表现为一过性黑矇、雾视、视野中有黑点或有时眼前有阴影摇晃及光线减少。大脑半球症状为对侧面部或肢体的无力或麻木。

(2) 特征性症状:①眼动脉交叉瘫(病变侧单眼一过性黑矇、对侧偏瘫及感觉障碍)和 Horner 征交叉征(病变侧 Horner 征、对侧偏瘫);②优势半球受累出现失语症。

(3) 可能出现的症状:①对侧偏身麻木或感觉减退;②对侧同向性偏盲,较少见。

3. 椎-基底动脉系统 TIA

(1) 常见症状:眩晕、平衡障碍、眼球运动异常和复视。

(2) 特征性症状:①跌倒发作:转头或仰头时突然下肢无力而跌倒,无意识丧失;②短暂性全面遗忘症(transient global amnesia,TGA):发作性出现短时间记忆丧失,患者对此有自知力,伴时间、地点定向障碍,但谈话、书写和计算能力正常;③双眼视力障碍发作。

四、实验室及其他检查

1. 神经影像学检查

(1) 头颅 CT 和 MRI 检查:大多正常。

(2) 血管造影或血管成像:CTA、MRA 及 DSA 检查可见血管狭窄,动脉粥样硬化斑。

2. 血管超声检查

(1) 颈动脉超声检查:常可显示动脉硬化斑块。

(2) 经颅多普勒(TCD)检查:可显示颅内血管狭窄、动脉硬化斑块,可进行血流状况评估和微栓子监测。

3. 血常规及生化检查　具体内容省略。

五、诊断要点

绝大多数 TIA 患者就诊时临床症状已消失,因此诊断主要依靠病史。中老年患者突然出现局灶性神经功能缺失症状符合颈内动脉或椎-基底动脉系统缺血表现,并在短时间内症状完全恢复(<1 小时),应高度怀疑为 TIA。PWI/DWI、CTP 及 SPECT 检查有助于 TIA 的诊断。

六、处理

治疗的目的是消除病因、减少及预防复发、保护脑功能。

1. 病因治疗　控制卒中危险因素,科学膳食,戒烟限酒,坚持体育锻炼等。

2. 药物治疗

(1) 抗血小板聚集药物:对有卒中危险因素者能有效预防脑卒中。

1) 阿司匹林:每天 75～150 mg,餐后服用。也可选用小剂量阿司匹林每天 25 mg,加双嘧达莫每次 200 mg 联合应用,每天 2 次。

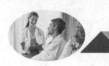

2) 氯吡格雷:每天 75 mg,不良反应较阿司匹林少。

(2) **抗凝药物**:不作为常规治疗,但对伴有心房纤颤、频繁发作的 TIA 患者可以考虑应用。主要包括肝素、低分子肝素和华法林。

(3) **其他**:对有高纤维蛋白原血症的 TIA 患者,可选用降纤酶治疗。对老年 TIA 并有血小板聚集禁忌证或抵抗表现的患者,可选用活血化瘀中药制剂治疗。

3. 外科治疗 对有颈动脉或椎-基底动脉严重狭窄(>70%)的 TIA 患者,经血小板聚集治疗和(或)抗凝治疗效果不佳,或病情有恶化趋势者,可酌情选择血管内介入治疗、动脉内膜切除术或动脉搭桥术治疗。

七、预后

未经治疗或治疗无效的病例,部分发展为脑梗死,部分继续发作,部分可自行缓解。

 实践实训

患者男性,56 岁。因阵发性头晕、呕吐伴视物旋转 2 年,加重 1 天来医院就诊。患者 2 年前,无诱因突然出现阵发性头晕、呕吐,为胃内容物,非喷射状,伴视物旋转,每次发作持续 1～2 小时,无耳鸣及抽搐,四肢活动自如,休息或对症治疗后可自行缓解,多于疲劳或变换头位时发作,共发作 3～4 次,未经系统治疗。1 天前因情绪激动,再次出现上述发作,经对症治疗症状未缓解而就诊。高血压病史 1 年。查体:血压 150/100 mmHg,无神经功能缺损表现。据上述资料请回答:

1. 该患者最可能的诊断?

2. 进一步需要做哪些检查?

3. 如何处理?

4. 为避免继续发作,应如何指导患者?

第四节 脑 出 血

> **临床情景**
>
> 患者女性,60 岁。2 小时前患者与人争执时突发左侧肢体无力,伴恶心、呕吐、意识障碍。有 6 年高血压病病史。作为一名康复治疗师,你应该如何帮助该患者?

脑出血(intracerebral hemorrhage, ICH)是指原发性非外伤性脑实质内出血,年发病率为 60～80/10 万,在我国占全部脑卒中的 20%～30%,急性期病死率为 30%～40%。

一、病因与发病机制

1. 病因 约 60% 的脑出血是由高血压合并小动脉硬化所致,约 30% 由动脉瘤或动、静脉畸形破裂引起。其他病因包括脑动脉粥样硬化、血液病、脑淀粉样血管病、抗凝或溶栓治疗等。

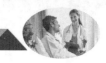

2. **发病机制** 脑动脉管壁较薄,肌层和外层结缔组织较少,缺乏外弹力层。长期高血压致脑小动脉玻璃样变或纤维素样坏死,甚至形成微动脉瘤或夹层动脉瘤,在此基础上血压骤升易导致血管破裂出血。深穿支动脉(如大脑中动脉的豆纹动脉、椎-基底动脉的旁正中动脉)与主干呈直角分出,受高压血流冲击易发生动脉硬化和粟粒状动脉瘤,是脑出血好发部位。

二、病理

约70%的高血压性脑出血发生在基底节区,其次为脑桥、小脑和脑叶。壳核出血常侵犯内囊和破入侧脑室,血液充满脑室系统和蛛网膜下隙;丘脑出血常破入第三脑室或侧脑室,向外损伤内囊;脑桥或小脑出血直接破入蛛网膜下隙或第四脑室。非高血压性脑出血多位于皮质下,常由于脑淀粉样血管病、动静脉畸形、烟雾病等所致。

病理检查可见,血肿中心充满血液或紫色葡萄浆状血块,周围是坏死脑组织、瘀点状出血性软化带和明显的炎细胞浸润。血肿周围脑组织受压,水肿明显,较大血肿可引起脑组织和脑室移位、变形和脑疝形成。幕上半球出血,血肿向下挤压丘脑下部和脑干,使之移位、变形和继发出血,常出现小脑幕疝。丘脑下部和幕上脑干等中线结构下移可形成中心疝,如颅内压极高或幕下脑干和小脑大量出血可发生枕骨大孔疝,脑疝是脑出血最常见的直接致死原因。急性期后血块溶解,吞噬细胞清除含铁血黄素和坏死脑组织,胶质增生,小出血灶形成胶质瘢痕,大出血灶形成卒中囊。

三、临床表现

(一) 一般特点

高血压性脑出血常发生于50~70岁,男性略多,冬、春季易发。通常在活动和情绪激动时发病,多数患者有剧烈头痛、频繁呕吐,伴血压增高,临床症状常在数分钟至数小时达高峰,临床表现决定于出血部位和出血量。

(二) 不同部位脑出血的临床特点

1. **基底节区出血** 壳核和丘脑为最常见的出血部位,损及内囊典型者可见三偏体征(即病变对侧偏瘫、偏身感觉缺失和偏盲等)。若出血量大使壳核和丘脑均受累,难以区分出血起始部位,统称为基底节区出血。大量出血可出现意识障碍,也可穿破脑组织进入脑室。

(1)壳核出血:最常见的脑出血,占脑出血的50%~60%,豆纹动脉外侧支破裂所致,出血经常波及内囊。表现为:①对侧肢体偏瘫;②对侧肢体感觉障碍,主要是痛、温觉减退;③对侧偏盲;④凝视麻痹,呈双眼持续性向出血侧凝视;⑤优势半球出血常出现失语,尚可出现失用、体像障碍、记忆力和计算力障碍、意识障碍等。

(2)丘脑出血:占脑出血的10%~15%,丘脑膝状体动脉和丘脑穿通动脉破裂所致。表现为:①丘脑性感觉障碍:对侧半身深浅感觉减退,感觉过敏或自发性疼痛;②运动障碍:出血侵及内囊可出现对侧肢体瘫痪,下肢重于上肢;③丘脑性失语:言语缓慢而不清、重复言语、发音困难、复述差,朗读正常;④丘脑性痴呆:记忆力减退、计算力下降、情感障碍、人格改变;⑤眼球运动障碍:上视不能或凝视鼻尖。

2. **脑干出血** 占脑出血的10%,旁正中动脉和短旋动脉破裂所致,绝大多数为脑桥出血。表现为:①突然头痛、呕吐、眩晕、复视、眼球不同轴、交叉性瘫痪或偏瘫、四肢瘫等;②出血量较大时,患者很快进入意识障碍、针尖样瞳孔、去大脑强直、呼吸障碍,并伴有高热、大汗、应激

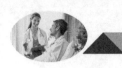

性溃疡等,可迅速死亡;③出血量较少时表现为一些典型的综合征,如 Foville、Millard-Gubler 或闭锁综合征等。

知识拓展:脑桥的常见综合征

1. Millard-Gubler 综合征(脑桥外侧部综合征)　主要为病变侧周围性面瘫和展神经麻痹,对侧肢体中枢性偏瘫。展神经麻痹时,出现眼球内斜、复视和向外运动受限。同侧周围性面瘫时,表现为颜面上、下部肌肉瘫痪,眼睑不能闭合。

2. Foville 综合征(脑桥内侧部综合征)　表现为病变侧展神经和面神经麻痹、双眼向病变侧水平协同运动麻痹,对侧肢体偏瘫。展神经麻痹时,可出现内斜视、复视、双眼向病变侧的同向运动障碍、双眼向对侧凝视。

3. 闭锁综合征　表现为意识清楚,缄默无语,四肢瘫痪,周身感觉障碍,眼球不能向左、右转动,但可用睁闭眼和眼球上下运动表示"是"、"否"。

---

3. **脑叶出血**　占脑出血的 5%～10%,常由脑动静脉畸形、烟雾病、血管淀粉样变性和肿瘤等所致。

(1) 额叶出血:表现为:①前额痛、呕吐、痫性发作较多见;②对侧偏瘫、共同偏视、精神障碍;③优势半球出血可出现 Broca 失语。

(2) 顶叶出血:可出现:①偏侧感觉障碍显著,而偏瘫较轻;②对侧下象限盲;③优势半球出血可出现混合性失语。

(3) 颞叶出血:表现为:①以对侧中枢性面舌瘫及上肢为主的瘫痪;②对侧上象限盲;③优势半球出血时可出现 Wernicke 失语;④可有颞叶癫痫、幻嗅、幻视。

(4) 枕叶出血:可出现:①对侧同向性偏盲,伴有黄斑回避现象,可有一过性黑矇和视物变形;②多无肢体瘫痪。

4. **小脑出血**　约占脑出血的 10%,小脑齿状核动脉破裂所致。主要表现为:①突发眩晕、呕吐、后头部疼痛,无偏瘫;②眼震、站立和行走不稳、肢体共济失调、肌张力降低及颈项强直;③大量出血可在 12～24 小时内出现昏迷和脑干受压征象;晚期瞳孔散大,中枢性呼吸障碍,可因枕大孔疝死亡。

5. **原发性脑室出血**　占脑出血的 3%～5%,脑室内脉络丛动脉或室管膜下动脉破裂出血所致。主要表现为:①突然头痛、呕吐,迅速进入昏迷或昏迷逐渐加深;②双侧瞳孔缩小,四肢肌张力增高,病理反射阳性,早期出现去大脑强直,脑膜刺激征阳性;③常出现丘脑下部受损的症状及体征,如上消化道出血、中枢性高热、大汗、应激性溃疡、急性肺水肿、血糖增高、尿崩症等;④轻者仅表现为头痛、呕吐、脑膜刺激征阳性,无局限性神经体征。临床上易误诊为蛛网膜下隙出血。

四、实验室及其他检查

1. **影像学检查**

(1) 头颅 CT 扫描:是诊断脑出血安全有效的方法,可准确、清楚地显示脑出血的部位、出血量、占位效应、是否破入脑室或蛛网膜下隙及周围脑组织受损的情况。脑出血 CT 扫描显示血肿灶为高密度影,边界清楚;在血肿被吸收后显示为低密度影。

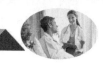

（2）头颅 MRI 检查：对急性期脑出血的诊断不及 CT，但 MRI 检查能更准确地显示血肿演变过程，可帮助确定某些脑出血的病因，如瘤卒中、动静脉畸形及动脉瘤等。

（3）数字减影脑血管造影（DSA）：中青年非高血压性脑出血，或 CT 和 MRI 检查怀疑有血管异常时，应进行 DSA 检查。

2. 腰穿检查 只在无 CT 检查条件且临床无明显颅内压增高表现时进行。脑出血破入脑室或蛛网膜下隙时，腰穿可见血性脑脊液。对大量脑出血或脑疝早期患者，腰穿应慎重，以免诱发脑疝。

3. 血液检查 可有白细胞、血糖升高等。

五、诊断

中老年患者多在活动中或情绪激动时突然起病，迅速出现局灶性神经功能缺损症状，常伴有头痛、呕吐、血压增高、意识障碍和脑膜刺激征。CT 检查可以明确诊断。

六、处理

治疗原则为安静卧床、脱水降颅压、调整血压、防治继续出血、加强护理及防治并发症，以挽救生命、降低病死率、残疾率和减少复发。

（一）内科治疗

1. 一般治疗

（1）卧床休息：一般应卧床休息 2～4 周，避免情绪激动及血压升高。

（2）保持呼吸道通畅：昏迷患者应将头歪向一侧，以利于口腔分泌物及呕吐物流出，并可防止舌根后坠阻塞呼吸道，随时吸出口腔内的分泌物和呕吐物，必要时行气管切开。

（3）吸氧：有意识障碍、血氧饱和度下降或有缺氧现象（$PO_2 < 60$ mmHg 或 $PCO_2 > 50$ mmHg）的患者应给予吸氧。

（4）鼻饲：昏迷或有吞咽困难者在发病第 2～3 天即应给予鼻饲。

（5）对症治疗：过度烦躁者可适量应用镇静药；便秘者可选用缓泻剂。

（6）预防感染：加强口腔护理，及时吸痰，保持呼吸道通畅；留置导尿时应做膀胱冲洗，昏迷患者可酌情应用抗生素预防感染。

（7）观察病情：严密注意患者的意识、瞳孔大小、血压、呼吸等改变，有条件时应对昏迷患者进行监护。

2. 调控血压 脑出血后血压的控制并无一定的标准，应视患者的年龄、有无高血压病史及颅内压增高、出血原因及发病时间等情况而定。一般可遵循下列原则进行处理：

（1）不要急于降血压。脑出血后血压升高是对颅内压升高的一种反射性自我调节，应先降颅内压后，再视血压情况决定是否进行降血压治疗。

（2）当血压 ≥200/110 mmHg，降颅压的同时可慎重平稳给予降血压，使血压维持在略高于发病前水平或 180/105 mmHg 左右。收缩压在 170～200 mmHg 或舒张压 100～110 mmHg 时，暂时不用降压药，先脱水降颅压，必要时再应用降压药。血压降低幅度不宜过大，否则可能造成脑低灌注。当收缩压 <165 mmHg 或舒张压 <95 mmHg，无须降血压治疗。

（3）血压过低者应给予升压治疗，以保持脑灌注压。

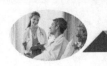

3. 降低颅内压 颅内压升高是脑出血患者死亡的主要原因,降低颅内压是治疗脑出血的关键。①甘露醇:最常用,20%甘露醇125~250 ml快速静脉滴注,6~8小时1次,一般应用5~7天为宜。颅内压增高明显或有脑疝形成时,可加大剂量,快速静推,使用时间也可延长。②呋塞米:20~40 mg静注,6~8小时1次,与甘露醇交替使用可减轻两者的不良反应。③甘油果糖:250~500 ml静脉滴注,每天1~2次,肾功能不全者也可使用。亦可酌情选用白蛋白。使用脱水剂时,应注意心肾功能和水、电解质平衡。

4. 止血药物 一般不用。有凝血功能障碍者可用,时间<1周。

5. 亚低温治疗 是辅助治疗脑出血的方法,越早应用效果越好。

(二) 外科治疗

1. 目的 尽快清除血肿,最低限度地减少脑损伤,明确和去除原发病因,防止脑积水等并发症发生。

2. 适应证 目前对于外科手术适应证、方法和时机选择尚无一致性意见。通常下列情况需要考虑手术治疗:①基底节区中等量以上出血(壳核出血≥30 ml,丘脑出血≥15 ml);②小脑出血≥10 ml或血肿直径≥3 cm,或合并明显脑积水;③重症脑室出血(脑室铸型)。

3. 手术方法 主要有去骨瓣减压术、小骨窗开颅血肿清除术、钻孔血肿抽吸术和脑室穿刺引流术等。

(三) 康复治疗

脑出血后,早期将患肢置于功能位,当患者的生命体征平稳、病情不再进展,宜尽早进行肢体功能、言语障碍及心理的康复治疗,有益于改善患者的神经功能,提高生活质量。

七、预后

预后决定于出血部位、出血量及是否有合并症。轻型脑出血经治疗后可明显好转,脑干、丘脑和大量脑室出血预后较差。脑出血死亡率为40%左右,脑水肿、颅内压增高和脑疝形成是致死的主要原因。

 实践实训

患者男性,65岁。因突发头痛,左侧肢体活动不利5小时而入院。5小时前患者活动中突然出现头痛,站立不稳,左上肢不能抬起,左下肢无力,不能行走,无头晕、呕吐抽搐,亦无意识障碍及尿便障碍。有高血压病史2个月,最高血压200/120 mmHg,未系统治疗。头颅急诊CT检查,显示右侧基底节区外囊见3 cm×4.5 cm肾形高密度影,其内密度略不均匀,右侧侧脑室前角及体部轻度受压,中线无移位。体格检查:血压200/140 mmHg,神志清楚,左侧鼻唇沟浅,左侧上肌力3级,左下肢肌力4级,肌张力略低,左侧深浅感觉减退,左侧Choddock征阳性,颈强直,双侧Kernig征阳性。据上述资料请回答:

1. 患者的诊断是什么?

2. 请针对该患者列出治疗方案。

3. 病后第3天,患者头痛加重、嗜睡,左侧肢体无自主活动,双侧锥体束征阳性。复查头颅CT显示右侧基底节大片高密度影,周边低密度改变,右侧脑室受压,中线结构左移。请问:①患者为何病情加重?②目前该如何处理?

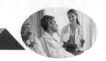

第五节　蛛网膜下隙出血

临床情景

患者男性,25岁。劳动中突感剧烈头痛、呕吐,一度意识不清,醒后颈枕部疼痛,右眼睑下垂。作为一名康复治疗师,你应该如何帮助该患者?

蛛网膜下隙出血(subarachnoid hemorrhage,SAH)通常是指脑底部或脑表面的病变血管破裂,血液直接流入蛛网膜下隙引起的一种临床综合征,约占急性脑卒中的10%。SAH的年发病率为5~20/10万。

一、病因与发病机制

(一)病因

1. 颅内动脉瘤　占SAH的50%~80%,其中先天性粟粒样动脉瘤约占75%,还可见于高血压、动脉粥样硬化所致梭形动脉瘤。

2. 动静脉畸形　占SAH的10%,其中动、静脉畸形占血管畸形的80%。多见于青年人,90%以上位于幕上,常见于大脑中动脉分布区。

3. 其他　如脑底异常血管网病(Moyamoya病)、颅内肿瘤、垂体卒中、血液系统疾病、颅内静脉系统血栓和抗凝治疗并发症等。约10%患者原因不明。

(二)发病机制

1. 粟粒样动脉瘤　可能与遗传和先天性发育缺陷有关,尸解发现约80%的患者Willis环动脉壁弹力层及中膜发育异常或受损,随年龄增长受动脉壁粥样硬化、高血压和血涡流冲击等因素影响,动脉壁弹性减弱,管壁薄弱处逐渐向外膨胀突出,形成囊状动脉瘤。体积5~7 mm³的动脉瘤极易出血。

2. 脑动静脉畸形　是发育异常形成的畸形血管团,血管壁薄弱处于破裂临界状态,激动或不明显诱因可导致破裂。

二、病理

1. 肉眼观察　蛛网膜下隙有大量出血,伴有脑的局部软化,在积血最多的部位往往可发现引起出血的原因。85%~90%的先天性粟粒样动脉瘤位于前循环;后循环常见于基底动脉尖和小脑后下动脉。动、静脉畸形常见于大脑中动脉分布区。

2. 显微镜观察　蛛网膜下隙血液沉积在脑底池和脊髓池中,呈紫红色,大量出血可见薄层血凝块覆盖于颅底血管、神经和脑表面。蛛网膜呈无菌性炎症反应,蛛网膜及软膜增厚,脑与血管或神经粘连。脑实质内广泛白质水肿,皮质可见多发斑块状缺血灶。

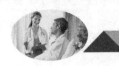
三、临床表现

(一) 一般症状

骤然起病,多有激动、用力或排便等诱因。粟粒样动脉瘤破裂多发生于 40～60 岁;动、静脉畸形常在 10～40 岁发病。

1. 头痛 动脉瘤性 SAH 经典表现是突发异常剧烈全头痛,多伴有恶心、呕吐。约 1/3 患者发病前数日或数周可出现早期轻微头痛。头痛可持续数日不变,2 周后缓慢减轻,头痛再发常提示再次出血。动、静脉畸形破裂头痛常不严重。

2. 意识障碍 半数以上患者有短暂、不同程度的意识障碍,一般持续数小时至数天。

3. 精神症状 约 25% 的患者出现精神症状,如欣快、烦躁、谵妄和幻觉等,多在 2～3 周内消失,常见于大脑前动脉瘤。

4. 其他症状 部分患者可出现脑心综合征、消化道出血、急性肺水肿和局灶性神经功能缺损的征象。

(二) 体征

1. 脑膜刺激征 是 SAH 最常见、最基本的体征。患者出现颈强直,Kernig 征和 Brudzinski 征阳性。老年和昏迷的患者脑膜刺激征不明显。

2. 脑神经障碍 以动眼神经麻痹最常见,其次为三叉及展神经。一侧动眼神经麻痹常提示该侧有颅内动脉瘤的可能。

3. 眼底改变 20% 患者有玻璃体下片状出血,发病 1 小时内即出现,对诊断具有提示性。

知识拓展:动脉瘤的定位症状

1. 颈内动脉海绵窦段动脉瘤 患者有前额和眼部疼痛、血管杂音、突眼及第 III、IV、V 和 VI 对脑神经损害所致的眼动障碍。

2. 颈内动脉-后交通动脉瘤 患者有动眼神经受压的表现。

3. 大脑中动脉瘤 患者出现偏瘫、失语和抽搐等症状。

4. 大脑前动脉-前交通动脉瘤 患者有精神症状、单侧或双侧下肢瘫痪和意识障碍等表现。

5. 大脑后动脉瘤 患者出现同向偏盲、Weber 综合征和第 III 对脑神经麻痹的表现。

6. 椎-基底动脉瘤 患者有枕部和面部疼痛、面肌痉挛、面瘫及脑干受压等表现。

(三) 常见并发症

1. 再出血 表现为病情稳定后再次发生剧烈头痛、恶心和呕吐、意识障碍加重、原有局灶症状和体征重新出现等。20% 的动脉瘤患者病后 10～14 天可发生再出血,使病死率增加 1 倍。

2. 血管痉挛 出血后第 1～2 周出现,发生于蛛网膜下隙中血凝块环绕的血管,痉挛程度与出血量相关。临床症状取决于发生痉挛的血管,常表现为波动性的轻偏瘫或失语,是死亡和致残的主要原因。TCD 或 DSA 检查可确定诊断。

3. 急性或亚急性脑积水 急性脑积水发生于 SAH 后 1 周内,因血液进入脑室系统和蛛网膜下隙形成血凝块阻碍脑脊液循环通路所致。患者表现为嗜睡、思维缓慢、短时记忆受损、

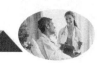

上视受限、展神经麻痹、下肢腱反射亢进等,严重者可造成颅内高压、脑疝。亚急性脑积水发生于起病数周后,表现为隐匿出现的痴呆、步态异常和尿失禁。

四、实验室及其他检查

1. 头颅 CT 检查 是诊断 SAH 的首选方法,蛛网膜下隙内呈高密度影可以确诊。CT 检查结果可以初步判断颅内动脉瘤的位置。

2. 脑脊液检查 腰穿不作为常规检查,有诱发脑疝形成的危险。最好在发病 12 小时后(CSF 开始黄变)进行,脑脊液压力增高,均匀一致血性是 SAH 的特征性表现。

3. 脑血管影像学检查

(1) DSA 检查:是诊断颅内动脉瘤最有价值的方法,可清楚显示动脉瘤的位置、大小、与载瘤动脉的关系、有无血管痉挛等。造影时机一般在 3 天内或 3 周后,避开脑血管痉挛和再出血的高峰期。

(2) CTA 和 MRA 检查:用于有动脉瘤家族史或破裂先兆者的筛查、动脉瘤患者的随访以及急性期不能耐受 DSA 检查的患者。

4. 经颅多普勒检查 是 SAH 后发现脑血管痉挛倾向和程度的最灵敏的方法。

五、诊断

突发剧烈头痛伴呕吐、脑膜刺激征阳性,伴或不伴意识模糊,检查无局灶性神经体征,应高度怀疑蛛网膜下隙出血。如 CT 证实脑池和蛛网膜下隙高密度出血征象或腰穿压力明显增高和血性脑脊液,眼底检查玻璃体下片块状出血等可临床确诊。

六、处理

急性期的治疗目的是防治再出血,降低颅内压,防治继发性脑血管痉挛,减少并发症,寻找出血原因、治疗原发病和预防复发。

(一)内科治疗

1. 一般处理

(1)安静休息:住院监护治疗,绝对卧床 4～6 周,镇静、镇痛,避免搬动、用力和情绪刺激。

(2)对症治疗:烦躁者给予镇静药,头痛者予以镇痛药,保持通便可用缓泻剂。痫性发作可短期采用抗癫痫药物。慎用阿司匹林等可能影响凝血功能的非类固醇类消炎镇痛药物,或吗啡、哌替啶等可能影响呼吸功能的药物。

(3)调控血压:去除诱因后,如果平均动脉压>120 mmHg 或收缩压>180 mmHg,可在监测血压下使用短效降压药物,保持血压稳定在正常或发病前水平。

(4)纠正水、电解质平衡紊乱:低钠血症常见,应适当补液补钠、调整饮食和静脉补液中晶体与胶体的比例;及时纠正低钾血症,避免引起或加重心律失常。

(5)营养支持:给予高纤维、高能量饮食,意识障碍者可给予鼻胃管,保持尿便通畅。

2. 降低颅内压 适当限制液体入量、防治低钠血症、过度换气等。常用甘露醇、呋塞米、甘油果糖或白蛋白等脱水降颅压治疗。颅内高压征象明显有脑疝形成趋势者,可行颞下减压术和脑室引流,以挽救患者生命。

3. 防治再出血 抗纤维蛋白溶解剂可抑制纤维蛋白溶解原的形成,防止血块溶解引起再

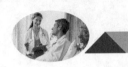

出血。常用氨基己酸(6-氨基己酸,EACA),首次 4～6 g 溶于 100 ml 生理盐水中静滴 15～30 分钟后,以 1 g/h 速度维持静滴 12～24 小时,之后 12～24 g/d,使用 2～3 周。抗纤溶治疗可以增加脑缺血性病变的可能,应与钙通道拮抗剂同时使用。

4. 防治血管痉挛 应用钙通道拮抗剂,如尼莫地平(nimodipine)每次 40～60 mg,每天 4～6 次,连用 21 天。

5. 脑室穿刺脑脊液外引流术 适用于 SAH 后脑室积血扩张或形成铸型出现急性脑积水,经内科治疗症状进行性加剧,伴意识障碍者;或年老、心、肺、肾等功能严重障碍,不能耐受开颅手术者。每次引流 10～20 ml,每周 2 次。应警惕颅内感染、再出血及脑疝的危险。

(二) 手术治疗

1. 动脉瘤 常采用动脉瘤颈夹闭术、动脉瘤切除术和动脉瘤栓塞术等。

2. 动、静脉畸形 可择期采用动静脉畸形(AVM)整块切除术、供血动脉结扎术、血管内介入栓塞或 γ-刀治疗等。

七、预后

SAH 预后与病因、出血部位、出血量、有无并发症及是否得到适当治疗有关。动脉瘤性 SAH 病死率高,约 12% 的患者于就诊前死亡,20% 死于入院后,2/3 的患者可存活,但其中一半患者遗留永久性残疾。未经外科治疗者约 20% 死于再出血。90% 的颅内 AVM 破裂患者可恢复,再出血风险较小。

 实践实训

患者男性,49 岁。剧烈头痛、呕吐 1 小时。患者和同伴就餐时突然出现后枕部剧烈疼痛,继而恶心、呕吐,被同伴急送医院。体格检查:血压 120/80 mmHg,表情痛苦,神志清楚,能正确回答问题,颈强直,左眼睑下垂,左眼处于外展位,左侧瞳孔较右侧大,对光反射消失,四肢肌力、肌张力正常,四肢腱反射略活跃,Kernig 征阳性。根据上述资料请回答:

1. 该患者最可能的诊断是什么? 病因是什么?

2. 需要进一步做哪些检查?

3. 如何处理?

4. 与患者家属沟通,家属不同意外科治疗。3 天后患者逐渐出现意识障碍,应用尼莫地平 3 天后意识障碍逐渐好转。1 周后患者反应力略下降,时有尿失禁,复查头颅 CT 发现脑室扩张。请分析:①该患者可能出现了什么情况? ②为明确诊断首选哪项检查?

5. 患者住院第 14 天排便后,突然出现四肢抽搐、意识障碍、呼之不应,立即进行抢救,家属此时要求转入神经外科治疗。请问:①患者又出现了什么情况? ②为确诊首选哪项检查? ③目前该如何处理?

(张 瑾)

第九章

中枢神经系统脱髓鞘疾病

临·床·疾·病·概·要

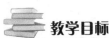 **教学目标**

一、能力目标

1. 能识别和分析多发性硬化的临床表现。

2. 能根据患者的具体情况提出健康指导方案。

二、知识目标

1. 掌握脱髓鞘疾病、多发性硬化的概念。

2. 掌握多发性硬化的发病因素、临床表现。

3. 熟悉多发性硬化的分型、预防措施。

4. 了解多发性硬化的相关检查及诊断依据。

三、素质目标

1. 通过对多发性硬化的健康指导,培养学生的耐心、细心、自信心。

2. 通过小组学习,培养学生与他人协作的优良品质。

第一节 概 述

脱髓鞘疾病(demvelinative diseases)是一组脑和脊髓以髓鞘破坏或脱髓鞘病变为主要特征的疾病,脱髓鞘是其病理过程中具有特征性的突出表现。

脱髓鞘疾病通常公认的病理标准是:①神经纤维髓鞘破坏,呈多发性小的播散性病灶,或由一个或多个病灶融合而成的较大病灶;②脱髓鞘病损分布于中枢神经系统(CNS)白质,沿小静脉周围的炎症细胞浸润;③神经细胞、轴突及支持组织保持相对完整,无华勒变性或继发传导束变性。

本组疾病有遗传性和获得性两大类。遗传性脱髓鞘疾病主要是因遗传因素导致某些酶缺乏引起的神经髓鞘磷脂代谢紊乱,即脑白质营养不良;获得性脱髓鞘疾病又可分为继发于其他疾病的脱髓鞘病和原发性免疫介导的炎性脱髓鞘病,后者是临床上通常说的中枢神经系统脱髓鞘疾病,常见的有多发性硬化、视神经脊髓炎等。本章着重介绍多发性硬化。

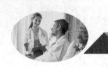
第二节 多发性硬化

临床情景

患者男性,30岁。因视力下降伴眼眶疼痛来医院就诊。临床诊断:多发性硬化。作为一名康复治疗师,你应该如何帮助该患者?

多发性硬化(multiple sclerosis,MS)是以中枢神经系统白质炎性脱髓鞘病变为主要特点的自身免疫病,是最常见的中枢神经系统脱髓鞘病,其临床特点在于病情的缓解复发(临床时相上的多次性)和病灶的多部位性(空间上的多病灶)。

一、病因与发病机制

主要有3个方面:①遗传因素;②病毒感染与自身免疫反应;③环境因素。

> **知识拓展:多发性硬化的流行性病学**
>
> 多发性硬化常于青壮年发病。西北欧、北美洲发病率高达50~100/10万,亚洲属于低发区。
>
> 流行病学受人种遗传影响。爱斯基摩人、西伯利亚雅库特人、非洲班图人、吉普赛人不罹患多发性硬化。
>
> 多发性硬化与6号染色体HLA-DR位点相关。
>
> 表达最强的是HLA-DR2。

二、病理

多发性硬化病变是以中枢神经系统白质受累为主,灰质也可累及,常分布于脑室旁白质、半卵圆中心、脑干、小脑、脊髓、视神经、视交叉等部位。脱髓鞘伴轴索相对保存、神经细胞基本完好和星形胶质细胞瘢痕是多发性硬化的主要病理特征。在多发性硬化病变的边缘存在硫酸皮肤素蛋白聚糖,这种细胞外基质蛋白聚糖对轴索的再生不利。

三、临床表现

多发性硬化病变在空间上的多发性(即散在分布于中枢神经系统的多数病灶),及其在时间上的多发性(即病程中的缓解复发),构成了多发性硬化临床经过及其症状和体征的主要特点。

(1)患者出现神经系统症状前的数周或数月,多有疲劳、体重减轻、肌肉和关节隐痛等;感冒、发热、感染、外伤、手术、拔牙、妊娠、分娩、过劳、精神紧张、药物过敏和寒冷等均可为诱因。

(2)我国多发性硬化病例多为急性或亚急性起病,病程中复发缓解是本病的重要特点。复发也多为急性或亚急性,缓解期最长可达20年,复发次数可达10余次或数十次,通常每复

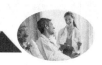

发一次均会残留部分症状和体征,逐渐积累而使病情加重。少数病例呈缓慢阶梯式进展,无明显缓解而逐渐加重。

(3) 首发症状多为一个或多个肢体无力或麻木,或两者兼有;单眼或双眼视力减退或复视,痉挛性或共济失调性,下肢轻瘫,Lhermitte 征。

(4) 多发性硬化的体征多于症状。主诉一侧下肢无力、共济失调或麻木感的患者,可能证明有双侧锥体束征或病理征。MS 临床常见的症状体征如下。

1) 肢体瘫痪:最多见,开始为下肢无力、沉重感,变为痉挛性截瘫、四肢瘫、偏瘫,不对称性痉挛性轻截瘫可能是多发性硬化最常见的表现。

2) 视力障碍:约占半数,多从一侧开始,隔一段时间又侵犯另一侧,亦可短时间内两眼先后受累,视力障碍多发病较急,并有缓解复发的特点。早期眼底无改变,后期可见视神经萎缩,可有双颞侧同向性偏盲。视力常可于数周后开始改善,约 50% 病例遗留颞侧视盘苍白,但患者可不觉察有视力障碍。

3) 眼球震颤和眼肌麻痹:约半数病例可发生眼震,水平性眼震最多见,也可水平加旋转等。病变可位于脑桥的前庭神经核、小脑及其联系纤维。复视是常见主诉,约占 1/3,多侵及内侧纵束,导致核间性眼肌麻痹。内侧纵束是眼球同向运动联系纤维,特征是向侧方凝视时同侧眼球内收不全,对侧眼球外展伴有粗大震颤,还可出现一个半综合征,病变位于脑桥,一侧脑桥被盖部病变引起该侧的脑桥旁正中网状结构(PPRF)或副展神经核(眼球同向运动皮质下中枢)受损,造成向病灶侧的凝视麻痹,因病变同时累及对侧已交叉的支配同侧动眼神经核的内侧纵束,则同侧眼球也不能内收,仅对侧眼球可以外展。一个半综合征最常见病因是脑干脱髓鞘病或腔隙性梗死。核间性眼肌麻痹和眼球震颤是高度提示多发性硬化的两个体征,若两者同时并存则说明有脑干病灶,并应高度怀疑多发性硬化的可能。动眼、展神经及其髓内径路受累也可出现个别眼肌麻痹,但较少见。

4) 其他脑神经受累:可有面神经麻痹,多为中枢性,是半球白质或皮质脑干束病损;少数为周围性,病灶在脑干。还可有耳聋、耳鸣、眩晕、呕吐和咬肌力弱等,病变在脑桥;构音障碍和吞咽困难,病变在延髓和小脑。年轻人发生短暂性面部感觉缺失或三叉神经痛常提示多发性硬化,系因侵及三叉神经髓内纤维。

5) 共济失调:可见于半数患者,Charcot 三主征(即眼球震颤、意向震颤和吟诗样断续语言)仅见于部分晚期多发性硬化患者。

6) 感觉障碍:半数以上患者可有感觉异常缺失,肢体多见;可有深感觉障碍和 Romberg 征;也可有 Lhermitte 征或痛性强直性痉挛发作,前者是颈部过度前屈时,自颈部出现一种异常针刺感沿脊柱向下放散至大腿或达足部,是颈髓受累的征象;后者是发生于四肢的短暂放射性异常疼痛,该部发生强直性痉挛,常与 Lhermitte 征并存。

7) 发作性症状:多见于复发和缓解期,极少以首发症状出现。最常见构音障碍、共济失调、单肢痛性发作、感觉迟钝、闪光和阵发性瘙痒;可发生手、腕和肘部屈曲性张力障碍性痉挛,伴下肢伸直,卡马西平通常对控制发作十分有效。球后视神经炎及横贯性脊髓炎是多发性硬化典型的发作症状,常是确诊病侧的特征性表现。2%~3% 多发性硬化患者可有一次或反复的痫性发作。

8) 其他症状:患者表现为欣快和兴奋,是病理性情绪高涨。多数病例表现为抑郁、易怒和脾气暴躁;也可表现为淡漠、嗜睡、强哭强笑、反应迟钝、智能低下、重复语言、猜疑和迫害妄想等精神障碍。膀胱、直肠功能障碍,如尿流不畅、尿急、尿频和尿失禁等,提示脊髓受累。

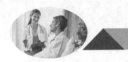

总之,多发性硬化病灶散在多发,症状千变万化,症状和体征不能用中枢神经系统单一病灶来解释,常为大脑、脑干、小脑、脊髓和视神经病变的不同组合构成其临床症状谱。

四、分型

根据病程分为5种类型(表2-9-1)。

表2-9-1 多发性硬化的临床分型

病程分型	临床表现
复发-缓解(R-R)型MS	临床最常见,约占85%,疾病早期出现多次复发和缓解,可急性发病或病情恶化,之后可以恢复,两次复发期间病情稳定
继发进展(SP)型MS	R-R型患者经过一段时间可转为此型,患病25年后80%的患者转为此型,病情进行性加重不再缓解,伴或不伴急性复发
原发进展型MS	约占10%,起病年龄偏大(40~60岁),发病时轻偏瘫或轻截瘫在相当长时间内缓慢进展,发病后神经功能障碍逐渐进展,出现小脑或脑干症状,MRI检查显示造影剂钆增强病灶较继发进展型少,CSF检查炎性改变较少
进展复发型MS	临床罕见,在原发进展型病程基础上同时伴有急性复发
良性型MS	约占10%,病程呈现自发缓解

五、实验室及其他检查

1. 脑脊液检查 ①细胞计数:通常为$10\sim20\times10^9/L$;②总蛋白:约2/3患者总蛋白含量在正常范围,1/3轻度增高($0.5\sim0.7\,g/L$),少数可达$1.0\,g/L$,极个别可达$2\sim3\,g/L$,这样的患者大多合并神经根的受累;③鞘内24小时IgG合成率:该项指标升高是多发性硬化的一个显著特点;④寡克隆区带:该项检查主要采用等电点聚焦的方法,使用此方法可使临床确诊的多发性硬化的阳性率达95%以上。但该项检查和IgG合成率并非多发性硬化的特异性指标。

2. 诱发电位检查 包括脑干听觉诱发电位(BAEP)、体感诱发电位(SSEP)、视诱发电位(VEP)等,50%~90%的患者可出现异常。

3. MRI检查 目前磁化转移成像(MTI)及弥散加权成像(DWI)比常规的MRI T_2检查更敏感;磁共振波谱(MRS)反映病变的生化本质信息,特别对轴索的损害有帮助;功能性MRI(fMRI)检查可对多发性硬化损伤后脑可塑性进行估计,增加了对结构损害与临床症候之间关系的理解。

六、诊断要点

2010年5月,国际多发性硬化诊断组在爱尔兰都柏林举行会议,讨论了McDonald诊断标准的应用问题,研讨了McDonald诊断标准,制订了新的诊断标准(表2-9-2)。

表2-9-2 2010年McDonal诊断标准

临床表现	MS诊断所需附加条件
至少2次临床发作;至少2个客观临床证据病灶,或1个客观临床证据病灶伴既往发作的证据	无

（续表）

临床表现	MS 诊断所需附加条件
至少 2 次临床发作；1 个客观仍需空间多发的证据临床证据病灶	MRI 检查在 MS 中枢神经系统的 4 个典型部位中，至少 2 个部位存在 $\geqslant 1$ 个 T_2 高信号病灶；或不同部位再次发作
1 次临床发作；2 个以上客观临床证据病灶	仍需时间多发的证据：在任何时间同时存在无症状的钆增强及非增强的病灶；或者参考基线 MRI 扫描，在 MRI 随访中出现 1 个新的 T_2 高信号和（或）钆增强病灶；或新的临床发作
1 次临床发作；1 个客观临床证据（临床孤立综合征）	仍需时间多发证据（同前）；仍需空间多发证据（同前）
原发进展型 MS	疾病进展 $\geqslant 1$ 年（回顾性或前瞻性决定）和具备以下 3 项中的 2 项：具有脑内空间多发的证据，在 MS 的典型部位存在 $\geqslant 1$ 个 MRI T_2 高信号病灶；脊髓 MRI 检查多发证据（$\geqslant 2$ 个 T_2 高信号病灶）；脑脊液异常发现（等电聚焦证实寡克隆区带或 IgG 指数增高）

七、治疗

1. 多发性硬化的急性期治疗

（1）糖皮质激素：激素治疗的原则为大剂量，短疗程冲击治疗。适用于多发性硬化的皮质类固醇激素为甲泼尼龙。总体来说，激素治疗有效率较高，对多发性硬化急性期的有效率为 80%。一般来说，急性发作时用激素效果较好，对发作不明显效果反而不明显。激素的起效时间一般为 24～72 小时，通常 24 小时可见效，患者用药后很快感到好转，诱发电位和 MRI 检查可见不同程度的好转。

（2）血浆置换：又称血液净化，包括淋巴细胞清除、特异性淋巴细胞去除、免疫活性物质去除等。多发性硬化主要是细胞免疫介导的免疫性疾病，因此血浆置换的效果可能较差，若去除特异性的细胞免疫成分，疗效可能会更好一些。

（3）静脉注射大剂量免疫球蛋白：多发性硬化急性期的治疗首选方案为大剂量甲泼尼龙冲击治疗，对严重的顽固性发作（对激素反应差）可用免疫球蛋白或血浆交换。

2. 多发性硬化的缓解期治疗（疾病调节治疗，disease modifying therapy，DMT）

（1）干扰素-β（IFN-β）：重组人干扰素 β1a（利比）是唯一经中国国家食品药品监督管理局批准用于治疗多发性硬化的 IFNβ-1a。

（2）醋酸格列默：是人工合成的多肽链，由 4 种氨基酸以一个特定的摩尔比组成。

3. 多发性硬化对症治疗

（1）痛性痉挛，可应用卡马西平、加巴喷汀、巴氯芬等药物。对比较剧烈的三叉神经痛、神经根性疼痛，还可应用其他抗癫痫药物。

（2）慢性疼痛、感觉异常等，可用阿米替林、哌替啶。

（3）抑郁焦虑，可应用选择性 5-羟色胺再摄取抑制剂（SSRI）、选择性去甲肾上腺素再吸收抑制剂（SNRI）、去甲肾上腺素和特异性 5-羟色胺能抗抑郁制剂（NaSSA）类药物及心理辅导治疗。

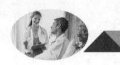
（4）乏力、疲劳，是多发性硬化患者较明显的症状，金刚烷胺每次 0.1 g，每天 3 次，可供推荐。

（5）震颤，可应用盐酸苯海索、盐酸阿罗洛尔等药物。

（6）膀胱、直肠功能障碍，可配合药物的治疗或借助导尿等处理。

（7）性功能障碍，可应用西地那非（万艾可）等。

（8）肢体及语言功能障碍，应进行功能康复。

八、预后

大多数多发性硬化患者预后较乐观，约半数患者发病 10 年只遗留轻、中度功能障碍，存活期长达 20～30 年，少数可于数年内死亡。急性发作后可部分恢复，但无法预测复发的时间。提示预后良好的因素包括：女性、40 岁前发病、临床表现视觉或体感障碍等。锥体系、小脑功能障碍提示预后较差。

 实践实训

患者女性，10 岁。因视力下降、智能减退及小便失禁 7 个月，加重伴言语减少 2 个月入院。

患者于入院前 7 个月无明显诱因出现视力下降，上课时看不清黑板，注意力不集中，学习成绩下降，并经常在课堂上离开座位在教室里走动，在教室里小便，时有尿失禁。近 2 个月来上述症状明显加重，以致不能继续学习，同时出现构音不清、言速慢且语言少，反应迟钝、呆滞，易激动及哭笑，步态蹒跚。曾在当地医院应用激素静滴治疗，上述症状一度略有好转，但后又加重，为求进一步诊治而来本院。门诊以脱髓鞘病变收入院。该患者病程中无饮水呛咳，无意识丧失及肢体抽搐，食欲差，睡眠尚可。

既往史：第 1 胎足月顺产，5 岁时曾有四肢抽搐 1 次。家族中否认类似疾病者。

体格检查：内科系统检查未见异常。神经系统检查：神志清楚，无幻觉及妄想，定向力正常，计算力差，记忆力下降，尤以近记忆力为显著，少言及构音不清。右侧视野同向性偏盲，余脑神经检查未见异常，四肢肌力稍差，双上肢肌张力正常，双下肢肌张力偏高，双侧跟、膝腱反射活跃，踝阵挛阳性，双侧病理反射均阳性。感觉正常。双手轮替动作笨拙，双下肢跟膝胫试验尚稳准。

辅助检查：头部 MRI 检查：显示双侧枕叶、双侧顶叶、颞叶白质长 T_1、长 T_2 异常信号，提示脑白质变性改变。血液中极长链脂肪酸正常。试述：

1. 该患者的诊断？

2. 进一步需要做哪些检查？

3. 治疗目的？

（黄先平）

第十章
神经变性疾病

临·床·疾·病·概·要

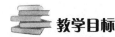**教学目标**

一、能力目标

1. 能识别和分析运动神经变性疾病的临床表现。

2. 能根据患者的具体情况提出健康指导内容。

二、知识目标

1. 掌握肌萎缩性侧索硬化的主要临床特点。

2. 掌握阿尔茨海默病的主要临床表现。

3. 了解神经变性疾病功能障碍的治疗方法。

三、素质目标

1. 通过对神经变性疾病患者的健康指导,培养学生的耐心、细心及自信心。

2. 通过小组学习,培养学生与他人协作的优良品质。

第一节　概　述

神经变性疾病,是一组原因不明的慢性进行性损害神经组织的疾病。疾病选择性的损害一定的解剖部位和具有特定生理功能的同一系统的神经元。本类疾病的特点是:①病因未明;②隐匿起病,缓慢发展;③选择性侵犯神经组织,双侧对称;④进行性加重;⑤部分病例有家族遗传性;⑥病理表现为神经元丧失;⑦无特效治疗。

第二节　运动神经元病

临床情景

患者男性,46岁。因双上肢肌萎缩,双下肢僵硬来医院治疗。患者生活不能自理,心情郁闷。作为一名康复治疗师,你应该如何帮助该患者?

运动神经元病(motor neuron disease,MND)是以损害脊髓前角,桥延脑脑神经运动核和

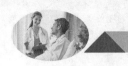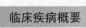

锥体束为主的一组慢性进行性变性疾病。临床以上或（和）下运动神经元损害引起的瘫痪为主要表现,其中以上、下运动神经元合并受损者为最常见。

一、病因与发病机制

本病病因至今不明。虽经许多研究,提出慢病毒感染、免疫功能异常、遗传因素、重金属中毒、营养代谢障碍及环境等因素致病的假说,但均未被证实。

> **知识拓展:运动神经元病的流行病学**
>
> 运动神经元病（MND）呈全球分布,年发病率约 2/10 万,人群患病率 4~6/10 万,90％以上为散发病例。
>
> 成人 MND 通常为 30~60 岁起病,男性多见。

二、病理

脊髓前角和桥延脑脑神经运动核的神经细胞明显减少和变性,脊髓中以颈、腰膨大受损最重,延髓部位的舌下神经核和疑核也易波及,大脑皮质运动区的巨大锥体细胞即 Betz 细胞也可有类似改变,但一般较轻。大脑皮质脊髓束和大脑皮质脑干束髓鞘脱失和变性。脊神经前根萎缩、变性。

三、分类

运动神经元病包括肌萎缩侧索硬化（ALS）、进行性脊肌萎缩症、原发性侧索硬化和进行性延髓麻痹。各种类型的运动神经元疾病的病变过程大多是相同的,主要差别在于病变部位的不同。可将肌萎缩侧索硬化症看作是本组疾病的代表,其他类型则为其变型。

1. **肌萎缩侧索硬化症**　多于 40~60 岁隐袭发病,单/双上肢/下肢无力、肌肉挛缩、肌束颤动及萎缩。早期多为上肢无力。具有典型上、下神经元损害的特征,同时可影响颈、舌、咽、喉而出现延髓麻痹症状,最后躯干和呼吸肌受累,危及生命。即使病程很长,病情很重,患者始终无感觉障碍。

2. **进行性脊肌萎缩**　大多数患者一侧或双侧手部肌群无力和萎缩,可见肌束颤动,肌张力减低,腱反射减弱或消失,严重者呈爪形手。肌萎缩和肌无力可向上发展,感觉神经不受累,少数患者下肢可出现症状。

3. **原发性侧索硬化症**　成人起病,病程进展缓慢,常先侵犯下胸段的皮质脊髓束,出现双下肢无力、僵硬、行走时呈痉挛步态,逐渐累及双上肢。四肢肌张力增高,病理体征阳性。

4. **进行性延髓麻痹**　以逐渐加重的延髓麻痹症状首发,表现为吞咽困难、饮水呛咳、言语含糊,咳嗽无力,甚至呼吸困难。同时或稍后出现躯体运动神经元受损的症状和体征。

四、临床表现

起病缓慢,病程也可呈亚急性,症状依受损部位而定。由于运动神经元疾病选择性侵犯脊髓前角细胞、脑干脑神经运动核及大脑运动皮质锥体细胞、锥体束,因此若病变以下级运动神经元为主,称为进行性脊髓性肌萎缩症;若病变以上级运动神经元为主,称为原发性侧索硬化;

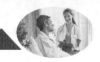

若上、下级运动神经元损害同时存在,则称为肌萎缩侧索硬化;若病变以延髓运动神经核变性为主者,则称为进行性延髓麻痹。临床以进行性脊肌萎缩症、肌萎缩侧索硬化最常见。

本病早期症状多见于手的部分,如患者感手指运动无力、僵硬、笨拙,手部肌肉逐渐萎缩,可见肌束震颤。四肢远端呈进行性肌萎缩,约半数以上病例早期呈一侧上肢手部大、小鱼际肌萎缩,之后扩展至前臂肌,甚至胸大肌,背部肌肉及小腿部肌肉也可萎缩,出现肢体无力、肌张力增高(牵拉感觉)、肌束颤动、行动困难、呼吸和吞咽障碍等症状。如早期病变为双侧锥体束,则可先出现双下肢痉挛性截瘫。

根据病变部位和临床症状,可分为下运动神经元型(包括进行性脊肌萎缩症和进行性延髓麻痹)、上运动神经元型(原发性侧索硬化症)和混合型(肌萎缩侧索硬化症)3种类型。关于它们之间的关系尚未阐明,部分患者乃系这一单元疾病在不同发展阶段的表现,如早期只表现为肌萎缩以后才出现锥体束症状而呈现为典型的肌萎缩侧索硬化。但是有的患者病程中只有肌萎缩,极少数患者则在病程中仅表现为缓慢进展的锥体束损害症状。

1. 下运动神经元型　多见于30岁左右发病,通常以手部小肌肉无力和肌肉逐渐萎缩起病,可波及一侧或双侧,或从一侧开始以后再波及对侧。因大、小鱼际肌萎缩而手掌平坦,骨间肌等萎缩而呈"爪形"手。肌萎缩向上扩延,逐渐侵犯前臂、上臂及肩带。肌力减弱,肌张力降低,腱反射减弱或消失。肌束颤动常见,可局限于某些肌群或广泛存在,用手拍打较易诱现。少数肌萎缩从下肢的胫前肌和腓骨肌或从颈部的伸肌开始,个别也可从上、下肢的近端肌肉开始。

脑神经损害常以舌肌最早受侵,出现舌肌萎缩,伴有颤动,以后腭、咽、喉肌、咀嚼肌等亦逐渐萎缩无力,以致患者构音不清、吞咽困难、咀嚼无力等。球麻痹可为首发症状或继肢体萎缩后出现。晚期全身肌肉均可萎缩,以致卧床不起,并因呼吸肌麻痹而引起呼吸功能不全。

如病变主要累及脊髓前角者,称为进行性脊肌萎缩症,因其起病于成年人,又称为成年型脊肌萎缩症,以有别于婴儿期或少年期发病的婴儿型和少年型脊肌萎缩症,后两者多有家族遗传因素,临床表现与病程也有所不同,本节不予详述。倘病变主要累及延髓肌者,称为进行性延髓麻痹或进行性球麻痹。

2. 上运动神经元型　表现为肢体无力、发紧、动作不灵。因病变常先侵及下胸髓的皮质脊髓束,故症状先从双下肢开始,以后波及双上肢,且以下肢为重。肢体力弱,肌张力增高,步履困难,呈痉挛性剪刀步态,腱反射亢进,病理反射阳性。若病变累及双侧皮质脑干,则出现假性球麻痹症状,表现为发音清、吞咽障碍及下颌反射亢进等。本症称为原发性侧索硬化症,临床上较少见,多在成年后起病,一般进展缓慢。

3. 上、下运动神经元混合型　通常以手肌无力、萎缩为首发症状,一般从一侧开始以后再波及对侧,随病程发展出现上、下运动神经元混合损害症状,称为肌萎缩侧索硬化症。一般上肢的下运动神经元损害较重,但肌张力可增高,腱反射可活跃,并有病理反射,当下运动神经元严重受损时,上肢的上运动神经元损害症状可被掩盖。下肢则以上运动神经元损害症状为突出。球麻痹时,舌肌萎缩,震颤明显,而下颌反射亢进,吸吮反射阳性,显示上、下运动神经元合并损害。病程晚期,全身肌肉消瘦萎缩,以致抬头不能,呼吸困难,卧床不起。本病多在40～60岁间发病,5%～10%有家族遗传史,病程进展快慢不一。

五、实验室及其他检查

(1)脑脊液检查基本正常。

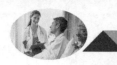

（2）肌电图检查可见自发电位,神经传导速度正常。

（3）肌肉活检可见神经源性肌萎缩。

（4）头、颈 MRI 检查可正常。

六、诊断要点

根据发病缓慢隐袭,逐渐进展加重,具有双侧基本对称的上或下,或上下运动神经元混合损害症状,而无客观感觉障碍等临床特征,患肌的针电极肌电图可见纤颤、正尖和束颤等自发电位,运动单位电位的时限宽、波幅高、可见巨大电位,重收缩时运动单位电位的募集明显减少,并排除有关疾病后,一般诊断并不困难。

七、治疗

尽管肌萎缩侧索硬化仍是一种无法治愈的疾病,但有许多方法可以改善患者的生活质量,应早期诊断,早期治疗,尽可能延长生存期。治疗中除了使用延缓病情发展的药物外,还包括营养管理、呼吸支持和心理等综合治疗。

1. 延缓病情发展的药物

（1）利鲁唑(riluzole）:化学名 2-氨基-6(三氟甲氧基)-苯并噻唑,其作用机制包括稳定电压门控钠通道的非激活状态、抑制突触前谷氨酸释放、激活突触后谷氨酸受体以促进谷氨酸的摄取等。该药是目前唯一经多项临床研究证实可以在一定程度上延缓病情发展的药物,用法为 50 mg,每天 2 次口服。常见不良反应为疲乏和恶心,个别患者可出现丙氨酸氨基转移酶升高,需注意监测肝功能。当病程晚期患者已经使用有创呼吸机辅助呼吸时,不建议继续服用本药。

（2）其他药物:在动物实验中,尽管有多个药物在肌萎缩侧索硬化动物模型的治疗中显示出一定的疗效,如肌酸、大剂量维生素 E、辅酶 Q10、碳酸锂、睫状神经营养因子、胰岛素样生长因子、拉莫三嗪等,但在针对肌萎缩侧索硬化患者的临床研究中均未能证实有效。

2. 营养管理

（1）在能够正常进食时,应采用均衡饮食,吞咽困难时宜采用高蛋白、高能量饮食以保证营养摄入。

（2）对于咀嚼和吞咽困难的患者应改变食谱,进食软食、半流食,少食多餐。对于肢体或颈部无力者,可调整进食姿势和用具。

（3）当患者吞咽明显困难、体重下降、脱水或存在呛咳误吸风险时,应尽早行经皮内镜胃造瘘术(PEG)可以保证营养摄取,稳定体重,延长生存期。建议 PEG 在用力肺活量(FVC)降至预计值 50% 以前尽早进行,否则需要评估麻醉风险、呼吸机支持下进行。对于拒绝或无法行 PEG 者,可采用鼻胃管进食。

3. 呼吸支持 ①建议定期检查肺功能。②注意患者呼吸肌无力的早期表现,尽早使用双水平正压通气。开始无创通气的指征包括:端坐呼吸,或用力吸气鼻内压 < 4.0 kPa (40 cmH$_2$O),或最大吸气压力 < 6.0 kPa (60 cmH$_2$O),或夜间血氧饱和度降低,或 FVC < 70%。③当患者咳嗽无力时(咳嗽呼气气流峰值 < 270 L/min),应使用吸痰器或人工辅助咳嗽,排除呼吸道分泌物。④当肌萎缩侧索硬化病情进展,无创通气不能维持血氧饱和度 > 90%,二氧化碳分压 < 50 mmHg,或分泌物过多无法排出时,可选择有创呼吸机辅助呼吸。在采用有创呼吸机辅助呼吸后,通常难以脱机。

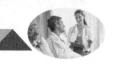

4. 综合治疗　在病程的不同阶段,患者所面临的问题有所不同,如抑郁焦虑、失眠、流涎、构音障碍、交流困难、肢体痉挛、疼痛等,应根据患者具体情况,给予针对性的指导和治疗,选择适当的药物和辅助设施,提高生活质量,加强护理,预防各种并发症。

第三节　阿尔茨海默病

临床情景

患者女性,87 岁。因记忆减退伴言语不流畅来医院治疗。患者家属诉患者的日常生活需家人照顾。作为一名康复治疗师,你应该如何帮助该患者?

阿尔茨海默病(Alzheimer disease,AD)俗称早老年痴呆症,是发生在老年期及老年前期的一种原发性退行性脑病,指的是一种持续性高级神经功能活动障碍,即在没有意识障碍的状态下,记忆、思维、分析判断、视空间辨认、情绪等方面的障碍。

一、病因与发病机制

本病是一组病因未明的原发性退行性脑变性疾病。多起病于老年期,潜隐起病,病程缓慢且不可逆,临床上以智能损害为主。病理改变主要为皮质弥漫性萎缩,沟回增宽,脑室扩大,神经元大量减少,并可见老年斑、神经原纤维结等病变,胆碱乙酰化酶及乙酰胆碱含量显著减少。起病在 65 岁前者旧称老年前期痴呆,多有家族史,病情发展较快,颞叶及顶叶病变较显著,常有失语和失用。

阿尔茨海默病主要表现为脑细胞的广泛死亡,特别是基底节区的脑细胞。正常情况下,基底节区发出的纤维投射到大脑与记忆和认知有关的皮质,它释放乙酰胆碱。短期记忆的形成必须有乙酰胆碱的参与,患者与正常人相比乙酰胆碱转移酶的含量比正常人减少 90%。

经解剖发现,患者脑中有广泛的神经元纤维缠结,轴突缠结形成老年斑。老年斑中含有坏死的神经细胞碎片、铝、异常的蛋白,阿尔茨海默病患者脑内 β-淀粉样蛋白过度积聚。

目前公认的发病机制主要有两种:①由于淀粉样前蛋白的异常导致蛋白成分漏出细胞膜,神经元纤维缠结和细胞死亡,基因位于 21 号染色体;②与载脂蛋白 E(APO-E4)的基因有关,APO-E4 的增多能对抗 APO-E2 或 APO-E3 的功能。APO-E4 使神经细胞膜的稳定性降低,导致神经元纤维缠结和细胞死亡。APO 基因纯合子比杂合子患病概率高。

知识拓展:非变性病性痴呆分类

血管性痴呆(vescular dementia)

正常颅压脑积水(normal-pressure hydrocephalus)

精神疾病所致痴呆综合征(pseudodementias)

感染性疾病所致痴呆(infectious diseases)

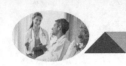

脑肿瘤或占位病变所致痴呆(intracranial tumors)

脑外伤性痴呆(cerebral trauma)

二、病理

AD的大体病理表现为脑的体积缩小和重量减轻,脑沟加深、变宽,脑回萎缩,颞叶特别是海马区萎缩。组织病理学上的典型改变为神经炎性斑(老年斑SP)、神经原纤维缠结(NFT)、胆碱能神经元丢失、颗粒空泡变性。

三、临床表现

AD通常起病隐匿,为特点性、进行性病程,无缓解,由发病至死亡平行病程为8～10年,但也有些患者病程可持续15年或以上。AD的临床症状分为两个方面,即认知功能减退症状和非认知性精神症状。认知功能障碍可参考痴呆部分,常伴有高级皮质功能受损,如失语、失认或失用和非认知性精神症状。认知功能障碍可参与痴呆部分。根据疾病的发展和认知功能缺损的严重程度,可分为轻度、中度和重度。

1. 轻度 近记忆障碍常为首发及最明显症状,如经常失落物品,忘记重要的约会及许诺的事,记不住新来同事的姓名;学习新事物困难,看书读报后不能回忆其中的内容。常有时间定向障碍,患者记不清具体的年、月、日。计算能力减退,如很难完成简单的计算(如100－7、再－7的连续运算)。思维迟缓,思考问题困难,特别是对新的事物表现出茫然难解。早期患者对自己记忆问题有一定的自知力,并力求弥补和掩饰,如经常作记录,避免因记忆缺陷对工作和生活带来的不良影响,如妥善的管理钱财和为家人准备膳食。尚能完成已熟悉的日常事务或家务,患者的个人生活基本能自理。

人格改变往往出现在疾病的早期,患者变得缺乏主动性,活动减少,孤独,自私,对周围环境兴趣减少,对周围人较为冷淡,甚至对亲人漠不关心,情绪不稳定易激惹。对新的环境难以适应。

2. 中度 患者不能独立生活。表现为日益严重的记忆障碍,用过的物品离手即忘,日常用品丢三落四,甚至贵重物品也一样。刚发生的事情很快遗忘。忘记自己的家庭住址及亲友的姓名,但尚能记住自己的名字。有时因记忆减退而出现错构和虚构。远记忆力受损,不能回忆自己的工作经历,甚至不知道自己的出生年、月。除有时间定向障碍外,地点定向也出现障碍,容易迷路走失,甚至不能分辨地点,如学校或医院。言语功能障碍明显,讲话无序,内容空洞,不能列出同类物品的名称;继之出现命名不能,在命名检测中对少见物品的命名能力丧失,随后对常见物品的命名亦困难。失认以面容失认最常见,不认识自己的亲人和朋友,甚至不认识镜子中自己的影像。失用表现为不能正确地以手势表达,无法作出连续的动作,如刷牙动作。患者已不能工作,难以完成家务劳动,甚至洗漱、穿衣等,基础的生活料理也需家人督促或帮助。患者的精神和行为表现也比较突出,情绪波动不稳定;或因找不到自己放置的物品,而怀疑被他人偷窃,或因强烈的妒忌心而怀疑配偶不贞可伴有片断的幻觉。睡眠障碍,部分患者白天思睡、夜间不宁。行为紊乱,常捡拾破烂、藏污纳垢;乱拿他人之物;亦可表现为本能活动亢进,当众裸体,有时出现攻击行为。

3. 重度 记忆力、思维及其他认知功能皆因此受损。忘记自己的姓名和年龄,不认识亲

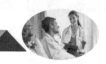

人。语言表达能力进一步退化的患者可有自发言语,内容单调或反复发出不可理解的声音,最终丧失语言功能。患者活动逐渐减少,并逐渐丧失行走能力,甚至不能站立,最终只能终日卧床,大、小便失禁,晚期患者可有原始反射等。

最为明显的神经系统体征是肌张力增高,肢体屈曲。病程呈进行性,一般经历 8~10 年,罕见自发缓解或自愈,最后发展为严重痴呆,常因压疮、骨折、肺炎、营养不良等继发躯体疾病或衰竭而死亡。

四、并发症

(1) 行为方面的并发症包括不友善、激动、迷路与不合作。
(2) 精神方面的并发症包括抑郁、焦虑与偏执狂反应等。
(3) 继发感染:肺部感染、尿路感染等。

五、实验室及其他检查

(1) 脑脊液检查基本正常。
(2) 肌电图检查可见自发电位,神经传导速度正常。
(3) 肌肉活检可见神经源性肌萎缩。
(4) 头、颈 MRI 检查可正常。

六、诊断要点

(1) 根据病史及精神检查其主要临床表现为痴呆综合征。
(2) 起病缓慢,呈进行性,可有一段时间不恶化,但不可逆。
(3) 病程在 4 个月以上。
(4) 通过神经系统检查及脑电图、CT 检查,排除脑动脉硬化及其他原因引起的痴呆。

七、治疗方案与原则

(一) 社会心理治疗

AD 治疗的基础和关键是提高全社会对 AD 疾病的正确认识,不要寄希望于任何药物防止 AD 的发生和根治 AD。首先应消除痴呆是老龄的必然现象的错误认识,更应消除对"老龄的歧视",随着社会经济的发展应逐步改善对老年人的社会保障制度,改善老年人的生活和医疗条件,做到老有所养。对轻症患者应加强心理支持和行为指导,重症患者丧失独立生活能力应加强护理,保证营养,避免并发病和伤害。提高社会和家庭对痴呆患者的重视,支持和关怀是治疗的关键。

(二) 改善症状的药物治疗

1. 乙酰胆碱酯酶抑制剂(抗乙酰胆碱酯酶制剂)　胆碱能增强治疗或胆碱能替代治疗是基于胆碱能假说,认为胆碱能投射系统的神经元丧失造成脑乙酰胆碱活动减低是 AD 认知功能障碍的主要原因。曾试用多种增加脑胆碱能活动的药物,但被确实证实临床有效且无严重不良反应的只有胆碱酯酶抑制剂(AchE)。

多奈哌齐(安理申)、利伐斯的明(艾斯能)和加兰他敏:该 3 种药物经过系统和规范的临床研究,被证实确有临床疗效而且安全性高。该 3 种乙酰胆碱酯酶抑制剂的疗效相似,皆无任何

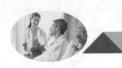

严重不良反应。不同患者对不同制剂的反应可有所差异,凡遇患者对某一制剂无效时,更换另一制剂仍可有效,且无须间隔以"清洗期"。

2. 美金刚 为谷氨酸 NMDA 受体拮抗剂,临床试验证实每天 20 mg 口服,对中度和重度 AD 患者有改善症状的作用,且耐受性好。若与乙酰胆碱酯酶抑制剂合用,则可增加后者的疗效。

3. 改善脑血液循环和脑细胞代谢的药物 AD 患者存在碳水化合物(糖)、蛋白、核酸、脂质等代谢障碍,同时其脑血液流量及耗氧量明显低于同龄正常人。因此,脑代谢激活剂和脑循环改善剂,尤其是具有脑血管扩张作用的脑代谢激活剂成为 AD 治疗的一大类可供选用的药物。此类药物如吡拉西坦(脑复康)、阿米三嗪/萝巴斯(都可喜)、甲磺酸二氢麦角碱(喜得镇)、己酮可可碱、尼麦角林(脑通)等。

4. 抗 Aβ免疫治疗

(1) 主动免疫治疗:美国和欧洲应用 A1342(AN-1792)和 T 辅助物 1(Theheper 1)为辅佐剂(QS-21),在轻度和中度的 AD 患者主动免疫治疗临床试验,虽结果显示免疫成功,但因部分患者出现亚急性无菌性脑膜脑炎和死亡而中断试验。

(2) 被动免疫治疗:最近发现人免疫球蛋白(IVIgG)治疗能降低 AD 患者脑脊液中的 Aβ浓度和改善认知功能,但其确切的疗效和耐受性尚有待进一步的临床研究证实,目前临床不推荐常规应用。

5. 钙拮抗剂 此类药物易于通过血-脑屏障,选择性扩张脑血管,减少因 Ca^{2+} 内流造成的神经细胞损伤或死亡,从而改善记忆和认知功能。

6. 非类固醇消炎药物 经常服用阿司匹林或消炎镇痛药物的老年人患 AD 和认知障碍的危险性明显降低。小剂量阿司匹林可以减少老年 AD 恶化。这是因为阿司匹林具有增强脑血流量,防止血液凝固的作用。此外,正在研究的非类固醇消炎药,如布洛芬、双氯芬酸、奈普生等都有可能成为治疗 AD 的有效药物。

7. 自由基清除剂和抗氧剂 有人利用具有自由基清除作用的银杏叶提取物 EGB-761 治疗 AD 患者,发现有明显的认知功能改善作用。维生素 E 是重要的抗氧化剂,具有自由基代谢的神经保护作用,还可能通过抑制和清除脑内 β-淀粉样蛋白沉积,产生延缓衰老的作用。其他自由基清除剂还有,退黑素、姜黄素、去铁胺、艾地苯醌、甲磺酸替拉扎特等。维生素 C 具有清除自由基、抗氧化作用,能够稳定细胞膜。

8. 毒蕈碱受体激动剂 高剂量服用毒蕈碱 M1 受体激动剂占诺美林,可明显改善 AD 患者的认知功能和动作行为能力。但由于该药在胃肠及心血管方面的严重不良反应,许多患者不能继续治疗。为此,研究者正在寻求避免此类不良反应的经皮给药方案。

(三) 精神行为障碍的治疗

1. 一般治疗 当患者出现精神、行为、情感、情绪障碍和睡眠时应正确评价,查明原因或诱因,进行社会环境和心理治疗与药物治疗相结合。

2. 抗精神药物的应用 AD 患者抗精神药物应用的临床研究较少,尚无常规可循的指导原则或方案。但在选用抗精神药物时必须个体化,特别应考虑所选的抗精神药物对认知功能有无影响;是否会加速或恶化病情;所选用药物和患者正使用的抗痴呆药物和其他药物(如心血管药物)的相互作用,以及因此可能产生的相互疗效的影响和不良反应。如选用抗胆碱能作用较小的抗精神药物较为理想,三环类药物在这方面的不良反应较大,使用时应慎重。另外,AD 是年龄依赖性疾病,对老年患者还应注意其药代动力学和对药物反应的特点,如老年患者多肥胖以及肾

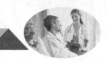

排泄药物能力低下,在选用药物种类、剂量、调整剂量和观察不良反应上应予以特别注意。

(四) 非药物治疗方法

1. 智力训练　勤于动脑,以延缓大脑老化。有研究显示,常用脑,常做有趣的事,可保持头脑灵敏,锻炼脑细胞反应敏捷度,整日无所事事的人患 AD 的比例高。老年人应保持活力,可活跃脑细胞,防止大脑老化。

2. 精神调养　注意保持乐观情绪,应节思虑、去忧愁、防惊恐,要宁静无惧,恬淡虚无,与世不争,知足常乐,清心寡欲。做到外不受物欲的诱惑,内不存情感的激扰。这样气血调和,健康不衰。注意维持人际关系,避免长期陷入忧郁的情绪及患上忧郁症,避免精神刺激,以防止大脑组织功能的损害。另外,家庭和睦可以保持心情愉快,能增强抗病能力。

3. 体育锻炼　实践证明,适当的体育锻炼有益于健康,如坚持散步、打太极拳、做保健操或练气功等,有利于大脑抑制功能的解除,提高中枢神经系统的活动水平。但要循序渐进,量力而行,持之以恒,方可达到理想效果。除整体性全身活动外,尽量多活动手指。

4. 起居饮食　起居饮食要有规律,不能变化无常。一般应早睡早起,定时进食,定时排便,注意保持大便的通畅。在膳食上,一般要注意以下几点:①强调做到"三定、三高、三低和两戒",即定时、定量、定质,高蛋白、高不饱和脂肪酸、高维生素,低脂肪、低热量、低盐和戒烟、戒酒;②避免使用铝制饮具;③补充有益的矿物质。

八、保健预防

改善劳动环境,预防工业方面的职业病,如重金属铝、一氧化碳。忌酒戒烟。注意饮食、多食维生素 C 多的食品,坚持学习新知识,保持与社会广泛接触。减轻和推迟记忆力下降的最好办法就是多学习,多练习用脑。经常户外活动参加适合于老年的体育锻炼。

实践实训

患者男性,46 岁,干部。因四肢无力进行性加重 1 年,呼吸困难 1 个月入院。患者 1 年前无明显诱因下出现左上肢持重物不能,打电话较久后手臂僵硬,活动后能缓解,渐趋下肢及右上肢相继无力,肢体上举无力不能穿着打扮,下蹲后起立困难,登楼梯日益吃力,四肢肌肉萎缩,肌束颤动。近 3 个月基本卧床不起,生活不能自理需要他人照顾,近 1 个月呼吸困难,夜间不能平卧。

发病以来,无晨轻暮重,无睁眼及吞咽困难,知冷热,无烫伤,大小便如常。曾先后在各大医院诊治效果差,为进一步诊治入院。体格检查:神清,构音清,脑神经系统(一),四肢匀称性肌肉萎缩、左上肢尤甚,肌力 0 度,腱反射减弱,四肢肌张力低,病理征(一),针刺觉正常。

肌电图检查:神经源性肌损害。腓肠神经活检:神经轻度损害,以轴索为主。左肱二头肌活检:重度神经源性肌损害,考虑脊肌萎缩症。血气分析:pH7.348,PO_2 80 mmHg,PCO_2 68 mmHg,给予 BPAP 无创呼吸机维持,2 小时后复查血气分析:pH7.534,PO_2 129 mmHg,PCO_2 18.7 mmHg,继续给予 BPAP 无创呼吸机维持。口服如太 50 mg,每天 2 次;肌劲力 5 片,每天 3 次。试述:

1. 该患者的诊断?

2. 诊断依据是什么?

3. 治疗原则?

（黄先平）

第十一章

锥体外系疾病

临·床·疾·病·概·要

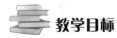 **教学目标**

一、能力目标

1. 能识别和分析锥体外系疾病的临床表现。

2. 能根据患者的具体情况提出健康指导内容。

二、知识目标

1. 掌握锥体外系疾病的临床表现、并发症及常见病因。

2. 理解锥体外系疾病的相关检查及诊断依据。

3. 了解锥体外系疾病出现的功能障碍的治疗方法。

三、素质目标

1. 通过对锥体外系疾病患者的健康指导,培养学生的耐心、细心、自信心。

2. 通过小组学习,培养学生与他人协作的优良品质。

第一节 概 述

锥体外系疾病又称运动障碍疾病,主要表现为随意运动调节功能障碍,肌力、感觉及小脑功能不受影响。锥体外系疾病源于基底节功能紊乱,一般可分为肌张力降低-运动过多和肌张力增高-运动减少两大类,前者主要表现为异常不自主运动,后者则以运动贫乏为特征。

基底节是大脑皮质下一组灰质核团,由尾状核、壳核、苍白球、丘脑底核和黑质组成。壳核与苍白球又合称豆状核,苍白球属于旧纹状体,尾状核和壳核属于新纹状体;旧纹状体和新纹状体总称纹状体。

基底节具有复杂的纤维联系,主要构成 3 个重要的神经环路:①皮质-皮质环路:大脑皮质-尾壳核-内侧苍白球-丘脑-大脑皮质;②黑质-纹状体环路:黑质与尾状核、壳核之间的往返联系纤维;③纹状体-苍白球环路:尾状核、壳核-外侧苍白球-丘脑底核-内侧苍白球。在皮质-皮质环路中,有直接通路(纹状体-内侧苍白球/黑质网状部)和间接通路(纹状体-外侧苍白球-丘脑底核-内侧苍白球/黑质网状部);这一环路是基底节实现其运动调节功能的主要结构基础,而这两条通路的活动平衡对实现正常运动功能至关重要。黑质-纹状体多巴胺(DA)能投射对这两条通路的活动起着重要调节作用。DA 对直接通路是兴奋效应,对间接通路是去抑制效应,两者最终都是易化皮质的运动功能。某些运动障碍疾病,如帕金森病在环路中有明确的病理位点,有些疾病的病理解剖基础尚不清楚如特发性震颤。基底节递质生化异常及环

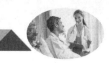

路活动紊乱是发生各种运动障碍症状的主要病理基础；对运动障碍疾病的治疗，无论是药物还是外科手段，原理都是基于纠正递质异常和环路活动紊乱。

第二节　帕金森病

临床情景

患者男性，55岁，作家。出现左侧肢体震颤、动作慢2年，近1年右上肢亦出现明显震颤，书写时越写越小。作为一名康复治疗师，你应该如何帮助该患者？

帕金森病（Parkinson disease，PD）又称震颤麻痹，是发生于中老年人群的进展性神经系统变性疾病。其主要病理改变为以黑质部位为主的多巴胺能神经元的进行性丢失，以及残存神经元内路易氏包涵体的形成。主要临床特征为静止性震颤、肌强直、运动迟缓和姿势反射障碍。

一、病因与发病机制

本病病因至今不明。虽经许多研究，提出过慢病毒感染、免疫功能异常、遗传因素、重金属中毒、营养代谢障碍，以及环境等因素致病的假说，但均未被证实。

> **知识拓展：帕金森病的流行病学**
>
> 帕金森病在60岁以上人群中患病率为1 000/10万，并随年龄增长而增高，两性分布差异不大。是一种常见的中老年人神经系统变性疾病。

二、病理

主要病理改变是含色素的黑质致密部多巴胺能神经元变性、缺失。出现症状时多巴胺能神经元常丢失50%以上，症状明显时神经元丢失严重，残留者变性，黑色素减少。胞质内出现特征性嗜酸性包涵体——Lewy小体，α-突触核蛋白基因是Lewy小体中的重要成分，类似改变也见于蓝斑、中缝核、迷走神经背核等，程度较轻。总之，典型病理特点是：①进行性黑质和蓝斑核含黑色素多巴胺神经元大量丧失（50%～70%）；②路易（Lewy）小体有α-突触核蛋白沉积。

三、临床表现

多见于60岁后发病，偶见于20多岁。起病隐袭，缓慢发展。症状出现孰先孰后因人而异。初发症状以震颤最多（60%～70%），其次为步行障碍（12%）、肌强直（10%）和运动迟缓（10%）。症状常自一侧上肢开始，逐渐波及同侧下肢、对侧上肢及下肢。最常见的症状和体征有以下几个方面。

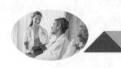

1. **震颤**　典型帕金森病的震颤为静止性震颤,开始于一侧上肢,初为间断性,静息时出现或明显,随意运动时减轻或消失,在紧张时震颤加重,入睡后消失。约数月至数年后震颤累及对侧或下肢,也可累及舌、唇及下颌。震颤频率为 4～6 Hz,典型的为搓丸样,也可为摆动样,或表现为姿势性、运动性震颤。

2. **肌强直**　是指锥体外系病变引起的肌张力升高,表现为屈肌和伸肌同时受累,被动运动关节时始终保持增高的阻力,类似弯曲软铅管的感觉,故称铅管样强直。部分患者因伴有震颤,检查时可感觉均匀的阻力中出现断续停顿,如同转动齿轮感,称为"齿轮样强直"。累及四肢、躯干、颈部及面部,肩带肌和骨盆带肌肉受累更显著。由于这些肌肉的强直,常出现特殊的姿态,头部前倾,躯干俯屈,上肢肘关节屈曲,前臂内收,腕关节伸直(路标现象),指间关节伸直,拇指对掌(猿手),以及下肢髋关节和膝关节略弯曲。

3. **运动迟缓**　表现为随意运动的减少以及运动幅度的减少,导致启动困难和动作缓慢,加上肌张力增高,可以引起一系列运动障碍。最初表现为精细活动困难,如扣纽扣、系鞋带、使用家用工具螺丝刀、书写时字越写越小,呈现"写字过小征"。由于面肌活动减少可出现瞬目减少,呈现"面具脸"。由于口咽部肌肉运动迟缓可出现言语缓慢,语音低沉、单调及流涎、吞咽困难、呛咳等。步态障碍是帕金森病最突出的表现,最初表现为下肢拖曳、蹭地、上肢摆动减少,随着病情进展出现步幅变小、步伐变慢启动困难。启动后以极小的步幅向前冲,并越走越快,不能及时停步或转弯,称为"慌张步态"。随着病情的进展,帕金森病患者由于起床、翻身、行走及进食等活动困难而显著影响日常生活能力,导致残疾。

4. **平衡障碍**　是指患者站立或行走时不能维持身体平衡,或在突然发生姿势改变时不能做出反应(姿势反射障碍)。检查时令患者睁眼直立,两腿略分开,做好准备,检查者用双手突然向后拉患者双肩,正常人能马上恢复直立位,有平衡障碍的帕金森病患者出现明显的后倾,轻者可自行恢复,重者不扶可能摔倒或站立时不能维持平衡。一般出现在病程中后期,是帕金森病晚期患者跌倒及限制于轮椅或卧床的主要原因。

5. **其他症状**　反复轻敲眉弓上缘可诱发频繁眨眼(Myerson 征)。此外,还可有抑郁、认知功能障碍、痴呆、睡眠异常、疼痛、便秘、尿意迟缓、直立性低血压、脂溢、多汗、睑痉挛,动眼危象少见。晚期患者可出现视幻觉。

四、实验室及其他检查

血、脑脊液常规检验均无异常,CT、MRI 检查亦无特征性所见,近年来开展的分子生物学及功能显像检测有一定意义。脑脊液多巴胺的代谢产物高香草酸(HVA)含量降低。基因检测少数家族性帕金森病患者可能会发现突变基因。

五、诊断要点

典型帕金森病根据发病年龄,隐袭起病、缓慢进展的病程特征,以及静止性震颤、肌张力增高、运动迟缓三大主征,左旋多巴治疗有效,诊断并不困难。

六、处理

(一) 治疗原则

症状轻微无须特殊治疗,应鼓励患者多做主动运动。若疾病影响患者的日常生活和工作

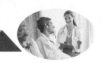

能力,则需采用药物治疗。药物治疗应遵循从小剂量开始,缓慢递增,尽量以较小剂量取得较满意疗效。治疗方案个体化,应根据患者的年龄、症状类型、严重程度、职业情况等选择具体药物。宣传和教育患者,本病目前不能根治,且呈缓慢进展性,需要长期配合,终身治疗。

(二) 药物治疗

1. 抗胆碱能药　对震颤和强直有一定效果,但对运动迟缓疗效较差,适用于震颤突出且年龄较轻的患者。常用药物有:①苯海索(又名安坦)1~2 mg,每天 3 次;②甲磺酸苯扎托品 1~2 mg,每天 3 次。此外有东莨菪碱、比哌立登(安克痉)等,作用均与苯海索相似。主要不良反应有口干、视物模糊、便秘和排尿困难,严重者有幻觉、妄想。青光眼及前列腺增生患者禁用;因可影响记忆功能,故老年患者慎用。

2. 金刚烷胺　对运动减少、强直、震颤均有轻度改善作用,用量 100 mg,每天 2 次。不良反应较少见,可有不宁、神志模糊、下肢网状青斑、踝部水肿等,但均较少见。肾功能不全、癫痫、严重胃溃疡、肝病患者慎用,哺乳期妇女禁用。

3. 左旋多巴及复方左旋多巴　左旋多巴作为多巴胺合成前体可透过血-脑屏障进入脑内,可被多巴胺能神经元摄取后转变成多巴胺发挥替代治疗作用。是治疗帕金森病的最基本、最有效药物,对震颤、强直、运动迟缓等均有较好的疗效。

因左旋多巴能通过血-脑屏障的量有限,为提高疗效、减少不良反应,目前使用复方左旋多巴制剂,包括美多芭和卡比/多巴/左旋多巴(息宁),其中美多芭剂型有标准剂、缓释剂和霰粒制剂;国内仅有息宁控释剂。不良反应有周围性和中枢性两类,前者为恶心、呕吐、低血压、心律失常(偶见);后者有症状波动、异动症(又称运动障碍)和精神症状等。

4. 多巴胺能受体激动剂　一般主张与复方左旋多巴合用,发病年轻的早期患者可单独应用。均应从小剂量开始,渐增剂量至获得满意疗效而不出现不良反应为止。不良反应与复方左旋多巴相似,不同之处是症状波动和异动症的发生率低,而直立性低血压和精神症状的发生率较高。常用的多巴胺能受体激动剂有溴隐亭、培高利特(pergolide)、吡贝地尔(泰舒达)缓释片(trastal SR)。

5. 单胺氧化酶 B(MAO-B)抑制剂　司来吉兰(丙炔苯丙胺,deprenyl,selegiline)与复方左旋多巴合用有协同作用,与大剂量维生素 E 合用可作为神经保护剂应用于早期轻症患者。

6. 儿茶酚-氧位-甲基转移酶(COMT)抑制剂　珂丹与复方左旋多巴合用可增强后者疗效,单独使用无效。有效剂量为 100~200 mg,每天 3~4 次。不良反应有腹泻、头痛、多汗、口干、转氨酶升高、腹痛、尿色变浅等。

(三) 手术治疗

丘脑底核的深部脑刺激术(DBS),适用于药物治疗失效、不能耐受或出现异动症的患者。对年龄较轻、单侧震颤、肌强直为主者效果较好,但术后仍需药物治疗,可改善症状和用药量减少。

(四) 康复治疗

可行语音语调、面部肌肉、四肢与躯干、步态与姿势平衡等锻炼,以改善生活质量。晚期卧床者应加强护理,减少并发症。

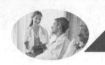
第三节 肝豆状核变性

临床情景

患者男性,25岁。因全身僵硬,动作不协调行来医院治疗。患者行为异常,出现焦虑和抑郁,并且学习成绩下降。作为一名康复治疗师,你应该如何帮助该患者?

肝豆状核变性又称 Wilson 病(WD),是一种遗传性铜代谢障碍所致的肝硬化和以基底节为主的脑部变性疾病。临床特征为好发于青少年、肝硬化、脑部尤其是基底节变性、角膜K-F环、肾损害等。

知识拓展:WD 的流行病学

流行病学调查,患病率约 1/3 万活婴,发病率为 15～30/万,基因频率为 0.3%～0.5%,杂合子频率稍>1%。

在欧美大多数国家 WD 较罕见,而在意大利撒丁岛、以色列、罗马尼亚及日本该病多见。本病在我国尚无大宗资料的流行病学报道。

本病好发于青少年。

一、病因与发病机制

本病是常染色体隐性遗传病。由于 WD 基因(位于 13q14.3)编码的蛋白(ATP7B 酶)突变,导致血清铜蓝蛋白合成不足及胆道排铜障碍,血清自由态铜增高,并在肝、脑、肾等器官沉积,出现相应的临床症状和体征。

二、病理

病理改变主要累及肝、脑、肾和角膜等处。

1. **肝脏** 间质性肝硬化,小叶周边区的肝细胞核内糖原变性。核内糖原成块或呈空泡状,有中等程度的脂肪浸润。脂肪变性——脂肪滴由三酰甘油组成,之后脂肪滴数量增加,并融合增大,形态学上与酒精脂肪变性相似。线粒体——线粒体体积增大、膜分离、嵴扩张、呈晶体状排列,有空泡,基质呈显著颗粒状。线粒体变化可能在发病机制上与脂肪变性有关。随着 D-青霉胺的治疗,线粒体变化可以减轻甚至消失,说明线粒体的变化是由铜的毒性作用引起。

肝脏由脂肪浸润到肝硬化这一过程的变化速度个体差异很大。某些患者可发生慢性活动性肝炎。可有单核细胞浸润,多数为淋巴细胞和浆细胞,可有碎屑样坏死,并且这种坏死可越过界板,可有肝实质塌陷,桥接样坏死和肝纤维化,需要与慢性活动性肝炎相鉴别。特点:肝脏病变可自然缓解,也可进展为大结节性肝硬化或很快发展为急性重型肝炎,后者治疗效果

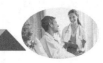

很差。

在肝硬化形成过程中可能有肝实质的炎性细胞浸润或实质坏死,最终形成大结节性或大结节小结节并存的肝硬化,纤维分隔可宽可窄,胆管增生,还可伴有 WD 病早期的一些病理变化如核糖体变性、脂肪变性等。

2. 脑　病损部位主要为纹状体的壳核和苍白球,并可广泛累及大脑灰质和白质、尾状核、丘脑、小脑及脊髓等中枢神经系统的各个部分。

(1)形态学:大脑半球有不同程度萎缩,壳核和苍白球的体积缩小,软化及空腔形成。

(2)组织学:病变部位的神经细胞数目减少、退变、坏死,神经胶制裁细胞大量增生、体积增大,严重者可见继发性脱髓鞘反应。

3. 肾脏　铜在近曲小管沉着,显示肾小管脂肪变性和水样变性。

4. 角膜　铜沉着在角膜后 Descemet 膜的周围形成棕绿色的色素沉着,称为 Kayser-Fleischer(K - F)环。

5. 脾脏　脾脏肿大,包膜增厚。

(1)光镜:脾窦高度充血,细胞内有许多细小的棕黄色颗粒(铜样物)。

(2)电镜:大部分细胞核破裂,胞质中绝大部分膜性结构溶解成空泡状或消失,可见一定数量的电子密度高的次级溶酶体。

6. 皮肤　皮肤色素沉着,肤色较黑,光镜及电镜下可见真皮内的细胞变性坏死及 Cu^{2+} 沉积。

三、临床表现

多见于青少年期起病,少数可迟至成年期,发病年龄为 4~50 岁。以肝脏症状起病者平均年龄约 11 岁,以神经症状起病者平均年龄约 19 岁;若未经治疗最终都会出现肝脏和神经损害症状,少数患者可以急性溶血性贫血、皮下出血、鼻出血、关节病变、肾损害及精神障碍为首发症状。起病多较缓慢,少数可由于外伤、感染或其他原因而呈急性发病。

1. 肝症状　以肝病作为首发症状者为 40%~50%,儿童患者约 80% 发生肝脏症状。肝脏受累程度和临床表现存在较大差异,部分患者表现为肝炎症状,如倦怠、乏力、食欲缺乏,或无症状的转氨酶持续增高;大多数患者表现为进行性肝肿大,继而进展为肝硬化、脾肿大、脾功能亢进,出现黄疸、腹水、食管静脉曲张及上消化道出血等。一些患儿表现为暴发性肝衰竭伴有肝铜释放入血而继发的 Coomb 阴性溶血性贫血,也有一些患者并无肝肿大,甚至肝缩小。

2. 神经系统症状　以神经系统症状为首发的患者占 40%~59%,其平均发病年龄比以肝病首发者晚 10 年左右。铜在脑内的沉积部位主要是基底节区,故神经系统症状突出表现为锥体外系症状。最常见的症状是以单侧肢体为主的震颤,逐渐进展至四肢,震颤可为意向性、姿位性或几种形式的混合,振幅可细小或较粗大,也有不少患者出现扑翼样震颤。肌张力障碍常见,累及咽喉部肌肉可导致言语不清、语音低沉、吞咽困难和流涎;累及面部、颈、背部和四肢肌肉可引起动作缓慢僵硬、起步困难、肢体强直,甚至引起肢体和(或)躯干变形;部分患者出现舞蹈样动作或指划动作。WD 患者的少见症状是周围神经损害、括约肌功能障碍及感觉症状。

3. 精神症状　发生率为 10%~51%。最常见为注意力分散,导致学习成绩下降、失学。

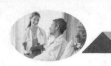

另外还有情感障碍,如暴躁、欣快、兴奋、淡漠、抑郁等;行为异常,如生活懒散、动作幼稚、偏执等,少数患者甚至自杀;还有幻觉、妄想等。极易被误诊为精神分裂症、躁狂抑郁症等精神疾病。

4. **眼部症状**　具有诊断价值的是铜沉积于角膜后弹力层而形成 K-F 环,呈黄棕色或黄绿色,以角膜上、下缘最为明显,宽约 1.3 mm,严重时呈完整的环形。应行裂隙灯检查予以肯定和早期发现。7 岁以下患儿此环少见。

5. **肾症状**　肾功能损害主要表现为肾小管重吸收障碍,出现血尿(或镜下血尿)、蛋白尿、肾性糖尿、氨基酸尿、磷酸盐尿、尿酸尿、高钙尿。部分患者还可发生肾钙质沉积症和肾小管性酸中毒。持续性氨基酸尿可见于无症状患者。

6. **血液系统症状**　主要表现为急性溶血性贫血,推测可能与肝细胞破坏致 Cu^{2+} 大量释放入血,引起红细胞破裂有关。还有继发于脾功能亢进所致的血小板、粒细胞、红细胞减少,以鼻、齿龈出血及皮下出血为临床表现。

7. **骨骼肌肉症状**　2/3 的患者出现骨质疏松,还有较常见的是骨及软骨变性、关节畸形、"X"形腿或"O"形腿、病理性骨折、肾性佝偻病等。少数患者发生肌肉症状,主要表现为肌无力、肌痛、肌萎缩。

8. **其他**　其他病变包括:皮肤色素沉着、皮肤黝黑,以面部和四肢伸侧较为明显;鱼鳞癣、指甲变形。内分泌紊乱,如葡萄糖耐量异常、甲状腺功能低下、月经异常、流产等。少数患者可发生急性心律失常。

四、辅助检查

1. **血清铜和铜蓝蛋白(CP)及铜氧化酶活性测定**　正常人 CP 值为 0.26～0.36 g/L,WD 患者血清铜和铜蓝蛋白 CP 水平降低,甚至为零。血清 CP 降低是诊断本病重要依据之一,但血清 CP 值与病情、病程及驱铜治疗效果无关。血清铜氧化酶活性强弱与血清 CP 含量呈正比,故测定铜氧化酶活性可间接反映血清 CP 含量,其意义与直接测定血清 CP 相同。

2. **肝肾功能**　以锥体外系症状为主要表现的 WD 患者,早期可无肝功能异常。以肝损害为主要表现者可出现不同程度的肝功能异常,如血清总蛋白降低、球蛋白增高等;以肾功能损害为主者可出现尿素氮、肌酐增高及蛋白尿等。

3. **影像学检查**　96% 患者有骨关节 X 线异常。最常见受损部位在双腕关节以下,主要表现为骨质疏松、骨关节炎、骨软化、脊椎骨软骨炎、关节周围或关节内钙化、自发性骨折等。头颅 CT 及 MRI 检查最多见征象是脑萎缩、基底节低密度灶,特别是双侧豆状核区低密度灶最具有特征性。

4. **基因诊断**　利用常规生化对患者及家系成员进行检测后,其结果在患者、杂合子、正常人之间存在 10%～25% 重叠,而基因诊断较症状前诊断及杂合子检出显示其优越性。

五、诊断要点

(1) 肝、肾病史,肝、肾病征和(或)锥体外系病征。

(2) 铜生化异常,主要是 CP 显著降低;肝铜增高;血清铜降低;24 小时尿铜增高。

(3) 角膜 K-F 环阳性。

(4) 阳性家族史。

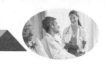

（5）基因诊断。

符合（1）、（2）、（3）或（1）、（2）、（4）可确诊为 WD；符合（1）、（3）、（4）而 CP 正常或略低者为不典型 WD（此种情况少见）；符合上述（1）～（4）条中的两条，很可能是 WD［若符合（2）、（4）可能为症状前患者］，此时可参考脑 MRI 检查异常、肝脏病理改变、四肢骨关节改变等。

基因诊断虽然是金标准，但因 WD 的突变已有 200 余种，因此基因检测目前仍不能作为常规检测方法。

六、治疗方案与原则

治疗的基本原则是低铜饮食，应用药物减少铜的吸收和增加铜的排出；治疗越早越好，对症状前期患者也需及早治疗。

1. 低铜饮食　避免摄入高铜食物，如贝类、虾蟹、动物内脏和血、豆类、坚果类、巧克力、咖啡等，勿用铜制炊具；给予高氨基酸或高蛋白饮食。

2. 药物治疗

（1）D-青霉胺：是治疗 WD 的首选药物，药理作用不仅在于配位血液及组织中的过量游离 Cu^{2+} 从尿中排出，而且能与铜在肝脏中形成无毒的复合物而消除铜在游离状态下的毒性。成人剂量为每天 $1\sim1.5\,g$，儿童为每天 $20\,mg/kg$，分 3 次口服，需终身用药。有时需数月方起效，可动态观察血清铜代谢指标及裂隙灯检查 K-F 环监测疗效。少数患者可引起发热、药疹、白细胞计数减少、肌无力、震颤等暂时加重，极少数患者还可发生骨髓抑制、狼疮样综合征、肾病综合征等严重毒副作用。患者首次使用应做青霉素皮试，阴性者才能使用。

（2）锌剂：是用于 WD 维持治疗和症状前患者治疗的首选药物；通过竞争性机制抑制铜在肠道吸收，致使粪铜排泄增多。口服锌剂尿铜排泄也有一定增加，认为血液内微量元素铜和锌存在生理上的负相关，口服锌剂后血浆锌浓度增高，则铜含量可相应减少。常用药物为硫酸锌、醋酸锌、葡萄糖酸锌、甘草锌等，药量以锌元素计算，每天给予锌元素 $50\sim150\,mg$，分 $3\sim4$ 次口服。不良反应轻，偶有恶心、呕吐等消化道症状。

（3）硫化钾：可使铜在肠道形成不溶性硫化铜而排出体外，以抑制铜的吸收。用量为 $20\sim40\,mg$ 口服，每天 3 次。

（4）三乙基四胺：也是一种配位剂，其疗效和药理作用与 D-青霉胺基本相同。成人用量为每天 $1.2\,g$。本药特点是不良反应小，可用于青霉胺出现毒性反应的患者。缺点是药源困难，且价格昂贵。

3. 对症治疗　神经系统症状，特别是锥体外系症状、精神症状、肝病、肾病、血液和其他器官的病损，应给予相应的对症治疗。脾肿大合并脾功能亢进者，特别是引起血液 3 系统都降低者应行脾切除手术；对晚期肝衰竭患者肝移植是唯一有效的治疗手段。有肌强直及震颤者可用苯海索和（或）金刚烷胺，症状明显者可用复方左旋多巴；精神症状明显者应给予抗精神病药物；抑郁症状明显者可用抗抑郁药；如有智力减退可用促智药。无论有无肝损害均需护肝治疗，可选用葡醛内酯、肌苷、维生素 C 等。

4. 手术治疗　包括脾切除和肝移植。严重脾功能亢进患者因长期白细胞和血小板显著减少，经常易出血和感染。又因青霉胺也有降低白细胞和血小板的不良反应，故患者不能用青霉胺或仅能用小剂量，达不到疗效。对于此类患者，应行脾切除术，脾切除是对 WD 患者合并脾功能亢进的重要辅助治疗措施。经各种治疗无效的严重病例可考虑肝移植。

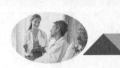

 实践实训

患者女性，65岁。左上肢不摆臂、左下肢拖步3年，左上肢震颤2年。患者3年前出现左上肢不灵活，逐渐出现行走时左上肢不摆臂，左下肢拖步，未就医。2年前出现左上肢震颤，呈静止性震颤，紧张时加重，睡眠时消失。在河南某医院诊断为脑梗死，治疗后症状无好转（具体用药名称不详）。

既往史：发现高血压病10年，血压水平及治疗不详。否认"糖尿病、心脏病、脑血管病"等病史。个人史、婚姻生育史、家族史无特殊。

心肺未见异常。体征：面具脸，行动迟缓。行走时左侧不摆臂、拖步。脑神经检查未见异常。四肢未见肌肉萎缩，左上肢静止性震颤2级。四肢肌张力增高：左上肢3级，呈齿轮样；左下肢2级，呈铅管样；右侧肢体1级，呈铅管样。躯干肌张力2级。左侧肢体肌力5⁻级，右侧肢体肌力5级。左侧指鼻试验笨拙、跟膝胫试验笨拙。右侧指鼻试验稍笨拙、跟膝胫试验稍笨拙。Romberg征（－），后拉试验（－）。感觉检查未见异常。腱反射正常，病理征未引出。

试述：

1. 该患者的诊断？
2. 诊断依据是什么？
3. 治疗原则？

（黄先平）

第十二章

脊髓疾病

 教学目标

一、能力目标

1. 能识别和分析各种脊髓疾病的临床表现。
2. 能根据患者的具体情况提出初步诊断并提出健康指导的内容。

二、知识目标

1. 掌握各种脊髓疾病的临床表现。
2. 理解脊髓疾病的定性诊断、鉴别诊断。
3. 了解脊髓疾病的病因、病理及治疗。

三、素质目标

1. 通过对脊髓疾病的学习,培养学生的耐心、细心、自信心。
2. 通过小组学习,培养学生与他人协作的优良品质。

第一节　概　　述

脊髓是中枢神经系统的重要组成部分,是脑干向下延伸的部分,上端在平齐枕骨大孔处与延髓相连,下端平齐第 1 腰椎下缘形成脊髓圆锥,长 40～45 cm。脊髓自上而下分为 31 个节段发出 31 对脊神经,包括 8 对颈神经(C),12 对胸神经(T),5 对腰神经(L),5 对骶神经(S)和 1 对尾神经(Co)。脊髓位于椎管内,呈圆柱形,前后稍偏,外包被膜,它与脊柱的弯曲一致。全长粗细不等,有两个膨大部,自颈髓第 4 节到胸髓第 1 节称为颈膨大;自腰髓第 2 节至骶髓第 3 节称腰膨大。脊髓内部由灰质和白质组成,分别含有大量神经细胞核团和上下行传导束,是周围神经与脑之间的通路。也是许多简单反射活动的低级中枢。脊柱外伤时,常合并脊髓损伤。严重者脊髓损伤可引起下肢瘫痪,大小便失禁等。

一、脊髓损害的临床表现

各种原因造成脊髓直接或间接性损伤,而产生一系列的症状。主要为运动障碍、感觉障碍、括约肌功能障碍及其他自主神经功能障碍,前两者对脊髓病变水平的定位诊断有帮助。

(一)脊髓横贯性损伤

脊髓损伤后,出现脊髓休克,在受损平面以下,立即出现肢体的弛缓性瘫痪,肌张力低下或消失,各种反射均减退或消失,病变水平以下深浅感觉完全丧失,膀胱无张力,尿潴留,大便失

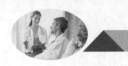

禁,呈无张力性(充盈性)尿便失禁,平均 2～4 周。

脊髓休克过后,损伤平面以下的肌张力增高,腱反射亢进,病理反射阳性,但各种感觉无恢复,并可早期出现总体反射,即当损伤以下的皮肤或黏膜受到刺激时,髋和膝关节屈曲、踝关节跖屈、两下肢内收、腹肌收缩、反射性排尿和阴茎勃起等,但运动和各种感觉及括约肌功能无恢复。这种屈曲性截瘫通常是脊髓完全性横贯损害的指征,而伸直性截瘫现时为脊髓非完全性横贯损害。

(二) 不完全性脊髓损害

临床多见,其发生可以是急性的,也可以是慢性的。如为急性病变,其损害虽然是不完全性的,但在早期其生理功能却处于完全抑制状态,即脊髓休克,故在早期与脊髓完全性横贯损害很难区分,必须经过一段时间待脊髓休克逐渐消除后,真正的病灶与体征方可显现出来,其脊髓休克时间通常较完全性损害要短。如为慢性病变,则无脊髓休克表现,随着病变的发展,脊髓损害的表现逐渐出现并加重。

1. 运动障碍　运动障碍的范围和程度决定于病变的性质和部位,肢体瘫痪的程度通常比完全性横贯损伤要轻,肌张力增高的程度和病理反射的出现亦不如完全性横贯损害显著,腱反射的亢进亦较轻,早期即可出现回缩反射。

2. 感觉障碍　脊髓不完全性横贯损害时多数在病灶以下出现感觉障碍,感觉障碍的类别、程度则根据感觉传导束受损的情况而定,肛门周围感觉常为完好,并可出现疼痛症状。

3. 膀胱和直肠功能障碍　其出现与脊髓病变程度有关,通常与肢体瘫痪的轻重相平行。轻者可无膀胱直肠功能障碍,但常有排尿困难,重者则常有尿频、尿急甚至尿失禁,膀胱不能排空,大便常秘结,失禁者较少。

二、脊髓疾病的定性

各种脊髓疾病所引起的脊髓损害多具有特殊的好发部位,因此确定了病变在脊髓横断面上的位置后,便可以大体推测病变的性质,另外也可根据起病情况和病程经过来确定其性质,再结合必要的辅助检查,便可做出病因诊断。

1. 根据病变部位确位疾病的性质

(1) 后根:神经纤维瘤、神经根炎(带状疱疹)、椎间盘突出。

(2) 后根及后索:脊髓肿瘤、脊髓结核。

(3) 后索及脊髓小脑束:家族性共济失调症。

(4) 后根、后索及侧索:亚急性联合变性、结核性脊膜脊髓炎。

(5) 侧索及前角:肌萎缩性侧索硬化症(变性病)。

(6) 前角及前根:脊髓前角灰质炎,流行性乙型脑脊髓炎、脊髓前动脉坏死。

(7) 脊髓中央灰质及前角:脊髓空洞症、脊髓血肿、脊髓过伸性损伤、髓内肿瘤。

(8) 脊髓半切综合征:脊髓髓外肿瘤、脊髓外伤。

(9) 脊髓横断性损伤:脊髓外伤、横贯性脊髓炎、脊髓压迫症晚期、硬脊膜下脓肿、转移癌、结核等。

2. 根据起病情况及病程经过

(1) 急性、亚急性起病:见于脊髓的炎症、血管病、外伤、硬膜外脓肿及血肿、椎间盘突出。

(2) 慢性起病:见于肿瘤、转移瘤、变性病、代谢营养障碍性脊髓病,慢性炎病。

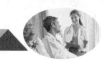

（3）病程长且进行性加重：见于肿瘤变性病、遗传病、脊髓空洞症，肌萎缩性侧索硬化症。

（4）病程呈波动性：见于多发性硬化。

（5）与生俱有者：先天性疾病。

（6）理化有毒因素接触史：放射性脊髓病、中毒性脊髓病。

第二节　急性脊髓炎

临床情景

患者女性，27岁。入院前4天开始发热，鼻塞，流涕，咽痛，当地医院拟诊上呼吸道感染，给予青霉素钠盐640万单位治疗，入院前一天晚23：00许，突然双下肢乏力，不能行走，排尿困难，急诊转来本院。体格检查：脑神经系统（－），双上肢肌力正常，双下肢肌力减退，左侧1级，右侧2级，腱反射迟钝，针刺觉存在，病理征（－），3小时后左侧T10以下，右侧T12以下针刺觉减退。

1. 最有可能的诊断是什么？

2. 本例患者最有效的治疗措施是什么？

急性脊髓炎是指脊髓的一种非特异性炎性病变，多发生在感染后，炎症常累及数个髓节段的灰白质及其周围的脊膜，并以胸髓最易受侵而产生横贯性脊髓损害症状。部分患者起病后，瘫痪和感觉障碍的水平均不断上升，最终甚至波及上颈髓而引起四肢瘫痪和呼吸肌麻痹，并可伴高热，危及患者生命安全，称为上升性脊髓炎，本节主要介绍急性横贯性脊髓炎。

一、病因

病因未明，可能由于某些病毒感染所致，或感染后的一种机体自身免疫反应，有的发生于疫苗接种后。

二、病理

炎症可累及脊髓的不同部位，但以上胸髓最多见。病变部位的脊髓肿胀、充血、变软，软脊膜充血、混浊，脊髓切面灰白质分界不清，可见点状出血。镜下见有软脊膜充血和炎性细胞浸润。严重者脊髓软化、坏死，后期可有脊髓萎缩和瘢痕形成。

三、临床表现

以青壮年多见。病前数天或1～2周可有发热、全身不适或上呼吸道感染等病史。起病急，常先有背痛或胸腰部束带感，随后出现麻木、无力等症状，多于数小时至数天内症状发展至高峰，出现脊髓横贯性损害症状。

1. **运动障碍**　以胸髓受损害后引起的截瘫最常见，如颈髓受损则出现四肢瘫，并可伴有呼吸肌麻痹。早期脊髓休克阶段，病变水平以下呈弛缓性瘫痪、肌张力降低、深反射消失，病理

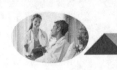

反射消失。通常于2~3周后逐渐过渡至痉挛性瘫痪，肌张力逐渐升高，尤以伸肌张力增高较显著，深反射出现继而亢进，病理反射明显，与此同时有时肌力也可能开始有所恢复，恢复一般常需数周、数月之久，但最终常有一些体征残留。倘病变严重，范围广或合并有尿路感染等并发症者，脊髓休克阶段可能延长，有的可长期表现为弛缓性瘫痪，或脊髓休克期后出现痉挛性屈曲性肢体瘫痪，此时肢体屈肌张力增高，稍有刺激，双下肢屈曲痉挛，伴出汗、竖毛反应和大小便自动排出等症状，称为脊髓总体反射。以上情况常提示预后较差，一些患者可终身瘫痪致残。

2. 感觉障碍 损害平面以下肢体和躯干的各类感觉均有障碍，严重者完全消失，系双脊髓丘脑束和后索受损所致。在感觉缺失区上缘可有一感觉过敏带。

3. 自主神经障碍 脊髓休克期，由于骶髓排尿中枢及其反射功能受到抑制，排尿功能丧失，尿潴留，且因膀胱对尿液充盈无任何感觉，逼尿肌松弛，而呈失张力性膀胱，尿容量可达1 000ml以上。当膀胱过度充盈时，尿液呈不自主地外溢，称为充盈性尿失禁。当脊髓休克期后，因骶髓排尿中枢失去大脑的抑制性控制，排尿反射亢进，膀胱内的少量尿液即可引起逼尿肌收缩和不自主排尿，称为反射性尿失禁。如病变继续好转，可逐步恢复随意排尿能力。此外，脊髓休克期尚有大便秘结、损害平面以下躯体无汗或少汗、皮肤干燥、苍白、发凉、立毛肌不能收缩；休克期过后，皮肤出汗及皮肤温度均可改善，立毛反射也可增强。如是颈髓病变影响睫状内脏髓中枢则可出现 Horner 征。

四、实验室及其他检查

急性期外周血白细胞总数可稍增高。脑脊髓液压力正常，除脊髓严重肿胀外，一般无椎管梗阻现象。脑脊液细胞总数尤其是淋巴细胞和蛋白含量可有不同程度的增高，但也可正常。脑脊液免疫球蛋白含量异常。

五、诊断要点

根据急性起病，病前的感染史、横贯性脊髓损害症状及脑脊液所见，不难作出诊断。但需与下列疾病鉴别。

1. 急性感染性多发性神经炎 肢体呈弛缓性瘫痪，可有或不伴有肢体远端套式感觉障碍，脑神经常受损，一般无大、小便障碍，起病10天后脑脊液常有蛋白-细胞分离现象。

2. 脊髓压迫症 脊髓肿瘤一般发病慢，逐渐发展成横贯性脊髓损害症状，常有神经根性疼痛史，椎管有梗阻。硬脊膜外脓肿起病急，常有局部化脓性感染灶，全身中毒症状较显著，脓肿所在部位有疼痛和叩压痛，瘫痪平面常迅速上升，椎管有梗阻。必要时可做脊髓造影、磁共振成像等检查加以确诊，一般不难鉴别。

3. 急性脊髓血管病 脊髓前动脉血栓形成呈急性发病，剧烈根性疼痛，损害平面以下肢体瘫痪和痛、温觉消失，但深感觉正常。脊髓血管畸形可无任何症状，也可表现为缓慢进展的脊髓症状，有的也可表现为反复发作的肢体瘫痪及根性疼痛，且症状常有波动，有的在相应节段的皮肤上可见血管瘤或在血管畸形部位所在脊柱处闻及血管杂音，需通过脊髓造影和选择性脊髓血管造影才能确诊。

4. 视神经脊髓炎 急性或亚急性起病，兼有脊髓炎和视神经炎症状，如两者同时或先后相隔不久出现易于诊断。本病常有复发缓解，胸脊液白细胞数、蛋白量有轻度增高。

六、处理

(一) 抗感染

早期静脉滴注氢化可的松 200～300 mg 或地塞米松 10～20 mg(溶于 5％或 10％葡萄糖溶液 500 ml),每天 1 次,7～10 次为 1 个疗程。其后改为口服泼尼松 30 mg,每天 1 次。病情缓解后逐渐减量。

(二) 脱水

脊髓炎早期脊髓水肿肿胀,可适量应用脱水剂,如 20％甘露醇 250 ml 静滴,每天 2 次;或 10％葡萄糖甘油 500 ml 静滴,每天 1 次。

(三) 改善血液循环

右旋糖酐-40 或 706 羧甲淀粉(代血浆)500 ml 静滴,每天 1 次,7～10 次为 1 个疗程。

(四) 改善神经营养代谢功能

维生素 B 族、维生素 C、ATP、辅酶 A、胞磷胆碱、辅酶 Q10 等药物口服、肌注或静滴。

(五) 防治并发症

1. 维护呼吸功能　保持呼吸道通畅,防治肺部感染,应按时翻身、变换体位、协助排痰,必要时做气管切开,如呼吸功能不全可酌情行辅助呼吸。注意保暖,必要时予以抗生素。

2. 压疮的防治

(1) 压疮的预防和护理

1) 避免局部受压:每 2 小时翻身一次,动作应轻柔,同时按摩受压部位。对骨骼突起处及易受压部位可用气圈、棉圈、海绵等垫起加以保护。

2) 保持皮肤清洁、干燥:对大、小便失禁和出汗过多者,要经常用温水擦洗背部和臀部,在洗净后敷以滑石粉。

3) 保持床面平坦、整洁、柔软。

(2) 压疮的治疗与护理:主要是避免局部受压,促进局部血液循环,加强创面处理。

1) 局部皮肤红肿、压力解除后不能恢复者,用 50％乙醇局部按摩,每天 2～4 次,红外线照射 10～15 分钟,每天 1 次。

2) 皮肤紫红、水肿、起疱时,在无菌操作下抽吸液体,外涂甲紫,红外线照射每天 2 次。

3) 水疱破裂、浅度溃烂时,创面换药,可选用抗生素软膏,覆盖无菌纱布。

4) 坏死组织形成、深度溃疡、感染明显时,应切除坏死组织,注意有无死腔,并用 1∶2 000 过锰酸钾或过氧化氢(双氧水)或 1∶5 000 呋喃西林溶液进行清洗和湿敷,创面换药,红外线照射。创面水肿时,可用高渗盐水湿敷。如创面清洁、炎症已消退,可局部紫外线照射,用鱼肝油纱布外敷,促进肉芽生长,以利愈合。如创面过大,可植皮。

3. 尿潴留及泌尿道感染的防治　尿潴留阶段,在无菌操作下留置导尿管,每 4 小时放尿一次,并用 1∶5 000 呋喃西林溶液或 4％硼酸溶液或生理盐水冲洗膀胱,每天 2 次。鼓励患者多饮水,及时清洗尿道口分泌物和保持尿道口清洁。每周更换导管一次。泌尿道发生感染时,应选用抗生素。

4. 预防便秘　鼓励患者多吃含粗纤维的食物,并可服缓泻剂,必要时灌肠。

5. 预防肢体挛缩畸形,促进功能恢复　应及时地变换体位和努力避免发生屈曲性瘫痪。如患者仰卧时宜将其瘫肢的髋、膝部置于外展伸直位,避免固定于内收半屈位过久。注意防止

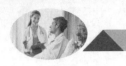

足下垂,并可间歇地使患者取俯卧位,以促进躯体的伸长反射。早期进行肢体的被动活动和自主运动,并积极配合按摩、理疗和体疗等。

第三节 脊髓压迫症

脊髓压迫症是指由各种性质的病变引起脊髓、脊神经根及其供应血管受压的一组病症。

一、病因

依病变的解剖部位可分为3类。

1. 脊柱疾病 可由椎骨骨折、脱位、椎间盘脱出、椎管狭窄症、脊椎结核、脊椎原发性肿瘤功转移瘤等引起。

2. 椎管内脊髓外病变 如神经纤维瘤和脊膜瘤等髓外肿瘤、脊髓蛛网膜炎、脊髓血管畸形、硬脊膜外脓肿等。

3. 脊髓内病变 如肿瘤、结核瘤、出血等。

二、病理

病灶可直接压迫或破坏脊髓和脊神经根,或将脊髓推移、受压于对侧骨壁。静脉受压可使受压平面以下的血液回流受阻,引起脊髓水肿。动脉受压可使相应部位的内脏髓缺血、水肿、神经细胞及白质变性和软化。一般而言,慢性压迫常先损害锥体束,其次为脊髓丘脑束和后束。病变压迫脊髓后可梗阻脊髓蛛网膜下隙,使梗阻平面以下的脑脊液循环障碍,并可引起脑脊液成分的异常。

三、临床表现

临床表现因病变性质的不同和病灶所在部位、发展速度、波及范围的不同而异。如脊髓肿瘤通常发病缓慢,逐渐进展;脊椎转移癌及硬脊膜外脓肿常引起急性压迫症状;脊椎结核所致的脊髓压迫症状可缓可急。一般而言,其临床症状的发展过程为以下几个方面。

(一)脊神经根受压症状

常因一条或多条脊神经后根受压而产生烧灼痛、撕裂痛或钻痛,并可放射至相应的皮肤节段,当活动脊柱、咳嗽、喷嚏时可引起疼痛加剧,适当改变体位可获减轻,这种首发的根性疼痛症状常有重要定位诊断意义。硬脊膜炎、髓外肿瘤尤其是神经纤维瘤和各种原因引起的椎管塌陷,根痛常较突出。在根痛部位常可查到感觉过敏或异常区,若功能受损时,则可引起节段性感觉迟钝。如病灶位于脊髓腹侧时,可刺激和损害脊神经前根,引起节段性肌痉挛和肌萎缩。

(二)脊髓受压症状

1. 运动障碍 脊髓前角受压时可出现节段性下运动神经元性瘫痪症状,表现为由受损前角支配范围内的肢体或躯干肌肉萎缩、无力、肌肉纤颤。当皮质脊髓束受损时,引起受压平面以下肢体的痉挛性瘫痪-瘫肢肌张力增高、腱反射亢进、病理反射阳性。慢性病变先从一侧开始,后再波及另侧;急性病变常同时波及双侧,且在早期有脊髓休克阶段(病变以下肢体呈弛缓

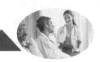

性瘫痪），一般约 2 周后才逐渐过渡至痉挛性瘫痪。倘病灶在腰骶段、上运动神经元性损害症状则不会出现。

2. **感觉障碍**　当病变损害脊髓丘脑束和后束时，引起损害平面以下的躯体束性感觉障碍。如先损害一侧的上升性感觉传导束路，则表现为损害平面以下同侧躯体的深感觉障碍和对侧的浅感觉障碍；病灶发展至脊髓横贯性损害时则损害平面以下的深浅感觉均有障碍。髓外压迫病变，痛温觉障碍常从下肢开始、延展至受压平面；髓内压迫病变，痛温觉障碍多从受压平面向下延伸。感觉障碍的平面对病灶定位常有较大参考价值。

3. **反射异常**　病灶部位的反射弧受损，则该节段内的正常生理反射减弱或消失，有助于定位诊断。一侧锥体束受损时，病灶部位以下同侧的腱反射亢进，腹壁反射和提睾反射迟钝或消失，病理征阳性；当双侧锥体不受波及时，病灶以下双侧均同出现反射异常和病理征。

4. **自主神经功能障碍**　病变水平以下皮肤干燥、汗液少，趾（指）甲粗糙，肢体水肿。腰骶髓以上的慢性压迫病变，早期排尿急迫不易控制；如为急剧受损的休克期，则自动排尿和排便功能丧失，以后过渡至大小便失禁。腰骶髓病变则表现为尿、便潴留。髓内病变出现膀胱障碍较髓外病变早，下颈髓病变可产生 Horner 征。

脊髓慢性受压过程中可经历脊髓半横贯损害到横贯性损害的发展过程，这种现象以髓外肿瘤易于见到。半横贯损害是指损害平面以下同侧的深感觉障碍和锥体束征以及对侧的浅感觉障碍（脊髓半切综合征）；横贯性损害是指损害平面以下双侧深浅感觉、锥体束及自主神经功能障碍。

（三）脊椎症状

病灶所在部位可有压痛、叩痛、畸形、活动受限等体征。

（四）椎管梗阻

压迫性脊髓病可使脊髓的蛛网膜下隙发生不全或完全性梗阻，表现为腰椎穿刺时脑脊液压力降低，缺乏正常时随呼吸和脉搏出现的脑脊液压力上的波动，奎肯试验显示不全或完全梗阻。脑脊液外观可呈淡黄或黄色，蛋白量增高。腰穿后常可出现神经症状加重，对疑为高颈髓段病变者腰穿时应格外谨慎，以免症状加重，引起呼吸肌麻痹。

四、实验室及其他检查

凡压迫性脊髓病均应无例外地做脊椎 X 线摄片检查，根据临床征象准确选择拍摄的部位以免漏诊。脊椎本身病变常能通过 X 线片获得诊断椎管内肿瘤及压迫、破坏相应椎肌肌质而产生的阳性征象，如椎间孔扩大、椎弓根间距变宽等。脊髓碘油或碘水造影不仅对压迫性脊髓病的定位具有独到的价值，且对病变性质也能有所提示。脊髓动脉造影对脊髓血管畸形的诊断有特殊价值，脊椎 CT 检查对椎管狭窄和椎间盘脱出可协助诊断。脊髓磁共振检查可显示脊髓本身病变。

五、诊断要点

（一）是否为压迫性脊髓病

压迫性脊髓病症状发展完全后诊断不难。慢性压迫性脊髓病起病缓慢，逐渐进展，病灶常从一侧开始，早期有根痛症状，以后由脊髓部分受压而发展至横贯性脊髓损害症状；急性脊

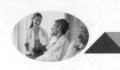

压迫症起病急,常在短期内表现为脊髓横贯性损害。脊髓压迫症常有椎管梗阻,并有各种影像学异常所见。

当本病早期仅有神经根痛时,应注意与脊神经根炎、神经痛性肌萎缩、前斜角肌综合征等鉴别。此外,胸膜炎、心绞痛、胆石症、肾结石、胃十二指肠溃疡等内脏疾病也可误认为根痛,应注意排除。当脊髓受压时,应与急性脊髓炎、多发性硬化症、运动神经元病、亚急性联合变性、脊髓空洞症等脊髓的炎性、变性等疾病相鉴别。可参阅有关章节。

(二)压迫性脊髓病变的定位

可根据临床症状的发展过程,神经系统的阳性体征及有关辅助检查的阳性所见进行纵横两方面的定位。

1. 纵定位　主要在于确定压迫性病变的上界。其中以神经根痛和感觉过敏的部位、感觉障碍的平面及脊柱压痛部位参考价值最大,反射改变和肌萎缩也有一定意义。确切定位常需借助于脊柱 X 线摄片和脊髓造影等神经影像学诊断。

2. 横定位　主要在于区分髓外和髓内病变。髓内病变的根痛少见,痛温觉障碍多自上向下发展,有时可保留鞍区感觉,感觉分离,节段性肌肉瘫痪和萎缩多见。锥体束性瘫痪出现晚而轻,膀胱、直肠障碍出现较早,椎管梗阻较晚,脑脊液检查蛋白含量无异常。髓外病变的早期常有根痛,感觉障碍自下向上发展,无鞍区感觉保留,锥体束性瘫痪明显,通常有由半横贯发展至横贯损害的过程,椎管梗阻早而明显、脑脊液检查蛋白含量有明显增高。

(三)压迫性脊髓病变的定性

1. 肿瘤　脊椎的恶性肿瘤或转移癌常有剧痛,发病后进展快,患者一般情况差,可找到原发病灶,脊椎 X 线片有阳性体征。脊髓肿瘤起病缓慢,先有根痛,然后出现脊髓半横贯及全横贯损害症状。

2. 炎症　脊柱结核以胸椎最多见,有背痛、运动受限、脊椎压痛,可突发瘫痪,X 线片可见椎体破坏,椎间隙变窄和椎旁寒性脓肿阴影,以及身体其他部位的结核病灶。硬脊膜外脓肿,病前常有皮肤或全身化脓性感染史,病程为急性或亚急性,有全身中毒症状,局部疼痛明显,压迫平面常迅速上升,脑脊液检查可有炎性改变,脊髓相应节段硬脊膜外穿刺可发现脓液。脊髓蛛网膜炎好发于成年人,病前常有外伤、感染等病史,一般起病较缓慢,病程迁延而常有反复,体征零乱、弥散而多样化,脊髓造影可有烛泪状表现。

3. 脊柱、脊髓外伤　有明确外伤史,症状仅见于外伤后。脊柱 X 线检查可有相应的阳性征象。

4. 脊柱变性或先天性畸形　颈椎病骨质增生和椎间孔狭窄,可产生神经根压迫症状;椎间盘变性椎间隙狭窄、突出的纤维环软骨化或骨化,以及硬膜或黄韧带增厚,可使椎管管腔狭窄而出现脊髓压迫症状,患者常有颈疼痛和活动受限,X 线检查有助诊断。急性椎间盘脱出,以腰段最常见,颈段次之,胸段偶见,一般均在负重、扭伤后迅速起病。颈、胸段椎间盘脱出可产生颈髓或胸髓的压迫症状,腰段中央型椎间盘脱出引起马尾神经根压迫症状,脊椎 CT 等影像学检查可确诊。脊柱发育畸形,脊柱严重后弯和侧弯等也可引起脊髓受压,可通过临床检查和 X 线片诊断。

5. 脊髓血管病　脊髓血管畸形可引起短暂性或持续的根性疼痛和瘫痪,常有明显复发缓解,有时因突然脊髓网膜下隙出血而被发现,脊髓血管造影可协助确诊。

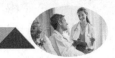

六、处理

1. **病因治疗** 针对病因进行手术或(和)药物等治疗。

2. **对症治疗** 保持皮肤干燥,避免发生压疮,保持大、小便通畅,防止尿路感染。对瘫肢进行按摩、锻炼;如为高位瘫痪,注意保护呼吸功能和预防肺部感染。

（胡　泊）

第十三章

周围神经疾病

临·床·疾·病·概·要

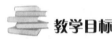教学目标

一、能力目标

1. 能识别和分析各种常见周围神经疾病的临床表现。
2. 能根据患者的具体情况提出健康指导内容。

二、知识目标

1. 掌握常见周围神经疾病的临床症状体征和诊断方法。
2. 理解周围神经疾病病因、相关检查及诊断依据。
3. 了解周围神经疾病的发病机制和辅助检查。
4. 了解周围神经疾病的治疗。

三、素质目标

1. 通过对周围神经疾病患者的健康指导,培养学生的耐心、细心、自信心。
2. 通过小组学习,培养学生与他人协作的优良品质。

第一节　概　　述

临床情景

　　患者女,59岁。高血压史6年,日前自觉右耳后疼痛,翌日晨洗脸、漱口时发现右口角流口水,右眼闭合不全,口角偏左,右额纹消失。作为一名康复治疗师,你应该如何帮助该患者?

　　周围神经(peripheral nerve)是指嗅神经、视神经以外的脑神经和脊神经、自主神经及其神经节。周围神经疾病是指原发于周围神经系统的结构或功能损害的疾病。

　　周围神经从功能上分为感觉传入神经或运动传出神经两个部分。前者由脊神经后跟、后根神经节及脑感觉神经组成。其中枢支进入脊髓后角或脑干交换神经元;周围支以游离的或由结缔组织包绕的神经末梢终止于皮肤、关节、肌腱和内脏;运动传出神经根则由脊髓前角及侧角发出的脊神经前根及由脑干运动和发出的脑神经构成,终止于肌纤维或交感、副交感神经节。

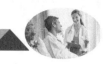

周围神经纤维可分为有髓鞘和无髓鞘两种。有髓神经纤维轴索外包绕的髓鞘由施万细胞 (Schwann cell)膜构成，每个细胞髓鞘形成的节段性结构称为郎飞结(Ranvier node)。髓鞘不仅起绝缘作用，还使神经冲动在 Ranvier 结间呈跳跃性传布，有利于神经冲动的快速传导。无髓神经纤维则是数个轴突包裹在一个 Schwann 细胞内，没有髓鞘环绕，神经冲动沿着神经纤维表面依次传导，因此传导速度较慢。在周围神经系统中，脑神经和脊神经的运动和深感觉纤维多属有髓神经纤维，而痛温觉和自主神经多为无髓神经纤维。

神经纤维是周围神经结构的基本组成单位，众多神经纤维集合为神经束，若干神经束组成神经干。神经纤维外被神经内膜，由 Schwann 细胞基底膜及结缔组织构成。神经束外被神经束膜，由数层扁平细胞组成。神经干外被神经外膜，由结缔组织、营养血管及淋巴管共同包绕形成。周围神经有神经束膜及神经外膜保护，膜滋养动脉发出丰富的交通支，神经束膜和神经内膜毛细血管内皮紧密连接使血管内大分子不易渗出毛细血管，构成血-神经屏障。但神经根和神经节处无此屏障，可能是某些免疫性或中毒性疾病易侵犯此处的原因。

周围神经疾病病因复杂，可能与营养代谢、药物及中毒、血管炎、肿瘤、遗传、外伤或机械压迫等相关。它们选择性地损伤周围神经的不同部位，导致相应的临床表现。在周围神经发病机制中轴索运输系统意义重大。轴索内有纵向成束排列的神经丝和微管，通过横桥连接，从神经元胞体运输神经生长因子和轴索再生所需的多种物质至轴索远端(正向运输)，起营养和代谢作用；也可影响神经元传递信号，增强其代谢活动(逆向运输)。轴索对毒物极其敏感，病变时正向运输受累可致轴索远端细胞膜成分及神经递质代谢障碍；逆向运输受累可引起轴索再生障碍。

由于疾病病因、受累范围及病程不同，周围神经疾病的分类标准尚未统一，单一分类方法很难涵盖所有病种。首先可先分为遗传性和获得性，后者按病因又分为营养缺乏和代谢性、中毒性、感染性、免疫相关性、缺血性、副肿瘤性、机械外伤性等；根据其损害的病理改变，可将其分为主质性神经病(病变原发于轴突和神经纤维)和间质性神经病(病变位于神经纤维之间的支持组织)；按照临床病程，可分为急性、亚急性、慢性、复发性和进行性神经病等；按照累及的神经分布形式分为单神经病、多发性单神经病、多发性神经病等；按照症状分为感觉性、运动性、混合性、自主神经性等种类；按照病变的解剖部位分为神经根病、神经丛病和神经干病。

周围神经疾病有许多特有的症状和体征，感觉障碍主要表现为感觉缺失、感觉异常、疼痛、感觉性共济失调；运动障碍包括运动神经刺激和麻痹症状。刺激症状主要表现为肌束震颤、肌纤维颤搐、痛性痉挛等，而肌力减退或丧失、肌萎缩则属于运动神经麻痹症状。另外，周围神经疾病患者常伴有腱反射减弱或消失。自主神经受损常表现为无汗、竖毛障碍及直立性低血压，严重者可出现无泪、无涎、阳痿及膀胱、直肠功能障碍等。

病史描述、临床体格检查和必要的辅助检查是诊断周围神经疾病的主要依据。神经传导速度(NCV)和肌电图(EMG)检查对周围神经病的诊断很有价值，可发现亚临床型周围神经病，也是判断预后和疗效的客观指标。周围神经组织活检一般用于临床及其他实验室检查定性困难者，可判断周围神经损伤部位，如轴索、神经膜细胞、间质等。部分周围神经病还可通过病理组织学检查明确疾病性质如麻风、淀粉样变性等。总之，周围神经疾病的定位诊断根据上述症状、体征和辅导检查的改变并不难，而病因诊断则要结合病史、病程的发展、症状和体征，以及辅助检查结果进行综合判断，任何一项单独的辅助检查都不能作为诊断的标准。

周围神经病的治疗首先是病因治疗；其次给予对症支持处理，如给予止痛药物及维生素 B

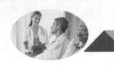

族等；康复治疗包括针灸、理疗、按摩是恢复期的重要措施，有助于预防肌肉挛缩和关节变形。

第二节 | 三 叉 神 经 痛

临床情景

患者女性，42 岁。近 1 个月来，刷牙时常出现右面颊部电击样疼痛，每次持续 5～6 秒钟，自行终止。作为一名康复治疗师，你应该如何帮助该患者？

三叉神经痛(trigeminal neuralgia)是原发性三叉神经痛的简称，表现为三叉神经分布区域内短暂的反复发作性剧痛。

一、病因与发病机制

原发性三叉神经痛病因尚未完全明确，周围学说认为病变位于半月神经节至脑桥间部分，是由于多种原因引起的压迫所致；中枢学说认为三叉神经痛为一种感觉性癫痫样发作，异常放电部位可能在三叉神经脊束核或脑干。

发病机制迄今仍在探讨之中。较多学者认为是各种原因引起三叉神经局部脱髓鞘产生异位冲动，相邻轴索纤维伪突触形成或产生短路，轻微痛觉刺激通过短路传入中枢，中枢传出冲动亦通过短路传入，如此叠加造成三叉神经痛发作。

二、病理

三叉神经感觉根切断术活检可见神经节细胞消失、炎症细胞浸润，神经鞘膜不规则增厚、髓鞘瓦解，轴索阶段性蜕变、裸露、扭曲、变形等。电镜下尚可见 Ranvier 结附近轴索内集结大量线粒体，后者可能与神经组织受机械性压迫有关。

三、临床表现

成年及老年人居多，40 岁以上患者占 70%～80%，女性多于男性。三叉神经痛常局限于三叉神经 1～2 支分布区，以上颌支、下颌支多见。发作时表现为以面颊上下颌及舌部明显的剧烈电击样、针刺样、刀割样或撕裂样疼痛，持续数秒或 1～2 分钟，突发突止，间歇期完全正常。患者口角、鼻翼、颊部或舌部为敏感区，轻触可诱发，称为扳机点或触发点。严重病例可因疼痛出现面肌反射性抽搐，口角牵向患侧及痛性抽搐(tic douloureux)。病程呈周期性，发作可为数日、数周或数月不等，缓解期如常人。随着病程迁延，发作次数逐渐增多，发作时间延长，间歇期缩短，甚至为持续性发作，很少自愈。神经系统检查一般无阳性体征，患者因恐惧疼痛而不敢洗脸、刷牙、进食，面部口腔卫生差、面色憔悴、情绪低落。

四、诊断与鉴别诊断

典型的原发性三叉神经痛根据疼痛发作部位、性质、面部扳机点及神经系统无阳性体征，

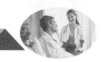

不难确诊。但是,本病需与以下疾病鉴别。

1. 继发性三叉神经痛 疼痛为持续性,伴患侧面部感觉减退、角膜发射迟钝等,常合并其他脑神经损害症状。常见于多发性硬化、延髓空洞症、原发性或转移性颅底肿瘤等。

2. 牙痛 常为持续性钝痛,局限于牙龈部,可因进食冷、热食物加剧。X线检查可发现龋齿、肿瘤等有助鉴别。

3. 舌咽神经痛 较少见,常见于年轻妇女。局限于扁桃体、舌根、咽及耳道深部即舌咽神经分布区的阵发性疼痛,性质类似三叉神经痛。吞咽、讲话、哈欠、咳嗽常可诱发。在咽喉、舌根扁桃体窝等触发点用4%可卡因,或1%丁卡因喷涂可阻止发作。

五、治疗

首选药物治疗,无效或失效时选用其他疗法。

1. 药物治疗

(1)卡马西平:是首选治疗药物,有效率可达70%～80%。首次剂量0.1 g,每天2次,每天增加0.1 g,至疼痛控制为止,最大剂量每天<1.0 g。以有效剂量维持治疗2～3周后,逐渐减量至最小有效剂量,再服用数月。不良反应可见头晕、嗜睡、口干、恶心、消化不良等,多可消失。出现皮疹、共济失调、再生障碍性贫血、昏迷、肝功能受损、心绞痛、精神症状时需立即停药。

(2)苯妥英钠:初始剂量0.1 g,口服,每天3次。如无效可加大剂量,最大剂量每天<0.4 g。如产生头晕、步态不稳、眼球震颤等中毒症状即应减量至中毒反应消失为止。如仍有效,即以此为维持量。疼痛消失后逐渐减量。

(3)加巴喷丁:第一天0.3 g,一次口服,此后可根据临床疗效酌情逐渐加量,一般最大剂量为1.8 g/d。常见不良反应有嗜睡、眩晕、步态不稳,随着药物的继续使用,症状可减轻或消失。孕妇忌用。

(4)普瑞巴林:起始剂量为每次75 mg,每天2次,或每次50 mg,每天3次。可在1周内根据疗效及耐受性增加至每次150 mg,每天2次。74%的患者疼痛好转。常见的不良反应有头晕、嗜睡、共济失调,且呈剂量依赖性。如需停用,建议至少用药1周后逐渐减量或停药。

(5)维生素B_{12}:同时可辅用大剂量维生素B_{12},1 000～2 000 μg,肌内注射,每周2～3次,4～8周为1个疗程,部分患者可缓解疼痛,偶有一过性头晕、全身瘙痒、复视等不良反应。

2. 封闭治疗 服药无效或有明不良反应、拒绝手术治疗或不适于手术治疗者,可试行无水酒精或甘油封闭三叉神经分支或半月神经节,破坏感觉神经细胞,可达止痛效果。不良反应为注射区面部感觉缺失。

3. 经皮半月神经节射频电凝疗法 X线监视或CT导向下将射频针经皮刺入三叉神经节处,射频发生器加热使针头温度达65～75℃,维持1分钟。选择性破坏半月神经节后无髓鞘Aδ及C纤维(传导痛、温觉),保留有髓鞘Aα及β粗纤维(传导触觉),疗效达90%以上。适用于年老体衰有系统性疾病、不能耐受手术者。约20%应用此疗法的患者出现面部感觉异常、角膜炎、咀嚼肌无力、复视、带状疱疹等并发症。长期随访复发率为21%～28%,重复应用有效。

4. 手术治疗 可选用三叉神经感觉根部分切断术或伽马刀治疗,止痛效果确切。另有周围支切除术、三叉神经脊束切断术目前已较少应用。近年来推崇行三叉神经纤维血管减压术,

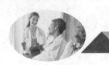

止痛同时不产生感觉及运动障碍，是目前广泛应用安全、有效的手术方法。但是，可出现听力减退、气栓及滑车、展、面神经暂时性麻痹等并发症。

 实践实训

患者女性，63岁，农民。因反复发作性左面部疼痛6年，加重2天来医院就诊。患者6年前无明显诱因下左面部出现剧烈刺痛，每次持续10～20秒，每天发作数10次，无法自主控制。曾到当地医院求治，给予相应的诊治，具体诊断和治疗不详，疗效欠佳。近2天来，上述症状较前加剧，难以忍受，多于说话、进食、刷牙时诱发，不敢洗脸、说话或吃饭，严重影响生活。据上述资料请回答：

1. 该患者的诊断？
2. 进一步需要做哪些检查？
3. 该采取的治疗措施是什么？
4. 若患者用药物镇痛无效，又出现肺气肿，不宜全身麻醉，应选择的最佳治疗方法是什么？

第三节　特发性面神经麻痹

临床情景

患者男性，24岁。因右手臂骨折行康复治疗，于午睡后出现口角歪斜。体格检查左侧额纹浅，左眼睑闭合不全，左鼻唇沟浅，无其他异常反应。作为一名康复治疗师，你应该如何帮助该患者？

特发性面神经麻痹（idiopathic facial palsy），又称为面神经炎（facial neuritis）或贝尔麻痹（Bell palsy），是因茎乳孔内面神经非特异性炎症所致的周围性面瘫。

一、病因与发病机制

面神经炎病因目前尚不明确。由于骨性面神经管只能容纳面神经通过，所以面神经一旦缺血、水肿，必然会导致面神经受压。病毒感染、自主神经功能不稳等均可导致局部神经营养血管痉挛，神经缺血、水肿出现面肌瘫痪。

面神经炎早期病理改变主要为神经水肿和脱髓鞘，严重者可出现轴索变性，以茎乳孔和面神经管内部分尤为显著。

二、临床表现

任何年龄均可发病，多见于20～40岁，男性多于女性。通常急性起病，面神经麻痹在数小时至数天达高峰，主要表现为患侧面部表情肌瘫痪，额纹消失，不能皱额蹙眉，眼裂不能闭合或闭合不全。部分患者起病前1～2天有患侧耳后持续性疼痛和乳突部压痛。体格检查时可见

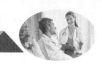

患侧闭眼时眼球向外上方转动,露出白色巩膜,称为贝尔征(Bell sign);患侧鼻唇沟变浅,口角下垂,露齿时口角歪向健侧;由于口轮匝肌瘫痪,鼓气、吹口哨漏气;颊肌瘫痪,食物易滞留患侧齿龈;面瘫多见单侧,若为双侧则考虑是否为吉兰-巴雷综合征(Guillain-Barre syndrome,GBS)等其他疾病。

此外,面神经炎还可因面神经受损部位不同而出现其他一些临床表现,如鼓索以上面神经病变可出现同侧舌前 2/3 味觉消失;镫骨肌神经以上部位受损则同时有舌前 2/3 味觉消失及听觉过敏;膝状神经节受累时,除有周围性面瘫,舌前 2/3 味觉消失及听觉过敏外,患者还可有乳突部疼痛,耳廓、外耳道感觉减退和外耳道、鼓膜疱疹,称为 Ramsay-Hunt 综合征。

三、鉴别诊断

本病根据急性起病,临床表现主要为周围性面瘫,诊断并不困难,需注意与以下疾病鉴别。

1. **吉兰-巴雷综合征**　多为双侧周围性面瘫,伴对称性四肢迟缓性瘫和感觉障碍,脑脊液检查有特征性的蛋白-细胞分离。

2. **耳源性面神经麻痹**　中耳炎、迷路炎、乳突炎常并发耳源性面神经麻痹,也可见于腮腺炎、肿瘤和化脓性下颌淋巴结炎等,常有明确的原发病史及特殊症状。

3. **后颅窝肿瘤或脑膜炎**　周围性面瘫起病缓慢,常伴有其他脑神经受损症状及各种原发病的特殊表现。

4. **神经莱姆病**　为单侧或双侧面神经麻痹,常伴发热、皮肤游走性红斑,常可累及其他脑神经。

四、治疗

治疗原则为改善局部血液循环,减轻面神经水肿,缓解神经受压,促进神经功能恢复。

1. **药物治疗**　皮质类固醇激素在急性期应尽早使用,如地塞米松,每天 10～20 mg,连用 7～10 天后逐渐减量。口服泼尼松每天 30 mg,晨 8:00 顿服或分 2 次口服,1 周后渐停用。维生素 B 族,如维生素 B_1 100 mg,维生素 B_{12} 500 μg,肌内注射,每天 1 次,以促进神经髓鞘恢复。抗病毒药物阿昔洛韦可用于 Ramsay-Hunt 综合征患者,可口服 0.2 g,每天 5 次,连服 7～10 天。

2. **理疗**　急性期可在茎乳口附近超短波透热疗法、红外线照射或局部热敷等,有利于改善局部血液循环,减轻神经水肿。

3. **护眼**　因不能闭眼、瞬目而使角膜长期暴露,易发生感染,可用眼罩、左氧氟沙星眼药水和素高捷疗眼膏等预防感染,保护角膜。

4. **康复治疗**　只要患侧面肌能活动即应尽早开始自我功能训练,如对着镜子做皱眉、举额、闭眼、露齿、鼓腮和吹口哨等动作,每天数次,每次数分钟,并辅以面部肌肉按摩。恢复期可行碘离子透入疗法、针刺或电针治疗等。

五、预后

约 80% 患者可在数周或 1～2 个月内恢复,不完全面瘫 1～2 个月内可恢复或痊愈,完全性面瘫患者一般需 2～8 个月甚至 1 年时间恢复,且常遗留后遗症。1 周内味觉恢复提示预后良好。年轻患者预后好,老年患者伴乳突疼痛或合并糖尿病、高血压、动脉硬化、心肌梗死等预后较差。

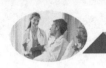

实践实训

患者男性,31岁,教师。患者于昨日清晨,感觉右侧耳后跳痛,今晨发现右侧面部皮肤剧痛,刷牙时右侧口角漏水,照镜子发现口角歪向左侧,右侧眼睑不能闭合。右侧耳道内,耳廓有水泡出现。体格检查:双侧瞳孔等大,光反射正常,眼球运动正常,无眼球震颤,右侧周围性面瘫,右耳听觉过敏,右侧舌前2/3味觉丧失,右耳道见大小不一的疱疹。余无明显异常。据上述资料请回答:

1. 该患者的诊断?
2. 进一步需要做哪些检查?
3. 治疗原则?
4. 治疗过程中应有哪些注意事项?

 第四节 | **坐 骨 神 经 痛**

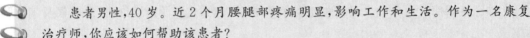

临床情景

患者男性,40岁。近2个月腰腿部疼痛明显,影响工作和生活。作为一名康复治疗师,你应该如何帮助该患者?

坐骨神经痛(sciatica)是指沿坐骨神经通路及其分支区内的疼痛综合征。坐骨神经发自骶丛,由第4腰椎至第3尾椎神经根组成,是全身最长、最粗的神经,经梨状肌下孔出骨盆后分布于整个下肢。

一、病因

1. **原发性坐骨神经痛**　临床上少见,又称为坐骨神经炎,病因至今未明。可能与受凉、感冒,牙、鼻窦、扁桃体感染侵犯周围神经外膜致间质性神经炎有关,常伴偶肌炎或纤维组织炎。

2. **继发性坐骨神经痛**　临床上常见,是坐骨神经通路受周围组织病变压迫或刺激所致,少数继发于全身性疾病如糖尿病、痛风、结缔组织病等。根据受损部位可分为根性和干性坐骨神经痛。前者较后者多见,常见椎管内疾病(如脊髓、马尾炎症、腰骶及椎管内肿瘤、外伤、血管畸形等)及脊柱疾病(如腰椎间盘突出、腰椎脊柱炎、椎管狭窄、腰椎骨关节病、脊柱结核、肿瘤等)引起。其中以腰椎间盘突出引起者最为多见。干性坐骨神经痛主要是椎管外病变,常为腰骶丛和神经干邻近病变,常由骶髂关节病、髋关节炎、腰大肌脓肿、盆腔肿瘤、子宫附件炎、妊娠子宫压迫、臀肌注射部位不当所致。

二、临床表现

常见于成年人,青壮年多见。沿坐骨神经径路的典型放射性疼痛为其特点,病变多为单侧

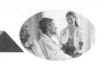

性。疼痛位于下背部、臀部,并向股后部、小腿后外侧、足外侧放射,呈持续性钝痛,并有阵发性加剧,为刀割或烧灼样痛,夜间常加重。行走和牵拉坐骨神经时疼痛明显。根性疼痛因咳嗽、喷嚏、用力时而加剧。为减轻活动时诱发的疼痛或疼痛加剧,患者将患肢微屈并卧向健侧,仰卧起立时先患侧膝关节弯曲,坐下时健侧臀部先着力,直立时脊柱向患侧侧凸等。查体可发现直腿抬高试验(Lasegue 征)阳性,患者取仰卧位,检查者将患者伸直下肢抬高,如在 70°范围内患者感疼痛即为阳性,系腘旁肌反射性痉挛所致。患侧小腿外侧和足背可出现感觉障碍;踝反射减弱或消失;L4、L5 棘突旁、骶髂旁、腓肠肌处等有压痛点。腰骶部、骶髂、髋关节 X 线片对发现骨折、脱位、先天性脊柱畸形有帮助,CT、MRI、椎管造影有助于脊柱、椎管内疾病的诊断,B 超检查可发现盆腔相关疾病,肌电图及神经传导速度对判断坐骨神经损害部位、程度及预后有意义。

三、诊断与鉴别诊断

根据疼痛的分布、加剧及减轻的诱因、压痛部位、Lasegue 征阳性、感觉和踝反射减退及影像学检查等本病即可诊断。但应注意与以下疾病鉴别。

1. 急性腰肌扭伤　有外伤史,局部腰部疼痛明显,无放射痛,压痛点在腰部两侧。

2. 腰肌劳损、臀部纤维组织炎、髋关节炎　也可出现在下背部、臀部及下肢疼痛,但疼痛、压痛局限不扩散,无感觉障碍、肌力减退等,踝反射一般正常。可行 X 线片或 CT、MRI 检查鉴别。

四、治疗

1. 病因治疗　不同病因采取不同治疗方案,如腰椎间盘突出者急性期卧硬板床休息 1～2 周使症状稳定。

2. 药物治疗　疼痛明显可用止痛剂如吲哚美辛、布洛芬、卡马西平等。肌内痉挛可用地西泮 5～10 mg 口服,每天 3 次。也可加用神经营养剂,如维生素 B_1 每次 100 mg,每天 1 次,肌内注射。

3. 封闭疗法　1%～2%普鲁卡因,或联合泼尼松龙各 1 mg 椎旁封闭。

4. 物理疗法　急性期可选用超短波、红外线照射,疼痛减轻后可用感应电、碘离子透入及热疗等,也可应用针灸、按摩等。

5. 手术治疗　疗效不佳或慢性复发病例可考虑手术治疗。

 实践实训

患者男性,43 岁。因右侧腰腿疼痛半个月来医院就诊。患者半月前无明显诱因出现右侧腰腿疼痛,疼痛由腰部沿右臀部、右大腿后侧及小腿后外部向足背部放射,站立和行走时疼痛明显,咳嗽、打喷嚏时无加重,卧床休息可缓解,疼痛与天气变化无关。体格检查:直腿抬高试验和加强实验阳性,脊柱侧弯,余阴性。腰椎 CT 检查显示,第 4～5 腰椎间盘向后突出。试述:

1. 该患者的诊断?

2. 进一步需要做哪些检查?

3. 治疗原则?

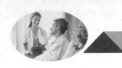
第五节　急性炎症性脱髓鞘性多发性神经病

临床情景

患者女性,24 岁。四肢无力 4 天,进行性加重。作为一名康复治疗师,你应该如何帮助该患者?

急性炎症性脱髓鞘性多发性神经病,又称吉兰-巴雷综合征(Guillain-Barre syndrome, GBS)是一种免疫介导的周围神经疾病,主要损害多数脊神经根和周围神经,常累及脑神经。临床表现急性起病,症状多在 2 周左右达高峰,表现为多发神经根及周围神经损害,常有脑脊液蛋白-细胞分离现象,多成单时程相自限性病程。该疾病包括急性炎症性脱髓鞘性多发性神经病(AIDP)、急性运动轴索型神经病(AMAN)、急性运动感觉轴索性神经病(AMSAN)、Miller-Fisher 综合征(MFS)、急性泛自主神经病(APN)、急性感觉神经病(ASN)等亚型。

一、病因与发病机制

病因尚未充分阐明,临床和流行病学资料显示发病可能与空肠弯曲菌(CJ)感染有关,以腹泻为前驱症状的 GBS 患者空肠弯曲菌感染率高达 85%,常常引起急性运动轴索性神经病。目前,认为本病是一种自身免疫性疾病,由于病原体(病毒、细菌)的某些组分与周围神经髓鞘的某些组分相似,机体免疫系统发生了错误识别,产生自身免疫性细胞和自身抗体,并针对正常周围神经组分发生免疫应答,引起周围神经髓鞘脱失,不同类型的 GBS 可识别不同部位的神经组织靶位,临床表现也不尽相同。

二、病理

病变位于神经根(尤以前根为多见)、神经节和周围神经,偶可累及脊髓。主要病理变化为水肿、充血、局部血管周围淋巴细胞、单核巨噬细胞浸润、神经纤维出现节段性脱髓鞘和轴突变性。在恢复过程中,髓鞘修复,但淋巴细胞浸润可持续存在。脑神经核细胞和前角细胞亦可变性。

三、临床变现

(1)多为急性或亚急性起病,多数患者病前 1~3 周有胃肠道或呼吸道感染症状或有疫苗接种史。

(2)首发症状多为肢体对称性迟缓性肌无力,自远端逐渐向近端发展或自近端逐渐向远端加重,常由双下肢开始逐渐累及躯干肌、脑神经。严重病例可累及肋间肌和膈肌致呼吸麻痹,四肢腱反射减低或消失。如对称性肢体无力 10~14 天内从下肢上升到躯干、上肢或累及脑神经,称为 Landry 上升性麻痹。

(3)发病时多有肢体感觉异常如烧灼感、麻木、刺痛和不适,可先于瘫痪或与其同时出

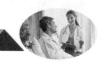

现。感觉缺失较少见，呈手套-袜子样分布。震动觉和关节运动觉障碍更少见，少数患者有肌肉压痛，尤其是腓肠肌压痛较常见，有的患者出现 Kernig 征和 Lasegue 征等神经根刺激症状。

（4）脑神经受累以双侧周围性面瘫最常见，其次是舌咽和迷走神经，动眼、展、舌下、三叉神经的损害较为少见。

（5）白主神经功能紊乱症状较明显，表现为皮肤潮红、出汗增多、手足肿胀及营养障碍，严重者可见窦性心动过速、直立性低血压、高血压和暂时性尿潴留。

（6）所有类型 GBS 均为单相病程，多于发病 4 周时肌力开始恢复，恢复中可有短暂波动，但无复发-缓解。

除上述典型病例外，尚有一些不典型的 GBS 变异型。

（1）急性运动轴索型神经病（AMAN）：可发生于任何年龄，儿童更常见，病前常有腹泻史，血清学检查可发现空肠弯曲菌感染证据。急性起病，24～48 小时内迅速出现四肢瘫痪，多数累及呼吸肌，肌肉萎缩出现早，病残率高，预后差。一般无感觉症状，病理和电生理表现主要为运动神经轴索损害。

（2）急性运动感觉轴索性神经病（AMSAN）：急性起病，平均在 6～12 天达到高峰，对称性肢体无力，多有脑神经运动功能受累，重症者可有呼吸肌无力、呼吸衰竭。患者同时有感觉障碍，部分患者可出现感觉性共济失调。常有自主神经功能障碍。

（3）Miller-Fisher 综合征（MFS）：急性起病，病情在数天内或数周达高峰，多以复视起病，表现为眼外肌麻痹、共济失调和腱反射消失三联征，伴有脑脊液蛋白-细胞分离。大多数患者均可检出抗 GQ_{1b} 抗体阳性，肢体肌力正常或轻度减退，MFS 呈良性病程，预后较好。

四、辅助检查

1. **脑脊液检查**　GBS 的特征性脑脊液改变是蛋白-细胞分离，多数患者在发病数天内脑脊液蛋白含量正常，2～4 周内蛋白不同程度升高，但较少＞1.0 g/L；糖和氯化物正常；白细胞计数＜10×10^9/L。部分患者脑脊液出现寡克隆区带（oligoclonal bands，OB），但并非为特征性改变。有的患者脑脊液抗神经节苷脂抗体阳性。

2. **血清学检查**　少数患者出现肝功能轻度异常，肌酸激酶（CK）轻度升高。部分患者血抗神经节苷脂抗体阳性和血清学可检测到抗空肠弯曲菌抗体、抗巨细胞病毒抗体等。

3. **心电图检查**　严重病例可出现心电图异常，以窦性心动过速和 T 波改变最常见，如 T 波低平、QRS 波群电压增高，可能是自主神经功能异常所致。

4. **粪便检查**　部分患者粪便中可分离和培养出空肠弯曲菌。

5. **神经电生理检查**　主要根据运动神经传导测定，提示周围神经存在脱髓鞘性病变，在非嵌压部位出现传导阻滞或异常波形离散对诊断脱髓鞘病变更有价值。AMSAN 感觉神经传导测定可见感觉神经动作电位波幅下降或无法引出波形。

6. **腓肠神经活检**　可作为 GBS 辅助诊断方法，但不作为必须的检查。活检可见髓纤维脱髓鞘，部分出现吞噬细胞浸润，小血管周围可有炎症细胞浸润。

五、诊断与鉴别诊断

1. **诊断**　可根据病前 1～4 周有前驱感染史，急性或亚急性起病，四肢对称性弛缓性瘫，可伴轻度感觉异常和自主神经功能障碍，脑神经受累，脑脊液检查出现蛋白-细胞分离现象，早

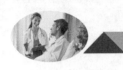

期 F 波或 H 反射延迟、神经传导速度(NCV)减慢、远端潜伏期延长及波幅正常等电生理改变,病程有自限性。

2. 鉴别诊断 如果出现显著、持久的不对称性肢体无力;以膀胱或直肠功能障碍为首发症状或持久的膀胱、直肠功能障碍;脑脊液检查单核细胞数>$50×10^9$/L;脑脊液出现分叶核白细胞;存在明显的感觉平面,则一般不支持 GBS 的诊断。需要与以下疾病相鉴别。

(1)脊髓灰质炎:起病时多有发热,肌肉瘫痪多为阶段性,可不对称,无感觉障碍,脑脊液检查蛋白和细胞均增多。

(2)急性横贯性脊髓炎:发病前 1～2 周有发热病史,起病急,1～2 日出现截瘫,受损平面以下运动障碍伴传导束性感觉障碍,早期出现尿、便障碍,脑神经不受累。

(3)低钾性周期性瘫痪:迅速出现的四肢弛缓性瘫,无感觉障碍,呼吸肌、脑神经一般不受累,脑脊液检查正常。发作时多有血钾降低和低钾心电图改变,补钾后症状迅速缓解。

(4)重症肌无力(myasthenia gravis,MG):受累骨骼肌病态疲劳、症状波动、晨轻暮重,疲劳试验、依酚氯铵(腾喜龙)试验阳性,脑脊液(CSF)检查正常可协助鉴别。

(5)白喉和肉毒中毒:应做喉部检查和相应的血清学检查,以除外此两种疾病。

六、治疗

1. 一般治疗

(1)抗感染:考虑有胃肠道空肠弯曲菌感染者,可用大环内酯类抗生素治疗。

(2)呼吸道管理:重症患者可累及呼吸肌致呼吸衰竭,应置于监护室,观察呼吸情况,定时行血气分析。当肺活量下降至正常 25%～30%,血氧饱和度、血氧分压明显降低时,应尽早行气管插管或气管切开、机械辅助通气。加强气道护理,定时翻身、拍背、及时抽吸呼吸道分泌物,保持呼吸道通畅,预防感染。

(3)营养支持:延髓支配肌肉麻痹者有吞咽困难和饮水呛咳,需给予鼻饲营养,以保证每日足够能量、维生素,防止电解质紊乱。合并有消化道出血或胃肠麻痹者,则给予静脉营养支持。

(4)对症治疗及并发症的防治:重症患者连续心电监护,窦性心动过速常见,无须治疗;严重心脏阻滞及窦性停搏少见,发生时可立即植入临时性心内起搏器。高血压患者可应用小剂量 β 受体阻断剂治疗,低血压可补充胶体液或调整患者体位;尿潴留可加压按摩下腹部,无效时导尿;便秘者可给予缓泻剂和润肠剂。抗生素预防和控制坠积性肺炎、尿路感染。阿片类药物、卡马西平、加吧喷丁可用于神经痛的治疗。

2. 免疫治疗

(1)血浆交换(PE):直接去除血浆中致病因子如抗体,推荐有条件者尽早应用。每次交换量为 30～50 ml/kg,在 1～2 周内进行 3～5 次。禁忌证包括严重感染、心律失常、心功能不全和凝血功能障碍等。

(2)免疫球蛋白静脉注射(IVIG):推荐有条件者尽早应用。临床表明治疗 AIDP 有效。成人剂量每天 0.4 g/kg,连用 5 天。免疫球蛋白过敏或先天性 IgA 缺乏患者禁用。发热面红为常见的不良反应,减慢输液速度可减轻。偶有无菌性脑膜炎、肾衰竭、脑梗死报道,可能与血液黏度增高有关。PE、IVIG 为 AIDP 的一线治疗方法,但联合治疗并不增加疗效,故推荐单一使用。

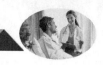

（3）糖皮质激素：目前国内外对糖皮质激素治疗 GBS 仍存争议。对于无条件行 IVIG 和 PE 治疗的患者可试用甲泼尼龙每天 500 mg 静脉滴注，连用 5 天后逐渐减量，或地塞米松每天 10 mg，静脉滴注，7～10 天为 1 个疗程，用药过程中注意激素的不良反应。

3. 营养神经　应用维生素 B 族治疗，包括维生素 B_1、维生素 B_{12}、维生素 B_6 等。

4. 康复治疗　病情稳定后，应早期进行正规的神经功能康复锻炼，包括被动或主动运动、理疗、针灸及按摩等，以预防废用性肌萎缩和关节挛缩。

七、预后

本病具有自限性，预后较好。瘫痪多在 3 周后开始恢复，多数患者于 2～16 个月内恢复正常，约 10% 的患者遗留较严重的后遗症。GBS 病死率约为 5%，主要死于呼吸衰竭、感染、低血压、严重心律失常等并发症。60 岁以上、病情进展迅速、需要辅助呼吸以及运动神经波幅降低往往提示预后不良。

 实践实训

患者女性，30 岁。因双下肢及左上肢无力 10 天来医院就诊。该患半月前患感冒、头疼。同时感觉眼花、复视，双下肢无力、活动不灵，左上肢也不灵活。4～5 天后，双下肢完全瘫痪，左手不能拿东西。体格检查：双侧瞳孔等大、光反应正常，双眼球不能外展，向其他方向运动正常。双侧面神经核下性瘫痪。其他脑神经未查出异常。双上肢轻瘫，左侧较重。双下肢完全瘫痪。其他脑神经未查出异常。双上肢肌力 4 级，双下肢肌力 0 级，四肢肌张力低。双上肢前臂中部以下痛觉减退，深感觉正常。双下肢膝关节以下痛觉减退，深感觉减退，腓肠肌握痛（＋）。腱反射减弱，未引出病理反射。脑脊液检查：腰穿脑脊液压力 1.76 kPa（180 mmH₂O），白细胞 8 个，蛋白 125 mg，糖、氯化物正常。据上述资料请回答：

1. 该患者的诊断？

2. 进一步需要做哪些检查？

3. 治疗原则？

（杜庆伟）

第十四章

其他神经系统疾病

临·床·疾·病·概·要

教学目标

一、能力目标

1. 能识别和分析癫痫、头痛、睡眠障碍、眩晕的临床表现。

2. 能根据患者的具体情况提出健康指导内容。

二、知识目标

1. 掌握癫痫的临床表现、并发症及常见病因。

2. 熟悉头痛、睡眠障碍、眩晕的临床表现、并发症及常见病因。

3. 理解癫痫、头痛、睡眠障碍、眩晕的相关检查及诊断依据。

3. 了解癫痫、头痛、睡眠障碍、眩晕的发病机制及治疗。

三、素质目标

1. 通过对患者的健康指导,培养学生的耐心、细心、自信心。

2. 通过小组学习,培养学生与他人协作的优良品质。

第一节 癫 痫

临床情景

患者男性,42 岁。因脑外伤后进行康复治疗。第 5 天在康复治疗过程中出现癫痫发作,家属诉患者无癫痫病史。作为一名康复治疗师,你应该如何帮助该患者?

癫痫是指多种原因导致的以脑部神经元同步异常放电为特征的慢性反复发作性短暂脑功能失调综合征,具有短暂性、发作性、重复性和刻板性等特点。癫痫是神经系统常见疾病之一,患病率仅次于脑卒中。国内流行病学资料显示,我国癫痫终生患病率为 4‰~7‰。活动性癫痫患病率为 4.6‰,年发病率在 30/10 万左右。据此估算,我国约有 600 万的活动性癫痫患者,同时每年有 40 万左右新发癫痫患者。癫痫患者的死亡危险性为一般人群的 2~3 倍。

一、病因与分类

癫痫是一组疾病或综合征,引起癫痫的病因很复杂。现代医学根据癫痫病因的不同分成

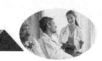

三大类。

1. **症状性癫痫**　是指能找到病因的癫痫。多见于多种脑部病损和代谢障碍,如先天性疾病、孕期和围生期疾病(产伤是婴儿期癫痫的常见病因)、高热惊厥后遗症、外伤、感染、中毒、颅内肿瘤、脑血管疾病、营养代谢性疾病等。

2. **特发性癫痫**　其真正发病的原因不明,脑部未发现引起癫痫发作的结构性损伤或功能异常,与遗传因素有密切的关系。常在特定年龄阶段起病,具有特征性临床表现及脑电图改变。如家族性颞叶癫痫。

3. **隐源性癫痫**　临床表现提示为症状性癫痫,但经现代各种诊查手段检查仍不能明确病因。

二、发病机制

大脑神经元异常放电是癫痫产生的电生理基础。人体静息时,一个大脑皮质锥体细胞的放电频率一般保持在 1～10 次/秒,而在癫痫病灶中,一组病态神经元的放电频率可高达每秒数百次。癫痫病灶细胞群高频重复放电,使其轴突所直接联系的神经元产生较大的突触后电位,从而产生连续传播,直至抑制作用使发作终止。由于传播途径及范围不同而引起各种形式发作。痫性活动可能仅牵涉一个区域的大脑皮质引起单纯部分性发作;兴奋在中央前回或中央后回通过放电造成杰克逊(Jackson)癫痫;痫性活动常由大脑皮质通过下行投射纤维传播到丘脑和中脑网状结构,引起意识丧失,再由弥散性丘脑投射系统传布到整个大脑皮质,产生继发的全面性强直-阵挛发作。

三、临床表现

(一) 部分性发作

发作时的临床表现和脑电图(EEG)改变提示异常电活动起源于一侧大脑半球的局部区域。根据发作时有无意识的改变而分为简单部分性发作(无意识障碍)和复杂部分性发作(有意识障碍),两者都可以继发全面性发作。

1. **简单部分发作**　又称为单纯部分性发作,发作时无意识障碍。EEG 可以在相应皮质代表区记录到局灶性异常放电,但头皮电极不一定能记录到。

(1) 运动性发作:一般累及身体的某一部位,相对局限或伴有不同程度的扩展。主要发作类型如下:①仅为局灶性运动发作:即常见的局灶性抽搐,常见于面部或手。肢体的局灶性抽搐提示放电起源于对侧大脑半球相应的运动皮质区。②杰克逊发作:开始为身体某一部位抽搐,随后按一定顺序逐渐向周围部位扩展。临床上可见到抽搐先出现于拇指,然后传至同侧口角(手-口扩展)。在扩展的过程中,给予受累部位强烈的刺激可能使其终止,如拇指抽搐时用力背屈拇指可终止发作。严重部分性发作后,可能有受累中枢部位支配的局灶性瘫痪,称为Todd 瘫痪,可持续数分钟至数小时。③发音性发作:表现为重复语言、发出声音或言语中断。起源一般在额叶内侧辅助运动区。④失语性发作:常表现为运动性失语,可为完全性失语,也可表现为说话不完整、重复语言或用词不当等部分性失语,发作时意识不丧失。其发作起源均在优势半球语言中枢有关区域。

(2) 感觉性发作:其异常放电的部位为相应的感觉皮质,可为躯体感觉性发作,也可为特殊感觉性发作。①躯体感觉性发作:表现为麻木感、针刺感、电流感、电击感、烧灼感等。放电

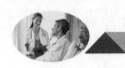

起源于对侧中央后回皮质。②特殊感觉性发作：可表现为视觉性、听觉性、嗅觉性、味觉性、眩晕性等。

（3）自主神经性发作：常表现为口角流涎、上腹部不适感或压迫感，肠鸣、呕吐、尿失禁、面色或口唇苍白或潮红、出汗、竖毛等。很少单独出现。其放电起源于岛叶、间脑及其周围（边缘系统等），放电很容易扩散而影响意识，继发复杂部分性发作。

（4）精神性发作：主要表现为高级大脑功能障碍，如记忆障碍、情感障碍、错觉、幻觉等。极少单独出现。其放电起源于边缘系统等。

2. 复杂部分发作 发作时伴有不同程度的意识障碍。EEG 检查可记录到单侧或双侧不同步的异常放电，通常位于颞或额区。大多起源于颞叶。根据放电起源不同、扩散途径和速度不同，复杂部分性发作主要表现为以下类型。

（1）意识障碍：表现为突然动作停止，两眼发直，呼之不应，不跌倒，面色无改变，发作后可继续原来的活动。其临床表现酷似失神发作，成人的"失神"发作几乎均是复杂部分性发作，但在小儿临床应与失神发作相鉴别，EEG 检查可以鉴别。常起源于颞叶。

（2）意识障碍和自动症：是指在上述意识障碍的基础上，合并自动症。自动症是指在癫痫发作过程中或发作后，意识模糊的状态下，出现的一些不自主、无意识的动作，发作后常有遗忘。自动症可以是发作前动作的继续，也可以是发作中新出现的动作。一般持续数分钟。常见的自动症包括：①口咽自动症：最常见，表现为不自主的舔唇、咂嘴、咀嚼、吞咽或者进食样动作，有时伴有流涎、清喉等动作。多见于颞叶癫痫。②手部自动症：简单重复的手部动作，如摸索、擦脸、拍手、绞手、解衣扣、翻口袋、开关抽屉或水龙头等。③言语自动症：表现为自言自语，多为重复简单词语或不完整句子，内容有时难以理解。如可能说"我在哪里？"，"我害怕"等。病灶多位于非优势半球。

（3）意识障碍和运动症状：表现为开始即出现意识障碍和各种运动症状。可以为局灶性或不对称性强直、阵挛和变异性肌张力动作，也可为不同运动症状的组合。

3. 继发全面性发作 简单或复杂部分性发作均可继发全面性发作，最常见继发全面性强直-阵挛发作。发作时 EEG 检查可见局灶性异常放电迅速泛化为两侧半球全面性放电。发作间期 EEG 检查为局灶性异常。

（二）全面性发作

表现形式多样，但发作最初的临床症状表明在发作开始时即有双侧半球受累，往往伴有意识障碍。运动性症状是双侧性的。发作期 EEG 检查最初为双侧半球广泛性放电。

1. 强直-阵挛性发作 又称大发作，可由部分性发作演变而来，也可一起病即表现为全身强直-阵挛发作。意识丧失、双侧强直后紧跟有阵挛的序列活动是主要临床特征。早期出现意识丧失，跌倒。随后的发作分为 3 期。

（1）强直期：表现为全身骨骼肌持续性收缩。眼肌收缩出现眼睑上牵、眼球上翻；咀嚼肌收缩出现张口强直，随后猛烈闭合，可咬伤舌尖；喉肌和呼吸肌强直性收缩致患者尖叫一声，呼吸停止；颈部和躯干肌肉的强直性收缩使颈和躯干先屈曲，后反张；上肢由上举后旋转为内收前旋，下肢先屈曲后猛烈伸直，持续 10～20 秒后进入阵挛期。

（2）阵挛期：患者从强直转成阵挛，肌肉交替性收缩与松弛，每次阵挛后都有一短暂间歇，阵挛频率逐渐变慢，间歇期逐渐延长，持续 30～60 秒或更长。在一次剧烈阵挛后，发作停止，进入发作后期。以上两期均伴有呼吸停止、血压升高、瞳孔扩大、唾液和其他分泌物增多等自

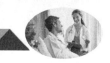

主神经改变。

（3）发作后期：可出现短暂的面肌和咬肌强直痉挛，导致牙关紧闭、全身肌肉松弛，括约肌松弛出现大、小便失禁。呼吸首先恢复，随后瞳孔、血压、心率渐至正常。肌张力降低，意识逐渐恢复。从发作到意识恢复为 5～15 分钟。醒后患者常感头痛、全身酸痛、嗜睡，对发作全无记忆，此时强行约束患者可能发生伤人和自伤。

> **癫痫持续状态**
>
> 是指在短时间内一系列重复性发作，两次发作间意识障碍不恢复或持续性发作，至少 30 分钟。年发病率为 41～61/10 万，1 岁以内及 65 岁以上发病率最高。15% 的癫痫患者曾有癫痫持续状态，10%～20% 的儿童癫痫患者至少曾有 1 次癫痫持续状态。9% 的癫痫儿童以癫痫持续状态为首发症状。

2. 失神发作

（1）典型失神发作：表现为突发短暂的意识丧失和正在进行的动作中止，凝视，呼之不应，不伴有或伴有轻微的运动症状，发作开始和结束均突然。事后对发作全无记忆，每日可发作数次至数百次。通常持续 5～20 秒，罕见超过 1 分钟者。发作时 EEG 检查呈规律性双侧同步 3 Hz 的棘-慢综合波，主要见于儿童失神癫痫和青少年失神癫痫。

（2）不典型失神发作：表现为意识障碍发生与结束均较缓慢，可伴有轻度的运动症状。发作时 EEG 检查可以表现为慢的（2.0～2.5 Hz）棘-慢波或尖-慢波，多见于弥漫性脑损害患儿，预后较差。

（3）阵挛性发作：表现为肢体有节律性的抽动伴意识丧失，之前无强直期，持续约 1 分钟。发作时 EEG 检查无特异性，可见快活动、慢波或者不规则棘-慢波。几乎全部发生于婴幼儿。

（4）强直性发作：表现为发作性全身或双侧肌肉的强烈持续的收缩，肌肉僵直，躯体呈角弓反张，伴有意识丧失、呼吸暂停和瞳孔散大。常持续数秒至数十秒，但是一般不超过 1 分钟，发作时 EEG 显示爆发性多棘波节律。强直发作多见于弥漫性脑损害患儿。

（5）失张力发作：表现为双侧部分或全身肌肉张力突然丧失，导致不能维持原有的姿势，出现跌倒、肢体下坠等表现。持续数秒至 10 余秒，发作持续时间短者多不伴有明显的意识障碍。EEG 表现为全面性爆发出现的多棘慢波节律。

（6）肌阵挛发作：表现为快速、短暂、触电样肌肉收缩，可遍及全身，也可限于某个肌群，常成簇发生。可见于任何年龄，发作期典型的 EEG 表现为爆发性出现的全面性多棘-慢波综合。

四、辅助检查

1. 脑电图检查 是诊断癫痫最重要的辅助检查方法。可见明确病理波、棘波、尖波、棘-慢波或尖-慢波。此外，脑电地形图（BEAM）、动态脑电图监测（Holter）也可以发现异常。

2. 神经影像学检查 如头颅 CT、MRI、MRA、DSA 检查，可确定脑结构异常或病变，对癫痫的诊断和分类有帮助，有时可作出病因诊断如颅内肿瘤。

五、诊断要点

癫痫诊断的主要依据有发作史、发作期的临床表现、脑电图改变。目击者提供的发作过程

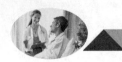

和表现非常重要,脑电图检查发现癫痫性放电可以临床确诊。

六、治疗

癫痫最主要的内科治疗是应用抗癫痫药控制癫痫发作。抗癫痫药只有控制发作的对症治疗效应,无消除病因和癫痫发生源的根治效应,故需长期应用。

1. 治疗原则

(1)癫痫未确诊前或仅发作1次,可以继续观察,不要开始应用抗癫痫药。

(2)单一药物治疗原则:单药治疗已是国际公认的用药原则,单药治疗至少有65%以上的患者可以控制发作。

(3)长期规则用药:为了保持稳态有效血浓度,发挥最佳疗效,应长期规则用药。抗癫痫药治疗失败多是因用药不合理和不正规所造成,有条件时应测定所用药物的血浆浓度以确定。

(4)抗癫痫药的应用:需从小剂量开始,逐渐递增,一般约需时1周方可达到有效的血浆药物浓度。

(5)应用抗癫痫药应了解基本的药代动力学特点,包括半衰期、有效浓度范围、达峰浓度时间等。

(6)儿童、老年人和孕妇以及慢性疾病长期应用其他药物的患者,在选用抗癫痫药和使用剂量时,应按具体情况确定。

(7)随时观察和定期检测患者对药物的耐受性和不良反应,并作出相应的处理。

2. 抗癫痫药物

(1)苯巴比妥:常作为小儿癫痫的首选药物,也用于单纯及部分复杂发作,对发热惊厥有预防作用。

(2)苯妥英钠:对大发作和部分性发作有效,但可加重失神和肌阵挛发作。婴幼儿及儿童不宜服用。

(3)卡马西平:是部分性发作的首选药物,对复杂部分性发作疗效优于其他抗癫痫药物。

(4)丙戊酸钠:对所有类型的癫痫都有效,尤其是对小发作优于乙琥胺;对大发作较苯妥英钠和苯巴比妥差,但对这两药无效的患者,本品仍有效,为小发作的首选药。如长期应用毒性低,不良反应少。

(5)地西泮:静注显效快且较其他药安全,为持续状态首选,对大发作作用差。在癫痫持续状态的急性期,地西泮与劳拉西泮联合作用持续时间更长。本品不良反应少,久服骤停可引起惊厥;婴儿、青光眼、重症肌无力者忌用。

知识拓展:癫痫持续状态的处理

应尽可能在短时间内控制发作。首先应判断呼吸道是否通畅,循环功能和其他生命体征是否稳定。迅速控制癫痫发作,首选地西泮10 mg静脉注射。应同时监测血压及心电图。在处理发作的同时还应积极寻找诱因或病因,并及时做相应的处理。完全控制发作后,应建立正规抗癫痫药治疗方案,避免再发。

正规充分抗癫痫药物单药或多药联合治疗2年以上,证明无效者可以进行手术治疗。

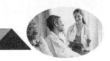

第二节 头 痛

临床情景

患者男性,42岁。因颅脑损伤住院进行康复治疗,在康复治疗过程中,患者出现头痛症状。作为一名康复治疗师,你应该如何帮助该患者?

头痛是指额、颞、顶、枕部的疼痛。广义的头痛还包括面部疼痛,大致分为原发性和继发性头痛。本节只描述几种常见的原发性头痛。

一、偏头痛

偏头痛是一种常见的慢性神经血管性疾病,以下主要介绍无先兆和先兆偏头痛。

(一)临床表现

1. 先兆偏头痛 发作前数小时至数日可有倦怠、注意力不集中和打哈欠等前驱症状。在头痛前或头痛发生时,常以可逆的局灶性神经系统症状为先兆,最常见为视觉先兆,如视物模糊、暗点、闪光、亮点亮线;其次为感觉先兆。先兆症状一般在5～20分钟内逐渐形成,持续时间<60分钟;不同先兆可以接连出现。头痛在先兆同时或先兆后60分钟内发生,表现为一侧或双侧额颞部或眶后搏动性头痛,常伴有恶心、呕吐、畏光或畏声、苍白或出汗及疲劳感等。活动能使头痛加重,睡眠后可缓解。疼痛一般在1～2小时达到高峰,持续4～6小时或数十小时,重者可历时数天,头痛消退后常有疲劳、倦怠、烦躁、无力和食欲缺乏等。

2. 无先兆偏头痛 是常见的偏头痛类型,表现为反复发作的一侧或双侧额颞部或眶后搏动性头痛,常伴有恶心、呕吐、畏光、畏声、出汗、全身不适等。常与月经有明显的关系。发作较频繁,持续时间也比先兆偏头痛长,可达1～3天。

(二)诊断要点

偏头痛诊断应结合偏头痛发作类型、家族史、临床表现和神经系统检查进行综合判断。

> **知识拓展:霹雳头痛**
>
> 又称蛛网膜下隙出血样头痛,为突发的剧烈头痛,症状和颅内动脉瘤破裂的头痛相似。突然发病,1分钟内头痛达到严重程度;持续1小时至10天;其后数周或数月内无规则的复发发作。若要排除其他疾病引起的头痛应做腰椎穿刺和脑脊液检查,以及头颅影像学检查,结果必须正常。部分患者对尼莫地平治疗有效。

(三)治疗方案及原则

1. 一般原则

(1)首先要确立正确的诊断,排除继发性头痛。

(2)认识和处理偏头痛的共存疾患,如抑郁症、哮喘、过敏性疾病、胃肠道疾病、高血压等。

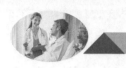

（3）教育患者认识偏头痛的疾病性质,现有的处理手段包括药物只能减轻和减少头痛发作。

（4）避免促发因素能减少和避免发作,常见的促发因素有:饮食、生理和情绪压力与紧张、焦虑、烦恼和抑郁、闪光、视觉刺激、睡眠过少等。

2. 药物治疗

（1）一般镇痛药:如阿司匹林和对乙酰氨基酚(扑热息痛)。

（2）抗偏头痛药物:可选用麦角类制剂或曲普坦类药物。

二、紧张型头痛

紧张型头痛是原发性头痛中最常见的类型,可始于任何年龄。

1. 临床表现　起病多在30岁前后,女性多于男性。表现为双侧枕颈部、额颞部或全头部非搏动性钝痛、胀痛。在下午或傍晚较重,可持续数天,不伴有恶心、呕吐、畏光、畏声症状,也无视觉先兆。常伴有颈部、颞肌、咬肌压痛。患者常伴有头昏、睡眠障碍、焦虑和抑郁症状。

2. 诊断要点　紧张型头痛的诊断主要依靠临床表现,应排除各种器质性疾病以及抑郁或焦虑等精神或心理障碍。

3. 治疗方案与原则

（1）镇痛药物:不可长期服用及每天服用,以避免药物依赖及引起药物依赖性头痛和止痛药造成的不良反应,更不宜长期服用非处方(OTC)复方镇痛剂。

（2）抗抑郁药物:常用的有阿米替林、多塞平(多虑平)、黛力新(二盐酸氟哌噻吨和盐酸四甲蒽丙胺合剂),以及新一代的选择性5－HT重摄取抑制剂,如氟西汀、舍曲林等。

（3）镇静和抗焦虑药:以苯二氮䓬类为首选,如艾司唑仑(舒乐安定)、劳拉西泮、硝西泮和地西泮等。

知识拓展:"闹钟"头痛

又称睡眠头痛,多发生于老年人和女性。头痛独特地只发生在夜间睡眠时,多于夜间1:00～3:00发生,白天午睡时也可发生。疼痛程度一般为轻至中度,约2/3的病例为双侧性疼痛。头痛发作通常持续15～180分钟,不伴有自主神经系统症状。头痛发作频率高,每周＞4次。碳酸锂是目前最有效的治疗药物。

三、丛集性头痛

是原发性头痛中较罕见的类型,亦称组胺头痛。

(一)临床表现

男性多于女性,常于30～60岁首发,头痛呈周期性和丛集性发作。周期性发作是指成串发作的头痛在间隔数月、数年后复发,常发生于春、秋季;丛集性发作是指头痛每日或隔日连续发作,多持续2周至3个月,故名丛集性头痛。头痛突然开始,无先兆,头痛局限于单侧眶周、球后,可向额、颞、下颌放射;头痛呈锐痛、刀割样、爆炸样,程度严重,患者常以手击头部,甚或撞头等以缓解疼痛。每次发作持续15～90分钟,发作时常伴随同侧眼球结膜充血、流泪、流涕、鼻塞,但不伴恶心和呕吐。头痛的消失迅速,不留后遗症。饮酒及可引起血管扩张的药物

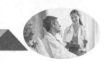

(如硝酸甘油)可诱发头痛。

（二）诊断要点

依据头痛特征的周期性和丛集性发作、头痛的部位、性质及伴随症状，在排除相关疾病和其他发作原发性头痛后，并经几次丛集性头痛发作周期的观察后可以诊断。

（三）治疗方案及原则

1. 急性发作期处理 头痛发作时可选择吸氧、4％利多卡因滴鼻及应用曲普坦类药物，喷雾剂，皮下注射，口服一般无效。

2. 预防性药物

（1）钙通道拮抗剂：氯桂利嗪、洛美利嗪等效果较好。

（2）碳酸锂：开始剂量为每天 300 mg，在预期头痛发作开始前数小时服用。数日后可增至 300 mg，每天 2 次（平均剂量）。常见不良反应有多尿、轻度口渴。

（3）皮质类固醇类药物：一般用于急性期，见效较快。应小剂量、静脉滴注短疗程和个体化治疗。

（4）丙戊酸钠：高剂量每天 600～800 mg，分 2～3 次服用。

第三节　睡　眠　障　碍

临床情景

患者男性，42 岁。患者因脑卒中住院治疗。患者反映住院期间经常失眠，且睡眠质量不高。作为一名康复治疗师，你应该如何帮助该患者？

一、概述

睡眠障碍是指睡眠量不正常以及睡眠中出现异常行为的表现，也是睡眠和觉醒正常节律性交替紊乱的表现。可由多种因素引起，常与躯体疾病有关。包括睡眠失调和异态睡眠。睡眠失调包括：睡眠量不足；想睡但是无法入睡，直到凌晨 2:00 才能入睡；睡眠质量差，尽管睡了一夜，但是仍感到不能消除疲劳。异态睡眠是指睡眠期间出现行为或生理上的异常。如梦言症、梦魇、睡行症、发作性嗜睡病、夜惊。常见的睡眠障碍有失眠、嗜睡、发作性嗜睡病、梦魇、睡行症、夜惊。

1. 失眠 入睡或保持睡眠困难，或醒后感到不解乏（即使睡眠正常，也感到休息不充分）。

2. 嗜睡 为觉醒的减退，是意识障碍的早期表现。患者精神委靡、动作减少，表情淡漠，常持续地处于睡眠状态，但对语言尚有反应，能被唤醒，勉强配合检查及简单地回答问题，停止刺激即又入睡。

3. 发作性嗜睡病 是指不可抗拒的突然发生的睡眠，并伴有猝倒症、睡眠瘫痪和入睡幻觉。睡眠与正常睡眠相似，脑电图检查呈正常的睡眠波形。一般睡眠程度不深，易唤醒，但醒后又入睡。猝倒症是最常见的伴发症，发作时意识清晰，躯干及肢体肌张力突然低下而猝倒。

睡眠瘫痪表现为意识清楚而不能动弹,全身弛缓性瘫痪。入睡幻觉以视听幻觉为多见,内容大多为日常经历,患者对周围有所知觉,但又似在梦境。

4. 梦魇 睡眠时出现噩梦,梦中见到可怕的景象或遇到可怕的事情。醒后仍有短暂的意识模糊,对梦境中的内容能回忆片断,发作后依然入睡。常由白天受到惊吓,过度兴奋或胸前受压、呼吸道不畅,晚餐过饱引起胃部膨胀感等所致。

5. 睡行症 又称夜游、梦行症。发作时患者从睡眠中突然起床,在未清醒的情况下,在床上爬动或下地走动,面无表情,动作笨拙,走路不稳,喃喃自语,偶见较复杂的动作如穿衣。每次发作持续数分钟,并又回到床上睡觉,晨醒后对发作过程完全遗忘。多见于儿童,男性多见,儿童随着年龄的增长症状逐渐消失,提示该症系中枢神经延缓成熟所致。

6. 夜惊 多发于儿童。睡眠中突然惊醒,两眼直视,表情紧张恐惧,呼吸急促,心率增快,伴有大声喊叫、骚动不安,发作历时1～2分钟,发作后又复入睡,晨醒后对发作过程不能回忆。

本节主要讨论失眠。

二、失眠

(一) 失眠的概念与原因

失眠通常是指患者对睡眠时间和(或)质量不满足,并影响日常社会功能的一种主观体验。表现为入眠困难或早醒,常伴有睡眠不深与多梦。失眠是常见的睡眠障碍,可见于下列情况。

1. 精神因素所致的失眠 精神紧张、焦虑、恐惧、兴奋等可引起短暂失眠,主要为入眠困难及易惊醒,精神因素解除后,失眠即可改善。神经衰弱患者常诉入眠困难,睡眠不深,多梦,但脑电图检查显示睡眠时间并不减少,而觉醒的时间和次数有所增加,这类患者常有头痛、头晕、健忘、乏力、易激动等症状。抑郁症的失眠多表现为早醒或睡眠不深,脑电图检查显示觉醒时间明显延长。躁狂症表现为入眠困难,甚至整夜不眠。精神分裂症因受妄想影响可表现为入睡困难,睡眠不深。

2. 躯体因素引起的失眠 各种躯体疾病引起的疼痛、痛痒、鼻塞、呼吸困难、气喘、咳嗽、尿频、恶心、呕吐、腹胀、腹泻、心悸等,均可引起入睡困难和睡眠不深。

3. 生理因素 由于生活工作环境的改变和初到异乡、不习惯的环境、饮浓茶咖啡等可引起失眠,短期适应后失眠即可改善。

4. 药物因素引起的失眠 利舍平、苯丙胺、甲状腺素、咖啡碱、氨茶碱等可引起失眠、停药后失眠即可消失。

5. 大脑弥散性病变 慢性中毒、内分泌疾病、营养代谢障碍、脑动脉硬化等各种因素引起的大脑弥散性病变,失眠常为早期症状,表现为睡眠时间减少、间断易醒、深睡期消失,病情加重时可出现嗜睡及意识障碍。

(二) 临床表现

入睡困难,入睡时间>30分钟。不能熟睡,睡眠时间减少;早醒、醒后无法再入睡;频频从噩梦中惊醒,自感整夜都在做噩梦;睡过之后精力没有恢复;发病时间可长可短,短者数天可好转,长者持续数日难以恢复。入睡后容易被惊醒,有的对声音敏感,也有的对灯光敏感;很多失眠者喜欢胡思乱想;长时间的失眠可导致神经衰弱和抑郁症,而神经衰弱患者的病症又会加重失眠。

(三) 诊断要点

失眠的诊断必须符合以下条件:①存在以下症状之一:入睡困难、睡眠维持障碍、早醒、睡

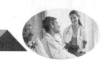

眠质量下降或日常睡眠晨醒后无恢复感；②在有条件睡眠且环境适合睡眠的情况下仍然出现上述症状；③患者主诉至少下述 1 种与睡眠相关的日间功能损害：疲劳或全身不适；注意力、注意维持能力或记忆力减退；学习、工作和（或）社交能力下降；情绪波动或易激惹；日间思睡；兴趣、精力减退；工作或驾驶过程中错误倾向增加；紧张、头痛、头晕，或与睡眠缺失有关的其他躯体症状；对睡眠过度关注。

（四）治疗

1. **总体目标** 尽可能明确病因，达到以下目的：①改善睡眠质量和（或）增加有效睡眠时间；②恢复社会功能，提高患者的生活质量；③减少或消除与失眠相关的躯体疾病或与躯体疾病共病的风险；④避免药物干预带来的负面效应。

2. **非药物治疗** 应强调睡眠健康教育的重要性，即在建立良好睡眠卫生习惯的基础上，开展心理行为治疗、药物治疗和中医学治疗。心理行为治疗对于成年人原发性失眠和继发性失眠具有良好效果，通常包括睡眠卫生教育、刺激控制疗法、睡眠限制疗法、认知疗法和松弛疗法。

3. **药物治疗** 尽管具有催眠作用的药物种类繁多，但其中大多数药物的主要用途并不是治疗失眠。目前临床治疗失眠的药物主要包括苯二氮䓬类受体激动剂、褪黑素受体激动剂和具有催眠效果的抗抑郁药物。一般选择半衰期短、不良反应小的药物，睡前服用，1～2 周为宜。

第四节　眩　晕

临床情景

患者男性，42 岁。因骨折后进行康复治疗。第 5 天在康复治疗过程中出现眩晕，家属诉患者有梅尼埃眩晕发作病史。作为一名康复治疗师，你应该如何帮助该患者？

眩晕是对自身平衡觉和空间位象觉的自我感知错误，感受自身或外界物体的运动性幻觉，如旋转、升降和倾斜等。临床上可分为前庭系统性眩晕（真性眩晕）和非前庭系统性眩晕（头昏），病因较复杂。

一、病因

1. **各种累及内耳的耳科疾患** 均可引起眩晕，如迷路炎、梅尼埃病、位置性眩晕、晕动病、迷路卒中、耳硬化症、药物中毒以及耳道耵聍、中耳炎、咽鼓管阻塞及鼓膜内陷等。

2. **神经系统疾病** 听神经炎、前庭神经炎、颅内感染、肿瘤、脑血管病、变性、外伤及癫痫等常伴眩晕。

3. **眼源性疾患** 眼外肌麻痹，屈光不正、视力减退等。

4. **躯体并发症** 心血管疾病、全身代谢性、中毒性和感染性疾病、血液病、内分泌疾病等均可并发眩晕。

5. **精神障碍** 神经症、抑郁症、精神分裂症等常诉眩晕。

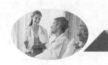

二、临床表现

1. 周围性眩晕 真性眩晕,呈阵发性的外物或本身的旋转、倾倒感、堕落感,症状重,多伴有明显的恶心、呕吐等自主神经症状,持续时间短,数十秒至数小时,很少超过数天或数周者。多见于前庭外周性病变。

2. 中枢性眩晕 假性眩晕,为外物或自身的摇晃不稳感,或左右或前后晃动,注视活动物体或嘈杂环境下加重。症状较轻,伴发自主神经症状不明显,持续时间较长,可达数月之久,多见于脑部和眼部等疾患。

三、辅助检查

头颅X线摄片、脑电图、脑血流图、X线胸片、经颅多普勒超声(TCD)、头颅CT及MRI检查等,对头晕的病因诊断具有重要价值。疑为颈椎病者需作颈椎正、侧、斜位等X线摄片检查。变温试验、指物偏向、直流电试验、位置试验及眼震电图等前庭功能检查有助于眩晕症的定位定性诊断。

四、诊断

诊断在于明确眩晕的原因。发作期,应着重了解眩晕的性质、诱因和伴发症状如耳鸣、耳聋、脑干短暂性脑缺血发作(TIA)症状和意识障碍等。间歇期症状应注意听力、第Ⅴ到Ⅹ对脑神经及脑干症状等。尚需了解既往重要病史,如心血管病、服药史、颅脑外伤史等。有了初步的病因判断后,再进行相应的体检和实验室检查。体检重点为前庭功能、听力、神经系统检查和心血管系统检查。有时,发生眩晕的原因不止一个,应加注意。

五、治疗

1. 一般治疗 静卧,避免声光刺激,解除精神紧张等。

2. 病因治疗 病因明确者应及时采取针对性强的治疗措施,如耳石症患者应根据受累半规管的不同分别以不同的体位法复位;急性椎-基底动脉缺血性脑卒中,对起病3~6小时的合适患者可进行溶栓治疗等。

3. 对症治疗 目前临床上常用的前庭抑制剂主要分为抗组胺剂(异丙嗪、苯海拉明等)、抗胆碱能剂(东莨菪碱)和苯二氮䓬类;止吐剂有甲氧氯普胺和氯丙嗪等。

4. 手术治疗 对于药物难以控制的持续性重症周围性眩晕患者,需考虑内耳手术治疗。

 实践实训

7岁患儿。既往健康,某日突然意识丧失,全身抽搐,伴眼球上窜、瞳孔散大、口唇青紫、舌咬伤和尿失禁,约持续3分钟。发作后入睡,醒后无记忆。据上述资料请回答:

1. 应考虑何病及何种类型?

2. 为确诊首选哪两项辅助检查?

3. 与哪些疾病鉴别?

4. 药物治疗原则?

(王 芳)

第三篇

外科疾病

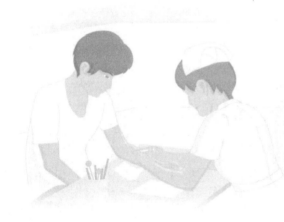

第十五章

颅脑疾病

临·床·疾·病·概·要

第一节 颅 内 压 增 高

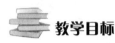 **教学目标**

一、能力目标

1. 能识别和分析颅内压增高的临床表现。

2. 能根据患者的具体情况提出健康指导内容。

二、知识目标

1. 掌握颅内压增高的临床表现、常见病因和康复治疗。

2. 理解颅内压增高的相关检查及诊断依据。

3. 了解颅内压增高的发病机制及临床治疗。

三、素质目标

1. 通过对颅内压增高患者的健康指导,培养学生的耐心、细心、自信心。

2. 通过小组学习,培养学生与他人协作的优良品质。

临床情景

患者女性,30岁。因颅脑外伤后行康复治疗。入院第2天出现头痛、呕吐。作为一名康复治疗师,你应该如何帮助该患者?

一、概述

颅内压是指颅腔与其中的内容物(脑组织、脑脊液、血液)之间所维持的压力。正常人颅内保持一定压力,称为颅内压(简称颅压),通常是指在水平卧位、身体松弛的状态下,经腰椎穿刺接上一定内径的管子所测得压力,因而又确切地称为脑脊液压力。正常成人颅内压为 $0.7\sim2.0$ kPa($70\sim200$ mmH$_2$O),儿童为 $0.5\sim1.0$ kPa($50\sim100$ mmH$_2$O)。成人如>1.96 kPa(200 mmH$_2$O)即为颅内压增高,从而引起相应的临床综合征。

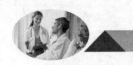
> **知识拓展：颅内压的调节**
>
> 　　颅腔是由颅骨构成的半密闭、容积固定的腔体，其内容物为脑组织、脑脊液和血液，这三者的总体积也是相对稳定的，从而维持颅内压在正常生理范围内。如果颅腔内的脑组织、脑脊液和血液三者中有一项体积增加，其他两项的体积必须相应地缩减，才能维持颅内压在正常范围内。由于脑组织不能够被压缩，因此颅内压的调节主要依靠静脉血、脑脊液增减来调节。当颅内压增高时，脑脊液排出颅腔，且分泌减少而吸收增多，从而使颅内压降低；颅内压降低时则相反。但是脑脊液在颅腔内的总量仅占颅腔容积的10%，所以这种调节作用是很有限的，只能保证正常生理状态下的颅内空间变动。另外，颅内压还受动脉血氧分压（PaO_2）和二氧化碳分压（$PaCO_2$）的影响，当机体缺血、缺氧时，PaO_2 降低、$PaCO_2$ 增高、脑血管扩张、脑体积增加，使颅内压升高。反之，PaO_2 增加、$PaCO_2$ 降低、脑血管收缩、脑体积缩小，颅内压随之降低。

二、病因

　　1. 颅内占位性病变使颅腔容积相对变小　颅内肿瘤、血肿、脓肿、囊肿、肉芽肿等，既可占据颅腔内一定的容积，又可阻塞脑脊液的循环通路，影响其循环及吸收。此外，上述病变均可造成继发性脑水肿，导致颅内压增高。

　　2. 颅内感染性疾病　各种脑膜炎、脑炎、脑寄生虫病，既可以刺激脉络丛分泌过多的脑脊液，又可以造成脑脊液循环受阻（梗阻性及交通性脑积水）及吸收不良；各种细菌、真菌、病毒、寄生虫的毒素可以损伤脑细胞及脑血管，造成细胞毒性及血管源性脑水肿；炎症、寄生虫性肉芽肿还可起到占位作用，占据颅腔内的一定空间。

　　3. 颅脑损伤　可造成颅内血肿及水肿。

　　4. 脑缺氧　各种原因造成的脑缺氧如窒息、麻醉意外、CO中毒，以及某些全身性疾病，如肺性脑病、癫痫持续状态、重度贫血等，均可造成脑缺氧，进一步引起血管源性及细胞毒性脑水肿。

　　5. 中毒　铅、锡、砷等中毒；某些药物中毒，如四环素、维生素A过量等；自身中毒如尿毒症、肝性脑病等，均可引起脑水肿，促进脉络丛分泌脑脊液，并可损伤脑血管的自动调节作用，形成高颅压。

　　6. 内分泌功能紊乱　年轻女性、肥胖者，尤其是月经紊乱及妊娠时，易于发生良性颅内压增高可能与雌激素过多、肾上腺皮质激素分泌过少而产生的脑水肿有关。肥胖者可能与部分类固醇溶于脂肪组织中不能发挥作用而造成相对性肾上腺皮质激素过少有关。

三、临床表现

　　1. 头痛　是颅内高压的常见症状，发生率为80%～90%，初时较轻，以后加重，并呈持续性、阵发性加剧，清晨时加重是其特点。头痛与病变部位常不相关，多在前额及双颞，后颅窝占位性病变的头痛可位于后枕部。急性颅内压增高者，由于脑室系统产生急性梗阻，所以头痛极为剧烈，肿瘤内出血，可产生突发而剧烈的头痛。

　　2. 呕吐　呕吐不如头痛常见，但可能成为慢性颅内压增高患者的唯一的主诉。其典型表

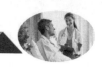

现为喷射性呕吐,与饮食关系不大而与头痛剧烈程度有关。位于后颅窝及第四脑室的病变较易引起呕吐。

3. 视神经视盘水肿

视神经视盘水肿是颅内压增高最客观的重要体征之一,发生率为 60%～70%。虽然有典型的眼底症状,但患者多无明显自觉症状,一般只有一过性视力模糊,色觉异常,或有短暂的视力丧失。这些视觉症状只持续数秒,少数可达 30 秒左右,称为弱视发作。弱视发作常见于慢性颅内压增高的晚期,常与头痛程度平行。如果弱视发作频繁则提示颅内压增高持续存在,最终导致视力永久性丧失。

上述头痛、呕吐和视神经视盘水肿 3 项典型表现,称为颅内压增高的"三主征",临床上患者"三主征"各自出现的时间可能有先后,轻重也不一致。

4. 意识障碍 疾病初期的意识障碍有嗜睡、反应迟钝。严重者可出现昏睡、昏迷,同时可伴有瞳孔散大、对光反射消失,甚至可能发生脑疝、去大脑强直。急性颅内压增高,可迅速出现意识障碍。

5. 脑疝 急性和慢性颅内压增高者均可以引起脑疝。前者发生较快,有时数小时就可出现,后者发生缓慢,甚至不发生。

6. 生命体征的变化 急性颅内压增高的患者,特别是重型颅脑外伤可出现库欣反应(Cushing)。本反应是脑组织对急性缺血、缺氧的代偿反应,随着颅内压迅速升高,患者可出现血压升高、脉率缓慢有力、呼吸加深变慢。这种早期的生命体征变化,即血压升高、脉搏及呼吸变慢。血压升高是调节机制的代偿作用,以维持脑血液供应,呼吸慢可能是延髓呼吸中枢功能紊乱所致。当颅内压持续升高得不到缓解时,则出现血压下降、脉速快而弱、呼吸浅而不规则,直至心跳、呼吸停止,为脑组织对急性缺氧的失代偿危重表现。生命体征变化是颅内压增高的危险征兆,要警惕脑疝的发生。

7. 其他 颅内压增高时,有些患者还可能出现抽搐。当影响到展神经时,可有眼外直肌瘫痪、眼球外展受限,出现复视及阵发性黑蒙;小儿可见颅骨骨缝分离、头围增大、前囟扩大隆起,张力增加,叩击时呈破罐声。

四、临床常规检查

根据病史和患者的典型表现,对于颅内压增高症不难做出诊断。临床上不能仅满足于颅内压增高症的诊断,同时应通过全面详细地询问病史、临床表现及认真的神经系统检查,发现相应的局灶性症状和体征,尽早地查明原因,确定诊断,及时施行有效治疗,从而预防脑疝及各种并发症的发生。

1. 一般检查 包括三大常规、痰脱落细胞、凝血功能及血清学检查(根据需要可选择癌胚抗原、酸性磷酸酶甲胎蛋白、乳酸脱氢酶碱性磷酸酶、绒毛膜促性腺激素、神经元特异性烯醇化酶等),正、侧位 X 线胸片、肝脏 B 超声检查,以及必要时做胃、肠或支气管内镜检查。如发现浅表淋巴结肿大可做活检送病理,以便寻找原发性肿瘤是否存在,以及其侵犯范围和类型。

2. 颅内压检测 通过腰椎穿刺测压可观察颅内压的变化,同时检查脑脊液生化指标,如糖、氧化物、细胞数及蛋白的含量,辅助诊断颅内压异常的某些疾病。腰穿时脑脊液迅速流出,脊髓腔压力下降,有诱发急性脑疝的危险,做该项检查需慎重。对明显颅内压升高的患者应列

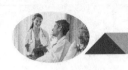

为禁忌,或先进行脱水治疗,然后再进行颅内压测定。直接测定颅内压的方法是将导管置于硬脑膜外腔、硬脑膜下隙或脑室内,连接专用的测压仪器。此法对危重颅内压升高患者或颅脑手术后的患者,可随时监测颅内压的变化。

3. 影像学辅助检查 头颅 X 线平片、CT、MRI 和数字减影(DSA)等特殊检查,是确定脑部转移性肿瘤和病灶定位的最重要方法,其他检查只是辅助性手段。

(1)头颅 X 线平片检查:可显示颅内压增高征象,如颅缝增宽、脑回压迹加深、蝶鞍扩大、鞍背和后床突骨质吸收、颅骨骨质局部破坏或增生、钙化的松果体移位等。对诊断颅骨骨折、垂体瘤、听神经瘤有重要价值。

(2)CT 检查:具有安全、简便、准确、无创伤的特点,不仅能对绝大多数占位性病变做出定位诊断,还有助于定位诊断。这是诊断颅内占位性病变的首选辅助检查。

(3)MRI 检查:在 CT 难以确诊时,可进行该项检查。MRI 能从多层面、多方位观察,并可用不同参数(T_1、T_2、质子密度)以增进发现异常影像并对其病变性质有一定鉴别能力。由于脑、脊髓含脂肪(即包括丰富的氢质子)成分高,成像效果好,而转移性肿瘤含脂肪低,故常用于确定脑转移性肿瘤是否存在,并对鉴别肿瘤、出血、脑积水、脑水肿有一定帮助。

(4)脑超声波检查:可以探查到脑中线结构反射回来的回声波即中线波改变,一般认为中线波偏移 3 mm 为异常,对于幕上占位性病变和部分颅内囊性病变有一定的诊断意义。

(5)脑血管造影术:包括一般颈动脉造影和数字减影血管造影(DSA)。DSA 检查对脑内血管图像显示清晰,转移性肿瘤常由于血供丰富可形成肿瘤着色图像,有利于了解脑内血管走向或断流等改变,也可为选择治疗提供信息。定期行 CT、MRI 检查,有利于及时对比观察,尽早发现脑转移。

(6)其他检查:如脑电地形图、放射性核素扫描等,可针对不同病例选用,有助于诊断和鉴别诊断。

五、临床常用治疗

1. 一般处理 凡有颅内压增高的患者,应留院观察。主要观察神志、瞳孔、血压、呼吸、脉搏及体温的变化,有条件的医疗机构可做颅内压检测。对意识不清的患者应注意保持呼吸道通畅,必要时可行气管切开;氧气吸入和人工过度通气有助于降低颅内压。呕吐频繁或不能进食者应禁食,并给予补液,补液量以维持液体的出入量为度。便秘者可用轻泻剂疏通大便,不可让患者用力排便或做高位灌肠。

2. 病因治疗 消除颅内压增高的病因是根本疗法。针对颅内占位性病变,首先考虑做病变切除术,如切除颅内肿瘤、清除颅内血肿等。针对脑积水患者,可行脑脊液分流术。控制颅内感染和预防各类脑水肿等。

3. 降低颅内压 适用于病因不明或暂时难以纠正的颅内压增高的危重病例,主要通过脱水、利尿来缩减颅内容物体积,达到缓解颅内压,减轻脑受压的目的。

(1)脱水疗法:控制入水量,使用脱水剂、利尿剂。脱水利尿治疗中应注意防止水、电解质紊乱的发生,一般脱水治疗至患者处于轻度脱水状态为最佳。

(2)激素:皮质激素对减轻脑水肿效果明显,宜早期应用。常用的药物有地塞米松、甲泼尼龙、泼尼松等;其临床疗效出现较快,可维持 6～48 小时,甚至达 3～7 天,可使 60%～80% 的患者临床症状缓解。但此类药物不宜久用,以免诱发应激性溃疡。

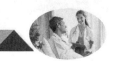

激素降低颅内压的机制：①激素可以降低毛细血管的通透性，减少细胞内 K^+ 和水，使脑细胞自血液中摄取 Na^+ 的过程减慢，故细胞内 Na^+ 减少；②改善血-脑屏障，维持其完整功能，使脑毛细血管对于蛋白质等物质的通透性降低，从而防止和减轻脑水肿；③减少脑脊液的产生，从而有利于脑水肿的消散；④对细胞膜和溶酶体的活性具有稳定作用；⑤减少体内自由基。

（3）冬眠低温疗法：通常用 5%～10% 葡萄糖 500 ml 加入氯丙嗪、异丙嗪各 50 mg，静脉滴注，并给予冰袋全身降温，使直肠内体温维持在 33℃～34℃，持续 3～4 天，还可以在此基础上使用头部降温，如冰枕、冰帽等。这种疗法有利于降低脑细胞代谢，减少脑组织耗氧量，防止脑水肿，降低颅内压。

（4）辅助过度换气：排除 CO_2 以降低 $PaCO_2$，可以通过缩减脑组织血流量，降低颅内压。

4. 抗生素治疗　控制颅内感染和预防感染。

5. 症状治疗　疼痛者给予镇痛剂，但忌用吗啡和哌替啶等类药物，以防止呼吸抑制。抽搐发作者给予抗癫痫药物治疗；烦躁患者给予镇静剂。

6. 放疗　是脑转移非手术治疗中最有效的治疗，为巩固疗效，常需加用放疗。

7. 化疗　应用亚硝脲类药对脑转移灶的疗效较好。

8. 外科治疗　对孤立性或局限性多发转移癌、瘤争取手术切除，以降低颅内压和获得病理诊断。对脑室阻塞、颞侧或小脑转移灶已失去代偿功能、对渗透疗法未能缓解、对放疗抗拒、手术后复发或有转移灶并发症(出血感染或脑脊液滞流)威胁生命者，一般均需外科紧急减压，包括脑室穿刺引流、分流术开颅减压、放置减压装置、切除肿瘤或(和)清除血块及止血。

 实践实训

患者女性，36 岁，教师。主诉：头部摔伤后 1 天，伴有神志不清、呕吐。现病史：入院前 1 天，不慎从行驶的农用拖拉机上摔下，受伤机制不详。当即昏迷，无呕吐、抽搐。遂送医院就诊。体检患者神志浅昏迷，瞳孔等大，对光反应良好，其他检查未见特殊，留急诊室观察。约 3 小时后，患者出现呻吟、烦躁、间呼头痛，伴有呕吐数次，呕吐物为胃内容物。CT 检查显示弥漫性脑肿胀、左枕骨骨折。

既往史及家族史：无特殊相关病史。

一般体格检查：体温、脉搏、呼吸、血压均正常。重病容，躁动不安。左后枕部可扪及 3 cm×3 cm×1 cm 大小的头皮血肿，面部有多处软组织擦伤。心、肺、腹部无异常，脊柱与四肢正常。耳、鼻无血液及其他液体流出。

神经系统检测：神志朦胧、躁动不安，检测不配合。格拉斯昏迷分级：11 分。瞳孔等大，直径 3 mm，光反应灵敏，其他神经系统检测无异常。四肢活动对称有力。四肢对疼痛刺激感觉灵敏，深浅反射存在，未引出病理征。

特殊检查：X 线头颅平片、颈椎平片无异常发现。CT 扫描(平扫)显示，各层未见明显异常密度区，脑室系统缩小并消失，中线结构无移位，环池、四叠体池缩小并消失。左枕部颅外软组织明显肿胀，左侧枕骨有一条低密度折影。

实验室检查：周围血象：Hb 110 g/L，WBC 13×10^9/L，血清钾、钠、氯等电解质检测正常。动

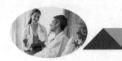

脉血气测定:pH 7.44,PO_2 10 kPa(75.1 mmHg),PCO_2 5 kPa(35.6 mmHg),HCO_3^- 23.4 mmol/L。

据上述资料请回答:

1. 该患者的诊断?

2. 进一步需要做哪些检查?

3. 治疗原则及治疗方案?

第二节　颅　脑　损　伤

 教学目标

一、能力目标

1. 能识别和分析各种颅脑损伤的临床表现。

2. 能根据患者的具体情况提出健康指导内容。

二、知识目标

1. 掌握常见颅脑损伤的临床表现、并发症及常见病因。

2. 理解颅脑损伤的相关检查及诊断依据。

3. 了解颅脑损伤的发病机制及治疗。

三、素质目标

1. 通过对颅脑损伤患者的健康指导,培养学生的耐心、细心、自信心。

2. 通过小组学习,培养学生与他人协作的优良品质。

临床情景

患者男性,40 岁。因颅脑损伤来院诊治。作为一名康复治疗师,你应该如何帮助该患者?

一、概述

(一)分类

颅脑损伤是指由于交通、工矿等事故、自然灾害、爆炸、火器伤、坠落、跌倒及各种锐器、钝器等对头部造成伤害的一类创伤。颅脑损伤是一类常见的创伤,发生率仅次于四肢伤,伤残率皆高于其他各部位的创伤,并且常与身体其他部位的损伤复合存在。

1. 按损伤组织层次分类　头皮损伤、颅骨骨折、脑损伤,三者可单独发生,也可合并存在。

2. 按颅脑是否与外界相通　①开放性颅脑损伤:是指头皮、颅骨和硬脑膜 3 层结构均已破坏,颅腔与外界直接或间接相通;②闭合性颅脑损伤:是指颅腔没有与外界相通。

3. 按脑组织致伤因素作用方式分类　①原发性颅脑损伤:由致伤因素直接作用脑组织而引起,如脑震荡、脑挫裂伤等;②继发性脑损伤:由伤后一段时间发生的继发性改变作用脑组

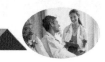

织引起,如颅内血肿和各种原因的脑水肿等。

(二) 病因

1. 直接损伤 是指外力直接作用于头部造成的脑损伤。

(1) 加速性损伤:是指运动着的物体撞击头部,使静止状态的头颅沿外力方向发生加速运动而造成损伤,成为加速性损伤。常见的有铁棒或木棍打击、飞石击伤、头部遭到行驶汽车撞击等。这种损伤头颅大多发生于受力的一侧,是较为常见的一种类型。

(2) 减速性损伤:是指运动着的头部撞击在静止的硬物上,引起瞬间的减速运动而造成损伤,称为减速性损伤,如高处坠落、后仰跌倒等,使头部撞击在硬地(物)上。此时,脑损伤可发生于受力侧,称为冲击伤,但较多的则发生在撞击点的对侧,且较严重,称为对冲伤。对冲伤的形成是由于颅骨和脑组织同时运动中,当颅骨突然受到阻力停止运动,而脑组织因惯性继续向前运动,在受阻(力)对侧瞬间造成脑与颅骨间的负压空间,导致脑损伤,又称"负压伤"。如枕部着地(力)者,在其额叶、颞叶前下方脑组织可发生严重挫裂伤,而枕部的脑组织可无损伤或仅有轻度损伤。

(3) 挤压伤:是指头部两侧同时受到硬性物体挤压时发生的脑损伤,如倒地后头部被挤压在车轮与地面之间、难产时胎头被产钳夹伤。除了两个力作用点处发生脑损伤外,脑的中间结构、脑干也可能发生损伤。

2. 间接损伤

(1) 传递性损伤:如高处坠落、臀部或双足着地、外力沿脊柱上传颅底造成颅骨骨折或脑挫伤。

(2) 挥鞭样损伤:暴力作用于躯干,使其发生突然的加速或减速运动,此时头部往往相对静止或运动速度落后于躯干,造成头颅交界处软组织、脊髓和脑组织的损伤,称为"挥鞭"样损伤。

(3) 特殊方式损伤:如胸、腹部挤压伤、各种爆炸物形成高压气浪引起的爆震伤,使胸腔内压和上腔静脉压急骤上升,血流逆行将压力传入脑内,引起广泛性脑损伤。

(三) 颅脑损伤的分级

常用的分级方法有以下几种。

1. 传统意识障碍分级法 意识障碍是脑损伤的一种主要表现,其程度可直接反映脑损伤的轻重,而其出现的早晚和有无继续加重,可作为鉴别原发性和继发性脑损伤的重要依据。通常将意识障碍分为意识模糊、浅昏迷、昏迷、深昏迷,其比较简单而易于判断。①意识模糊:为最轻或最早出现的意识障碍,此时患者对外界反应能力降低,语言与合作能力减低,可有淡漠、迟钝、嗜睡、言语错乱、定向障碍(不能辨别时间、地点、人物等)、躁动、谵妄和遗尿等表现;②浅昏迷:是指对语言完全无反应,对痛觉尚敏感的意识障碍阶段,痛刺激时,能做防御或回避动作,或仅能皱眉;③昏迷:是指痛觉反应已很迟钝、随意动作已完全丧失的阶段,可有鼾声、尿潴留等表现,瞳孔对光反射、角膜反射尚存在;④深昏迷:对痛刺激的反应完全消失,双侧瞳孔散大,对光反射、角膜反射消失,并可有生命体征紊乱。

2. 格拉斯哥(Glasgow)昏迷评分 通过对患者睁眼、语言和运动 3 个方面反应的检查,分别设定具体的评分标准,以三者积分多少表示意识障碍的程度。总分为 3~15 分,15 分表示正常;13~14 分为轻度脑损伤、9~12 分为中度脑损伤、3~8 分为重度脑损伤、3~5 分为特重度脑损伤(表 3 - 15 - 1)。

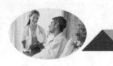

表 3‑15‑1　格拉斯哥昏迷评分

睁眼反应	记分	言语反应	记分	运动反应	记分
				按吩咐动作	6
		能对答,定向正确	5	刺痛能定位	5
正常睁眼	4	能对答,定向错误	4	刺痛时肢体回缩	4
呼吸睁眼	3	胡言乱语,不能对答	3	刺痛屈伸(去皮质状态)	3
刺激睁眼	2	仅能发音,无语言	2	刺痛过神(去大脑强直)	2
无反应	1	无反应	1	无反应	1

3. 急性脑损伤的临床分型　目的是为了便于判断伤情、便于制订诊疗计划、评价疗效和预后,常把颅脑损伤分为 3 种类型。

(1) 轻型:昏迷时间<20 分钟;格拉斯哥昏迷评分 13~15 分;症状有轻度头痛、头昏、恶心等;神经系统和脑脊液检查无明显改变。此型包括脑震荡、有或无颅骨骨折。

(2) 中型:昏迷时间<6 分钟;格拉斯哥昏迷评分 8~12 分;有明显的头痛、头昏、恶心等症状;神经系统和脑脊液检查有轻度改变。此型包括脑挫裂伤、较小的颅内血肿、有或无颅骨骨折及蛛网膜下隙出血,而无脑受压者。

(3) 重型:昏迷时间>6 小时,意识障碍逐渐加重或再昏迷;格拉斯哥昏迷评分 3~7 分;有明显的神经系统阳性体征,生命体征有显著改变。此型包括严重的脑挫裂伤、广泛颅骨骨折、颅内血肿等。

二、头皮损伤

头皮损伤极为常见,多数不会引起严重后果,但它能提供头部受力的部位、方式,有利于分析有无可能合并颅骨骨折、脑损伤或颅内血肿等。因此,对头皮损伤的患者,重点不在于头皮本身的损伤,而必须注意和考虑有无深层组织的损伤。头皮损伤一般分为两类:即闭合性头皮损伤和开放性头皮损伤。头皮损伤常见类别有以下 3 种。

(一)头皮血肿

1. 临床表现　头皮分为 5 层,由外向内依次为:皮肤、皮下组织、帽状腱膜、腱膜下层、骨膜。头皮血管丰富,遭受钝性打击后,使组织内血管破裂出血,但头皮完整,引起头皮血肿。血肿位置分为皮下血肿、帽状腱膜下血肿和骨膜下血肿(表 3‑15‑2)。

表 3‑15‑2　头皮血肿的临床特点

血肿类型	血肿位置	血肿范围	血肿特点
皮下血肿	皮下组织	小而局限	周边较硬,中央有波动感
帽状腱膜下血肿	帽状腱膜与骨膜之间	大而广泛,可波及整个头皮,积血量可达数百毫升	较软,有明显波动感
骨膜下血肿	骨膜与颅骨之间	仅限于一块颅骨范围,不超过颅骨骨缝	张力大,波动感不明显

2. 治疗　单纯性头皮挫伤和小的头皮血肿,一般不予处理,能够自行吸收而痊愈。较大

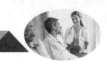

的血肿,应及时加压包扎,以限制其增大。为避免感染,一般不采用穿刺抽吸;必要时可在严格无菌条件下,用粗针头抽出积血,或注入抗生素,再加压包扎。如果血肿继发感染,应及时切开引流,以防感染扩散。如果是儿童,伤后形成巨大的帽状腱膜下血肿,处理时应重点注意防治休克,需要住院观察进一步处理。

对头皮血肿,特别是枕部着力引起的枕部头皮血肿,需警惕发生额、颞叶对冲伤,应嘱咐患者或家属,一旦原有症状加重或出现新的症状和体征,必须立即就诊。对有明显头痛、恶心者,至少留院观察 24 小时。

(二) 头皮裂伤

1. 临床表现　因砍伤、刺伤和重撞伤均可发生头皮裂伤和头皮缺损。其伤口大小、深度和形状除取决于致伤因素外,还与头皮的帽状腱膜层是否破裂有关。帽状腱膜完好时,伤口多呈线形、较浅;反之,伤口裂开呈唇形、较深。由于头皮血管丰富,出血较多,严重者可发生休克。

2. 治疗　首先要尽早除去伤口中的异物,用无菌敷料覆盖,并加压包扎止血。争取在 24 小时内清创缝合。由于头皮血供丰富,愈合能力强,污染较轻的伤口,在伤后 24～48 小时,甚于在 72 小时内,仍可清创并行一期缝合。24 小时内缝合的伤口不置引流,对污染明显者或＞24 小时的伤口,缝合后应做低位戳口橡皮片引流。对＞3 天或创面已有感染的伤口,应酌情做延期缝合;头皮缺损缝合困难者可切开帽状腱膜或做转移皮瓣来修补创面。术后常规使用抗生素和破伤风抗毒素。

(三) 头皮撕裂伤

1. 临床表现　连同帽状腱膜,甚至骨膜在内的大块或全部头皮撕脱,因创伤面大、出血多,可导致疼痛性或失血性休克。

2. 治疗　现场急救要因地制宜地采取有效的包扎、止血措施,并将撕脱的头皮和患者同时送往医院。经积极地抗休克和清创后,视撕脱情况选择以下处理:①有蒂相连且有一定血运的头皮,可行复位缝合;②完全游离的头皮可修整成中厚或全厚皮片,戳若干小孔,整张原位植在颅骨外膜上;③若骨膜已被撕脱,应找出被撕断的动、静脉,用肝素液灌注后做血管吻合,建立血供后再行头皮复位缝合;④当大块头皮缺损,颅骨外露难以修复时,可将颅骨外板多处钻孔,术后换药,待生长新鲜肉芽组织后施行植皮术,修复创面。术后应注意抗休克、抗感染及创面的观察处理。

三、颅骨骨折

颅腔是容纳和保护脑组织的,由多块颅骨构成。颅骨骨折是指头部受暴力作用而引起颅骨结构改变。颅骨各处厚薄不一,骨质薄的部位易发生骨折,如颞骨鳞部、颅底和额骨眶部。根据骨折部位可分为颅盖骨折和颅底骨折;按骨折形态可分为线形、凹陷性和粉碎性骨折;按骨折处是否与外界相通可分为闭合性和开放件骨折。

(一) 颅盖骨折

1. 颅盖线性骨折　依靠 X 线片可确诊。单纯线形骨折无须特殊处理,但颅内一些血管,如脑膜中动脉及其分支、横窦、矢状窦等,紧贴颅骨内板,当颅顶骨骨折时,易引起颅内出血,形成血肿,因此当骨折线横跨颅骨脑膜血管沟或静脉窦时,应留门诊密切观察,一旦出现意识改变,应考虑颅内血肿,立即施行颅骨钻孔探查。开放性颅盖骨折,一般要施行清创缝合术,并仔

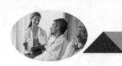

细检查有无硬脑膜外血肿,必要时在骨折线旁钻孔探查。当骨折线波及气窦时,可发生颅内积气,应注意预防颅内感染。

2. 颅盖凹陷性骨折　凹陷性骨折好发于额骨及顶骨,多呈全层凹陷。成年人凹陷性骨折多为粉碎性骨折,婴幼儿可呈"乒乓球"凹陷样骨折。骨折部位的切线位 X 线片和 CT 扫描可了解骨折片陷入深度和有无合并脑损伤。凹陷性骨折是否需要外科手术处理,取决于凹陷部位、深度和范围。一般认为发生以下情况者,应进行外科手术处理:①凹陷性骨折片压迫重要部位引起神经功能障碍,如偏瘫、癫痫等;②凹陷深度>1 cm(小儿>0.5 cm)或因大块凹陷造成颅内压升高者;③骨折片刺入脑室或疑有颅内血肿者;④开放性粉碎性骨折,需要做清创、复位者。对静脉窦处的凹陷性骨折,如未引起神经系统受损或颅内压增高,即便陷入较深,也不宜手术。

(二)颅底骨折

1. 临床表现　颅底骨折多为颅盖线形骨折延伸到颅底,也可由间接暴力所致。骨折线较细微,X 线摄片仅 30%~50%能显示骨折线。颅底骨折的诊断应着重分析临床表现,必要时可做 CT 检查。颅底可分为前、中、后 3 个颅窝,根据局部迟发性淤血部位和脑脊液漏存在的情况,可帮助判别骨折的部位(表 15-2-3)。

表 3-15-3　颅底各部位骨折的特点

骨折部位	迟发性淤血部位	脑脊液漏	脑神经损害
颅前窝	眶周(熊猫眼征)、球结膜下(兔眼征)	鼻漏	第Ⅰ、Ⅱ对脑神经
颅中窝	颞部耳后皮下	耳漏	第Ⅶ、Ⅷ对脑神经
颅后窝	乳突部、枕后皮下、咽后壁	少见	后组(Ⅸ~Ⅻ)脑神经

2. 治疗　颅底骨折本身无须特别治疗,应着重观察有无脑损伤和处理脑脊液漏、脑神经损伤等合并症。在治疗过程中需注意:①伴有脑脊液外漏者,均视为开放性颅脑损伤;②患者应置于半卧位,头偏向患侧卧床休息;③禁止堵塞、冲洗耳、鼻腔或向腔内滴入药液;④禁止腰穿;⑤避免咳嗽、打喷嚏;⑥早期使用抗生素防治颅内感染;⑦对脑脊液流出较多者,可每天增补等量的生理盐水,以维持体液平衡。一般漏口可在伤后 1~2 周内自行愈合,如>1个月漏口不愈合者,可考虑手术修补硬脑膜,以封闭漏口。

四、脑损伤

(一)脑震荡

脑震荡是闭合性脑损伤中较轻的一种损伤,表现为一过性的脑功能障碍。

1. 临床表现和诊断

(1)意识障碍:伤后立即发生神志不清或昏迷,持续数秒或数分钟,但一般<30 分钟。

(2)自主神经功能紊乱:患者可表现为面色苍白、冷汗、脉细弱、呼吸浅慢、血压下降、四肢松软、各种生理反射迟钝或消失等,但随意识障碍好转而迅速恢复。

(3)逆行性遗忘:是指患者清醒后不能回忆受伤当时乃至受伤前一段时间内的情况,但对往事回忆良好。

(4)其他:患者可有头痛、头昏、恶心、呕吐、失眠等症状,通常均在短期内自行好转。客观

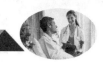

检查常无阳性体征,脑脊液、CT、脑电图等检查正常。

脑损伤与意识障碍的关系

意识障碍在脑损伤患者中很常见,轻者伤后出现短暂可逆的意识丧失,严重时伤后持续昏迷直至死亡。导致意识障碍的最终原因是相当范围内大脑皮质功能丧失,但其具体作用机制目前尚不清楚。受伤后即刻发生的意识障碍与脑组织的破坏有关,伤后一段时间后才发生的意识障碍与伤后继发的颅内压升高、脑缺血、脑疝等有关。以往认为,伤后原发性意识障碍的发生机制与脑干功能的损伤有关。具体地说,就是与脑干网状结构上行激活系统的损伤有关。该论点的证据是,在灵长类动物脑震荡模型中,发现存在脑干轴索的变性。然而,近年来该学说受到了强有力的挑战。对严重颅脑损伤、原发性昏迷继而死亡的患者进行病理检查发现,患者大脑半球白质存在广泛的变性,这种病理变化即弥漫性轴索损伤。大样本病例研究和动物实验结果表明,绝大多数原发性昏迷的发生原因是弥漫性轴索损伤而非单纯脑干损伤。

颅脑损伤对小儿智力的影响

颅脑损伤在小儿比较常见。因小儿脑发育尚未成熟,故对损伤较为敏感,即使从外表看伤情不严重,但仍可能造成脑组织的损伤而影响智力的发展。颅脑损伤的原因有高处坠落、窗口坠落、楼梯滑跌、小儿打架,或自行车、机动车辆的交通事故而造成。小儿发生颅脑损伤,都应及时到医院诊断治疗。有伤口者均应予以清创缝合、预防感染、注射破伤风抗毒素,并对无伤口的颅脑损伤进行严密观察,注意休息,以免加重脑挫伤或脑震荡。如果头痛加重,出现呕吐、昏迷,应再找医生诊治。有的甚至在伤后2～3周内,因颅内血肿增大,出现抽搐、昏迷、呕吐等颅内压增高的表现。据统计约1/4的颅脑损伤小儿在伤后1年内可能有智力下降的情况,表现为表情淡漠、好动、控制能力减轻、精神不集中、记忆力差等。少数患儿1年后仍有头痛、偏瘫、智力障碍、癫痫等后遗症。

2. 治疗 单纯的脑震荡可通过适当的休息,选用对症治疗药物。少数头痛、头昏、失眠持续时间较久者,除了调整对症治疗的药物外,应重视心理治疗。不可轻易诊断为脑震荡后遗症,以免加重患者的焦虑。

头部受伤后发生昏迷者,除了脑震荡还可能有颅内血肿或脑挫裂伤,因此在患者清醒后仍应加强对其监护,尤其是昏迷在10分钟以上或昏迷时间不详者,头痛、呕吐较重者,必须严密监护,以尽早发现合并伤和继发性脑损伤。

(二)脑挫裂伤

脑挫裂伤是脑组织实质性损伤,好发于额极、颞极及其底面。轻者仅有脑皮质或其深部组织点状出血或静脉淤血;重者有脑组织挫裂、严重出血、水肿和神经细胞变性、坏死等。脑挫裂伤的继发性改变,脑水肿和血肿形成具有更重要的临床意义,脑水肿发生于伤后早期,3～7天达高峰,此期间易发生颅内压增高至脑疝。

1. 临床表现 取决于脑挫裂伤的部位、范围和程度等,临床表现轻重不一。

(1)意识障碍:一般伤后立即昏迷,昏迷深浅和持续时间与脑挫裂严重程度一致。昏迷时

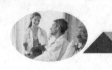

间常＞30分钟,亦可持续数小时、数天和数月不等。脑干损伤者可长期昏迷,昏迷时间越长,伤情越严重。

(2)局灶症状与体征:受伤当时立即出现与伤灶相应的神经功能障碍或体征。①伤及中央前回或附近,可出现对侧肢体抽搐、瘫痪和锥体束征;②伤及语言中枢,可发生各种类型失语;③伤及脑干除昏迷外,可有瞳孔大小改变、眼球固定,甚至去大脑强直和呼吸衰竭等;④伤及大脑非功能区或功能区的边缘部位,临床可无局灶体征。

(3)生命体征的变化:轻型脑挫裂伤,一般无明显变化,近似脑震荡;重型脑挫裂伤可因脑组织出血、水肿,出现急性颅内压增高的表现。若下丘脑挫裂伤,可出现中枢性高热等。

(4)头痛、恶心、呕吐:可能与颅内压增高、自主神经功能紊乱,或外伤性蛛网膜下隙出血等有关。

(5)脑膜刺激征:脑挫裂伤时,往往造成脑血管破裂出血,血液流入蛛网膜下隙,刺激脑膜、神经,表现为剧烈头痛、呕吐、颈项强直等脑膜刺激征。

(6)精神神经症状:常见于双侧额叶、颞叶广泛挫伤。表现为定向力障碍、记忆力减退或虚构、失认症和失算症等。也可有局限性或全身性抽搐,以儿童多见。

2. **诊断**　一般根据受伤史和临床表现,需要时可根据以下检查结果综合分析:①脑脊液检查有不同程度的血性脑脊液,部分患者脑脊液压力增加;②CT检查显示,低密度的脑水肿区域和散在的点、片状高密度出血灶影,借以了解脑挫裂伤的具体范围、部位,以及脑室受压和中线移位等情况。

3. **治疗**

(1)严密观察病情:伤后48小时内,严密观察意识、瞳孔和生命体征的变化;如有意识恶化或有新的体征出现,应进一步做CT检查,以便排除颅内血肿。

(2)轻、中型脑挫裂伤:严格卧床休息,清醒后无呕吐者可适当进食,不能进食者,每天补液量控制在1500 ml左右,并限制钠盐的输入。头痛明显时,除给予对症治疗,必要时可行腰椎穿刺,放出血性脑脊液,以减少刺激。有神经精神症状者,除给予镇静药物外,应加强心理疗法。颅内压增高明显者,需加用脱水剂和激素治疗,蛛网膜出血严重者加用止血剂。

(3)重型脑挫裂伤:常与急性硬脑膜下血肿和脑内血肿并存,因此处理重点在于控制脑水肿、降低颅内高压和防治颅内血肿。

主要治疗措施有:①保持呼吸道通畅,深昏迷者应尽早行气管切开或置入气管内导管,及时清除呼吸道分泌物;②密切观察病情变化,及时排除或发现颅内血肿,有条件者进行CT追踪检查,或安装颅内压监护仪,随时掌握颅内压的变化;③维持营养和控制入水量,不能进食的成年人应早期采用肠道外营养,肠蠕动恢复后,可采用肠道内营养或胃造瘘术,维持机体需要;④脱水疗法;⑤尽早短期使用激素;⑥冬眠低温疗法;⑦病情稳定后仍未清醒的患者可使用能量合剂和促苏醒药物;⑧严重的脑挫裂伤伴持续性颅内高压,已行气管内插管或气管切开者,可行人工过度换气,促使脑血管收缩和血流量减少,以降低颅内压;⑨广泛性脑组织坏死、液化所致的颅内压增高,应开颅减压,清除失去活力的脑组织,以及去骨瓣减压。

(三)开放性颅脑损伤

包括非火器性和火器性损伤两大类。

1. **临床表现**　开放性颅脑损伤除了前述的各种脑损伤病变外,还有以下特点;①脑损伤部位一般与致伤物作用部位一致;②伤口裂开,出血多,易发生休克;③颅内往往有异物(如

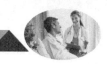

泥土、毛发及衣物碎片等)存留,伤后感染发生率高,易发生外伤性脑脓肿;④伤口愈合后,易形成脑与脑膜或脑与头皮的瘢痕性粘连,癫痫发生率高;⑤火器性脑损伤,全身多发伤发生率高,伤情复杂、严重,病死率较高;⑥后遗症及致残率高,康复难度较大。

2. 治疗

(1) 急救原则:①保持呼吸道通畅;②控制创口出血;③防治休克;④防止创口再污染,以消毒敷料包扎伤口,如有脑组织脱出,包扎时要加以保护,以防脱出的脑组织直接受压;⑤镇静与镇痛;⑥使用足量的抗生素和注射破伤风抗毒素(TAT);⑦对严重呼吸、循环不良者,不宜立即转送。

(2) 外科处理:争取早期清创,使开放性颅脑损伤变成闭合性颅脑损伤;延期处理者(在伤后1周内),创口已感染仍可清创,但不完全缝合伤口,保持引流通畅。晚期处理者(在伤后1周以上),伤口感染明显,应适当地扩大骨窗,敞开引流,以油纱布保护脑组织。

(3) 其他治疗措施:同脑挫裂伤。

(四) 颅内血肿

1. 分类

(1) 按血肿来源和部位分:①硬脑膜外血肿:是指积血部位在颅骨内板和硬脑膜之间;②硬脑膜下血肿:是指积血部位在硬脑膜和蛛网膜之间;③脑内血肿:是指血肿位于脑实质内,外伤时单独发生少见,常与其他脑损伤并存。

(2) 按血肿引起脑受压症状出现时间分类:①特急性血肿:为伤后3～24小时出现脑疝的血肿;②急性血肿:为伤后3天内出现;③亚急性血肿:为伤后3天至3周内出现;④慢性血肿:为伤后3周以上出现。

2. 临床表现

(1) 硬脑膜外血肿:典型表现有以下5种。①意识障碍:多数患者有中间清醒期或好转期。当原发性脑损伤很轻,血肿形成不太迅速时,则在原发性脑损伤昏迷与继发性昏迷之间有一段意识清醒或好转时间,多为数小时或稍长,称为中间清醒期。当原发性脑损伤严重,血肿形成速度快,则原发性脑损伤和脑疝引起的昏迷相继发生,表现为昏迷进行性加重。少数早期无意识障碍,主要是原发性脑损伤很轻或没有原发性脑损伤,在血肿引起脑疝时才出现意识障碍。②颅内压增高症状。③瞳孔变化:血肿侧瞳孔先暂时缩小,光反射迟钝,继之迅速散大,光反射消失;对侧瞳孔亦随之散大。这是诊断颅内血肿及血肿定位的重要客观体征,一般认为瞳孔散大为脑疝形成的一个重要征象。④神经系统定位体征:可有失语、对侧肢体运动障碍,如肌力减退、偏瘫、感觉障碍和锥体束征等。⑤生命体征变化:常为进行性的血压升高、心率和呼吸减慢、体温升高。

(2) 硬脑膜下血肿:血肿位于硬脑膜下隙,是颅内血肿最常见的类型。①急性硬脑膜下血肿:由减速性损伤引起,血肿多发生在受力点对侧。多数有脑挫裂伤及继发性脑水肿同时存在,意识障碍进行性加重,中间清醒期不明显。一些患者很快出现单侧或双侧瞳孔散大,光反射消失,甚至出现去大脑强直。生命体征改变明显,腰穿可见血性脑脊液。②慢性硬脑膜下血肿:好发于50岁以上者,外伤较轻或没有外伤史。在伤后数周或数月后出现慢性颅内压增高症状,如头痛、呕吐、视盘水肿等。可有血肿压迫所致的局灶症状和体征,如偏瘫、失语和局限性癫痫等。也可有脑萎缩或脑供血不全症状,如记忆力下降、智力减退、精神异常等。

(3) 脑内血肿:是指脑实质内的血肿。位于浅层的颅内血肿往往与脑挫裂伤和硬脑膜下

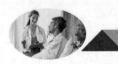

血肿相伴发生。位于脑白质深部血肿,血肿较小时临床表现较轻;血肿较大时病情往往较重。颅内血肿的临床表现依血肿的部位和量而定,可有局灶性症状、颅内压增高等。意识障碍轻、重取决于原发性脑损伤程度和血肿形成的速度。

3. 诊断

(1) 重视受伤机制和头部受力部位。

(2) 应重视临床特征。

(3) 影像学检查诊断:①X线平片显示有跨越脑膜血管沟、静脉窦的骨折线,要考虑硬脑膜外血肿可能。②脑超声波检查可显示中线波向一侧移位或出现回声波,应考虑对侧有血肿形成。③CT检查诊断准确,硬脑膜外血肿可显示颅骨内板与脑表面之间有双凸镜形或弓形密度增高影,硬脑膜下血肿可显示不同密度的新月形或半月形阴影。另外还可显示脑室受压、中线移位等,对多发性血肿、后颅凹血肿更具有诊断价值。④脑血管造影可显示脑外无血管区,呈梭形,位于骨折处者为硬脑膜外血肿;呈新月形或条带状者为硬脑膜下血肿;呈占位性改变者为颅内血肿。⑤MRI检查对慢性血肿的诊断优于CT扫描。

4. 治疗 颅内血肿一般需要施行外科手术,部分病例亦可通过非手术治疗而获得治愈。颅内血肿的手术指征为:①意识障碍程度逐渐加重;②颅内压>2.7 kPa,并进行性升高;③有局灶性脑损害体征;④虽无明显意识障碍或颅内压增高症状,但CT检查血肿较大,脑室和脑池受压明显;⑤非手术治疗过程中病情恶化者,凡有手术指征者应及时手术。手术方法主要是钻孔探查术、开颅血肿清除术、去骨瓣减压术和脑室引流术。

 实践实训

患者男性,40岁,干部。以脑外伤4小时,昏迷2小时入院,患者家属诉患者于4小时前被摩托车撞倒在地,当场昏迷约10分钟,随后清醒,感头晕、头痛剧烈,可以自行回家,呕吐2次。不能回忆当时的经过,2小时前再次昏迷,呼之不应,急送入院。

体格检查:体温38.5℃,脉搏110次/分,呼吸18次/分,血压120/85 mmHg,浅昏迷,格拉斯格评分10分,双侧瞳孔不等大,左侧5 mm,光反射弱,右侧3 mm,右侧枕部见一3 cm×2 cm软组织挫伤区,血迹已干,局部肿胀明显,压痛明显,右侧肌力3级,左侧5级。

X线检查显示,右枕骨骨折,未行其他检查。

据上述资料请回答:

1. 该患者的可能诊断有哪些?

2. 进一步需要做哪些检查?

3. 应做哪些预防处理?

4. 治疗方案?

(郭新荣)

第十六章

胸部疾病

 教学目标

一、能力目标

1. 能对胸部疾病患者做出初步诊断并提出相应治疗措施。

2. 能根据患者的具体情况提出相应的健康指导内容。

二、知识目标

1. 掌握肋骨骨折、损伤性气胸和血胸的急救要点；脓胸、食管癌、肺癌的临床表现及治疗要点。

2. 熟悉肋骨骨折、损伤性气胸的病理特点和临床表现；损伤性血胸的诊断方法和治疗原则。

3. 了解食管癌、肺癌的病因病理。

三、素质目标

1. 通过对胸部疾病患者的健康指导，培养学生的耐心及细心。

2. 学习态度认真，注重医疗中关心、爱护病人。

临床情景

患者男性，65 岁。咳嗽、痰中带血丝 2 个月，发热 10 天。X 线胸片显示右肺上叶片状阴影，呈肺炎样征象。病人 1 个月后出现右面部无汗，瞳孔缩小，同侧上睑下垂及眼球内陷。作为一名康复治疗师，你应该如何帮助该患者？

第一节　胸部损伤

胸部包括胸壁、胸膜及胸内各种脏器。无论平时或战时，胸部均易受损伤。胸部损伤根据胸膜腔是否与外界相通，分为闭合性和开放性损伤两类。闭合性损伤多由于暴力挤压或钝器打击胸部引起。轻症者只有胸壁软组织挫伤和(或)单纯肋骨骨折。重症者多伴有胸腔内器官或血管损伤，导致气胸、血胸。开放性损伤多由各种利器(刀、子弹)造成，可导致开放性气胸或血胸，影响呼吸和循环功能，伤情多较严重。闭合性或开放性胸部损伤，不论膈肌是否穿破，都可能同时伤及腹部脏器，这类损伤称为胸腹腔联合伤。胸部损伤凶险大，变化快，因此观察病情应认真、细致；处理损伤应及时、准确、有效。

肋骨骨折

肋骨骨折在胸部损伤中最常见。儿童肋骨弹性较强,不易折断。成年人与老年人肋骨骨质疏松,脆性较大容易发生骨折。第4~7肋骨较长而固定,最易折断。第1~3肋骨较短,且有锁骨和肩胛骨保护,一旦骨折说明致伤暴力巨大,常合并锁骨、肩胛骨骨折和颈部、腋部血管神经损伤。第8~10肋骨前端与胸骨连成肋弓,弹性较大,第11~12肋骨前端游离不固定,均不易骨折。

一、病因与发病机制

肋骨骨折主要因外来暴力所致。暴力直接施压于肋骨,易使承受打击处肋骨向内弯曲而折断。胸部前后受挤压的间接暴力,则可使肋骨向外过度弯曲而折断。由于暴力大小与作用部位不同,可引起单根或多根肋骨骨折,同一肋骨也可在一处或多处折断,强大暴力可发生多根多处骨折。

肋骨骨折时,尖锐的肋骨断端可刺破胸膜和肺组织产生气胸、血胸、皮下气肿或引起血痰、咯血等。同时,患者因疼痛不敢做深呼吸和有效的咳嗽,而使呼吸道分泌物潴留,引起肺炎或肺不张。多根多处肋骨骨折后,局部胸壁因失去完整肋骨的支撑而软化。在吸气时,胸膜腔内负压增高,软化区胸壁向内凹陷;呼气时,负压减低,软化胸壁向外凸出,这和其他部位的胸壁活动正相反,称为反常呼吸运动,又称为连枷胸(图3-16-1)。如果软化区范围较广泛,由于两侧胸膜腔内压力不均衡,使纵隔随呼吸左右摆动,可引起体内缺氧和二氧化碳滞留,并影响静脉血液回流,严重时可发生呼吸和循环衰竭。连枷胸常伴有广泛肺挫伤、挫伤区域的肺间质或肺泡水肿导致氧弥散障碍,出现低氧血症。

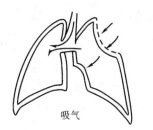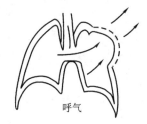

吸气　　　　　　　　　呼气

图3-16-1　反常呼吸运动示意图

二、临床表现

肋骨骨折断端可刺激肋间神经引起局部疼痛,尤其在深呼吸、咳嗽或体位转动时加剧。胸痛常使患者出现不同程度的呼吸变浅、咳嗽无力。查体见受伤的局部胸壁肿胀,有时可见畸形,压痛明显,可有骨摩擦音。多根多处肋骨骨折,伤侧胸壁可有反常呼吸运动。

X线检查可显示骨折的部位、移位、范围及有无气胸、血胸等并发症,但前胸肋软骨骨折并不显示X线征象。

知识拓展

左下胸肋骨骨折可伴发脾破裂,右下胸肋骨骨折可引起肝脏损伤,在诊断时应引起注意。

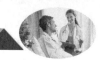

三、治疗

治疗原则为止痛、清理呼吸道分泌物、固定胸廓及防治并发症。

(一) 闭合性单处肋骨骨折

疼痛轻者，一般无须特殊治疗。疼痛重者，可口服吲哚美辛、布洛芬、地西泮等镇静镇痛药物，亦可用1%普鲁卡因溶液行肋间神经阻滞或封闭骨折处；或使用患者自控止痛装置，甚至硬膜外置管镇痛，同时可用多头胸带或弹性胸带包扎固定胸壁。固定胸廓的目的主要为减少肋骨断端活动、减轻疼痛。此外需注意鼓励患者咳嗽、排痰，早期下床活动，以减少肺不张、肺炎等并发症。

(二) 闭合性多根多处肋骨骨折

除充分镇痛，保证呼吸道通畅外应立即处理软化胸壁，以控制反常呼吸运动。

1. **局部压迫包扎法**　即用厚敷料盖于胸壁软化区，再用胸带或胶布加压固定。适用于胸壁软化区域较小者或现场急救时。

2. **牵引固定法**　在伤侧胸壁放置牵引支架，消毒和局麻后在体表导入不锈钢丝或用布巾钳，抓持住游离段肋骨，固定在牵引支架上。近年来也使用胸腔镜直视下导入钢丝的方法固定胸壁。适用于胸壁软化范围大、反常呼吸运动明显的患者。具备其他手术适应证而开胸手术时，可在肋骨两断端分别钻孔，贯穿不锈钢丝固定肋骨断端。

对咳嗽无力，不能有效排痰或呼吸衰竭者，要做气管插管或气管切开，以利给氧、吸痰和施行辅助呼吸。

(三) 开放性肋骨骨折

争取在伤后6～8小时内彻底清创伤口，修齐骨折端，用不锈钢丝或钢板做内固定术，分层缝合后固定包扎。如胸膜已穿破，同时有气胸、血胸者，尚需做胸膜腔闭式引流术，如合并胸内脏器损伤则需行剖胸探查术。手术后应用抗生素和破伤风抗毒素以防感染。

损伤性气胸

创伤后，空气经伤口进入胸膜腔，称为损伤性气胸，有血液并存者称为血气胸。在胸部损伤中，气胸的发生率仅次于肋骨骨折。一般分为闭合性、开放性和张力性气胸三类。

一、病因与发病机制

损伤性气胸多由于利器或肋骨骨折时断端刺破胸膜、肺、支气管或食管后，空气进入胸膜腔所致。胸部挤压伤引起支气管断裂，也可引起气胸。空气进入胸膜腔后，使伤侧肺萎缩，纵隔器官被推向健侧，健侧肺也部分受压缩，结果引起气体交换量减少。闭合性气胸时，上述改变较轻。开放性气胸时，患侧胸膜腔内压与标准大气压相等，而健侧吸气时负压增大，呼气时减小，使纵隔随呼吸而左右摆动称为纵隔摆动(图3-16-2)。由于伤侧肺萎陷，吸气时健侧肺可吸入无效腔残气；呼气时，健侧肺的残气也可排至伤侧肺，造成更严重的缺氧。张力性气胸时，因胸膜腔内压越来越大，使肺受压及纵隔移向健侧，如抢救不及时，可因急性呼吸循环衰竭而死亡。

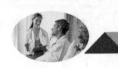

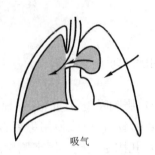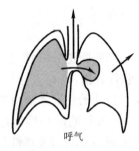

吸气　　　　　　　　　呼气

图 3-16-2　开放性气胸纵隔摆动示意图

二、临床表现

1. **闭合性气胸**　多为肋骨骨折断端刺破肺组织所致。空气进入胸膜腔后,肺裂口迅速封闭,空气不再继续进入胸膜腔,称为闭合性气胸。此时患者的胸膜腔内压仍低于大气压,胸膜腔积气量决定伤侧肺萎缩的程度。当积气量少,伤侧肺萎缩<30%时,多无明显症状,大量气胸,肺萎缩>30%者可出现胸闷、胸痛和气促、呼吸困难症状。查体可见患侧胸廓饱满,呼吸活动度降低,气管可移向健侧,伤侧叩诊呈鼓音,听诊呼吸音减弱或消失。胸部 X 线检查显示伤侧胸膜腔积气和不同程度的肺萎缩,有时尚伴有少量积液。

2. **开放性气胸**　胸壁有开放性伤口,呼吸时空气经伤口自由出入胸膜腔,称为开放性气胸。由于伤侧胸膜腔和大气直接相通,胸膜腔内压几乎等于大气压。患者伤情多较严重,有显著的呼吸困难,鼻翼扇动,烦躁不安;重者有发绀、颈静脉怒张或有休克表现。胸壁有伤口,并能听到空气进出伤口发出的吸吮样声响,称为胸部吸吮伤口。伤侧胸部饱满,气管移向健侧,叩诊呈鼓音,听诊呼吸音消失。胸部 X 线检查显示伤侧胸膜腔大量积气,肺明显萎缩和纵隔向健侧移位。

3. **张力性气胸**　胸部损伤后,伤口处呈单向活瓣,气体只能进入胸膜腔而不能排出体外,使胸膜腔内压力不断升高以致高于大气压称为张力性气胸。患者表现为极度呼吸困难,且进行性加重,端坐呼吸、发绀、烦躁、意识障碍、大汗淋漓,常有休克,甚至窒息。查体伤侧胸部饱满,肋间隙增宽,呼吸动度减弱,可有皮下气肿。叩诊呈高度鼓音,呼吸音消失。胸部 X 线检查显示伤侧胸膜腔内大量积气,肺可完全萎缩,纵隔和气管明显移向健侧,并可能有纵隔和皮下气肿。

三、治疗

1. **闭合性气胸**　发生气胸时间较长且肺萎缩<30%的患者无须特殊治疗,胸腔内的积气一般可在 1~2 周内自行吸收。如果是大量气胸,可经患侧锁骨中线第 2 肋间行胸腔穿刺抽尽积气,或行胸膜腔闭式引流术,促使肺及早膨胀,同时应用抗生素预防感染。

2. **开放性气胸**　需紧急处理。急救要点为立即封闭伤口,将开放性气胸变为闭合性气胸,并迅速转送医院。首先用无菌敷料(凡士林纱布、纱布、棉垫)或清洁器材如塑料袋、衣物、碗杯等制作成不透气敷料和压迫物,在患者用力呼气末封盖吸吮伤口,并用胶布或绷带加压包扎。入院后应给予吸氧、补充血容量、纠正休克;彻底清创,缝合胸壁伤口,行胸膜腔闭式引流术;鼓励患者咳嗽排痰,同时给予抗生素预防感染。如疑有胸腔内脏器损伤或进行性出血,则需行开胸探查术。

3. **张力性气胸**　可迅速导致患者死亡。急救要点为立即排气减压,纠正休克。现场急救可用一粗针头在患侧锁骨中线第 2 肋间行胸腔穿刺,可见气体喷射出,达到排气减压目的。转

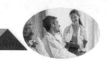

送途中可在针柄部外接剪有小口的柔软塑料袋、气球或避孕套等,使胸腔内气体只能排出,而外界空气不能进入胸腔,达到持续减压的目的。入院后给予胸膜腔闭式引流,并使用抗生素预防感染。如病情不见好转,如持续漏气,肺难以膨胀时,需考虑肺及支气管有严重损伤,需行剖胸探查修补术。

<h2 style="text-align:center">损伤性血胸</h2>

胸部损伤引起的胸膜腔积血,称为损伤性血胸。与气胸同时存在时称为血气胸,是胸部损伤早期死亡的主要原因之一。胸膜腔积血主要来源于:①肺组织裂伤出血;②肋间血管或胸廓内血管破损出血;③心脏和大血管破裂出血。

一、病因与发病机制

损伤性血胸常为刀刃锐器、火器伤或肋骨骨折断端刺破肺、心脏及大血管或胸壁血管所致。血胸发生后,常因大量失血而出现休克征象。胸膜腔内积血,使肺受压萎缩,纵隔向健侧移位,严重影响呼吸和循环功能。心肺的活动有去纤维蛋白作用,使胸膜腔内积血不易凝固,如出血量多或出血速度快,此作用消失,胸腔内积血发生凝固,便形成凝固性血胸;血块机化后,形成纤维组织限制肺和胸廓的扩张,使呼吸功能受限,称为机化性血胸;持续大量出血导致的胸膜腔积血,称为进行性血胸。血液是良好的培养基,经伤口或肺破裂口侵入的细菌,会在积血中迅速滋生繁殖,引起感染性血胸,最终形成脓胸。

二、临床表现

根据出血量、出血速度和患者的体质临床表现有所不同。成年人少量血胸(<500 ml)多无明显症状,胸部 X 线检查仅显示肋膈窦消失。中等量血胸(500~1 000 ml)和大量血胸(>1 000 ml),尤其是急性失血,可出现面色苍白、脉搏快弱、血压下降、气促等低血容量性休克症状,以及胸膜腔积液征象。体格检查可见肋间隙饱满,气管向健侧移位,伤侧叩诊呈浊音,听诊呼吸音减弱或消失等。X 线检查显示伤侧胸膜腔有大片积液阴影,纵隔向健侧移位。胸膜腔穿刺抽出血液,更能明确诊断。

有以下征象则提示存在进行性血胸:①症状进行性加重,脉搏加快、血压持续降低,或经输血、输液血压仍不稳定;②红细胞计数、血细胞比容和血红蛋白量进行性降低;③胸腔闭式引流量持续 3 小时,每小时均>200 ml;④引流胸腔积血的血红蛋白量和红细胞计数与外周血相接近,且迅速凝固。

具备下列征象应考虑为感染性血胸:①出现畏寒、高热等全身炎症反应表现;②抽出胸腔积血 1 ml,加入蒸馏水 5 ml,见浑浊或絮状物;③胸腔积血内红细胞与白细胞计数的比例达 100∶1;④胸腔积血涂片和细菌培养发现致病菌。

三、治疗

1. **非进行性血胸**　少量血胸可自行吸收,无须特殊处理。中等量和大量血胸可采用胸腔穿刺或胸腔闭式引流术,及时排出积血,促使肺膨胀,改善呼吸功能,并使用抗生素预防感染。

2. **进行性血胸**　在积极防治低血容量性休克的同时应及早行开胸探查术,寻找出血部位

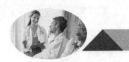

及时止血。

3. 凝固性血胸　应待患者情况稳定后尽早手术,清除积血和血块,剥除胸膜表面血凝块机化而形成的纤维板。

知识拓展

近年电视胸腔镜已用于凝固性血胸、感染性血胸的处理,具有创伤小、疗效好、住院时间短、费用低等优点。

第二节　脓　　胸

脓性渗出液积聚于胸膜腔内的化脓性感染称为脓胸,可发生于任何年龄的患者,幼儿和年老体弱者更易发生。脓胸按病理发展过程可分为急性脓胸和慢性脓胸;按致病菌又可分为化脓性、结核性和特异病原性脓胸;按波及的范围还可分为全脓胸和局限性脓胸。脓性分泌物在整个胸腔者,称为全脓胸;如脓液仅仅局限于肺的叶间裂、肺与纵隔、肺与膈肌之间,则称为局限性脓胸或包裹性脓胸。

急性脓胸

急性脓胸是指胸膜腔被致病菌侵入所发生的急性化脓性感染。

一、病因与发病机制

致病菌多来自肺内感染灶,也有少数来自胸内和纵隔内其他脏器或身体其他部位病灶,直接或经淋巴侵入胸膜引起感染化脓。继发于脓毒血症或败血症的脓胸,则多通过血行播散。过去致病菌以肺炎球菌、链球菌多见。由于抗生素的应用,这些细菌所致脓胸已较前减少,近年来以葡萄球菌特别是耐药性金黄色葡萄球菌为主。此外,大肠埃希菌、铜绿假单胞杆菌、真菌等,亦较以前增多。

致病菌进入胸膜腔的途径有:①直接由邻近胸膜的化脓性病灶侵入或破入胸膜腔;②经胸部外伤、手术污染胸膜腔侵入;③周围感染灶如膈下脓肿、肝脓肿、纵隔脓肿、化脓性心包炎等,通过淋巴管侵犯胸膜腔;④脓毒症时致病菌经血液循环进入胸膜腔。

胸膜感染后,可引起充血、水肿、胸腔积液大量渗出。早期渗液呈浆液性,较稀薄,含有白细胞和纤维蛋白,在此期内若能排出渗液肺易复张。随着病程进展,脓细胞及纤维蛋白增多,渗出液逐渐由浆液性转为脓性,纤维蛋白沉积于脏、壁胸膜表面。随着纤维素层的不断加厚,韧性增强而易于粘连,并有使脓液局限化的倾向;沉积在脏胸膜上的纤维素将使肺膨胀受到限制。以上病理变化基本属于临床的急性期,如延误治疗将逐渐转为慢性期。

二、临床表现与诊断

1. 临床表现　大多数患者有肺炎或胸部开放性损伤病史。有胸膜腔急性感染的症状表

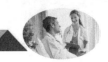

现为高热、气促、胸痛、乏力、食欲缺乏等,积脓较多者尚有胸闷、咳嗽、咳痰症状。胸膜腔大量积脓时,有胸腔积液的体征。体检时患侧胸式呼吸减弱,胸廓饱满,肋间隙增宽,气管移向健侧,语颤减弱,叩诊呈浊音(脓气胸叩诊上部呈鼓音,下部呈浊音),听诊呼吸音减弱或消失。

2. 辅助检查　①检验:血常规白细胞计数增高,中性粒细胞计数增多,有核左移。②胸部X线检查:胸腔内有积液影像,若有大量积液,患侧呈大片浓密阴影,纵隔向健侧移位。脓液不多者,有时可同时看到肺内病变。伴有气胸时则出现液面。③超声波检查:能明确范围和准确定位,有助于脓胸诊断和穿刺。④胸膜腔穿刺:抽出脓液可确诊。抽得脓液首先观察其外观性状、质地稀稠及有无臭味。其次是做涂片镜检、细菌培养及药物敏感试验,以指导临床用药。

三、治疗

急性脓胸的治疗主要包括以下4个方面。

1. 控制感染　根据脓液细菌培养及药物敏感试验联合应用有效抗生素。

2. 排出脓液,促使肺复张　应及早进行反复胸膜腔穿刺,抽除稀薄脓液,并注入抗生素。对经反复穿刺后效果不佳者应及早行胸腔闭式引流,尤其是对小儿葡萄球菌肺炎引起的脓胸,早期行胸腔闭式引流效果较好。

3. 加强全身支持　包括加强营养、补充能量和蛋白质,注意休息,纠正水、电解质和酸碱平衡紊乱,必要时可多次间断给予新鲜血液。

4. 手术治疗　多用于小儿急性脓胸。对发病时间长、诊治晚、脓液稠厚、胸腔闭式引流脓液排出不畅或多发性包裹性脓胸可采取脓胸早期廓清术,以消灭脓腔、恢复肺功能并缩短病程,防止转为慢性脓胸。

> **知识拓展**
>
> 　做胸膜腔穿刺抽脓时,一次抽出量不得>1 000 ml,以防止纵隔移位过快或发生复张性肺水肿。穿刺过程中如患者出现脉搏增快、呼吸急促、面色苍白、头晕、恶心、出冷汗等症状,应立即停止穿刺。

<h3 style="text-align:center">慢性脓胸</h3>

慢性脓胸绝大部分是由急性脓胸转变而来。当急性脓胸经6~8周治疗脓腔未见消失,脓液稠厚并有大量沉积物,提示已转为慢性脓胸。

一、病因与发病机制

发生慢性脓胸的主要原因有:①急性脓胸治疗不及时或治疗不当。如引流太迟,引流管拔除过早,引流管过细,引流位置不恰当或插入太深,致排脓不畅;②原发病灶始终存在,感染源未清除,如脓胸合并支气管胸膜瘘或食管胸膜瘘、胸内有异物残留等,如弹片、死骨、棉球、引流管残段等;③有特殊病原菌存在,如结核分枝杆菌、放线菌等慢性炎症所致的纤维层增厚,肺膨胀不全,使脓腔长期不愈。

慢性脓胸的病理特征是脏、壁层胸膜纤维性增厚。壁胸膜增厚的纤维板使肋骨聚拢,肋间

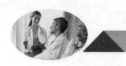

隙变窄,胸廓塌陷。脓腔壁收缩使纵隔向患侧移位。这些都严重影响呼吸功能。由于脓腔壁坚厚,肺不能膨胀,脓腔不能缩小,感染也难以控制。

> **知识拓展**
>
> 急、慢性脓胸并没有明显的分界线,当纤维素沉积在脏层和壁层胸膜上,机化形成纤维板,限制肺扩张,脓腔不再缩小,则成为慢性脓胸。

二、临床表现与诊断

1. 临床表现 慢性脓胸患者多有急性脓胸处置不当或引流不畅引起脓胸的原发病源未愈的病史。有反复发热(低热)、食欲缺乏、胸部隐痛、气促、咳嗽、消瘦、贫血、营养不良(低蛋白血症)等慢性全身中毒表现,伴支气管胸膜瘘者咳大量脓痰。查体多有慢性消耗性病容,患侧胸壁塌陷,气管向患侧移位,肋间隙变窄,呼吸运动受限,叩诊实音,呼吸音减弱或消失,晚期可出现脊柱侧弯、杵状指(趾)。

2. 辅助检查 ①胸部 X 线检查,可见胸膜增厚、肋间隙变窄,有积液或液气面,有时可见胸膜钙化影。②胸腔穿刺抽出脓液,培养有细菌生长。③脓腔造影或瘘管造影可明确脓腔范围和部位,若疑有支气管胸膜瘘宜慎用或禁忌。可自瘘口内注入少量亚甲蓝(美蓝),若吐出蓝色痰液,即可证实有支气管胸膜瘘。

三、治疗

大多数慢性脓胸是由急性脓胸发展而来。因此,及时而恰当的治疗急性脓胸是防治慢性脓胸的关键。慢性脓胸的治疗原则为:①改善全身情况,消除中毒症状和营养不良;②消灭致病原因和脓腔;③尽力使受压的肺复张,恢复肺的功能。

常用的手术有以下 4 种,各有其适应证,有时又要综合应用。

1. 改进胸腔引流手术 针对引流不畅的原因,如引流管过细、引流位置不在脓腔最低位等予以改进。有些病人经过改进引流后获得痊愈,有些病人减轻了中毒症状,使脓腔逐渐缩小,为以后进行必要的根治手术创造有利条件。

2. 胸膜纤维板剥除术 适用于慢性脓胸早期,纤维板粘连不甚紧密,肺内无病灶,术后肺能复张者。通过剥除脓腔壁胸膜和脏胸膜上的纤维板,使肺得以复张,消灭脓腔,改善肺功能和胸廓呼吸运动,是较为理想的手术,也是应用最多的手术方式(图 3-16-3)。

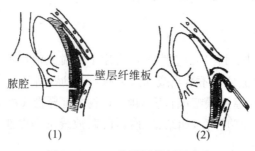

(1) (2)

图 3-16-3 胸膜纤维板剥除术

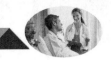

知识拓展

　　慢性脓胸病程较长,胸膜纤维板与肺组织粘连融合紧密,以致不能剥除,或肺被压缩时间过久,肺组织已纤维化不能复张,以及肺内有广泛病变、结核性空洞或支气管扩张等,均不宜行胸膜纤维板剥除术。因此,术前须通过肺部 X 线片等检查了解患者肺部病变情况后再做出决定。

　　3. 胸廓成形术　适用于慢性脓胸晚期,肺组织已严重纤维化或肺内有广泛病变不能复张者。手术的目的是去除胸廓局部的坚硬组织,使胸壁内陷,以消灭两层胸膜间的无效腔。如患者体质虚弱不能耐受,可自上而下分期进行,隔 3 周左右手术一次。儿童不宜施行此术,以免造成胸廓严重畸形。

　　4. 胸膜肺切除术　适用于慢性脓胸合并肺内严重病变者,如支气管扩张、结核性空洞、支气管胸膜瘘等。手术时可将纤维板剥除术及病肺切除术一并完成。此手术技术要求高、难度大、出血多、创伤重,须严格掌握手术适应证,否则手术死亡率高,并发症多。

第三节　食　管　癌

　　食管癌是一种常见的消化道恶性肿瘤,占所有恶性肿瘤的 2% 左右,全世界每年约有 30 万人死于食管癌。我国是食管癌高发区,以河南、河北、山西三省交界的太行山区,特别是河南省林州市、河北省磁县和山西省阳城县发病率最高。发病年龄多在 40 岁以上,男性多于女性。

一、病因与发病机制

　　食管癌发病原因仍未明确,有调查资料及实验研究显示,食管癌可能与下列多种因素有关:①饮食及饮水中含有大量的亚硝胺;②某些污染食物中的真菌;③缺乏微量元素钼、铁、锌、氟、硒等;④缺乏维生素 A、维生素 B_2、维生素 C;⑤长期饮酒、吸烟、食物过硬、过热、进食过快、口腔不洁等不良习惯与嗜好;⑥遗传因素。

　　临床上食管的解剖分段多分为颈段、胸段及腹段。胸段食管又分为上、中、下 3 段。胸中段食管癌较多见,下段次之,上段较少。

　　按病理形态,食管癌可分为 4 型,即髓质型、覃伞型、溃疡型与缩窄型。临床以髓质型最为多见。

　　按组织学分型可分为鳞状细胞癌、腺癌、未分化癌,临床以鳞状细胞癌多见。

　　食管癌主要的转移方式为淋巴转移。癌细胞还可发生食管壁内播散,直接浸润至肺门、支气管、主动脉。血行转移较少见,多发生在晚期,可转移到肝、肺、骨、肾、大网膜、腹膜、肾上腺等。

二、临床表现

　　1. 早期表现　食管癌早期时症状常不明显,但在吞咽粗硬食物时可能有不同程度的不适感觉,包括咽下食物时哽噎感、食物通过食管的缓慢停滞感、胸骨后紧缩感和异物感、咽喉部干

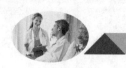

燥和紧缩感、胸骨后和剑突下疼痛,食管内异物感、烧灼感、蚁走感等。症状时轻时重,进展缓慢。

2. 中、晚期表现

(1)进行性吞咽困难:为主要特征。起始不能吞咽干硬食物,以后仅能进流质饮食,最后水和唾液也不能咽下。常吐黏液样痰,为下咽的唾液和食管的分泌物。持续性、进行性咽下困难,是绝大多数患者就诊时的主要症状,但却是本病的较晚期表现。

(2)胸骨后疼痛:胸骨后疼痛或胸部不适亦为常见症状,有时疼痛可放射至背部或咽喉部,疼痛严重者,说明癌已侵及或压迫胸膜、神经。

(3)其他症状:癌肿侵及喉返神经可出现程度不等的声音嘶哑;侵及膈神经可出现呃逆或膈肌麻痹;癌肿增大至压迫气管,可出现气急、干咳;侵蚀主动脉,可出现致命性大出血;并发食管气管瘘时,常可发生呛咳及呼吸窒迫;晚期,可见严重脱水、体重减轻、贫血等恶病质的表现。

三、诊断

有吞咽不适或吞咽困难的患者,均应考虑到食管癌的可能性,根据情况进行下列检查及早明确诊断。

1. X线钡餐检查 对可疑病例均应做食管吞稀钡 X 线双重对比造影。早期食管癌 X 线征象有:①局限性黏膜皱襞增粗和(或)断裂;②局限性食管壁僵硬;③局限性小充盈缺损;④小龛影。晚期食管癌 X 线钡餐检查,可显示钡剂在癌肿部位停滞,病变段钡流细窄,食管腔狭窄而不规则,梗阻上段轻度扩张,并可有大的龛影及充盈缺损等改变。

2. 纤维食管镜检查 对临床已有症状或怀疑而又未能明确诊断者,应尽早做纤维食管镜检查。可直接观察癌肿的形态,并可在直视下做活组织病理学检查,以确定诊断。

3. 食管黏膜脱落细胞学检查(食管拉网) 是一种简便易行的普查筛选诊断方法。应用线网气囊双腔管细胞采集器吞入食管内,通过病变段后充气膨胀气囊,然后缓缓将气囊拉出,检查食管黏膜脱落细胞。但目前对此法已有争议。

4. CT 检查 可以清晰显示食管与邻近纵隔器官的关系。正常食管与邻近器官分界清楚,食管壁厚度应<5 mm,如厚度增加,与周围器官分界模糊,表示食管病变存在。

5. 其他检查方法 应用甲苯胺蓝或碘体内染色内镜检查法,对食管癌的早期诊断有一定的价值。此法具有简便易行、定位和确定癌肿范围准确等优点。

> **知识拓展**
>
> 近年来采用超声内镜检查(EUS)来判断食管癌的浸润层次、向外扩展深度,以及有无纵隔、淋巴结或腹内脏器转移等,对估计外科手术可能有帮助。

四、鉴别诊断

(1)早期无咽下困难时,应与下列疾病相鉴别。①食管炎:可有胸骨后灼痛、刺痛感,但 X 线检查无异常;②食管憩室:可有咽下哽噎感或胸骨后、背部疼痛,食管吞钡 X 线检查可见憩室;③食管静脉曲张:有咽下哽噎感或胸骨后疼痛,有肝硬化病史,X 线检查食管呈串珠状充盈缺损。

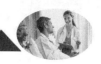

（2）已有咽下困难时，应与下列疾病相鉴别。①贲门失弛缓症：多见于年轻女性，病程长，症状时轻时重。食管钡餐检查，可见食管下端呈光滑的漏斗形狭窄，应用解痉剂时可使之扩张。②食管良性狭窄：可由误吞腐蚀剂、食管灼伤、异物损伤、慢性溃疡等引起的瘢痕所致。③食管良性肿瘤：病程发展较为缓慢。④食管周围器官病变：如纵隔肿瘤、主动脉瘤、甲状腺肿大、心脏增大等。除纵隔肿瘤侵入食管外，X线钡餐检查可显示食管有光滑的压迹，黏膜纹理正常。

五、治疗

治疗分为手术治疗、放射治疗、化学治疗。研究结果显示两种以上疗法同时或先后应用效果较好。

1. **手术治疗** 手术切除是治疗本病最积极有效的方法，一般对较早期病变宜采用手术治疗。食管癌的部位越低，手术切除率越高，疗效亦越佳。对晚期食管癌，不能根治或放射治疗、进食有困难者，可做姑息性减状手术，如食管腔内置管术、食管胃转流吻合术、食管结肠转流吻合术或胃造瘘术等。

手术禁忌证：①全身情况差，已呈恶病质。或有严重心、肺或肝、肾功能不全者。②病变侵犯范围大，已有明显外侵及穿孔征象，如已出现声音嘶哑或已有食管气管瘘者。③已有远处转移者。

2. **放射治疗** 对鳞癌具有一定的疗效，适用于食管上、中段癌。对手术有困难或禁忌的患者，可做术前放射治疗以提高手术切除率及减少手术过程中肿瘤扩散的机会。

3. **化学疗法** 最常用的药物有博来霉素、丝裂霉素C、多柔比星、氟尿嘧啶、氨甲蝶呤等。单独化疗的效果不够理想，临床多采用化疗与手术治疗相结合或与放疗、中医中药相结合的综合治疗，有时可提高疗效，或使食管癌患者症状缓解，存活期延长。治疗过程中要定期检查血象和观察药物反应。

知识拓展

食管癌早期症状不明显，易被患者所忽视。因此，进食若有咽部或胸骨后、食管内异常感觉应到医院及时就诊。早期食管癌外科手术治疗效果最好。手术切除后的5年生存率可达90%以上。因此早期诊断，早期手术治疗对提高治疗效果有非常重要的意义。

第四节 肺 癌

肺癌（lung cancer）大多数起源于支气管黏膜上皮，亦称支气管肺癌（bronchopul-monary carcinoma）。近50年来，全世界肺癌的发病率明显增高，尤其是工业发达国家和地区。发病年龄大多在40岁以上，50～70岁最常见，以男性多发，男女性之比为3～5：1。但近年来，女性肺癌的发病率也有明显增加。

一、病因

肺癌的病因尚不完全明确，大量统计资料表明，肺癌的发生与下列因素有关。

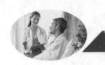

1. **长期大量吸烟** 是肺癌的一个重要致病因素。资料表明,多年每日吸烟达 40 支以上者,肺鳞癌和小细胞癌的发病率比不吸烟者高 4～10 倍。开始吸烟的年龄越小,吸烟的时间越长,量越大,肺癌的发病率和病死率越高。

2. **某些化学物质、放射性物质** 与长期接触工业废气、石棉、铬、镍、铜、锡、砷、放射性物质等致癌物质有关。一般肺癌发病率城市高于农村。

3. **人体内在因素** 人体免疫功能低下、代谢活动、遗传因素、肺部慢性感染等,可能对肺癌的发病产生一定的影响。

4. **其他** 近年的研究表明,P53 基因、nm23 - H_1 基因等表达的变化及基因突变与肺癌的发病有密切的联系。

二、病理

肺癌起源于支气管黏膜上皮,可向支气管腔内或(和)邻近的肺组织生长,并可通过血行、淋巴或支气管转移扩散。

肺癌的分布:右肺多于左肺,上叶多于下叶。起源于主支气管、肺叶支气管的肺癌,位置靠近肺门者,称为中心型肺癌;起源于肺段支气管以下的癌肿,位置在肺的周围部分者,称为周围型肺癌。

(一) 分类

1998 年 7 月,国际肺癌研究协会(IASLC)与 WHO 对肺癌的病理分类进行修订,按细胞类型将肺癌分为 9 种类型,临床上最常见的为下列 4 种类型。

1. **鳞状细胞癌(鳞癌)** 约占肺癌的 50%,大多起源于较大的支气管,常为中心型。发病年龄大多在 50 岁以上,多见于男性。生长速度较缓慢,病程较长,通常先经淋巴转移,血行转移发生较晚。对放射和化学疗法较敏感。

2. **小细胞癌(未分化小细胞癌)** 细胞形态与小淋巴细胞相似,形如燕麦穗粒,因而又称燕麦细胞癌。小细胞癌发病率比鳞癌低,一般起源于较大支气管,多为中心型。发病年龄较轻,多见于男性。恶性程度高,生长快,较早出现淋巴和血行转移,在各型肺癌中预后较差。

3. **腺癌** 多数起源于较小的支气管上皮,多为周围型肺癌,少数则起源于大支气管。发病年龄较小,女性相对多见。一般生长较慢,少数在早期即发生血行转移,淋巴转移则较晚发生。

4. **大细胞癌** 较少见,约半数起源于大支气管,癌细胞分化程度低,常在发生脑转移后才被发现,预后很差。

此外,少数肺癌可有不同类型的癌组织并存,如腺癌内有鳞癌组织,鳞癌内有腺癌组织,或鳞癌与小细胞癌并存。

知识拓展:肺癌病理学分类

按细胞类型可将肺癌分为:①鳞状细胞癌;②小细胞癌;③腺癌;④大细胞癌;⑤腺鳞癌;⑥多型性,肉瘤样或含肉瘤成分癌;⑦类癌;⑧涎腺型癌;⑨未分类癌。

(二) 转移途径

1. **直接扩散** 癌肿沿支气管管壁向支气管管腔内生长,可造成支气管管腔部分或全部阻

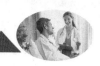

塞；亦可直接扩散侵入邻近肺组织，并穿越肺叶间裂侵入相邻的其他肺叶；随着癌肿不断的生长扩大，还可侵犯胸壁、胸内其他组织和器官。

2. 淋巴转移　是常见的转移途径。小细胞癌在较早阶段可经淋巴转移扩散。鳞癌和腺癌也常经淋巴转移扩散。癌细胞经支气管和肺血管周围的淋巴管道，先转移至邻近的肺段或肺叶支气管周围的淋巴结，然后根据癌肿所在部位转移至肺门或气管隆凸下淋巴结，或侵入纵隔和气管旁淋巴结，最后转移至锁骨上和颈部淋巴结。

3. 血行转移　多发生于肺癌的晚期。小细胞癌和腺癌的血行转移较鳞癌更为常见。通常癌细胞直接侵入肺静脉随体循环血流转移至全身各处器官和组织，常见有肝、骨骼、脑、肾上腺等。

三、临床表现

肺癌的临床表现与肺癌的部位、大小、是否压迫、侵犯邻近器官以及有无转移等密切相关。

1. 早期表现　周围型肺癌早期多无症状，癌肿增大后常出现以下表现。

（1）刺激性咳嗽：为常见的早期症状，癌肿继续长大且继发肺部感染时，可有脓性痰液，痰量也较前增多。

（2）血性痰：痰中常带血点、血丝或断续地少量咯血；大量咯血则很少见。

（3）部分肺癌患者，由于肿瘤不同程度的阻塞较大支气管，可出现胸闷、哮鸣、气促、发热和胸痛等症状。

2. 晚期表现　晚期肺癌压迫、侵犯邻近器官，发生远处转移时可有以下征象。

（1）压迫或侵犯膈神经：同侧膈肌麻痹，X线透视检查显示膈肌升高，运动消失。

（2）压迫或侵犯喉返神经：声带麻痹、声音嘶哑。

（3）压迫上腔静脉：面部、颈部、上肢和上胸部静脉怒张，皮下组织水肿，上肢静脉压升高。

（4）侵犯胸膜：胸膜腔积液，常为血性；大量积液可引起气促。

（5）癌肿侵犯胸膜及胸壁：可引起持续性剧烈胸痛。

（6）肿瘤侵入纵隔压迫食管，可引起吞咽困难。

（7）上叶顶部肺癌：又称 Pancoast 肿瘤。肿瘤侵入纵隔和压迫位于胸廓上口的器官或组织，如第 1 肋间、锁骨下动静脉、臂丛神经、颈交感神经等产生剧烈胸肩痛、上肢水肿、臂痛、上肢静脉怒张和运动障碍，同侧上眼睑下垂、瞳孔缩小、眼球内陷、面部无汗等颈交感神经综合征（Horner 征）等。肺癌血行转移后，按侵入的器官而产生不同症状。

少数患者可出现非转移性全身症状，如骨关节病综合征（杵状指、骨关节痛、骨膜增生等）、Cushing 综合征、重症肌无力、男性乳腺增大、多发性肌肉神经痛等。

四、辅助检查

1. X线和CT检查　在肺部可见块状阴影，边缘不清或呈分叶状，周围有毛刺（图 3-16-4）。若有支气管梗阻，可见肺不张；若肿瘤坏死液化可见空洞。

（1）周围型肺癌：直径 1～6 cm 或更大的肺野周围孤立性圆形或椭圆形阴影。块影不规则，常呈小的分叶或显示切迹。边缘发出细而短的毛刺影，阻塞支气管时可出现肺不张，中心液化可以出现空洞。典型

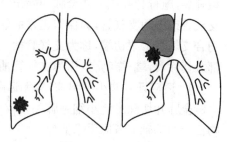

图 3-16-4　肺癌

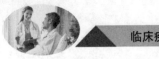

肺癌的空洞是厚壁偏心空洞,内面高低不平,无明显液平面和钙化。结节型肺泡细胞癌,见轮廓清楚的孤立球形阴影。弥漫型肺泡细胞癌的 X 线表现类似肺炎,从小片至肺段甚至整个肺叶。

（2）中心型肺癌:早期癌灶局限于支气管内,X 线片检查可无异常发现。支气管管腔被癌灶完全堵塞后可以出现相应的肺叶或一侧全肺不张。断层摄影或 CT 检查可见有肿块突入支气管腔内。癌侵犯到肺门和邻近组织或纵隔时,X 线片检查可见肺门区肿块或纵隔影增宽。晚期肺癌可侵犯肋骨和胸膜腔。

2. 痰细胞学检查　尤其是较大支气管的中央型肺癌,表面脱落的癌细胞随痰咳出,故痰中找到癌细胞即可明确诊断。准确率可达 80% 以上,可以反复检查,尤其是咯出的血丝和出血点,找到癌细胞有助于早期诊断。对高度可疑肺癌者,应连续多日送痰进行检查。

3. 支气管镜检查　诊断中心型肺癌的阳性率较高,可直接观察到肿瘤大小、部位及范围,并可取小块组织或穿刺病变组织做病理学检查;亦可经支气管取肿瘤表面组织或支气管内分泌物进行细胞学检查。

4. 胸腔穿刺活组织检查　即常用的经皮肺穿刺检查,阳性率高,但可致血、气胸及引起癌细胞播散。

5. 其他　有纵隔镜、放射性核素扫描、转移病灶活组织检查、胸腔积液检查、开胸探查等。

五、诊断

肺癌只有早诊断、早治疗,才能取得好的治疗效果。资料显示,80% 的肺癌病例在明确诊断时已经失去了外科手术治疗的机会。因此要广泛进行防癌的宣传教育,劝阻吸烟,建立和健全肺癌防治网。对 40 岁以上的人群,应定期进行胸部 X 线排查。中年以上久咳不愈、咳血痰,应提高警惕做周密检查。胸部 X 线检查发现肺部有肿块阴影时,应首先考虑肺癌的诊断,并进一步做详细检查,不能轻易放弃肺癌的诊断。

六、治疗

早发现、早诊断、早治疗是提高疗效的关键。早期以清除病灶为原则,晚期则主要是减轻痛苦,延长生命。治疗方法可选择手术疗法、放射或药物疗法,提倡上述 3 种方法的综合应用。

（一）手术治疗

目的是彻底切除肺部原发癌肿病灶和局部及纵隔淋巴结,尽可能保留健康的肺组织。据统计,我国目前肺癌的手术切除率为 85%～97%,总的 5 年生存率为 30%～40%。肺切除术的范围取决于病变的部位和大小。对周围型肺癌,一般施行肺叶切除＋淋巴结切除术;对中央型肺癌,施行肺叶或一侧全肺切除＋淋巴结切除术。若癌肿位于一个肺叶内,但已侵及局部主支气管或中间支气管,为保留正常的邻近肺叶,可以切除病变的肺叶及一段受累的支气管,再吻合支气管上下切端,称为支气管袖状肺叶切除术。如果相伴的肺动脉局部受侵,也可同时做部分切除,行端-端吻合,称为支气管袖状肺动脉袖状肺叶切除术。

1. 适应证　非小细胞肺癌,无远距离及明显转移者均可手术,根据病情可做肺段、肺叶、一侧全肺叶切除术。小细胞肺癌常较早发生远处转移,以化疗和放疗为主,可在放射、化学药物治疗的基础上考虑手术治疗。

2. 禁忌证　①胸骨旁、胸膜及其他部位转移者;②广泛肺门、纵隔淋巴结转移无法手术

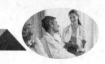

清除者；③侵犯周围重要组织器官，无法切除者；④全身情况太差无法耐受手术者；⑤肝、肾、心功能欠佳者。

(二) 放射治疗

是从局部消除肺癌病灶的一种手段，主要用于手术后残留病灶的处理和配合化疗；晚期患者采用姑息性放射疗法以减轻症状；放射治疗一般于术后 1 个月，患者健康状况改善后开始，剂量为 40～60 Gy，疗程约为 6 周。为提高肺癌病灶的切除率，部分病例可在手术前进行放射治疗。广泛转移，一般状况太差或已形成癌空洞者不再考虑放射疗法。

在各种类型的肺癌中，小细胞癌对放射疗法敏感性较高，鳞癌次之，腺癌和细支气管肺泡癌最低。放射疗法可引起疲乏、食欲缺乏、低热、骨髓造血功能抑制、放射性肺炎、肺纤维化和癌肿坏死液化空洞形成等放射反应和并发症，应给予相应的处理。

(三) 化学治疗

分化程度低的肺癌大多对化学治疗的效果较好，尤以小细胞肺癌明显。手术或手术与放射疗法综合应用，以防止癌肿转移复发，提高治愈率。晚期使用药物治疗能够延长生命。常用于治疗肺癌的化学药物很多，如环磷酰胺、氟尿嘧啶、多柔比星、丝裂霉素、氮芥、长春碱、甲氨蝶呤、顺铂等。化学治疗不良反应大，疗效差，使用时要注意避免损伤造血功能，同时根据情况可以联合用药。

(四) 中医中药治疗

按患者临床症状、脉象、舌苔等辨证论治应用抗癌药物，如蜈蚣、壁虎、全蝎、水蛭、白花蛇草(龙舌草)、半枝莲(并头草)、鱼腥草等。部分患者的症状可得到改善并延长生存期。

(五) 免疫治疗

1. 特异性免疫疗法 用经过处理的自体肿瘤细胞或加用佐剂后做皮下接种治疗。

2. 非特异性免疫疗法 用卡介苗、短小棒状杆菌、转移因子、干扰素、胸腺素等生物制品，或左旋咪唑等药物激发和增强人体免疫功能。

（王 萌 任 冬）

教学目标

一、能力目标

1. 能对乳腺疾病患者做出初步诊断并提出相应治疗措施。
2. 能根据患者的具体情况提出相应的健康指导内容。

二、知识目标

1. 掌握急性乳腺炎的病因、诊断及治疗措施;乳腺癌的临床表现及治疗原则。
2. 熟悉乳腺炎的预防方法;乳腺癌的临床分期及手术方式。
3. 了解乳腺癌的病因、病理、放疗、化疗与内分泌疗法。

三、素质目标

1. 通过对乳腺疾病患者的健康指导,培养学生的耐心及细心。
2. 学习态度认真,注重医疗中关心、爱护病人。

临床情景

　　患者女性,55 岁。12 天前无意发现左侧乳房有一拇指大小无痛性肿块而来医院就诊。体格检查:两侧乳房大小对称,外形无改变,乳头无溢液,左侧乳房外上象限可扪及 2 cm×2 cm 质硬肿块,表面不光滑,与周围组织分界不清,尚可推动,同侧腋下扪及多个散在可被推动的淋巴结。请问该患者最可能的诊断是什么? 治疗方法有哪些?

第一节　急性乳腺炎

　　急性乳腺炎是乳腺的急性化脓性感染。绝大部分发生在哺乳期妇女,特别是初产妇,常在产后 3～4 周发病。

一、病因

　　急性乳腺炎的发病,除患者产后抵抗力下降外,主要与以下两方面有关。

　　1. 乳汁淤积　如乳汁分泌过多,婴儿吸吮量少,乳头发育不良、乳头内陷妨碍哺乳,或乳管不通,乳管本身炎症、肿瘤及外在压迫,均可导致乳汁淤积。乳汁是理想的细菌培养基,淤积

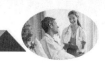

的乳汁使入侵的细菌迅速生长繁殖,是发病的重要原因。

2. 细菌入侵 乳头破损或皲裂,使细菌沿淋巴管入侵是感染的主要途径。婴儿口腔感染,吸乳或含乳头睡眠,致使细菌直接进入乳管也是感染的途径之一,致病菌以金黄色葡萄球菌为主。

二、临床表现

初期患侧乳腺肿胀疼痛,患处出现压痛性硬块,表面皮肤红、肿、发热,随着炎症进展可出现发热等全身症状。炎症继续发展,则上述症状加重,疼痛呈搏动性,患者可有寒战、高热、脉搏加快等。常有患侧腋窝淋巴结肿大,压痛。白细胞计数明显增高。

乳腺炎症肿块常在数日内形成脓肿,脓肿可以是单房性的,或未能及时引流而扩展为多房性的,同一乳腺可同时存在数个病灶而形成多个脓肿。表浅的脓肿可触及波动感,深部的脓肿须穿刺才能确定。深部脓肿除缓慢向外破溃外,也可向深部穿至乳腺与胸肌间的疏松组织中,形成乳腺后脓肿。严重急性乳腺炎,可并发脓毒血症。

三、诊断

急性乳腺炎临床诊断较易,但应确定脓肿是否形成及脓肿的部位,以便确定治疗方案,必要时可穿刺抽吸脓液。

四、治疗

治疗原则为消除感染、排空乳汁,必要时手术切开排脓。

1. 脓肿形成前的治疗

(1)消除乳汁积聚:患侧乳腺暂停哺乳,可用吸乳器吸尽乳汁。

(2)局部治疗:局部制动,可用三角巾或乳托托起乳房,以减轻疼痛。行理疗、热敷,有利于炎症早期消散。水肿明显者,可用25%硫酸镁湿热敷。

(3)全身用药:选择有效抗菌药物。首选青霉素,或用苯唑西林钠(新青霉素Ⅱ),每次1g,每天4次肌注或静滴。若青霉素过敏,则选用红霉素。治疗后病情无明显好转者,应根据细菌培养结果指导选用敏感抗菌药。

(4)中医药治疗:以舒肝清热、化滞通乳为主,如蒲公英、野菊花等清热解毒类药物。

2. 脓肿形成后的治疗 应及时切开引流,排出积脓。切开引流时应注意以下要点。

(1)为避免手术损伤乳腺管而形成乳瘘,中部脓肿切口应按轮辐方向做放射状切开,至乳晕处为止。深部脓肿或乳腺后脓肿,可沿乳腺下缘做弧形切口,经乳腺后间隙引流,既可避免乳腺管损伤,又有利于引流排脓。乳晕下脓肿,应做沿乳晕边缘的弧形切口(图3-17-1)。

(2)若炎症明显而未见波动处,不应消极等待,应在压痛最明显处进行穿刺,及早发现深部脓肿。

(3)脓肿切开后,应以手指深入脓腔,轻轻分离其间的纤维间

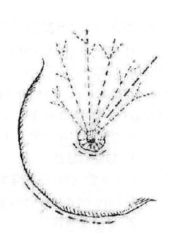

图3-17-1 乳房脓肿的切口

隔以利引流彻底。

(4) 为使引流通畅,可在探查脓腔时,找到脓腔的最低部位,另加切口做对口引流。

(5) 感染严重或脓肿引流后并发乳瘘时,应终止乳汁分泌(断乳)。

> **知识拓展**
>
> 断乳可口服己烯雌酚 1~2 mg,每天 3 次,连服 3 天;或用炒麦芽 60 g,水煎后分 2 次服,每天 1 剂,连服 2~3 天。

五、预防

急性乳腺炎重在预防,其关键在于防止乳汁淤积,避免乳头损伤并保持局部清洁。

(1) 预防乳头破损:初产妇乳头皮肤娇嫩,易被婴儿吸吮而至皲裂,可于妊娠后期每日以温水擦洗乳头乳晕,手指按摩乳头,以增强乳头、乳晕皮肤的坚韧性。

(2) 矫正乳头内陷:如有先天性乳头内陷者,应于分娩前 3 个月做矫正乳头内陷的动作。具体方法为:孕妇自己以手指在乳晕处向下按压乳房组织,另一手同时将乳头向外牵拉,每日做数次,多数乳头内陷可得到矫正。

(3) 防止乳汁淤积:养成按需哺乳的习惯,每次哺乳后以吸乳器吸净残留的乳汁,或用手按摩乳房使乳汁排空,以减少乳汁的淤积。

(4) 防止细菌入侵:每次哺乳前后均应清洗乳房。保持婴儿口腔卫生,及时治疗婴儿口腔炎症,避免婴儿含着乳头睡觉。

第二节　乳　腺　癌

乳腺癌是女性常见的恶性肿瘤,占全身肿瘤的 7%~10%。近年来我国乳腺癌的发病率增长较快,部分大城市报道乳腺癌占女性恶性肿瘤的首位。乳腺癌多发生于 45~50 岁的妇女,绝经后发病率继续上升。临床上以乳房内固定性肿块为特征,晚期出现溃疡并发生转移。

一、病因、病理与发病机制

乳腺癌的病因尚不清楚。因乳腺是多种内分泌激素的靶器官,如雌激素、孕激素及泌乳素等,所以本病的发生可能与性激素紊乱有关,特别是与卵巢功能失调有着密切的关系。其次,月经初潮年龄早、绝经年龄晚、未生育、晚生育或未哺乳者与乳腺癌发病均有关。营养过剩、肥胖、高脂饮食、有乳腺癌家族史者、乳腺囊性增生症患者,发病率较高。

乳腺癌有多种分型方法,目前国内多采用以下病理分型。

1. 非浸润性癌

(1) 导管内癌:癌细胞未突破导管壁基底膜。

(2) 小叶原位癌:癌细胞未突破末梢乳管或腺泡基底膜。

2. 早期浸润性癌

(1) 早期浸润性导管癌:癌细胞突破导管壁基底膜,开始向间质浸润。

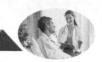

（2）早期浸润性小叶癌：癌细胞突破末梢乳管或腺泡基底膜，开始向间质浸润，但仍局限于小叶内。

3. 浸润性特殊癌　包括乳头状癌、髓样癌伴大量淋巴细胞浸润、小管癌、腺样囊性癌、黏液腺癌、大汗腺样癌、鳞状细胞癌等。

4. 浸润性非特殊癌　包括浸润性小叶癌、浸润性导管癌、硬癌、单纯癌、髓样癌、腺癌等。此型是乳腺癌中最常见的类型，一般分化低，预后较上述类型差。

5. 其他罕见癌

乳腺癌的转移途径主要包括下列几种。

1. 直接浸润　直接浸润至皮肤、胸筋膜、胸肌等周围组织。

2. 淋巴转移　是乳腺癌最常见的转移方式。主要途径有：①癌细胞经胸大肌外侧缘淋巴管侵入同侧腋窝淋巴结→锁骨下淋巴结→锁骨上淋巴结→胸导管（右侧淋巴管）→静脉血流→远处转移；②乳腺内侧的淋巴液→肋间淋巴管→胸骨旁淋巴结→锁骨上淋巴结。

3. 血行转移　以往认为血行转移多发生在晚期，这一概念已被否定。研究发现有些早期乳腺癌已有血行转移，癌细胞可经淋巴途径进入静脉，也可直接侵入血液循环而致远处转移。最常见的远处转移依次为肺、骨、肝等部位。

二、临床表现

1. 乳房肿块　乳腺癌常发生于外上象限，其次在内上象限。早期为无痛性肿块，患者多在洗澡、穿衣时无意中发现，肿块常为单发、无痛、质硬、表面不光滑、与周围组织分界不清、活动度小，但尚可推动。若癌肿侵犯皮肤与腺体相连的库柏（Cooper）韧带，可产生皮肤凹陷，称为"酒窝征"（图3-17-2）；侵犯乳头可使乳头凹陷、抬高或偏斜，造成两侧不对称；癌肿增大与皮肤粘连，造成皮下淋巴管阻塞时形成"橘皮样"改变。

晚期癌肿溃破呈菜花状，表面易出血，有恶臭；侵犯胸肌和胸壁，使肿块固定，不易推动。

2. 腋下淋巴结　出现淋巴结转移时，可在同侧腋下或锁骨上扪及肿大的淋巴结，质硬、无压痛、早期散在、尚可推动。晚期淋巴结相互粘连、固定。当累及腋神经时，患侧上肢出现麻木或疼痛；如阻塞淋巴管，可引起患侧上肢水肿；晚期可转移至锁骨上、下淋巴结，内侧可转移至胸骨旁淋巴结。

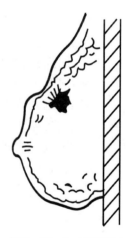

图3-17-2　乳腺癌"酒窝征"

3. 远处转移　如有血行转移，可转移至肺、肝、骨等处，出现胸痛、咳嗽、咳血、背痛、肝肿大、黄疸、腹水及恶病质。

4. 特殊类型乳腺癌　临床上还有一些特殊类型乳腺癌的临床表现与一般乳腺癌不同。值得提出的是炎性乳腺癌和乳头湿疹样乳腺癌。炎性乳腺癌表现与急性乳房炎症状相似，局部皮肤可呈炎症样表现：皮肤发红、水肿、增厚、粗糙、表面温度升高。病情进展迅速，恶性程度高，预后差。乳头湿疹样癌表现为乳头刺痒、灼痛，外观乳头区和乳晕的皮肤变粗糙、糜烂，进而形成溃疡，有时覆盖黄褐色鳞屑样痂皮，呈湿疹样变化，恶性程度低。

三、诊断与病情分期

1. 诊断 经详细询问病史及临床检查,必要时进行以下辅助检查可明确诊断。

(1) 乳腺钼靶 X 线摄影:表现为乳房内肿块气密度增高阴影,边缘呈针刺状、蟹状改变。

(2) B 型超声检查:能发现直径>1 cm 的肿瘤,显示内部呈低回声区改变,无明显包膜。

(3) 细胞穿刺检查:采用细针头穿刺抽取肿块内组织细胞,涂片检查。该方法迅速快捷,阳性率高。

(4) 活体组织检查:是确定肿块性质的最佳方法。将肿块完整切除,做冷冻切片,如确诊为乳腺癌,应及时施行乳腺癌根治术。

2. 病情分期 乳腺癌的诊断除确定病理类型外,还应确定其病情分期,以便制订治疗方案,比较治疗效果及判断预后。分期方法多采用国际抗癌协会的 T(原发肿瘤)、N(区域淋巴结)、M(远处转移)分期法。分类如下:

T_0:原发肿瘤未查出

T_{is}:原位癌(非浸润性癌及未查到肿块的乳头湿疹样乳腺癌)

T_1:肿瘤直径≤2 cm

T_2:肿瘤直径>2 cm,≤5 cm

T_3:肿瘤直径>5 cm

T_4:肿瘤大小不计,但侵及皮肤或胸壁(肋间肌、前锯肌、肋骨),包括炎性乳腺癌

N_0:同侧腋下无肿大淋巴结

N_1:同侧腋下有肿大淋巴结,尚可推动

N_2:同侧腋下肿大淋巴结彼此融合,或与邻近组织粘连

N_3:同侧胸骨旁淋巴结有转移,同侧锁骨上淋巴结有转移

M_0:无远处转移

M_1:有远处转移

根据以上情况进行组合,把乳腺癌分为以下各期:

0 期:$T_{is}N_0M_0$

Ⅰ期:$T_1N_0M_0$

Ⅱ期:$T_{0\sim1}$,N_1M_0,$T_2N_{0\sim1}M_0$,$T_3N_0M_0$

Ⅲ期:$T_{0\sim2}N_2M_0$,$T_3N_{1\sim2}M_0$,T_4 任何 NM_0,任何 TN_3M_0

Ⅳ期:包括 M_1 的任何 TN

四、治疗

目前乳腺癌的治疗仍以早期手术为主,配合放疗、化疗和内分泌治疗。

(一) 手术疗法

乳腺癌一经确诊应尽早施行手术,具体术式如下。

1. 乳腺癌根治术 手术切除范围包括整个乳房、胸大肌、胸小肌、腋下及锁骨下淋巴结(图 3-17-3)。

2. 乳腺癌扩大根治术 在上述根治术的基础上,同时切除

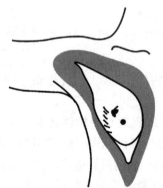

图 3-17-3 乳腺癌根治术切除范围

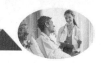

第 2～4 肋软骨、肋间肌、胸廓内动、静脉及其周围淋巴结(即胸骨旁淋巴结)。

3. 乳腺癌改良根治术　有两种术式：①切除胸小肌,保留胸大肌；②保留胸大、小肌。前者淋巴结清除范围与根治术相似,后者不能清除乳腺上组淋巴结。根据多年实践证明,Ⅰ、Ⅱ期乳腺癌应用根治术及改良根治术的生存率无明显差异,且因保留了胸肌,术后外观效果较好,近年来已成为临床常用术式。

4. 全乳房切除术　切除整个乳腺,包括腋尾部及胸大肌筋膜。该术式仅适用于原位癌及年老体弱不宜行根治术者。

5. 保留乳房的乳腺癌切除术　仅完整切除肿瘤及行腋下淋巴结清扫。切除范围应包括肿瘤周围 1～2 cm 的组织,确保切除标本的边缘无肿瘤细胞浸润。术后必须辅以放疗、化疗等。

6. 术后注意事项

(1) 体位：术后血压平稳后取半卧位,以利呼吸和切口引流。在患侧上肢下面垫一软枕,将手固定于功能位置,以减轻肿胀,促进淋巴回流。禁止在患侧手臂测量血压、注射或抽血,以免加重循环障碍。

(2) 观察生命体征：术后注意血压、心率变化,防止休克发生。对乳腺癌扩大根治术患者注意呼吸和胸部情况,观察有无胸痛、呼吸困难,防止气胸发生。

(3) 伤口护理：①乳房切除术后需用胸带加压包扎,注意松紧适宜,避免皮瓣下积液或皮瓣血运障碍,发生坏死。若患侧上肢脉搏摸不清、皮肤温度降低、发绀等,提示腋部血管受压,应调松绷带。若绷带松脱,应重新加压包扎,必要时局部加用砂袋压迫。②保持引流通畅：皮下引流管作为持续负压吸引,并保持通畅。注意观察引流液的量、颜色及性质,注意有无活动性出血。一般术后第 1 天可有 50～100 ml 的血性渗液,以后逐渐减少,术后 2～3 天渗出液基本停止,即可拔除引流管,继续加压包扎。

(4) 功能锻炼：术后 3 天内患侧肩关节制动,防止腋窝皮瓣移位而影响愈合。术后当天即可鼓励患者做腕部、肘部屈曲和伸展活动,但避免上肢外展。术后 5～7 天,可逐步加强肩部活动。伤口愈合后指导患者做上肢的功能锻炼。如患侧手指爬墙运动,用患侧手梳头或经头顶扪对侧耳廓等动作,以恢复患侧上肢功能,预防局部外展强直,促进淋巴回流,减轻上肢水肿。上述锻炼需循序渐进,逐渐增加活动量,避免皮瓣撕脱。

(二) 化学药物疗法

乳腺癌是实体瘤中应用化疗最有效的肿瘤之一。据大量病例治疗结果证明,乳腺癌术前化疗可使肿瘤缩小,利于切除；术后化疗利于杀灭术中残留的癌细胞,可有效防止术后复发。因此,化疗在整个治疗中占有重要地位。常用的有 CMF 方案(环磷酰胺、甲氨蝶呤、氟尿嘧啶)。对肿瘤分化差、分期晚的病例可应用 CAF 方案(环磷酰胺、多柔比星、氟尿嘧啶)。化疗期间应定期检查肝、肾功能,每次化疗前要检查白细胞计数,如白细胞计数$<3\times10^9$/L,应延长用药间隔时间。应用多柔比星者要注意心脏毒性反应。

(三) 内分泌疗法

目的在于尽可能恢复性激素平衡,造成不利于原发或转移癌生长的体内环境。近年来发现有 60%～70%患者的乳腺癌细胞带有雌激素受体(ER),即 ER 阳性,属激素依赖型肿瘤,这些病例对内分泌治疗有效。而 ER 含量低者,称为激素非依赖性肿瘤,这些病例对内分泌治疗效果差。因此,对手术切除标本除做病理检查外,还应测定雌激素受体,可帮助选择辅助治疗方案。如激素依赖型肿瘤病例优先应用内分泌治疗,激素非依赖性肿瘤优先应用化疗。近年来内分泌疗法多采用他莫昔芬(三苯氧胺)或其第 2～3 代衍生物进行治疗,三苯氧胺属于非类

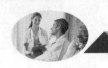

固醇激素的抗雌激素药物,其结构式与雌激素相似,可在靶器官内与雌二醇争夺 ER,并能影响 DNA 基因转录,从而抑制肿瘤细胞生长。临床应用表明,该药可降低乳腺癌术后复发及转移,对 ER 阳性的绝经后妇女效果尤为明显。三苯氧胺的用量为每天 20 mg,至少服用 3 年,一般服用 5 年。对绝经前患者,可作去势治疗,即行卵巢切除或 X 线照射卵巢,可达到抑制乳腺癌转移灶生长的目的。

(四) 放射治疗

在保留乳房的乳腺癌手术后,放射治疗是一重要组成部分,应于肿块局部广泛切除后给予较高剂量放射治疗。单纯乳房切除术后可根据患者年龄、疾病分期分类等情况,决定是否应用放疗。根治术后是否应用放疗,多数认为对 I 期病例无益,对 II 期以后的病例可能降低局部复发率。

五、预防

加强卫生宣传教育,对成年妇女定期检查,并指导进行每月自我检查一次(图 3 - 17 - 4)。时间选择在每次月经过后 1 周进行,此期乳房最松弛,病变易被检出。

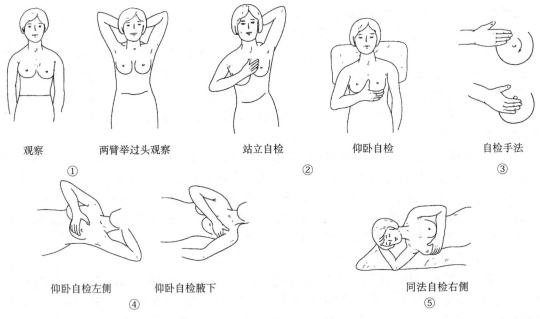

图 3 - 17 - 4 乳房自我检方法

知识拓展

　　乳房自我检查的方法:①解开上衣,面对穿衣镜,两臂自然下垂。观察双侧乳房的大小、外形、轮廓、对称性,注意有无隆起肿块,凹陷或"橘皮样"改变,乳晕区有无湿疹。然后两臂高举过头,再看乳房外形有无变化。②将手 4 指并拢,从乳房外上象限开始,以顺时针方向仔细检查乳房各部位,最后是乳头和乳晕区。检查时注意禁忌抓捏。③用同样方法检查另一侧,然后检查两侧腋下淋巴结。如发现肿块,及时到医院进一步检查,以明确诊断。

（王　萌　任　冬）

第一节 腹外疝

 教学目标

一、能力目标

1. 能识别腹外疝,并分析腹外疝的病因。

2. 能根据患者的具体情况提出健康指导内容。

二、知识目标

1. 掌握腹外疝的临床分型及表现。

2. 理解腹外疝的常见病因、相关检查及诊断依据。

3. 了解腹外疝的治疗。

三、素质目标

1. 通过对腹外疝患者的健康指导,培养学生的耐心、细心、自信心。

2. 通过小组学习,培养学生与他人协作的优良品质。

临床情景

患者男性,30岁。10年来站立或腹压增高时反复出现右侧阴囊肿块,平卧安静时肿块明显缩小或消失。11小时前因提重物而肿块又出现,伴腹痛、呕吐,肛门停止排气和排便。体格检查发现右阴囊红肿,可见一梨状肿块,平卧后肿块不消失。请问:

1. 最有可能的诊断是什么?

2. 本例患者最有效的治疗措施是什么?

体内任何脏器或组织离开其正常解剖位置,通过先天或后天形成的薄弱点、缺损或孔隙进入另一部位,即称为疝。疝多发生在腹部,尤其以腹外疝多见。腹外疝是腹腔内的脏器或组织离开了原来的部位,经腹壁或盆壁的薄弱或缺损处向体表突出所形成的包块。是腹部外科最常见的疾病之一。

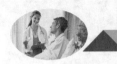

一、病因

腹外疝的发病原因主要为腹壁强度减弱和腹内压增高两大因素。

1. 腹壁强度减弱 分为先天性和后天性两种。先天性因素如腹膜鞘状突未闭、精索或子宫圆韧带穿过腹股沟管,股动、静脉穿过股管,脐血管穿过脐环等。后天性因素有手术切口愈合不良、外伤、感染所致的腹壁缺损,年老体弱或过度肥胖造成腹壁肌肉萎缩等。

2. 腹内压增高 慢性咳嗽、便秘、排尿困难、腹腔积液、妊娠、举重、婴儿经常啼哭是引起腹内压增高的常见原因。

二、病理

典型的腹外疝由疝环、疝囊、疝内容物、疝外被盖组成。疝环是疝突向体表的门户,故又称疝门,它是腹壁薄弱或缺损的所在部位,各种疝一般都以疝环部位命名,如腹股沟疝、股疝、脐疝、切口疝等。疝囊是壁腹膜经疝环向外突出的囊袋状结构,其中相当于疝环部位的疝囊称为疝囊颈,疝囊的底部称为疝囊底,其余大部分称为疝囊体。疝内容物是进入疝囊的腹腔内脏器或组织,其中以小肠最常见,大网膜次之,其他如盲肠、阑尾、乙状结肠、膀胱等都可能成为疝内容物。疝外被盖是指疝囊以外的腹壁各层组织,通常为筋膜、皮下组织和皮肤。

三、临床分型

根据疝回纳的难易程度和血供情况,腹外疝可分为以下几种类型。

1. 易复性疝 在患者站立、行走、劳动或腹内压增高时,疝内容物进入疝囊并向体表突出;而当平卧或用手推送疝内容物时,即可回纳入腹腔的疝。

2. 难复性疝 疝内容物反复突出,导致疝囊颈受摩擦而损伤,继而产生粘连,使疝内容物不能完全回纳到腹腔,称为难复性疝。其内容物多数为大网膜。除此之外,有些病程长、腹壁缺损大的巨大疝,因其内容物较多,腹壁已完全丧失抵挡疝内容物突出的作用,也常难以回纳而成为难复性疝。

3. 嵌顿性疝 疝环较小而腹内压骤然增高时,疝内容物强行扩张疝环后进入疝囊,随即被弹性回缩的疝环卡住,使疝内容物不能回纳到腹腔,称为嵌顿性疝。嵌顿后的疝内容物静脉回流受阻,导致组织淤血、水肿,若为肠管嵌顿因静脉回流受阻,肠管色泽可由正常的淡红色逐渐转为暗红色,疝囊内逐渐有淡黄色渗液聚积,如能及时解除嵌顿,病变的肠管可恢复正常。

4. 绞窄性疝 嵌顿性疝如未能及时解除,肠管及其系膜受压程度不断加重,可导致动脉血流减少,最终可造成疝内容物血液循环严重障碍,血流完全阻断,则称为绞窄性疝。绞窄性疝因缺血而发生坏死,局部可继发感染。其感染性渗液一旦流入腹腔,即可出现腹膜炎,严重者可引起感染性休克。

四、临床表现

(一) 腹股沟疝

发生在腹股沟区的腹外疝统称为腹股沟疝。腹股沟疝以男性居多,男女发病率之比约为15∶1。其中右侧比左侧多见。腹股沟疝又分为腹股沟斜疝和腹股沟直疝两种。

1. 腹股沟斜疝 疝内容物经过腹壁下动脉外侧的腹股沟管内环,穿过由外上向内下、由

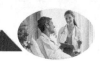

后向前斜行的腹股沟管,再穿出腹股沟管外环(又称皮下环)突出,并可进入阴囊的疝,称为腹股沟斜疝。腹股沟斜疝是最常见的腹外疝,约占全部腹外疝的90%,占腹股沟疝的95%,多见于儿童和青壮年男性。易复性斜疝在腹股沟区有肿块突出,一般在站立、行走、劳动或咳嗽时更为明显,疝块为带蒂的梨形,可降至阴囊或大阴唇。平卧或用手向腹腔推送时,肿块可自行回纳而消失。用手指经阴囊皮肤伸入腹股沟管皮下环,可感觉皮下环扩大,如嘱患者咳嗽指尖有冲击感。用手指紧压腹股沟管内环,让患者起立并咳嗽,疝块不再出现,移去手指,则见疝块由外上方向内下方突出。嵌顿性疝则多在重体力劳动或用力排便等腹内压骤然增加时发生,表现为疝块突然增大伴明显胀痛,用平卧或以手推送等一般方法都不能使疝块回纳。疝内容物如为肠管可表现为机械性肠梗阻症状。疝一旦嵌顿自行回纳的机会较少,如处理不及时,疝内容物嵌顿过久,可因缺血坏死而发展成绞窄性疝。绞窄性疝因疝内容物缺血坏死,可有严重的临床表现,如绞窄时间过长,可出现严重的全身感染中毒症状,甚至可并发腹膜炎、肠瘘、感染性休克等。

　　2. 腹股沟直疝　腹腔内脏器或组织从腹壁下动脉内侧的直疝三角向前突出的疝称腹股沟直疝。直疝三角是由腹壁下动脉构成外侧边,腹直肌外缘为内侧边,腹股沟韧带为底边的三角形区域。此区域腹壁缺乏完整的腹肌覆盖,且腹横筋膜又比周围部位薄,故易产生疝。直疝常见于年老体弱者。当患者站立时,在腹股沟内侧,耻骨结节外上方出现一个半球形肿块,不降入阴囊。平卧后因疝环宽大,疝块多能自行回纳至腹腔而消失,极少发生嵌顿。在临床上应注意直疝与斜疝的鉴别诊断。直疝与斜疝的鉴别(表3-18-1)。

表3-18-1　腹股沟斜疝与直疝的区别

鉴别要点	斜疝	直疝
好发年龄	儿童、青壮年	老年人
突出途径	经腹股沟管,可进阴囊	经直疝三角突出
疝块外形	椭圆形或梨形	半球形
回纳后压住深环	不再突出	继续突出
嵌顿机会	较多	较少

　　(二) 股疝

　　疝内容物通过股环经股管向卵圆窝突出的疝称为股疝,多见于中年以上经产妇女。因女性骨盆较宽,联合肌腱及陷窝韧带较薄弱,导致股管上口宽大松弛,当腹压增高时易发生股疝。因股管近乎成垂直角度,疝块在卵圆窝处向前转折成一锐角,加之股环较小,周围为坚韧的韧带,因此容易嵌顿。股疝是腹外疝中最容易嵌顿的疝,嵌顿后也容易发展成绞窄性疝。因此,在外科临床工作中应予以高度重视。

　　(三) 脐疝

　　腹腔内的器官或组织由脐环突出所形成的疝称为脐疝。脐疝有婴儿脐疝和成人脐疝之分。其中,婴儿脐疝较多见,大多数是因先天性脐环闭锁不全所致。成人脐疝少见,多发生在中年肥胖的经产妇女。婴儿脐疝在啼哭等腹内压增高时,可见半球形肿物从脐部突出,停止啼哭或平卧后可按之将其回纳。成人脐疝因疝环狭小,故容易发生嵌顿。

　　(四) 切口疝

　　发生于腹壁手术切口的疝称为切口疝。切口疝的病因多由于患者营养不良、腹壁切口感

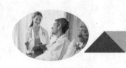

染、放置引流物时间过长等,造成切口瘢痕薄弱。也可因术后腹胀、便秘、剧烈咳嗽等引起腹内压增高,导致切口内层的腹膜、筋膜、腱膜等组织裂开,使腹壁强度降低。体检时患者腹壁切口处逐渐膨隆,出现肿块。站立或用力时更为显著,平卧休息时缩小或消失,常伴有腹部不适及消化不良等症状。

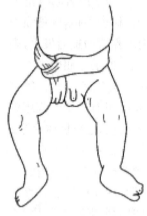

图3-18-1　棉线束带包扎小儿斜疝

五、处理

1. 非手术疗法　1岁内的婴幼儿可暂不手术。因其随着生长发育,婴幼儿的腹壁肌肉可逐渐强壮有自愈的可能。故可采用压迫疝环的方法阻止疝内容物突出,如对于腹股沟斜疝的患儿,可采用棉线束带或绷带包扎压迫腹股沟管内环的方法(图3-18-1)。年老体弱或伴有严重疾病,不能耐受手术的成人患者,可佩戴疝带。使用疝带时应确认疝内容物完全回纳,疝带垫应对准疝环。长期佩戴疝带可使疝囊颈反复摩擦而增厚,易与疝内容物发生粘连,形成难复性疝。

2. 手术疗法　一般腹外疝均为择期手术,嵌顿疝在3~4小时内,局部压痛不明显,无腹膜炎体征,可先行手法回纳,以后再择期手术。如手法回纳后出现腹膜炎或肠梗阻症状及手法回纳失败,或嵌顿时间过长,已发生绞窄者均应立即手术。手术方式有:①疝囊高位结扎术:先将疝内容物回纳至腹腔内,然后在疝囊颈上部结扎疝囊,随后将多余的疝囊切除,以封闭疝内容物突出的空间。婴幼患儿仅做疝囊高位结扎术即可。②疝修补术:在疝囊高位结扎的基础上,利用邻近的健康组织修补腹壁的薄弱和缺损处。常用的术式有加强腹股沟管前壁的Ferguson法及加强腹股沟管后壁的Bassini法和MeVay法。近年来主张作腹横筋膜修补法,强调腹横筋膜层的缝合,以缩小或闭合内环口,真正起到加强腹股沟管后壁的作用。③疝成形术,用于疝周围组织缺损严重,无法修补的巨大疝患者。常用自体腹直肌前鞘或游离的阔筋膜来修补加强腹股沟管后壁,也可用尼龙织物或其他材料代替自体组织作修补手术。

第二节　阑　尾　炎

　教学目标

一、能力目标
1. 能识别和分析急性阑尾炎的临床表现。
2. 能根据患者的具体情况提出健康指导内容。

二、知识目标
1. 掌握急性阑尾炎的病理分类及临床表现。
2. 理解急性阑尾炎的常见病因、相关检查及诊断依据。
3. 了解急性阑尾炎的治疗。

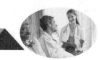

三、素质目标

1. 通过对急性阑尾炎患者的健康指导,培养学生的耐心、细心、自信心。

2. 通过小组学习,培养学生与他人协作的优良品质。

临床情景

患者男性,25 岁。主诉右下腹剧烈疼痛,腹痛开始于脐周,然后转移至右下腹。

体格检查:体温 39.3℃,脉搏 115 次/分,血压 120/80 mmHg,右下腹有压痛、反跳痛及肌紧张,肠鸣音减弱,腰大肌试验阳性。实验室检查:白细胞计数 $12.5×10^9/$ L,中性粒细胞 0.82。请问:

1. 该患者最可能的诊断是什么?

2. 该患者阑尾位置最可能位于什么部位?

阑尾炎是指阑尾由于多种因素而形成的炎性改变,其预后取决于是否及时的诊断和治疗。临床上可分为急性阑尾炎、慢性阑尾炎及特殊类型阑尾炎,其中急性阑尾炎是常见的外科疾病,亦是最常见的急腹症。多发生于青年人,以 20~30 岁为多见,男性比女性发病率高。患者多可在短期内康复,但如延误诊断和治疗,可引起严重并发症,甚至造成死亡。本节重点阐述急性阑尾炎。

一、病因

阑尾为一弯曲的盲管,开口细小,而且蠕动缓慢,致阑尾管腔极易阻塞,阑尾腔梗阻后并发感染是急性阑尾炎的基本病因。引起梗阻的原因有:①管壁黏膜下层淋巴组织肿大,使管腔狭窄;②肠道功能紊乱,反射性引起阑尾壁肌痉挛;③慢性炎症使管壁纤维化,管腔变小;④管腔内粪石、寄生虫体、异物等阻塞。

以上因素均可导致阑尾抵抗力低下,此时细菌入侵管壁引起炎症,致病菌多为肠道内的各种革兰阴性杆菌和厌氧菌。

二、病理

根据急性阑尾炎发病过程的病理解剖学变化,可分为 4 种病理类型。

1. 急性单纯性阑尾炎　属病变早期,炎症起始于黏膜和黏膜下层,逐渐扩展至肌层和浆膜层。阑尾轻度肿胀、表面充血,失去正常的光泽,可有少量纤维素性渗出物。各层组织均有水肿和中性粒细胞浸润,黏膜面可有小溃疡,腔内可有少量炎性渗出液。

2. 急性化脓性阑尾炎　又称蜂窝性阑尾炎,阑尾明显肿胀,浆膜高度充血,并有脓性纤维素性渗出物覆盖,阑尾周围炎性渗出物积聚,形成局限性腹膜炎。常有壁间小脓肿,黏膜面溃烂加剧,腔内积脓。

3. 坏疽及穿孔性阑尾炎　病变进一步加重,阑尾因梗阻、积脓,腔内压力增高,以致管壁全层或部分坏死,阑尾呈暗紫色或黑色。70%以上的病例可发生穿孔,穿孔部位多在阑尾根部和近端。穿孔后若感染被大网膜和肠襻包裹,形成局限性腹膜炎;若感染继续扩散,则可引起

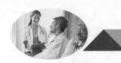

急性弥漫性腹膜炎。

4. **阑尾周围脓肿**　占急性阑尾炎的 $4\%\sim10\%$，发生炎症的阑尾被大网膜和周围组织粘连包裹，形成炎性肿块或阑尾周围脓肿。

上述不同病理类型的阑尾炎可随机体防御机制强弱，治疗是否及时而有不同的转归：①炎症消退；②炎症局限化、消散而痊愈；③炎症扩散，形成弥漫性腹膜炎、化脓性门静脉炎甚至感染性休克。

三、临床表现

（一）主要症状

急性阑尾炎的临床表现以转移性右下腹痛最具有特征性。

1. **腹痛**　开始于上腹部或脐周，呈隐痛，逐渐加重，数小时（6～8 小时）后转移至右下腹，呈持续性痛。$70\%\sim80\%$ 的患者有典型转移性右下腹痛的病史，在临床上有重要的诊断价值，但也有少数患者一开始就表现为右下腹痛或全腹痛。因此，没有转移性右下腹腹痛病史者，不能排除阑尾炎的诊断。若阑尾解剖部位变异，则腹痛部位亦有相应的改变。

2. **胃肠道症状**　起病多伴有恶心、呕吐。部分患者可有腹泻或便秘；阑尾穿孔致弥漫性腹膜炎者，引起麻痹性肠梗阻，可有排便、排气停止；盆腔位阑尾炎或盆腔积脓者，可有大便次数增多和里急后重感。

3. **全身症状**　初起体温多正常或轻度升高，一般在 38℃ 以下，随着炎症的发展，阑尾化脓、坏疽穿孔后可有高热。如有寒战高热、黄疸，即可能伴发门静脉炎。

（二）主要体征

1. **右下腹固定压痛点**　右下腹固定性压痛是最常见、最主要的体征。尤其是腹痛尚在上腹部或脐周时，压痛已固定于右下腹麦氏点者，更具有诊断意义。压痛点可随阑尾解剖位置的变异而改变，但压痛点却始终固定在一个位置上，压痛程度和范围往往与炎症的严重程度一致。因此，右下腹有固定压痛是早期诊断阑尾炎的重要依据之一。

2. **腹肌紧张**　单纯性阑尾炎没有腹肌紧张，当阑尾化脓时可有右下腹肌紧张。如果阑尾穿孔并弥漫性腹膜炎时，可有全腹肌紧张，但仍以右下腹为显著。小儿、老年人、孕妇、肥胖患者或盲肠后位阑尾炎时，腹肌紧张可不明显。

3. **反跳痛**　用手指在阑尾点慢慢压迫至深处，然后迅速放开手指，患者感到剧烈疼痛为反跳痛。在阑尾化脓性炎症波及壁层腹膜时，才有反跳痛。

4. **结肠充气试验**　先以右手压住左下腹降结肠区，再用左手反复按压其上端，患者诉右下腹痛者为阳性。系结肠内气体逆行至盲肠冲击发炎的阑尾所致。

5. **腰大肌试验**　患者取左侧卧位，右下肢向后过伸，引起右下腹痛者为阳性。临床意义是提示为盲肠后位阑尾炎，贴近腰大肌。

6. **闭孔肌试验**　患者取仰卧位，右腿前屈并内旋，引起右下腹痛者为阳性，临床意义是提示阑尾位置较低，贴近闭孔内肌。

7. **直肠指检**　直肠右前方有触痛为阳性。临床意义是阑尾位置指向盆腔或炎症已波及盆腔。

四、实验室及其他检查

1. **实验室检查**　多数患者的白细胞总数及中性粒细胞增高，尿常规检查一般无阳性发

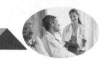

现。盲肠后位阑尾炎可刺激邻近的输尿管,尿中可见少量红细胞及白细胞。

2. **腹部 X 线平片检查**　少数患者可发现阑尾粪石。此项检查主要目的在于与右输尿管结石等疾病鉴别。

五、诊断要点

1. **转移性右下腹痛**　是急性阑尾炎的重要特点,因内脏转位盲肠和阑尾位于左下腹时,出现转移性左下腹痛,也应考虑左侧阑尾炎的可能。关于初发疼痛的部位和转移过程所需时间,因人而异。约 1/3 的患者开始就为右下腹痛,特别是慢性阑尾炎急性发作时。因此,无转移性右下腹痛不能完全除外急性阑尾炎,必须结合其他症状和体征综合判断。

2. **右下腹有固定的压痛区和不同程度的腹膜刺激征**　特别是急性阑尾炎早期,自觉腹痛尚未固定时,右下腹可有压痛。当阑尾穿孔合并弥漫性腹膜炎时,尽管腹部压痛范围广泛,但仍以右下腹显著。有时为了掌握压痛的确切部位,应仔细、多次和有对比性的对全腹部进行检查。急性阑尾炎的压痛始终位于右下腹部,并可伴有不同程度的腹肌紧张和反跳痛。

3. **必要的辅助检查**　白细胞总数和中性白细胞数可轻度或中度增加,大便和尿常规基本正常。胸部 X 线透视可排除右侧胸腔疾病减少对阑尾炎的误诊,立位腹部 X 线平片观察膈下有无游离气体等其他外科急腹症的存在。右下腹 B 超检查,了解有无炎性包块,对判断病程和决定手术有一定帮助。

4. **其他**　青年女性和有停经史的已婚妇女,对急性阑尾炎诊断有怀疑时,应请妇科医生会诊以排除宫外孕和卵巢滤泡破裂等疾病。

六、处理

急性阑尾炎,尤其是特殊类型阑尾炎,一经确诊,如无手术禁忌证原则上应早期手术治疗,既安全又可防止并发症的发生。非手术治疗仅适用于单纯性阑尾炎或有手术禁忌证患者。具体治疗原则如下。

1. **急性单纯性阑尾炎**　行阑尾切除术。

2. **急性化脓性阑尾炎**　行阑尾切除术,腹腔污染较严重的患者,切口置乳胶片引流。

3. **坏疽穿孔性阑尾炎**　行阑尾切除术,冲洗腹腔,腹腔给予烟卷或乳胶管引流,切口置乳胶片引流。

4. **阑尾周围脓肿**　一般先行非手术治疗,禁食、输液、抗感染,配合使用中药和局部理疗。如肿块缩小,临床表现消失者,可出院 3 个月后再行手术切除阑尾。如在非手术治疗过程中,肿块增大,临床表现加重者,应行脓肿切开引流术,伤口痊愈 3 个月后再行阑尾切除。

第三节　肠　梗　阻

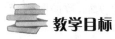

教学目标

一、能力目标

1. 能识别和分析肠梗阻的临床表现。

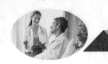

2. 能根据患者的具体情况提出健康指导内容。

二、知识目标

1. 掌握肠梗阻的分类及临床表现。

2. 理解肠梗阻的并发症、相关检查及诊断依据。

3. 了解肠梗阻的治疗。

三、素质目标

1. 通过对肠梗阻患者的健康指导,培养学生的耐心、细心、自信心。

2. 通过小组学习,培养学生与他人协作的优良品质。

临床情景

患者女性,46 岁。因剧烈腹痛 10 小时入院。入院前 10 小时在劳动时突然出现下腹部疼痛,呈持续性疼痛阵发性加剧,呕吐 5 次,量较多,呕吐物为胃内容物。伴腹胀,无肛门排气、排便,尿少,无畏寒和发热。无腹部外伤手术及溃疡病史。体征:体温 38℃,脉搏 86 次/分,呼吸 18 次/分,血压 130/80 mmHg(17/11 kPa)。发育正常,肥胖体型(75 kg),急性痛苦病容,全身浅表淋巴结不肿大,胸部无异常。腹部膨隆,偶见肠型,肝脾触诊不满意,全腹轻压痛,无肌紧张和反跳痛,肠鸣亢进,偶闻气过水声,右侧腹股沟下方扪及 6 cm×6 cm×8 cm 包块并有触痛。辅助检查:血尿常规正常,腹部 X 线可见数个气液平面。请问该患者的诊断是什么? 依据是什么?

无论任何原因引起的肠内容物正常运行或顺利通过肠道发生障碍时,称为肠梗阻。肠梗阻是外科常见的急腹症之一,不但可引起肠管本身解剖与功能上的改变,而且还可导致全身性生理功能紊乱,病情复杂多变,若不及时合理治疗,往往危及患者生命。随着对肠梗阻病理生理的不断深入研究和各种诊疗措施的应用,治疗效果有了显著提高,但病情严重者如绞窄性肠梗阻病情进展快,短时间内可发生严重脱水、电解质及酸碱平衡失调,甚至休克。

一、病因

1. 机械性肠梗阻 最常见,是指由于机械原因引起肠腔变窄而发生肠内容物通过障碍。此类肠梗阻见于:肠腔堵塞,如蛔虫、异物、粪块、结石等;肠管受压,如腹外疝嵌顿、粘连带压迫、肠扭转、肠外肿瘤压迫等;肠壁病变,如先天性肠道闭锁、炎症性狭窄(肠结核、克罗恩病等)、肿瘤等。

2. 动力性肠梗阻 较少见,是由于肠壁肌肉运动紊乱,导致肠内容物运行障碍。主要见于神经反射或毒素刺激引起肠壁肌功能紊乱,使肠蠕动功能丧失或肠管痉挛。分为麻痹性和痉挛性肠梗阻两大类,前者多因急性化脓性腹膜炎、腹部手术后、腹膜后血肿,因肠壁肌麻痹所致;后者见于急性肠炎、肠功能紊乱和慢性铅中毒,由于肠壁肌肉强烈痉挛性收缩,致使肠内容物不能向下运行,临床少见,且往往为一时性障碍。

3. 血运性肠梗阻 较少见,是由于肠系膜血管栓塞或血栓形成,肠管血运发生障碍所致。肠腔虽无堵塞,但肠内容物不能运行。

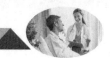

此外,肠梗阻还可按其肠壁血运有无障碍分为单纯性和绞窄性两类。①单纯性肠梗阻:肠壁血运无障碍,仅有肠内容物不能正常运行;②绞窄性肠梗阻:肠梗阻发生后,伴有肠壁血运障碍。肠梗阻还可按梗阻发生的部位分为高位(空肠上段)和低位(回肠末段、结肠)肠梗阻两类;按梗阻的程度分为完全性和不完全性肠梗阻;按梗阻发生的快慢分为急性和慢性肠梗阻。如一段肠襻两端完全阻塞,则称为闭襻性肠梗阻,此类梗阻由于肠腔高度膨胀,极易发生肠坏死和肠穿孔。

二、病理与病理生理

各种类型的肠梗阻发生后,肠管局部和机体全身都会出现一系列复杂的病理生理变化。

1. **肠管局部病理变化**　单纯机械性肠梗阻发生后,梗阻以上肠蠕动增加,以克服肠内容物通过障碍;同时,因肠腔内积气、积液而使肠腔膨胀。气体主要来自吞咽的空气,部分是由血液弥散到肠腔内以及肠道内细菌分解发酵产生的气体;积液主要来源于胃肠道,当压力升高到一定程度,可使肠壁血运障碍。开始表现为静脉血回流受阻,肠壁充血水肿,呈暗红色;若肠腔内压力继续升高,可导致小动脉血运受阻,血栓形成,肠壁表面失去光泽,呈黑色,最终因肠管缺血而坏死穿孔。

2. **体液丧失**　因体液丧失而引起的严重水、电解质紊乱及酸碱平衡失调,是肠梗阻最重要的病理生理改变。消化道每天分泌消化液约 8 000 ml,内含各种电解质,正常情况下绝大部分被肠道重吸收。肠梗阻患者,由于不能进饮食,并且频繁呕吐而大量丧失消化液,使水、电解质大量丢失,尤以高位肠梗阻为显著。低位肠梗阻时,消化液不能被吸收而潴留在肠腔内。另外,肠管过度膨胀,肠壁血运障碍,致使液体自肠壁渗透至肠腔和腹腔,等于丢失于体外。高位肠梗阻因频繁呕吐丢失大量胃酸和 Cl^-,可引起代谢性碱中毒;低位小肠梗阻,Na^+、K^+ 丢失多于 Cl^-,而且在脱水和缺氧情况下酸性代谢产物剧增,从而引起严重的代谢性酸中毒。

3. **感染和毒血症**　梗阻上端肠腔内细菌数量显著增加,由于肠壁血运障碍或失去活力,细菌大量繁殖并产生大量毒素。由于肠壁的通透性增加,细菌和毒素通过肠壁渗透至腹腔内,引起腹膜炎、毒血症、败血症,甚至发生感染性休克而导致病人死亡。

三、临床表现

肠梗阻虽然梗阻的原因、部位、程度、发展急缓有别,可有不同的临床表现,但肠内容物不能顺利通过肠腔是共同的特征,因此各种类型的肠梗阻都具有共同的临床表现特点,即腹痛、呕吐、腹胀及停止排便、排气。

(一)症状

1. **腹痛**　单纯性肠梗阻表现为阵发性绞痛;绞窄性肠梗阻多为持续性疼痛,阵发性加剧;麻痹性肠梗阻则为持续性胀痛。腹痛多在腹中部,也可偏重于梗阻所在的部位。

2. **呕吐**　早期呕吐呈反射性,吐出物多为食物或胃液。此外,呕吐随梗阻部位高低而有所不同。梗阻部位越高,呕吐出现越早、越频繁。故高位肠梗阻时呕吐频繁,呕吐物多为胃十二指肠内容物;低位肠梗阻时呕吐出现迟而少,呕吐物呈粪汁样;结肠梗阻时呕吐到晚期才出现(甚至可无呕吐),呕吐物呈棕褐色或血性。

3. **腹胀**　一般出现较晚,其程度与梗阻部位有关。高位肠梗阻腹胀不明显;低位肠梗阻腹胀明显,遍及全腹;结肠梗阻多为周边性腹胀;绞窄性肠梗阻表现为不对称的局限性腹胀;麻

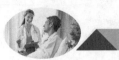

痹性肠梗阻腹胀显著,并为均匀性全腹胀。

4. 肛门排便、排气停止 急性完全性肠梗阻患者有此症状。但梗阻早期,尤其是高位肠梗阻,可因梗阻以下肠内残存的粪便和气体仍可自行排出,不能因此而排除肠梗阻的诊断。绞窄性肠梗阻如肠套叠、肠系膜血栓形成等,亦可排出少量果酱样或血性黏液便。

(二)体征

1. 全身变化 单纯性肠梗阻患者早期全身情况多无明显改变。晚期表现为唇干舌燥、眼窝内陷、皮肤弹性差、尿少等脱水体征。绞窄性肠梗阻或严重脱水时,可有脉搏细速、血压下降、脉压缩小、面色苍白及四肢湿冷等休克表现。

2. 腹部体征

(1)视诊:腹式呼吸减弱或消失,可见肠型、肠蠕动波和腹胀。

(2)触诊:单纯性肠梗阻可有轻度压痛;绞窄性肠梗阻由于伴有腹膜炎、肠坏死,故有明显的腹肌紧张、压痛和反跳痛等腹膜刺激征。如扪及痛性包块,多为绞窄的肠襻;条索状团块为蛔虫性肠梗阻;"腊肠样"包块则为肠套叠。

(3)叩诊:多为鼓音,绞窄性肠梗阻腹腔内有多量渗出液(>1 000 ml)时,可有移动性浊音。

(4)听诊:机械性肠梗阻肠鸣音亢进,并有气过水声和金属音。麻痹性肠梗阻时肠鸣音减弱或消失。

(三)常见机械性肠梗阻的临床特点

1. 粘连性肠梗阻 是指肠襻间相互粘连成角或腹腔内粘连带压迫肠管引起的肠梗阻。临床上最常见,占各类肠梗阻的 20%～40%。此类肠梗阻多见于腹部手术后、炎症、损伤、出血等,尤以腹部手术后更多见。肠粘连并非一定发生肠梗阻,如有饮食不当、剧烈活动、体位突然改变、肠道炎性病变等诱因,使肠襻重量增加,肠襻牵拉成锐角或肠襻以粘连带为支点发生扭转而导致肠梗阻发生。粘连性肠梗阻多为单纯性,可以是不完全性或完全性肠梗阻,少数为绞窄性肠梗阻。

2. 蛔虫性肠梗阻 是指肠蛔虫聚集成团引起的肠管阻塞,多见于儿童,农村的发病率较高。其诱因常为发热和驱蛔不当,多为单纯性不完全性肠梗阻。表现为脐周阵发性腹痛,伴呕吐,腹胀较轻,腹部柔软,可扪及变形、变位的条索状包块,无明显压痛。腹部 X 线平片检查可见成团的蛔虫阴影。

3. 肠扭转 是指一段肠襻沿其系膜长轴旋转而形成的闭襻性肠梗阻。小肠、乙状结肠的肠系膜相对较长,系膜根部附着处较窄,易发生扭转,以顺时针方向旋转为多见,常见的肠扭转有部分小肠、全部小肠和乙状结肠扭转。肠扭转时肠系膜亦随之扭转,故多伴有肠壁血运障碍,属于闭襻性绞窄性肠梗阻。因肠扭转发生的部位不同,其临床表现各有特点。

小肠扭转多见于青壮年,常在饱食后进行剧烈活动或体力劳动时发病。起病急骤,表现为剧烈腹绞痛,多位于脐周,呈持续性疼痛阵发性加剧。腹部可扪及压痛性包块,腹部 X 线检查符合肠梗阻征象。

乙状结肠扭转多见于男性老年人,常有便秘习惯。临床表现为腹部绞痛,腹胀明显,而呕吐一般不明显。钡剂灌肠 X 线检查见扭转部位钡剂受阻,尖端呈"鸟嘴"形。

4. 肠套叠 一段肠管套入其相连的肠管腔内称为肠套叠。其发生常与肠管解剖特点(如盲肠肠套叠活动度过大)、病理因素(如肠息肉、肿瘤)以及肠功能失调,蠕动异常等有关。按部

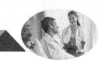

位分为回盲部套叠(回肠套入结肠)、小肠套叠(小肠套入小肠)和结肠套叠(结肠套入结肠)等类型,尤以回盲部肠套叠多见。肠套叠是小儿肠梗阻的常见病因,发生于2岁以下儿童,尤以肥胖型男婴多见。肠套叠的三大典型表现是腹痛、血便和腹部包块,表现为突然发作剧烈的阵发性腹痛,患儿阵发性哭闹不安,面色苍白,出汗,伴呕吐和排出果酱样血便。常可在腹部扪及腊肠样包块,表面光滑,可推动,有压痛。肛门指检指套上有黏液或血迹。空气或钡剂灌肠X线检查,可见"杯口"形钡剂阴影。

四、并发症

1. **肠膨胀** 机械性肠梗阻时,梗阻以上的肠腔因积液积气而膨胀,肠段对梗阻的最先反应是增强蠕动,而强烈的蠕动引起肠绞痛。肠管内压力的增高可使肠壁静脉回流障碍,引起肠壁充血水肿,通透性增加。肠管内压力继续增高可使肠壁血流阻断使单纯性肠梗阻变为绞窄性肠梗阻。严重的肠膨胀甚至可使横膈抬高,影响患者的呼吸和循环功能。

2. **体液和电解质的丢失** 肠梗阻时肠膨胀可引起反射性呕吐。高位小肠梗阻时呕吐频繁,大量水分和电解质被排出体外。低位肠梗阻,呕吐虽远不如高位者多见,但因肠黏膜吸收功能降低而分泌液量增多,梗阻以上肠腔中积留大量液体,有时多达5~10 L,内含大量碳酸氢钠。这些液体虽未被排出体外,但封闭在肠腔内不能进入血液,等于体液的丢失。此外,过度的肠膨胀影响静脉回流,导致肠壁水肿和血浆外渗,在绞窄性肠梗阻时,血和血浆的丢失尤其严重。因此,患者多发生脱水伴少尿、氮质血症和酸中毒。如脱水持续,血液进一步浓缩,则导致低血压和低血容量休克。失钾和不进饮食所致的血钾过低可引起肠麻痹,进而加重肠梗阻的发展。

3. **感染和毒血症** 单纯性机械性小肠梗阻时,肠内的细菌和毒素通过正常的肠黏膜屏障,因而危害不大。若梗阻转变为绞窄性,静脉血流被阻断,受累的肠壁渗出大量血液和血浆,使血容量进一步减少,继而动脉血流被阻断而造成肠壁的缺血性坏死。绞窄段肠腔中的液体含大量细菌(如梭状芽孢杆菌、链球菌、大肠埃希菌等)、血液和坏死组织,细菌的毒素以及血液和坏死组织的分解产物均具有极强的毒性。这种液体通过破损或穿孔的肠壁进入腹腔后,可引起强烈的腹膜刺激和感染,被腹膜吸收后,则引起脓毒血症。严重的腹膜炎和脓毒血症是导致肠梗阻患者死亡的主要原因。

五、实验室及其他检查

1. **实验室检查** 单纯性肠梗阻早期无明显改变。随着病情发展可出现白细胞升高、中性粒细胞比例升高(多见于绞窄性肠梗阻)。血红蛋白值、血细胞比容升高。水、电解质、血清钾紊乱及酸碱平衡失调。

2. **影像学检查** 腹部X线与钡灌肠是临床重要的检查。直立位腹部X线平片可显示多个气液平面,空肠黏膜的环状皱襞在肠腔充气时呈"鱼骨刺"样,结肠可显示结肠袋,肠腔充气的肠襻是在梗阻以上的部位。小肠完全性梗阻时,结肠可不显示。左侧结肠梗阻,右侧结肠可有充气。低位结肠梗阻时,左半结肠可以有充气。

钡灌肠可用于疑有结肠梗阻的患者,可显示结肠梗阻的部位和性质。但在小肠急性梗阻时忌用胃肠钡剂造影的方法,以免加重病情。水溶性造影剂的安全性要大得多。

六、诊断要点

腹部阵发性绞痛、呕吐、腹胀、停止排便、排气、肠型、肠鸣音亢进、气过水声是诊断肠梗阻的依据。X线检查可证实临床诊断。因此,详细地询问病史发展过程,系统地体格检查极为重要。但在某些病例中这些典型症状不可能完全表现出来,有可能与其他一些疾病混淆,如急性坏死性胰腺炎、输尿管结石、卵巢囊肿蒂扭转等。应注意鉴别。

在诊断中必须明确以下几个问题:①是否有肠梗阻存在;②机械性与麻痹性肠梗阻的鉴别;③单纯性与绞窄性肠梗阻的鉴别;④小肠与结肠梗阻的鉴别;⑤部分性与完全性肠梗阻的鉴别;⑥梗阻的原因是什么。此外,应详细检查疝的好发部位,有无嵌顿性疝;曾有手术、外伤或腹腔感染史者,多为粘连性肠梗阻所引起;有心脏病者,应考虑肠系膜血管栓塞。

七、处理

肠梗阻的治疗原则是纠正全身生理紊乱和解除梗阻,具体治疗方法要根据肠梗阻的类型、部位和患者全身情况而定。

(一)基础疗法

基础疗法包括纠正水、电解质紊乱和酸碱平衡失调、胃肠减压、防治感染和毒血症,预防和救治休克等。

(二)解除梗阻

解除梗阻的方法可分为非手术治疗和手术治疗两大类。

1. 非手术治疗　主要适用于单纯粘连性(尤其是不完全性)肠梗阻、麻痹性或痉挛性肠梗阻、蛔虫或粪块堵塞引起的肠梗阻、肠套叠早期及肠结核等炎症引起的不完全性肠梗阻。可根据不同类型的肠梗阻采用中药治疗,口服或肠道灌注植物油,针刺疗法及各种复位法,如肠套叠可采用低压空气或钡剂灌肠复位;肠扭转可采用手法复位或颠簸疗法复位等。但在非手术治疗期间,必须严密观察病情,如病情不见好转或反而加重者,即应手术治疗。

2. 手术治疗　各种类型的绞窄性肠梗阻、肿瘤及先天性肠道畸形引起的肠梗阻,以及非手术治疗无效者,适应手术治疗。其原则是在最短手术时间内,以最简单的方法解除梗阻或恢复肠腔的畅通。其手术方法为:①解除梗阻原因,如粘连松解术,肠切开取出异物,肠套叠和肠扭转复位术等;②肠切除肠吻合术;③短路手术;④肠造口或肠外置术。

第四节　胆道感染与胆石症

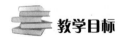

教学目标

一、能力目标

1. 能识别和分析胆道感染与胆石症的临床表现。
2. 能根据患者的具体情况提出健康指导内容。

二、知识目标

1. 掌握胆道感染与胆石症的临床表现。

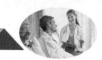

2. 理解胆道感染与胆石症的常见病因、相关检查及诊断依据。

3. 了解胆道感染与胆石症的治疗。

三、素质目标

1. 通过对胆道感染与胆石症患者的健康指导,培养学生的耐心、细心、自信心。

2. 通过小组学习,培养学生与他人协作的优良品质。

临床情景

　　患者女性,45 岁。胆囊结石病史 4 年,主诉晚餐后突然出现右上腹阵发性剧烈疼痛,向右肩背部放射,伴有腹胀、恶心和呕吐等症状。体格检查:体温 38.8℃,脉搏 115 次/分,血压 110/85 mmHg。右上腹部有压痛、反跳痛、肌紧张。实验室检查:WBC 10.6×10^9/L,中性粒细胞 0.78,Murphy 征阳性。请问:

　　1. 作为接诊者,患者首选的检查方法是什么?

　　2. 初步诊断为什么疾病? 其诊断依据是什么?

　　胆道感染和胆石症在我国是常见病和多发病。结石发生在胆囊和胆管,引起胆道梗阻和胆汁滞留,还可刺激和损伤胆道黏膜,易继发胆囊炎和胆管炎。结石、梗阻和感染三者互为因果,相互促进,导致恶性循环。

一、胆囊炎

　　胆囊炎是指发生于胆囊的细菌性和(或)化学性炎症。根据发病急缓和病程长短分为急性胆囊炎和慢性胆囊炎。>90%慢性胆囊炎患者合并有胆囊结石。

(一) 病因

　　急性胆囊炎的病因主要有:①胆囊管梗阻:结石阻塞或嵌顿于胆囊管或胆囊颈引起,其他如蛔虫或胆囊管扭曲等;②细菌感染:细菌可经胆道逆行或血液循环和淋巴途径入侵,主要致病菌是革兰阴性杆菌,常合并厌氧菌感染;③创伤和化学性刺激,如手术、创伤、胰液逆流入胆囊等。

　　慢性胆囊炎大多继发于急性胆囊炎,是急性胆囊炎反复发作的结果。

(二) 病理

　　根据胆囊结石有无嵌顿和感染及感染的严重程度,可有不同的病理变化。

1. 急性胆囊炎

　　(1)急性单纯性胆囊炎:病变起始于胆囊管梗阻,胆囊内压升高,黏膜充血、水肿,渗出增加。

　　(2)急性化脓性胆囊炎:炎症继续发展,可累及胆囊壁全层,白细胞弥漫浸润,出现瘀斑或脓苔,部分黏膜坏死脱落,甚至浆膜层也有纤维素和脓性渗出物。

　　(3)急性坏疽性胆囊炎和胆囊穿孔:若胆囊内压继续升高,压迫囊壁导致血液循环障碍,则引起胆囊缺血甚至坏疽。坏疽的胆囊常发生穿孔,致胆汁性腹膜炎。胆囊穿孔的部位常为底部和颈部。

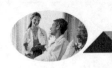

2. 慢性胆囊炎 由于结石和炎症的反复刺激,致炎性细胞浸润和纤维组织增生,胆囊壁瘢痕化增厚,胆囊萎缩,黏膜消失,从而失去浓缩和排出胆汁的生理功能。

(三) 临床表现

1. 急性胆囊炎 典型表现为右上腹阵发性绞痛或胀痛,常在饱餐、进食油腻食物后或夜间发作,疼痛常放射至右肩、右肩胛下及右背部,伴恶心、呕吐、食欲缺乏和便秘等。若出现明显寒战、高热,表示病情严重或已发生感染、穿孔或合并急性胆管炎。体格检查可有不同程度的右上腹压痛或叩痛,炎症波及腹膜壁层时可出现反跳痛和肌紧张;将左手压于右上肋缘下,嘱患者行腹式深呼吸,如出现突然屏气称为墨菲(Murphy)征阳性,是急性胆囊炎的典型体征;有时可触及肿大的胆囊。10%～25%的患者出现轻度黄疸,多见于胆囊炎症反复发作,合并米里齐(Mirizzi)综合征者。

2. 慢性胆囊炎 表现常不典型,多数患者有胆绞痛病史,右上腹和肩背部隐痛,伴厌油腻食物、上腹饱胀和嗳气等消化道症状。体格检查可有右上腹胆囊区轻压痛或不适,墨菲征可呈阳性。

(四) 实验室及其他检查

1. 实验室检查 急性胆囊炎时,血白细胞计数及中性粒细胞比例升高,并可伴血清转氨酶、胆红素或淀粉酶升高。

2. B超检查 急性胆囊炎显示胆囊增大、壁厚,并可探及胆囊内结石影像。慢性胆囊炎显示胆囊壁增厚,排空功能减退或消失,胆囊腔缩小或萎缩,常伴有胆囊结石影像。

3. CT、MRI、^{99m}Tc - EHIDA 检查 对胆囊结石和胆囊炎的诊断也有较大帮助。

(五) 诊断要点

根据胆囊炎的典型临床表现,认真仔细地综合分析,一般多可作出初步诊断。患者常有反复发作的胆道疾病史,或有慢性上腹痛和消化不良,在一定诱因下引发典型的胆绞痛发作,具有右肩背部放射性痛和全身中毒症状、消化道症状或黄疸,根据右上腹、剑突下腹膜刺激体征、瘀胆性肝肿大表现及结合实验室或其他辅助检查结果,可作出急、慢性胆囊炎胆石症的诊断。

(六) 处理

1. 手术治疗 除有手术禁忌证外,均应施行手术治疗。急性胆囊炎多需行急症手术。

(1) 急症手术适应证:①发病在 48～72 小时以内者;②伴急性并发症如胆囊坏疽或穿孔、急性化脓性胆管炎、急性坏死性胰腺炎或弥漫性腹膜炎者;③经非手术治疗无效者。其余可根据患者具体情况择期手术。

(2) 手术方式:①胆囊切除术,胆囊炎症较轻者可应用腹腔镜行胆囊切除术(LC);急性化脓性或坏疽穿孔性胆囊炎可采用开腹胆囊切除术或小切口胆囊切除术;②胆囊造口术,患者情况极差,不能耐受胆囊切除者,或因手术技术条件有限,不能胜任胆囊切除术,可先行胆囊造口术减压引流;③超声或 CT 引导下经皮、经肝胆囊穿刺引流术(PTGD),可先降低胆囊内压,待急性期过后再行择期手术,适用于病情危重不宜手术的化脓性胆囊炎患者。

2. 非手术治疗 适用于症状轻的急性单纯性胆囊炎患者。常用措施包括禁饮食、胃肠减压、解痉止痛、纠正体液失调、控制感染、溶石或排石等。

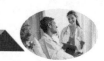

临床情景

　　患者女性,56岁。诊断为胆囊结石,拟在腹腔镜下行胆囊切除术,当患者得知手术方式时,反复向病友和医务人员打听腹腔镜手术的情况。经过积极术前准备,顺利地完成了手术,术后出现腰背部和肩部疼痛。请问:

　　1. 胆囊结石的主要成分有哪些?

　　2. 患者术后出现腰背部和肩部疼痛,其原因是什么?

二、胆石症

　　胆石症(cholelithiasis)在我国是常见病和多发病,随着年龄增长发病率增高,女性与男性的比例为2.57∶1。随着生活水平的提高和饮食习惯的改变及卫生条件的改善,我国胆石症已由胆管的胆红素结石变为胆囊的胆固醇结石为主。

　　胆石的成因十分复杂,是多因素综合作用的结果。主要与胆道感染、胆道梗阻、胆道异物、代谢因素、胆囊功能异常和致石基因等因素有关。

　　按结石所在部位可分为胆囊结石、肝外胆管结石、肝内胆管结石(图3-18-2)。

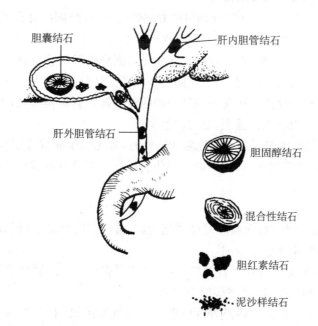

图3-18-2　胆结石分类

　　按结石组成成分的不同可分为3类。①胆固醇结石:以胆固醇为主要成分,其中80%发生于胆囊。外观呈灰黄、白黄或黄色,质硬,形状和大小不一,呈多面体、圆形或椭圆形,表面光滑,剖面呈放射状排列的条纹。X线检查大多不显影。②胆红素结石:以胆红素为主要成分,其中75%发生于胆管。外观呈棕褐色或棕黑色,大小不一,形状可为粒状或长条形,质软易碎,剖面呈层状,可有或无核心。松软不成形的胆红素结石状如泥沙,则称泥沙样结石。X线

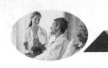

检查常不显影。③混合性结石：其中 60％发生于胆囊，其余在胆管。主要由胆红素、胆固醇、钙盐等多种成分混合而成。因其含钙盐较多，X 线检查常显影。

（一）胆囊结石

胆囊结石是指发生在胆囊内的结石，主要为胆固醇结石或以胆固醇结石为主的混合型结石，常与急性胆囊炎并存。是常见病和多发病，主要见于成年人，以女性多见，40 岁后发病率随着年龄增长呈增高的趋势。

1. 病因

（1）胆道感染：常见致病菌为大肠埃希菌，其产生的 β-葡萄糖醛酸酶，使可溶性结合胆红素水解为游离胆红素，后者与钙结合后形成胆红素钙，促进胆红素结石形成；虫卵（常见为蛔虫、华支睾吸虫等）和成虫的尸体，也可作为形成结石的核心。

（2）代谢异常：胆汁内的主要成分为胆盐、胆固醇和磷脂酰胆碱。正常情况下，3 种成分按一定比例组成，保持相对高的浓度且又呈溶解状态。某些原因如高胆固醇血症或回肠切除术后，胆盐的肝肠循环被破坏，引起代谢失调，使胆固醇呈过饱和状态，从而析出结晶，沉淀为胆固醇结石。

（3）胆囊功能异常：胆囊收缩功能减退后，胆囊内胆汁淤滞也利于结石形成。胃大部或全切除术后、迷走神经干切断术后、长期禁食或完全胃肠外营养支持治疗者，可因胆囊收缩减少，胆汁排空延迟，而增加结石发生的可能。

2. 病理生理　饱餐和摄入油腻食物可引起胆囊收缩，或睡眠时体位改变致结石移位并嵌顿于胆囊颈部，导致胆汁排出受阻，引起胆囊强烈收缩而发生胆绞痛。较大的结石若长时间持续嵌顿和压迫胆囊壶腹或颈部，尤其在解剖学变异方面导致胆囊管与肝总管平行者，可致肝总管狭窄或胆囊胆管瘘，临床可出现胆囊炎、胆管炎或梗阻性黄疸，称为 Mirizzi 综合征。若胆囊结石长期嵌顿但未合并感染时，积聚于胆汁中的胆红素被胆囊黏膜吸收，加上胆囊分泌的黏性物质而形成胆囊积液，积液无色透明，称为白色胆汁。

3. 临床表现　单纯性胆囊结石无梗阻或感染时，常无临床症状或仅有轻微的消化系统症状。在体检或手术时发现的结石，称为静止性胆囊结石。当结石嵌顿时，则可出现明显症状和体征。

（1）症状

1）胆绞痛：表现为突发右上腹阵发性剧烈绞痛，可向右肩胛部或背部放射，常发生于进油腻饮食、饱餐后或睡眠中体位改变时。

2）上腹隐痛：多数患者仅在进食油腻食物、工作紧张或疲劳时感到上腹部或右上腹隐痛，或有饱胀不适、嗳气和呃逆等，常被误诊为胃病。

（2）体征：有时可在右上腹触及肿大的胆囊。若继发感染，右上腹部可有明显压痛、反跳痛或肌紧张。合并 Mirizzi 综合征者可出现黄疸。

4. 实验室及其他检查

（1）B 超检查：是诊断胆囊结石的首选方法，诊断正确率接近 100％。

（2）CT、MRI、^{99m}Tc - EHIDA 检查：对胆囊结石诊断有较大帮助。

5. 处理

（1）手术治疗

1）适应证：①结石反复发作引起临床症状者；②结石嵌顿于胆囊颈部或胆囊管者；③慢

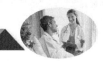

性胆囊炎者；④无症状，但结石已充满整个胆囊者。

2）手术类型：治疗胆囊结石的首选方法是胆囊切除术。临床上，约95％的胆囊切除术均可通过腹腔镜来完成，LC已成为治疗胆结石的首选方法。

（2）非手术治疗：包括溶石、体外冲击波碎石或经皮胆囊碎石溶石等方法，但这些方法危险性大，效果不肯定。

（二）胆管结石

胆管结石（choledocholithiasis）是指发生在肝内和肝外胆管的结石。可分为原发性和继发性结石。原发性胆管结石是指在胆管内形成的结石，主要为胆色素结石或混合性结石；继发性胆管结石指胆囊结石排至胆总管，主要为胆固醇结石。

1. 病因 胆管结石的主要原因包括胆汁淤滞、胆道感染和脂类代谢异常等。

2. 病理

（1）肝外胆管结石：结石多位于胆总管下端。

1）胆管梗阻：梗阻近侧胆管扩张，管壁增厚，胆汁淤积。

2）继发性感染：胆管梗阻后，引起继发感染，脓液积于胆管内，使胆管内压增高，细菌和毒素随脓性胆汁逆流进入血液循环，引起脓毒症；感染也可致胆管壁坏死和溃破，形成胆管与肝动脉或门静脉瘘，引起胆道大出血。

3）肝细胞损害：胆管化脓性炎症可致肝细胞坏死或肝脓肿的形成；长期胆汁淤积和继发感染，可致肝细胞变性和坏死，肝小叶结构破坏，最终致胆汁性肝硬化和门静脉高压。

4）胆源性胰腺炎：胆石嵌顿于胆总管壶腹部时，胰液排出受阻甚至发生逆流，可致胰腺炎。

（2）肝内胆管结石：可局限于一叶肝内胆管，亦可广泛分布于两叶，以肝左叶多见。肝内胆管结石多合并肝外胆管结石，除具备肝外胆管结石的病理改变外，还可出现肝内胆管扩张或狭窄、胆管炎或癌变等病理变化。

3. 临床表现 胆管结石的表现取决于有无梗阻或感染。当结石阻塞胆管并继发感染时，可表现为典型的Charcot三联症：腹痛、寒战与高热及黄疸。

（1）肝外胆管结石

1）症状：①腹痛：位于右上腹或剑突下，呈阵发性绞痛或持续性疼痛伴阵发性加剧，向右肩背部放射，常伴有恶心、呕吐。系结石嵌顿于胆总管下端或壶腹部刺激胆管平滑肌，引起肝胰壶腹（Oddi）括约肌痉挛所致。②寒战和高热：发生在剧烈腹痛后，体温高达39～40℃，呈弛张热；因胆管继发感染后脓性胆汁和细菌逆流，随肝静脉扩散所致。③黄疸：结石堵塞胆管后，胆红素逆流入血引起。黄疸的轻重与梗阻程度、有无继发感染、结石是否松动等因素有关，故黄疸可呈间歇性和波动性；患者可出现尿色变黄和皮肤瘙痒等症状。

2）体征：右上腹、剑突下可有深压痛。严重感染者可有不同程度的腹膜刺激征，并可伴肝区叩痛。

（2）肝内胆管结石：常与肝外胆管结石并存，其表现与肝外胆管结石相似。当胆管梗阻和感染发生在部分肝叶、肝段胆管时，患者可无症状或仅有轻微肝区和患侧胸背部胀痛。若一侧肝内胆管结石合并感染而未及时治疗并发为肝叶、肝段胆管积脓或肝脓肿时，患者可因长时间发热、消耗而出现消瘦和体弱等表现。部分患者可有肝大和肝区压痛、叩痛等体征。

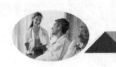

4. 实验室及其他检查

（1）实验室检查：结石梗阻于胆管时，可有血清胆红素和尿胆红素升高，尿胆原降低或消失，粪中尿胆原减少。若结石继发急性胆管炎时，可出现血白细胞计数及中性粒细胞比例升高，转氨酶和碱性磷酸酶增高。

（2）B超检查：作为首选检查方法，可发现胆管内结石影和胆管扩张影像。

（3）经皮肝胆管造影（PTC）、内镜逆行胆管引流（ERCP）检查：可显示结石的部位、大小、数量及胆管梗阻的部位和程度等。

5. 处理　胆管结石以手术治疗为主。原则是尽量取尽结石，解除梗阻，去除感染病灶，保持胆汁引流通畅，预防结石复发。

（1）手术治疗

1）胆总管切开取石加"T"形管引流术：为首选方法。适用于单纯胆管结石、胆管上下端通畅，无狭窄或其他病变者；若合并胆囊结石，同时行胆囊切除术（图3-18-3）。

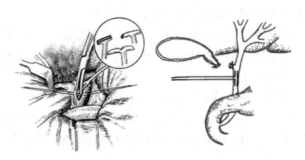

图3-18-3　胆总管切开取石加"T"形管引流术

2）胆肠吻合术：常用的术式有胆总管空肠 Roux-en-Y 吻合术、间置空肠胆管十二指肠吻合术等。适用于胆总管直径≥2.0 cm，下端梗阻且难以用手术方法解除者及胆管内泥沙样结石不易手术取尽者。该术式因废弃了 Oddi 括约肌功能，使用较少。

3）Oddi 括约肌切开成形术：适应证同胆总管空肠吻合术，特别用于胆总管扩张程度轻而不宜行胆肠内引流术者。

4）经内镜 Oddi 括约肌切开取石术：适用于胆石嵌顿于壶腹部或胆总管下端呈良性狭窄及 Oddi 括约肌功能障碍者。

5）高位胆管切开取石术：适用于肝内胆管结石。若肝段病变严重，也可行肝段切除后取石。

（2）非手术治疗

1）控制感染：对于症状较轻或不能耐受手术者，可采用禁饮食、胃肠减压、补液、使用抗生素和解痉止痛等措施，控制胆道感染。

2）取石、溶石：若术后胆管内残留结石，可经"T"形管窦道插入胆管镜，在直视下取石；若结石难以取净，经"T"形管可灌注溶石药物溶石。

3）中西医结合治疗：应用消炎利胆类中药或针灸等治疗。

三、急性梗阻性化脓性胆管炎

急性梗阻性化脓性胆管炎（acute obstructive suppurative cholangitis，AOSC）又称急性重

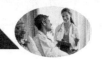

症胆管炎(ACST),是在胆道梗阻的基础上并发的急性化脓性细菌感染。急性胆管炎和急性梗阻性化脓性胆管炎是同一疾病的不同发展阶段。

(一) 病因

1. 胆道梗阻 最常见的原因为胆道结石性梗阻,梗阻时胆盐不能进入肠道,易造成细菌移位。此外,胆管狭窄、胆道蛔虫、胆管及壶腹部肿瘤等也可引起胆道梗阻而致急性化脓性炎症。

2. 细菌感染 胆道细菌大多来自胃肠道,其感染途径可经十二指肠逆行入胆道;或小肠炎症时,细菌经门静脉系统入肝到达胆道而引起感染。

(二) 病理生理

AOSC 的基本病理改变是肝实质及胆道系统胆汁淤滞和化脓性感染。胆管梗阻及感染造成梗阻以上胆管扩张和胆管壁黏膜肿胀,管腔内充满脓性胆汁或脓液,胆管内压力明显升高,肝细胞停止分泌胆汁,胆管内脓性胆汁及细菌逆流,致肝内胆管及肝细胞化脓性感染;胆小管溃破后可形成胆小管与肝动脉或门静脉瘘,在肝内形成多发性脓肿及胆道出血;大量细菌和毒素还可以经肝静脉进入体循环引起全身化脓性感染及多器官功能损害,严重者可致多器官功能障碍综合征或多器官功能衰竭。

(三) 临床表现

起病急骤,病情进展迅速,除了具有急性胆管炎的 Charcot 三联症(即腹痛、寒战高热、黄疸)外,还具有休克及中枢神经系统受抑制的表现,称 Reynolds 五联症。

1. 症状

(1) 腹痛:表现为突发剑突下或右上腹持续性疼痛伴阵发性加重,并向右肩胛下及腰背部放射。

(2) 寒战、高热:体温可达 39~40℃或更高,呈弛张热。

(3) 黄疸:多数患者可出现不同程度黄疸,肝内梗阻者较轻,肝外梗阻者较重。

(4) 神志改变:表现为淡漠、烦躁、谵妄或嗜睡、神志不清甚至昏迷,病情严重者在短期内可出现感染性休克的表现。

(5) 休克:呼吸急促、出冷汗和脉搏细速,血压在短时间内迅速下降,可出现全身发绀或皮下瘀斑。

(6) 胃肠道症状:多数病人伴恶心、呕吐等消化道症状。

2. 体征 剑突下或右上腹有不同程度压痛,可出现腹膜刺激征;肝常肿大并伴有压痛和叩击痛,肝外梗阻者可触及肿大的胆囊。

(四) 实验室及其他检查

血常规检查白细胞计数升高,$>20\times10^9/L$,中性粒细胞比例明显升高,细胞质内可出现中毒颗粒。血生化检查可见肝功能损害、电解质紊乱和尿素氮增高。B 超检查显示肝和胆囊肿大,肝内外胆管扩张及胆管内结石光团伴声影等。

(五) 处理

急症手术解除胆道梗阻并引流,有效降低胆管内压力,积极控制感染和挽救病人生命。

1. 手术治疗 通常采用胆总管切开减压、取石和"T"形管引流术。

2. 非手术治疗

(1) 抗休克,包括补充血容量、改善微循环、纠正代谢性酸中毒、应用肾上腺皮质激素和血

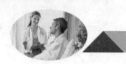

管活性药物等。

（2）抗感染,联合、足量、有效使用抗生素,控制感染。

（3）禁食和胃肠减压。

（4）对症治疗,如降温、吸氧、解痉止痛、支持疗法等。

（5）置管引流,可行经皮肝毛细胆管引流(PTCD)和经内镜鼻胆管引流术等。

四、胆道蛔虫病

胆道蛔虫病(biliary ascariasis)是指肠道蛔虫上行钻入胆道所引起的一系列临床症状,是外科常见的急腹症之一。多见于儿童和青少年,农村发病率高于城市。随着生活环境和卫生设施的逐步改善,肠道蛔虫病减少,使本病的发病率也明显下降,大多数患者可经非手术治疗痊愈。

蛔虫寄生在小肠中下段内,喜碱性环境,且具有钻孔癖性。当寄生环境发生改变时,蛔虫则会向上窜动,经十二指肠钻入胆道,引起 Oddi 括约肌痉挛而出现典型表现。

(一) 病因

胃肠道功能紊乱、驱虫不当、妊娠、发热、饥饿、Oddi 括约肌功能失调等因素,使蛔虫进入胆道。

(二) 临床表现

1. 症状

（1）腹痛:表现为突然剑突下或上腹部阵发性钻顶样绞痛,向右肩背部放射。发病时患者辗转不安,痛苦呻吟,大汗淋漓。疼痛可反复发作,持续时间不一,也可突然自行缓解,间歇期可全无症状,如同正常人。由于蛔虫钻入引起的梗阻多为不完全性,所以黄疸较少见或较轻。

（2）恶心、呕吐:疼痛时伴恶心、呕吐,少数患者可呕出蛔虫。

2. 体征　　单纯性胆道蛔虫病者体征轻,表现为腹软、剑突偏右处有轻压痛,其最大特点是体征与症状不相符合,即剧烈腹痛与较轻腹部体征不相称,所谓"症征不符"。当合并梗阻感染时可出现急性胆囊炎、胆管炎、肝脓肿、胰腺炎的相应症状和体征。

(三) 实验室及其他检查

1. 实验室检查　　血白细胞计数和嗜酸性粒细胞比例升高;大便检查可找到蛔虫虫卵。

2. 影像学检查　　B超检查是诊断本病的首选方法,可显示蛔虫体影;ERCP 可在胆道下段发现蛔虫,并可在镜下钳夹取出蛔虫。

(四) 诊断要点

根据有不良驱虫等病史和上腹阵发性绞痛,且检查仅有上腹偏右轻微压痛、并无肌紧张的"症征不符"的特点,结合呕吐物中有黄染或有环形压痕的蛔虫,多可作出诊断。对可疑、不典型病例,可做如下检查:①十二指肠引流液镜检查找虫卵;②钡餐检查可见十二指肠内蛔虫阴影,且此透明影指向十二指肠乳头处;静脉胆道造影,可发现胆管内有虫体条状影;③B 型超声检查可见胆道内典型的蛔虫声像图等均可确诊。如有并发症,则应与胆囊炎胆石症、急性腹腺炎、胃十二指肠溃疡急性穿孔、肠蛔虫病、泌尿系统结石、肠痉挛等鉴别,对上述诸病的鉴别,通过仔细询问胆道蛔虫病早期"症征不符"的特点和绞痛忽起忽止,止后若无其事的特征,是能够作出正确诊断的。

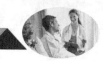

（五）处理

以非手术治疗为主，无效或出现严重并发症时可考虑手术治疗。

1. 非手术治疗

（1）解痉镇痛：遵医嘱给予阿托品 0.5 mg 皮下注射或山莨菪碱 5～10 mg 肌内注射，必要时可加用哌替啶 25～50 mg 肌内注射。禁止单独使用吗啡，以免引起 Oddi 括约肌痉挛。

（2）抗感染：遵医嘱使用有效抗生素预防和控制感染。

（3）利胆驱虫

1）服用食醋和乌梅汤：有止痛作用。因蛔虫喜欢碱性环境，酸性环境不利于蛔虫活动，故疼痛发作时，用食醋和乌梅汤可使蛔虫静止，通过减轻刺激达到止痛的目的。

2）30％硫酸镁或氧气经胃管注入：有驱虫作用。

3）服用驱虫药物：当患者症状缓解后服用驱虫药行驱虫治疗。常用驱虫药物有驱虫净、左旋咪唑、哌嗪（驱蛔灵）等，服药后观察排虫情况，并继续服用利胆药物 2 周，利于虫体残骸排出。

2. 手术治疗 适用于非手术治疗无效或症状加重，以及合并严重并发症者。常用手术方式有胆总管切开探查术和"T"形管引流术。

 实践实训

患者男性，29 岁。餐后突发右上腹及剑突下痛，并放射主右肩及后背部，2 小时后疼痛剧烈，伴恶心，呕吐物为所进食物，吐后仍不缓解，急诊就医。患者有数年"胃病"史及胆石症病史，间有胆绞痛发作，查体：痛苦病容。体温 37.2℃，呼吸 28 次/分，浅快，心律齐，全腹胀，上腹肌紧张，压痛反跳痛（＋），移动性浊音（±）。血检验 WBC12×10⁹/L。Hb 125 g/L，尿淀粉酶 400 U/L（温氏法正常值 32 U/L）。试述：

1. 该患者的诊断？

2. 进一步需要做哪些检查？

3. 治疗原则？

（胡 泊）

第十九章

周围血管疾病

临·床·疾·病·概·要

第一节 | 血栓闭塞性脉管炎

 教学目标

一、能力目标

1. 能识别和分析血栓闭塞性脉管炎的临床表现。

2. 能对血栓闭塞性脉管炎患者做出初步诊断并提出治疗措施。

二、知识目标

1. 掌握血栓闭塞性脉管炎的临床表现及治疗。

2. 了解血栓闭塞性脉管炎的病因、病理及相关检查。

三、素质目标

学习认真、细心，注重学生之间的团结协助，医疗中关心、爱护病人。

临床情景

患者男性，38 岁。3 个月前无明显诱因出现左足蹈趾红肿疼痛，曾口服止痛药、阿司匹林等，疗效欠佳，症状逐渐加重，至左足红肿、发凉、疼痛剧烈。作为一名康复治疗师，你应该如何帮助该患者？

血栓闭塞性脉管炎（thromboangitis obliterans，TAO），又称伯尔格（Buerger）病，是一种主要累及血管的炎症性、节段性和周期性发作的慢性闭塞性疾病。主要侵及四肢中、小动脉和静脉，以下肢多见，如胫前动脉、胫后动脉、足背动脉、跖动脉等。我国各地均有发病，而以北方多见，患者绝大多数为长期吸烟男性，好发于青壮年。

一、病因

病因尚未完全明确，与多种因素有关，可归纳为两个方面。

1. 外来因素 主要有吸烟、寒冷潮湿工作环境、慢性损伤和病原体感染。吸烟与 TAO 密切相关，多数患者有吸烟史，戒烟能明显减缓症状，甚至完全缓解，再度吸烟常使病情反复。

2. 内在因素 自身免疫功能紊乱，与男性激素和前列腺素失调、遗传基因异常以及血管

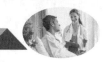

调节功能障碍等有关。患者血清中有抗核抗体存在,患病动脉可发现免疫球蛋白(IgM、IgG、IgA)及 C3 复合物,提示免疫功能紊乱可能是本病发展的重要因素。

二、病理

病变多发生在下肢中、小动脉(胫前、胫后动脉),与其伴行的静脉也可受累。受累动静脉管壁多由远端向近端进展,呈节段性分布,节段之间有正常的部分血管存在。①早期:受累动静脉管壁全层非化脓性炎症并向周围发展,纤维组织增生、硬化及淋巴细胞浸润,中性粒细胞浸润较少,管腔狭窄和血栓形成。分布在血管壁上的交感神经纤维网牵连在内,加之远端肢体缺血,因而引起剧痛。②后期:炎症消退,血栓机化,血管闭塞的过程中,代偿性侧支循环逐渐形成,以支持患肢的营养,症状可暂时缓解。随着病情进一步发展,侧支循环不足以代偿,患肢的神经、肌肉和骨骼等均可出现缺血性、退行性改变,表现为剧烈疼痛,还可并发肌萎缩、骨质疏松、足部坏疽和缺血性溃疡。

三、临床表现

血栓闭塞性脉管炎起病隐匿,发展速度缓慢,呈周期性发作,多在冬季发生或加重。主要表现为:①患肢怕冷,皮肤温度降低、苍白或发绀;②患肢感觉异常及疼痛;③患肢远侧动脉搏动减弱或消失;④发病前或发病过程中出现复发性、游走性浅静脉炎;⑤营养缺乏性改变,严重者患肢末端出现缺血性溃疡和坏疽。临床上根据肢体缺血程度和表现将其分为 4 期。

Ⅰ期:患肢无明显的症状,或仅有麻木、皮肤发凉、怕冷、针刺等异常感觉,患肢皮肤温度稍低,色泽稍苍白,同时出现皮肤干燥、趾甲增厚变形、远侧动脉(足背或胫后动脉)搏动减弱。此期患肢动脉已有局限性狭窄病变。

Ⅱ期:又称局部缺血期。患肢活动后出现间歇性跛行,皮肤温度明显降低,色泽更为苍白,足背、胫后动脉搏动消失。患肢动脉狭窄程度较Ⅰ期严重,患肢营养主要靠侧支循环来代偿。

Ⅲ期:又称营养障碍期。患肢以缺血性静息痛为主要症状,由于缺血程度进一步加重,患肢呈持续性剧烈疼痛,尤以夜间为甚,迫使患者不能入睡,日夜屈膝抚足,或将患肢垂于床沿,借助肢体下垂以增加血液灌注,从而减轻疼痛。患肢足部和小腿皮肤出现紫斑、潮红。此期动脉已近闭塞状态,侧支循环已不能代偿静息时患肢的营养,组织濒临坏死。

Ⅳ期:又称组织坏死期。除上期症状加重外,还有患肢趾(指)端发黑、坏疽和溃疡的形成。由于动脉腔完全闭塞,血液循环中断,患肢相应部位发黑坏死发生干性坏疽,坏死常始于足趾尖,逐渐累积全趾,甚至整个足部。坏死组织自行脱落后,形成经久不愈的溃疡。若继发感染,干性坏疽变为湿性坏疽,出现严重的全身感染中毒症状。患肢红、肿、热、剧痛,流出恶臭性脓液,伴有寒战、高热、烦躁不安等全身感染中毒症状。此时侧支循环所提供的营养,已不能保全趾(指)组织的存活。

四、辅助检查

1. 一般检查

(1)测定跛行距离和跛行时间。

(2)肢体抬高试验(Buerger 试验):患者平卧,患肢抬高 45°,持续 3 分钟,若出现麻木、疼痛、苍白或蜡黄者为阳性,提示动脉供血不足。如再让患者下肢自然下垂于床缘以下,正常人

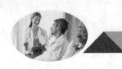

皮肤色泽可在 10 秒内恢复正常,超过 45 秒且皮肤色泽不均匀,提示患肢严重供血不足。

(3)测定皮肤温度:双侧肢体对应部位皮肤温度相差 2℃以上,提示皮温降低,患侧肢体动脉血流减少。

(4)检查患肢远端动脉搏动。

2. 影像学检查

(1)多普勒超声检查:应用多普勒听诊器或监听器可发现动脉搏动减弱或消失。应用实时超声显像和多普勒血流测定复合仪可显示动脉的形态、直径和流速、血流波形等,血流波形幅度降低或呈直线状态,表示动脉血流减少或动脉闭塞。

(2)肢体血流图检查:电阻抗和光电血流仪显示峰值幅度降低,降支下降速度减慢,前者提示血流量减少,后者说明血液流出阻力增加,其改变与病变严重程度呈正比。

(3)动脉造影检查:多发性节段性远侧小动脉(胫前、腓和胫后动脉)狭窄或闭塞是血栓闭塞脉管炎的典型 X 线征象,周围有侧支血管,呈树根状。晚期患者常显示远侧小动脉全部或其中1~2支完全闭塞。

五、诊断要点

根据患者临床表现和辅助检查结果,可作出初步诊断。诊断要点主要有:①患者绝大多数为青壮年男性,多数有吸烟嗜好;②患肢有不同程度的缺血性表现,如剧烈疼痛、间歇性跛行、静息痛、肢端冷麻等;③有游走性浅静脉炎病史;④患肢足背动脉与胫后动脉搏动减弱或消失;⑤除吸烟外,一般无高血压、高脂血症、糖尿病等易致动脉硬化的因素。为了确定血管闭塞的部位、性质和程度,必要时可进行肢体血流图、超声多普勒、动脉造影等影像学检查。

六、治疗

本病特点是疼痛严重,病程迁延。治疗原则是防止病变进展,解除血管痉挛,改善和促进下肢血液循环,促进侧支循环形成,止痛和防止局部感染。

(一)非手术治疗

1. 一般治疗 适当休息,绝对禁烟。防止肢体受冷、受潮和外伤,注意肢体保暖但不做热疗,以免组织需氧量增加而加重症状。患肢应进行适度锻炼,如 Buerger 活动法,即患者平卧,先抬高患肢 45°以上,维持 1~2 分钟,再在床边下垂 2~3 分钟,然后放置水平位 2 分钟,并做足部旋转、伸曲活动,反复 20 分钟,每天数次。另外还可以做单纯步行,以促使侧支循环更好地建立。疼痛严重者,可用止痛和镇静剂。

2. 药物治疗 适用于早、中期患者,以血管扩张药、抗凝药为主。

(1)中医中药:辨证施治,常用治疗方案有四妙勇安汤、活血散瘀汤、养阴解毒汤等,具有温经散寒、活血通络、活血化瘀、清热利湿、补气养血等作用。

(2)前列腺素:前列地尔(前列腺 E_1,PGE_1)具有舒张血管和抑制血小板聚集作用,可以改善患肢血供,对缓解静息痛有一定的效果。用法是 100~200 μg 加入 5% 葡萄糖溶液 500 ml,静脉滴注,每天 1 次,2 周为 1 个疗程。

(3)抗生素和镇痛药:并发溃疡感染者,应用广谱抗生素。疼痛时可用一些止痛药物,如安乃近、吲哚美辛、布桂嗪(强镇定)等,哌替啶、吗啡虽可止痛但不可长期使用,以防成瘾。

3. 高压氧疗法 可提高血氧浓度,促进肢体的血氧弥散,改善组织缺氧,减轻患肢疼痛,

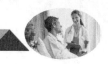

促进溃疡愈合。方法是每天1次,每天3～4小时,10次为1个疗程;间隔5～7天后,再进行第2个疗程,一般可进行2～3个疗程。

（二）手术疗法

1. 腰交感神经切除术　适用于腘动脉远端狭窄者,手术前先施行腰交感神经阻滞试验,如阻滞后皮肤温度升高超过1～2℃者,提示血管痉挛因素超过闭塞因素,切除同侧2、3、4腰交感神经节和神经链,可解除血管痉挛和促进侧支循环形成,近期效果尚满意,但远期效果不理想。

2. 动脉重建术　适用于动脉局段性闭塞,远侧动脉通畅。手术方法有旁路转流术和血栓内膜剥脱术两种。①旁路转流术:适用于主干动脉闭塞,但在闭塞的近侧和远侧仍有通畅的动脉通道者;②血栓内膜剥脱术:适用于短段动脉阻塞者。

3. 游离血管蒂大网膜移植术　适用于动脉广泛闭塞者。取下整片大网膜,将游离的胃网膜右动、静脉与股动脉和大隐静脉做吻合,并将大网膜剪裁延长,经皮下隧道拉至小腿,并与深筋膜固定,借建立侧支循环为缺血组织提供血运。

4. 动静脉转流术　适用于动脉广泛闭塞且无流出道者。在下肢建立人为的动、静脉瘘,通过静脉逆向灌注,向远端肢体提供动脉血。手术方法为Ⅰ期手术在股浅动脉和静脉,或腘动脉和胫腓干静脉之间建立动静脉瘘,待4～6个月远侧静脉瓣膜破坏后,做Ⅱ期手术,结扎瘘近侧静脉,使动脉血通过静脉单向灌注(深组)。另一种方法是利用倒转的大隐静脉,在腘动脉与内踝邻近的大隐静脉之间建立转流(浅组)。

5. 截肢术　肢体远端已坏死且界限清楚者,或严重感染引起毒血症者,需行截肢(趾)术。

知识拓展:血栓闭塞性脉管炎的康复指导

1. 戒烟　劝告患者坚持戒烟,以消除烟碱对血管刺激。

2. 体位　患者睡觉或休息时取头高脚低位,使血液易灌流至下肢;避免长时间维持同一姿势(久坐或久站)不变,以免影响血液循环。

3. 保护患肢　防止受凉、受潮,避免外伤;鞋子必须柔软合适,不穿高跟鞋;穿棉袜子,每天勤换,预防真菌感染。

4. 患肢功能锻炼　指导患者进行患肢功能锻炼,促进侧支循环建立,改善局部症状。

第二节　单纯性下肢静脉曲张

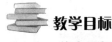

教学目标

一、能力目标

1. 能识别和分析下肢静脉曲张的临床表现。

2. 能对下肢静脉曲张患者做出初步诊断并提出治疗措施。

二、知识目标

1. 掌握下肢静脉曲张的临床表现及治疗。

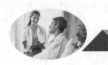

2. 了解下肢静脉曲张的病因、病理及相关检查。

三、素质目标

学习认真、细心，注重学生之间的团结协助，医疗中关心、爱护患者。

临床情景

患者女性，42岁，教师。5年前无明显诱因出现小腿疼痛、胀麻，直立或走动后加重，休息后能够自行缓解。近2年症状加重，伴瘙痒和局部皮肤色素沉着，但无明显疼痛。左下肢浅表静脉明显曲张、突出，以左小腿后内侧为甚，呈团块状，无明显压痛，局部皮肤增厚、粗糙，伴有抓痕，左下肢足靴区皮肤色素沉着。作为一名康复治疗师，你应该如何帮助该患者？

单纯性下肢静脉曲张（simple varicose veins of lower extremity）是指下肢浅静脉处于扩张、蜿蜒和迂曲而呈曲张状态，常累及浅静脉（大、小隐静脉，图 3 - 19 - 1），多见于从事持久站立工作、体力活动强度高、久坐少动者。首先出现在浅静脉主干，继而波及其分支和交通支。

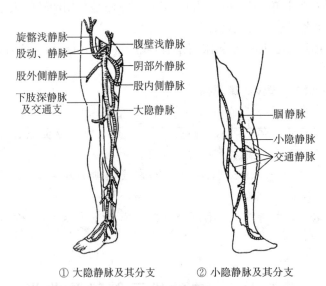

① 大隐静脉及其分支　② 小隐静脉及其分支

图 3 - 19 - 1　下肢浅静脉

一、病因

静脉壁薄弱、静脉瓣缺陷以及浅静脉内压力持久升高是引起浅静脉曲张的主要原因。静脉壁薄弱、静脉瓣缺陷，与遗传因素有关。有些患者下肢静脉瓣膜稀少，有的完全缺如，造成静脉血逆流。长久从事站立劳动的农民、重体力劳动的搬运工，妊娠、慢性咳嗽、习惯性便秘等后天性因素，都可使静脉瓣承受过度的压力，使浅静脉内的血流量超过其回流负荷，造成压力增高，静脉扩张可导致瓣膜相对关闭不全。

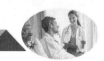

二、病理

下肢主干静脉和皮肤毛细血管压力升高是主要的病理改变。主干静脉高压导致浅静脉扩张,皮肤毛细血管压力升高造成皮肤微循环障碍,导致毛细血管增生和通透性增加,血液中的大分子物质渗入组织间隙,并积聚、沉积在毛细血管周围,形成阻碍皮肤和皮下组织细胞摄取氧气和营养的屏障,导致皮肤和皮下组织水肿、纤维化、色素沉着、皮下脂肪坏死和皮肤萎缩、坏死,最后形成溃疡。当大隐静脉瓣膜遭到破坏而关闭不全后,可影响远侧和交通静脉的瓣膜,甚至通过属支而影响小隐静脉。由于离心脏越远的静脉承受的压力越高,因此曲张静脉在小腿部远比大腿部明显,病情的后期进展比开始阶段迅速。

三、临床表现

单纯性下肢静脉曲张以大隐静脉曲张多见,单独的小隐静脉曲张或大、小隐静脉皆曲张很少见。左下肢多见,但双下肢可先后发病。主要表现为下肢浅静脉隆起、蜿蜒、扩张、迂曲(图3-19-2),患者久站后患肢酸胀不适、足部水肿,常出现踝部轻度肿胀和足靴区皮肤萎缩、瘙痒、脱屑、皮肤和皮下组织硬结、色素沉着、皮炎、湿疹及难愈性溃疡等。

若任其病变发展而不进行处理,可出现血栓性浅静脉炎、湿疹和溃疡及急性出血等并发症。①血栓性浅静脉炎:曲张静脉内血流缓慢,易引起血栓形成。血栓形成后主要表现为局部红肿痛、硬块形成,如不及时治疗,血栓有可能向上或通过交通静脉蔓延到深静脉,造成深静脉血栓,有肺栓塞危及生命的风险。同时伴有感染性静脉炎及曲张静脉周围炎,炎症消退后常遗有局部硬结并与皮肤粘连。②湿疹或溃疡:好发于踝周及足靴区,易引起皮肤经久不愈的溃疡,大多合并感染,愈合后常复发。

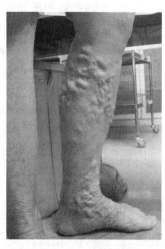

图3-19-2　下肢静脉曲张

③曲张静脉破裂出血:多发生于足靴区及踝部,临床表现为淤血或皮肤破溃时出血,因静脉压力高而出血速度快。由于出血时往往不伴疼痛等其他症状,患者常常没有察觉,如果发生在夜间睡觉时,将导致十分严重的不良后果。

四、辅助检查

1. 下肢静脉功能试验(图3-19-3)

(1) 大隐静脉瓣膜功能试验(trendelenburg试验):患者平卧,患肢抬高,使浅静脉血液回流排空,在大腿根部扎止血带以阻断大隐静脉血流,但不要扎得过紧,以免压迫深静脉。然后让患者站立,10秒钟内取掉止血带,若出现自上而下的静脉逆向充盈,提示瓣膜功能不全。如在未放开止血带前,止血带下方的浅静脉在30秒钟内充盈,则提示有交通静脉瓣膜关闭不全;应用同样原理,在腘窝部扎止血带,可检测小隐静脉瓣膜的功能。

(2) 深组静脉通畅试验(Perthes试验):患者站立,待患肢浅静脉明显充盈时,用止血带阻断大腿浅静脉主干,然后嘱患者做用力踢腿或下蹲、站立动作10~15次,由于下肢运动,小腿肌肉收缩迫使浅静脉血液向深静脉回流。如果浅静脉充盈消退或明显减轻,则提示深静脉通

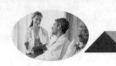

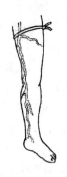 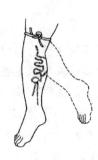 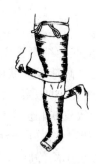

① Trendelenburg 试验　　② Perthes 试验　　③ Pratt 试验

图 3-19-3　下肢静脉瓣膜功能试验

畅；若运动后浅静脉充盈更为加重，张力增高，则表明深静脉不通畅。

（3）交通静脉瓣膜功能试验（Pratt 试验）：患者取仰卧位，患肢抬高，在大腿根部扎止血带，然后先从足趾向上至腘窝缠第 1 根弹力绷带，再从止血带处向下缠绕第 2 根弹力绷带，嘱患者保持站立，一边向下解开第 1 根弹力绷带，同时向下缚缠第 2 根弹力绷带，若在两绷带之间的间隙内任何部位静脉曲张，即提示该处有功能不全的交通静脉。

2. 影像学检查

（1）下肢静脉造影：可观察下肢静脉是否通畅，瓣膜功能情况以及病变程度。

（2）血管超声造影：超声多普勒血流仪能观察静脉反流的部位和程度，超声多普勒显像仪可以观察瓣膜关闭活动及有无逆向血流。

五、诊断要点

根据临床症状和典型的体征，即下肢负重时见下肢浅静脉蜿蜒、迂曲、怒张，踝部轻度肿胀、色素沉着、湿疹及溃疡的形成，即可诊断。但治疗必须分清静脉曲张的类型或瓣膜破坏的性质、范围及程度，以及深静脉是否通畅等，需通过下肢静脉功能实验和影像学检查确诊。

六、治疗

（一）非手术疗法

1. 非手术疗法　仅能改善症状，适用于早期患者、病变轻微又不愿手术者、手术耐受力极差者、妊娠妇女（因分娩后症状往往自行消失，可暂行非手术疗法）。主要方法是：适当休息、间歇抬高患肢、避免久站。患肢穿弹力袜或缠弹力绷带，使曲张静脉处于萎瘪状态，弹力袜或缠弹力绷带的压力应远侧高于近侧，以利回流。

2. 注射硬化剂和压迫疗法　主要适用于范围较小的病变及术后局部复发的患者，也可作为手术的辅助疗法，处理残留的曲张静脉。常用的硬化剂有鱼肝油酸钠、酚甘油等。具体操作方法：患者取仰卧位选用细针穿刺进入曲张静脉，在穿刺点的上、下端各用手指压迫使该段静脉处于空虚状态，将硬化剂（5％鱼肝油酸钠）0.5 ml 在 30 秒内注完，手指压迫 1 分钟，局部用纱布卷压迫，并换用弹力绷带自足踝向上包扎至注射近侧后，立刻活动患肢。包扎维持时间一般为：大腿部 1 周，小腿部 6 周。注射硬化剂时应避免硬化剂渗漏造成组织炎症、坏死或进入深静脉并发血栓形成。

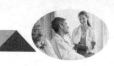

3. 手术疗法　是治疗下肢静脉曲张的根本疗法。凡诊断明确而无手术禁忌证者都应手术治疗。手术治疗方法是大隐或小隐静脉高位结扎及主干加曲张静脉切除或剥脱术。已确定交通静脉功能不全者,可借助内镜做交通静脉结扎。随着医学激光和超声等技术的飞速发展,近年来出现静脉腔内激光治疗、静脉内超声消融治疗等。

知识拓展:静脉腔内激光治疗

　　静脉腔内激光治疗广泛应用于临床,具有微创、出血少、安全、可靠、有效、操作简便、不留瘢痕、无须拆线、并发症少、术后1～2天即可出院等优点。具体操作方法是:于大隐静脉穿刺插入激光纤维,经间断的放出激光脉冲,引起血管蛋白质或酶变性、失活、组织气化,使曲张静脉的内膜破坏,静脉壁逐渐纤维化、收缩和闭合。手术需30分钟,术后即可下床活动。

---

4. 并发症治疗

(1) 血栓性浅静脉炎处理:抬高患肢,穿弹力袜或绑扎弹力绷带,也可局部热敷和应用抗生素。

(2) 湿疹和溃疡处理:换药湿敷,抬高患肢以利回流,较浅的溃疡一般都能愈合,随后接着手术治疗。较大或较深的溃疡,经上述处理后溃疡缩小,创面清洁后也应考虑手术治疗。必要时清创植皮,缩短创面愈合期。

(3) 曲张静脉破裂出血处理:抬高患肢,局部加压包扎,一般均能止血,必要时缝扎止血,以后再做手术。

（任　冬　王　萌）

第二十章

运动系统疾病

临·床·疾·病·概·要

第一节　骨科检查法

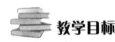 **教学目标**

一、能力目标

能根据患者的具体情况正确运用骨科检查法进行检查。

二、知识目标

1. 掌握骨科检查法的基本内容。

2. 理解骨科检查法的原理。

三、素质目标

1. 通过对骨科检查法的练习,培养学生的耐心、细心、自信心。

2. 通过小组学习,培养学生与他人协作的优良品质。

骨科检查包括躯干、四肢的骨关节、肌肉、肌腱、韧带、筋膜、神经、血管、皮肤及皮下组织,这些组织的损伤和疾病,往往需要系统体检、局部检查及某些特殊辅助检查,综合分析方能得出正确诊断。

一、骨科理学检查的原则

1. **高度的爱伤观念**　检查动作轻柔,切忌粗暴,以免增加患者痛苦或使病情加重。

2. **系统全面**　要处理好全身和局部的关系,注意有无休克、重要脏器合并伤及重要全身性疾病。关节部位的检查,需包括引起该关节运动的肌肉和神经。

3. **认真细致**　要仔细地检查,有时需反复检查,如实地反映客观情况,并做好记录。

4. **检查有序**　按照视诊、触诊、叩诊、动诊、测量和其他特殊检查的顺序进行。先健侧后患侧,先主动后被动。

5. **充分显露**　检查上肢或腰背部时应脱去上衣,检查下肢时应脱去长裤,以免因衣服的遮盖而遗漏重要体征。

6. **两侧对比**　许多体征只有在两侧对比之下才能显示出来,如肢体的长短、肌肉萎缩、关节动度等。如两侧均有伤病,可与正常人对比。

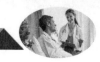

二、一般检查

(一) 视诊

观察患侧与对侧相应部位的对称性和活动度。注意皮肤有无擦伤、瘀斑、水肿、浅静脉怒张、瘢痕、溃疡、窦道等。有无肌萎缩,骨关节有无畸形、短缩,两侧是否对称。观察四肢躯干的姿势、活动度及步态。

(二) 触诊

注意皮肤温度、张力、弹性、毛细血管充盈反应、压痛点及有无凹陷性水肿,有无肌肉痉挛和萎缩,有无皮下捻发音及关节积液。骨性标志是否正常,有无骨擦音及异常活动度。包块的大小、质地、活动度、有无压痛、与周围组织的关系、有无波动及有无淋巴结肿大。

(三) 叩诊

注意是否有局部叩击痛、放射痛及轴向叩击痛。

(四) 动诊

动诊是指在两侧对比下,检查关节的活动和肌的收缩力。先观察患者的主动活动,再进行被动检查,并记录两侧的活动度以便比较。同时应注意其他异常,如痉挛、挛缩、弹响声和受限性质,鉴别肌痉挛、组织挛缩、骨性阻碍等。若主动活动受阻而被动活动正常,可能为神经性麻痹、肌腱断裂等;若主动和被动活动均受限,则表现为关节内或关节内外同时病损,如纤维性或骨性强直。

(五) 量诊

包括肢体的总长度和节段长度,各水平周径的测量,关节的运动幅度,肌力的分级和感觉障碍的范围。一般用带尺测量长度和周径;用角尺测量运动幅度,或凭估计来测量角度;凭肌收缩时对抗阻力的拮抗力来测定肌力;凭病人对触觉的感受作出主观的障碍区域分布(关节动度见关节检查部分)。

1. 肢体长度　测量时患肢和健肢必须放在同一个位置。如果患侧关节有畸形,则应将健侧置放于相同的畸形位,测出的长度才比较准确。开始测量前应明确所采用的骨标记,定位正确一般误差应在 0.5 cm 以内。

(1) 上肢:全长自肩峰至尺骨茎突或中指尖。上臂由肩峰至肱骨外上髁。前臂自尺骨鹰嘴至尺骨茎突,或自肱桡关节至桡骨茎突。

(2) 下肢:全长自髂前上棘至内踝下端,大腿长度自髂前上棘至内收肌结节或膝关节间隙,小腿自膝关节间隙至外踝下端。

2. 肢体周径　测量肢体周径不仅可了解患侧肌有否萎缩或肥大,同时也可定量,有利于了解病变是否发展及其进展速度,因此肢体周径测量不仅用于诊断检查,也应作为随访的一种手段。测量时使用软尺,两侧应在同一水平部位测量,带尺的拉力适中,过重和过轻会出现很大差距。

3. 肢体轴线测量

(1) 上肢轴线:上肢伸直前臂旋后位,肱骨头、肱骨小头、桡骨头和尺骨小头 4 点连成一直线。上臂与前臂之轴线相交形成一向外偏的角度(10°~15°)称为提携角。如向外的角度明显大于提携角,称为肘外翻;反之,如向内超过上肢轴线并形成明显角度,称肘内翻。

(2) 患者呈仰卧或立位,两腿伸直并拢,正常时两膝内侧和两踝可同时接触,髂前上棘、髌

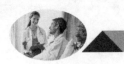

骨内侧缘与第 1～2 趾连成一条直线。如有膝内翻,两踝并拢时两膝之间有距离;如有膝外翻,两膝并拢时两侧内踝间有距离。

三、神经系统检查

1. 感觉 一般检查痛觉和触觉即可,必要者进一步检查温觉、两点辨别觉和实体觉。常用棉花签测触觉,用注射针头测痛觉,记录障碍边界。这不仅用于了解神经病损的状态和程度,经随访反复测试,可作比较以确认其进展程度。

2. 运动 检查肢体姿势及步态,有无肌萎缩,肌力有无减退或消失,记录其程度(按 6 级分),肌张力有无减低或增强。肌力 6 级分类法:0 级,肌肉完全瘫痪,无收缩;1 级,肌肉稍有收缩;2 级,不对抗地心引力,能达到关节完全动度;3 级,能对抗地心引力,达到关节完全动度,但不能对抗阻力;4 级,能对抗较弱阻力,达到关节完全动度;5 级,能对抗强阻力,有正常的运动能力。

3. 反射 检查各种深、浅反射,两侧对比,观察有无减弱、消失或亢进,并检查有无病理反射出现。

4. 自主神经检查 检查皮肤有无出汗、萎缩,毛发和指甲情况。大小便有无失禁,肛门括约肌收缩力。

四、关节检查

关节运动幅度的测量可用量角器较正确地测量,一般也可用视觉估计。首先应认识关节的休息位(非检查时用的中和位),然后以关节中和位为 0°,自此测量各方向的活动量。活动只能发生于被检查的关节,不能由其他部位的活动掩盖被检查关节的活动。

(一) 肩关节

肩关节是由 4 个关节结构组成的复杂而又协调的骨连接,它们是:盂肱关节、肩锁关节、胸锁关节和肩胛骨-胸壁连接。

1. 视诊 应注意肩和肩胛骨的高度,两侧对比。肩呈圆弧形,脱位后可变为方形,故称为方肩。

2. 触诊 应明确盂肱关节、肩锁关节和胸锁关节的稳定性。可在皮下摸到锁骨的全长;在患者后方检查时,可作两侧比较。肩胛骨的喙突端、肩峰端与肱骨大结节形成正常的肩三角,可用于检查肩关节的正常关系。若有骨折或脱位,肩三角即呈异常。肱二头肌腱鞘炎在结节间沟处压痛;冈上肌损伤多在肱骨大结节上压痛;肩峰下滑囊炎在肩峰下方稍内侧压痛;肩部骨折处局部压痛。

3. 动诊 评估运动时,应鉴别是盂肱关节单独活动,还是整个肩关节的联合活动;即使盂肱关节已强硬,但有其他 3 个关节的活动,可使肩关节仍有较大的活动范围(图 3-20-1)。

4. 量诊 将手放在身后,可测量桡骨茎突至 C_7 棘突的距离,两侧可作比较,这是测量上肢全长的方法。对肩关节脱位者,可测量肩峰至肱骨外上髁的距离,脱位侧将缩短。

5. 特殊体征

(1) 杜加斯征(Dugas sign):正常时屈肘位手能触及对侧肩部,肘部可同时贴胸,为阴性。当肩关节脱位时,手和肘不能同时接触对侧肩部及贴胸者为阳性。

(2) 疼痛弧:肩关节运动时,当冈上肌肌腱病损,肩外展在 70°～120°能引起疼痛,疼痛最

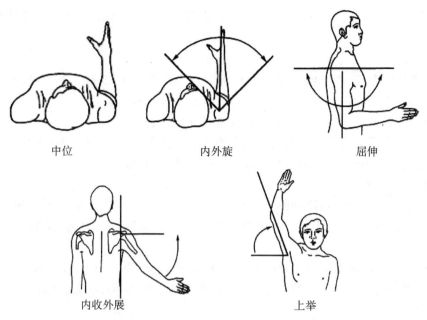

中位 内外旋 屈伸

内收外展 上举

图 3-20-1 肩关节主动和被动活动度检查

常见的部位在肩峰下,在此范围内肌腱与肩峰下面摩擦撞击,在此范围外无疼痛。

(二) 肘关节

肘关节包括肱尺、肱桡和上尺桡 3 个关节。除屈伸活动外,尚包括前臂的旋转功能。

1. **视诊** 注意鹰嘴突、肱骨内上髁和肱骨外上髁之间的关系,以确认肘关节的解剖关系:当屈至 90°时,3 点呈等边三角,在完全伸直时,3 点呈一直线。前臂伸直于完全旋前位时,上臂与前臂呈一直线;当旋后伸直时可见 10°～15°外翻角,称为提携角。此外,应注意桡骨头的形状和位置。

2. **触诊** 当肘屈至 90°时旋转前臂,可在肱骨外上髁下感到桡骨头旋动。在肘后,可摸及肱骨外上髁、肱骨内上髁和鹰嘴突。

3. **动诊** 肩关节主动和被动活动度检查(图 3-20-2)。

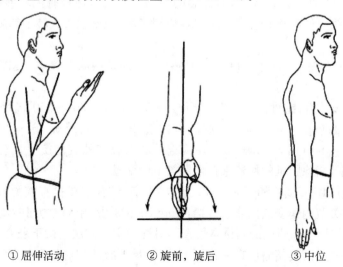

①屈伸活动 ②旋前,旋后 ③中位

图 3-20-2 肘关节主动和被动活动度检查

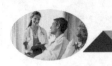

4. 量诊 肘完全伸直时,前臂旋后,可测量上臂轴线与前臂轴线所形成的携物角度数,两者比较。

5. 特殊体征

(1) 前臂伸肌牵拉试验(Mills 试验):肘关节伸直前臂旋前,手握拳掌屈,此时伸腕肌,伸指总肌紧张,若引起肱骨外上髁处疼痛者为阳性,表示患有网球肘。

(2) 前臂伸肌张力试验(Cozen 试验):检查者托住患者上肢,一手用力按手背,患臂伸直,前臂旋前、握拳,并用力背伸腕关节以对抗检查者手背的压力,产生肱骨外上髁痛者为阳性,表示患有网球肘。此法比上法更进一步使伸肌紧张,轻症者也能查出来。

(三) 腕关节

腕关节由多关节所组成:活动的关节有桡-舟-月关节、下尺桡关节;活动度极少的有两排腕骨和第 2~5 的腕掌关节,因此它的活动主要是掌屈、桡偏和尺偏,联合运动时形成一个旋转关节。

1. 视诊 常用的体表标志有拇长伸肌腱、拇短伸肌腱与拇长展肌腱之间的正常凹陷,称为鼻烟窝,以及尺骨头的向背侧的正常隆突。鼻烟窝的基底部为舟状骨,因此舟状骨的骨折或病变将引起凹陷消失。

2. 触诊 检查桡骨茎突、尺骨头、鼻烟窝和下尺桡关节的稳定性。

3. 动诊 完全伸直位为 0°、掌屈 50°~60°、背伸 50°~60°、桡偏 25°~30°、尺偏 30°~40°。两腕活动相比较时,可将两掌合拢,观察腕的伸直度,将两手背合拢,观察腕的屈曲度。

4. 量诊 桡骨茎突应比尺骨茎突低 1.5 cm,其连线的垂线与第 3 掌骨垂直的轴线呈 10°~15°角。桡骨纵轴与第 1 掌骨纵轴应平行,如此可形成正常的腕尺偏。

5. 特殊体征 握拳尺偏试验(Finkelstein 征)是使患者首先屈拇指对掌并握拳,检查者将患者已握拳的手向尺侧倾斜,若桡骨茎突处出现剧痛为阳性,表示患有桡骨茎突部狭窄性腱鞘炎。

(四) 髋关节

髋关节为全身第二大关节,属于杵臼关节,外有关节囊和强大的韧带和肌保护,是一个稳定、有较广活动度、能承受体重的关节。

1. 视诊 充分显露双侧髋关节,对比髋的前、后和侧方,检查有无畸形和肿胀、肢体有无长短、肌肉有无萎缩。同时检查患者的站立姿势和步态,观察股骨大转子的高度,臀部、膝和足的位置。

2. 触诊 检查压痛点,是否有肿胀和肌痉挛,特别是内收肌痉挛,是髋关节疾病的早期表现。

3. 动诊 下肢伸直,髌骨向上,即中立位,为 0°。屈曲 130°~140°、后伸 10°、外展 30°~45°、内收(髋于微曲位时)20°~30°;于俯卧位内旋 40°~50°、外旋 30°~40°;于仰卧位内旋 30°~45°、外旋 40°~50°(图 3-20-3)。在检查外展内收和外旋内旋时,应保持骨盆稳定,即髂嵴位于同一水平,消除腰椎的侧弯来代偿髋关节的活动。

常用的动诊有"4 字"试验和 Thomas 试验。"4 字"试验主要检查髋关节的旋转是否有限制,说明是否有髋关节内病变或内收肌痉挛,Thomas 试验是测试髋的屈曲畸形。

4. 量诊 下肢长度和周径的测量是检查不对称的主要方法。两下肢必须置于对称位,骨盆应放在同一水平位,两侧髂嵴应在一横面上,可测量下肢的相对长度和真实长度。若一侧出

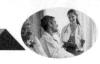

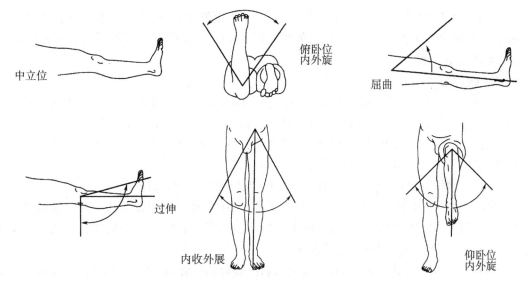

图3-20-3 髋关节主动和被动活动度检查

现畸形,健侧应置于相同状态,测量的长度进行比较才有价值。对称的周径测量可了解肌肉的萎缩程度。

5. 特殊体征

（1）托马斯征(Thomas sign)：患者取平卧位,健侧髋膝关节尽量屈曲,双手抱健膝,使腰部贴于床面。如患髋不能伸直,或虽能伸直但腰部出现前突,则Thomas征阳性,见于髋关节病变或髂腰肌痉挛(图3-20-4)。

（2）单腿站立提腿试验（Trendelen-burg test)：患者取站立位,患侧下肢负重,健侧下肢抬起,观察健侧骨盆及臀皱襞,如健侧皱襞下降,躯干向患侧倾斜为阳性,见于髋关节脱位或臀中、小肌麻痹,反之则为阴性(图3-20-5)。

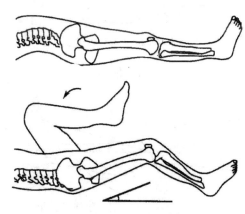

图3-20-4 髋关节屈曲挛缩检查

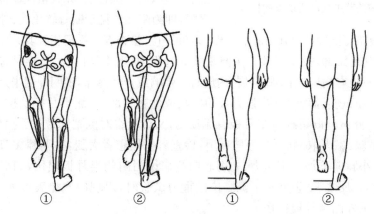

图3-20-5 单腿站立提腿试验

注：①为阴性；②为阳性

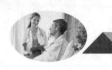

（3）望远镜试验（Telescope test）：患者取平卧位，下肢伸直，检查者一手握住小腿，沿身体纵轴向上推拉，另一手摸着同侧大转子，如触及有活塞样活动感觉，为阳性。见于髋关节脱位，尤以幼儿体征更为明显。

（五）膝关节

1. 视诊 膝于伸直位时，髌骨两侧可有轻度凹陷，若有积液或增厚，则凹陷消失。股四头肌萎缩是下肢废用时最早出现的体征，可用周径测量了解萎缩程度。在正常状态，两膝的股骨内髁和两侧的胫骨内髁于伸直时相接触。若两侧股骨内髁分开，则为膝内翻；若两侧胫骨内髁分开，则为膝外翻。所以内、外翻是指远侧肢体的指向。

2. 触诊 常用的检查方法有浮髌试验。在仰卧位时，膝伸直，用一手挤压髌上囊，向远侧推动，使髌上囊的液体集中至关节腔内；另一手的示、中指将髌骨反复下压。若发现髌骨可在股骨髁上下跳动，即为阳性。关节内积液太多时，反可阻碍髌骨下沉，而液体过少时髌骨又不能漂浮，只有中等量积液，浮髌试验才呈阳性。

触诊顺序为先检查膝前方，如股四头肌、髌骨、髌腱和胫骨结节的关系，然后在俯卧位检查膝关节后方，在屈曲位检查腘窝、外侧的股二头肌腱、内侧的半腱肌腱、半膜肌腱是否压痛和挛缩。

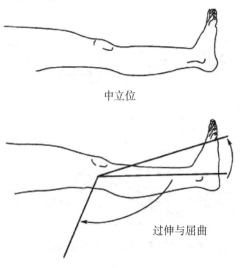

中立位

过伸与屈曲

图 3 - 20 - 6 膝关节主被动活动度的检查

3. 动诊 膝关节伸直位为中立位，即 0°。膝屈曲 120°～150°，过伸 5°～10°；在完全伸直位，无侧向活动；随着膝屈曲度的增加，可增加侧向活动和旋转活动。膝关节在伸直结束前 20°内，有外旋交锁，使膝于完全伸直位得到稳定。从完全伸直开始屈曲时，膝出现内旋，使膝解锁（图 3 - 20 - 6）。

4. 量诊 膝关节的周径可在髌骨上极缘、髌骨中部和髌骨下极缘进行测量。

5. 特殊体征

（1）浮髌试验：见于关节积液、积血。

（2）髌骨摩擦试验：膝关节伸直，股四头肌放松，检查者一手压住髌骨并使其在股骨髁关节面上、下、左、右摩擦移动，如有粗糙摩擦感或患者感觉疼痛，即为阳性。见于髌骨软化症、骨关节炎患者。

（3）半月板挤压试验（McMurray 征）患者取仰卧位，检查者一手拇指及其余指分别按住膝内外间隙，一手握住足跟部，极度屈膝。在伸屈膝的过程中，当小腿内收、外旋时有弹响或合并疼痛，说明内侧半月板有病变；当小腿外展、内旋时有弹响或合并疼痛，说明外侧半月板有病变。

（4）侧方挤压试验：膝伸直位，强力被动内收或外展膝部，一侧半月板受挤压，而另一侧副韧带承受张力。此试验既可检查半月板有无损伤，又可检查对侧副韧带有无损伤。

（5）重力试验：患者取侧卧位，患肢在上，检查者托住患者大腿，并嘱膝关节做主动屈伸活动，检查者可于小腿向下加一定压力，如引起内侧痛说明内侧半月板损伤，如引起外侧痛说明外侧副韧带损伤。反之，当患肢在下侧卧位做重力试验时，出现内侧痛表示内侧副韧带损伤，出现外侧痛，表示外侧半月板损伤。

（6）研磨试验（Apley 试验）：患者俯卧位，屈膝 90°，检查者一条腿压在患者大腿上，双手

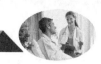

握住足部,向下挤压并作内外旋转,如出现一侧疼痛,说明该侧半月板损伤。向上提起并作内外旋转,出现一侧疼痛,说明该侧副韧带损伤。

（7）抽屉试验：患者取仰卧位,屈膝 90°,足平放于床上,检查者握住小腿上部作前拉后推动作,正常时前后有少许活动度。如前拉活动度加大,表明前交叉韧带断裂。如后推活动度加大,表明后交叉韧带损伤。

（8）关节内响声：盘状半月板、关节内游离体等,在膝关节屈伸活动时常有响声,有时伴有疼痛或不适感。

（六）踝关节和足

1. **视诊** 观察步态,再检查内、外踝下方、足背、跟腱两侧有无肿胀,以及皮肤情况和各种畸形。如胼胝、平足、马蹄内翻足、高弓足、仰趾外翻足、姆外翻、槌状趾、爪形趾等。

2. **触诊** 除了检查压痛点外,还应检查足背动脉的搏动,以了解足和下肢的血液循环状态。

3. **动诊** 包括背屈、跖屈、内翻、外翻检查。

4. **量诊** 主要测量内外踝间距、足长度,两侧对比。

（胡　泊）

第二节　骨　　折

教学目标

一、能力目标

1. 能对骨折患者作出初步诊断并提出相应治疗措施。
2. 能根据患者的具体情况提出相应的健康指导内容。

二、知识目标

1. 掌握骨折的临床表现、诊断、急救、治疗原则与方法。
2. 熟悉骨折的并发症、愈合过程及愈合标准;常见骨折的临床表现及治疗要点。
3. 了解骨折的愈合及影响因素;脊柱骨折和骨髓损伤的病因病理及分类。

三、素质目标

1. 通过对骨折患者的健康指导,培养学生的耐心、细心及责任心。
2. 学习态度认真,注重医疗中关心、爱护患者。

临床情景

　　患者男性,37 岁。行走时被车撞倒,主诉右小腿剧烈疼痛,不能活动。查体:右小腿上段软组织损伤,肿胀较重,可见骨折断端处外露,有反常活动、骨擦音及骨擦感。入院后第 2 天右小腿剧烈疼痛,进行性加重,严重肿胀,足趾有麻木感,足背动脉搏动微弱。

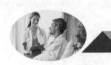
1. 患者可能出现了什么问题？

2. 应首先采取哪些治疗措施？

3. 作为一名康复治疗师，你准备为患者制订哪些康复方案？

4. 哪种社会支持模式有利于疾病的治疗及护理？

一、概述

骨的完整性和连续性中断，称为骨折。

(一) 病因及分类

1. 病因

(1) 直接暴力：外界暴力直接作用的部位发生骨折，如压砸、撞击等所致的骨折。

(2) 间接暴力：外力通过传导、杠杆、扭转和肌肉收缩使受击点以外部位发生骨折，如跌倒时手掌着地致肱骨髁上骨折或桡骨远端骨折；骤然跪倒时，股四头肌猛烈收缩致髌骨骨折。

(3) 积累劳损：长期、反复的慢性压力集中作用于骨骼发生的骨折，如远距离行军易致第2～3跖骨及腓骨下 1/3 骨干骨折，亦称疲劳性骨折。

(4) 骨骼病变：骨骼疾病，如骨髓炎、骨肿瘤所致的骨质破坏，受轻微外力或正常活动中即可发生的骨折，称为病理性骨折。

2. 分类

(1) 根据骨折处皮肤黏膜的完整性分类：①闭合性骨折：骨折处皮肤或黏膜完整，骨折端不与外界相通；②开放性骨折：骨折处皮肤或黏膜破损，骨折端与外界或脏器相通，如耻骨骨折伴膀胱或尿道破裂、尾骨骨折伴直肠直肠破裂均属开放性骨折。常伴有不同程度的污染而致继发感染。

(2) 根据骨折的程度及形态分类：①不完全骨折：骨折的完整性和连续性部分中断，按骨折线的形态可分为裂缝骨折、青枝骨折；②完全骨折：骨的完整性和连续性全部中断，按骨折线的方向和形态又可分为横形骨折、斜形骨折、螺旋形骨折、粉碎性骨折、嵌插骨折、压缩性骨折、凹陷性骨折和骨骺分离等(图 3 - 20 - 7)。

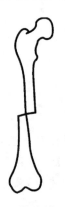 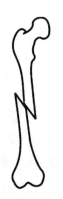 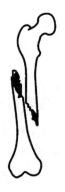 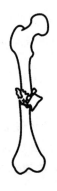 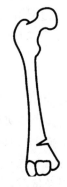

① 横形骨折　　② 斜形骨折　　③ 螺旋形骨折　　④ 粉碎性骨折　　⑤ 裂缝骨折

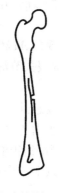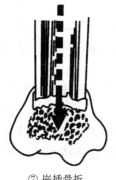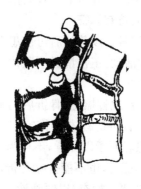

⑥ 青枝骨折　　　　　⑦ 嵌插骨折　　　　　⑧ 压缩性骨折

图 3‑20‑7　骨折的形态分类

（3）根据骨折端稳定程度分类：①稳定性骨折：骨折端不易移位或复位固定后不易再发生移位的骨折，如裂缝骨折、青枝骨折、横形骨折、压缩性骨折及嵌插骨折等；②不稳定性骨折：复位固定后易发生再移位的骨折，如斜形骨折、螺旋形骨折、粉碎性骨折等。

（二）骨折移位

骨折时，由于外界暴力的性质、大小和作用方向，骨折后肌肉的牵拉，远侧段肢体的重量牵拉及不恰当的搬运和治疗等均可造成骨折移位。常见有以下方式：成角移位、侧方移位、缩短移位、分离移位、旋转移位，临床上可出现几种移位同时存在的现象（图 3‑20‑8）。

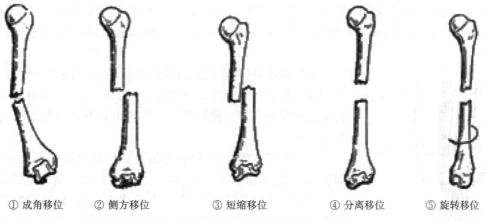

① 成角移位　　　② 侧方移位　　　③ 短缩移位　　　④ 分离移位　　　⑤ 旋转移位

图 3‑20‑8　骨折的移位

（三）临床表现

骨折的临床表现一般以局部症状为突出，严重骨折和多发性骨折可引起全身反应。

1. 全身表现

（1）休克：骨折所致的休克主要原因是出血，常在多发性骨折、骨盆骨折、股骨干骨折或并发重要内脏器官损伤时而致休克。

（2）发热：骨折后体温在一般情况下多正常，出血量较大的骨折，如骨盆骨折、股骨骨折，血肿吸收时可出现低热，但一般不超过 38℃。开放性骨折出现高热时，应考虑合并感染的可能。

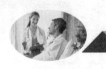

2. 局部表现 骨折的一般局部表现可出现患处疼痛、肿胀、瘀斑和伤肢的功能障碍等。

3. 骨折的特有体征

（1）畸形：骨折段移位后可使患者造成局部畸形，主要表现为缩短、成角、旋转畸形。

（2）异常活动：正常情况下肢体不能活动的部位，骨折后出现不正常假关节活动。常见于四肢长骨骨折。

（3）骨擦音或骨擦感：骨折后两个断端相互碰触而发生的摩擦声音或感觉。

上述各项骨折特有体征中有一项出现，即可确诊为骨折，但异常活动、骨擦音、骨擦感只能在初次检查患者时予以注意，不可为了体会而反复多次检查，以免加重周围组织的损伤。无以上骨折特有体征时，也不能排除骨折，如嵌插骨折、裂缝骨折，可不出现以上 3 个特有体征，应常规进行 X 线摄片检查，以便确诊。

4. X 线检查 凡疑为骨折者应常规做 X 线摄片，不但可以明确诊断，还可以了解骨折的类型和骨折端移位的情况，并且对骨折的治疗具有重要的指导意义。骨折的 X 线检查一般应拍摄包括邻近一个关节在内的正、侧位片，必要时需加拍特殊体位 X 线片或健侧 X 线片进行对比。

（四）骨折并发症

骨折后或骨折治疗过程中可能出现一些并发症，可严重影响骨折愈合，甚至危机患者生命，应注意预防并及时予以处理。

1. 早期并发症

（1）休克：多为创伤性或出血性休克，为严重创伤或损伤重要脏器所致。

（2）血管损伤：常见的有伸直型肱骨髁上骨折可致肱动脉损伤，股骨下 1/3 或胫骨上 1/3 骨折可致腘动脉损伤。血管损伤如不及时处理，可引起肢体远端血液循环障碍而致肢体坏死。

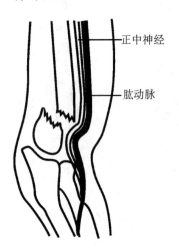

图 3-20-9 肱骨髁上骨折
合并血管、神经损伤

（3）神经损伤：常见的有肱骨干骨折所致桡神经损伤，肘关节周围骨折致尺神经或正中神经损伤（图 3-20-9），腓骨颈骨折致腓总神经损伤等。脊椎压缩性骨折可致脊髓损伤而出现不同程度截瘫。

（4）内脏器官损伤：肋骨骨折可致肺组织损伤而出现气胸、血胸或血气胸，以及肝、脾破裂等；骨盆骨折可致后尿道损伤。

（5）脂肪栓塞综合征：多发生于成年人，骨折断端髓腔内血肿张力过大，髓腔破坏后脂肪滴进入破裂的静脉窦内，可引起肺、脑脂肪栓塞。临床上表现为呼吸困难、发绀，甚至昏迷、突然死亡。

（6）骨筋膜室综合征：多见于前臂掌侧和小腿，即由骨、骨间膜、肌间隔和深筋膜形成的骨筋膜室内压力增高使其内部的肌肉、神经受压急性缺血而产生的一系列症候群。压力增高的主要原因有骨折处血肿、组织水肿和外包扎过紧等。

2. 晚期并发症

（1）关节僵硬：患肢长时间固定而缺少适当功能锻炼，关节囊及周围肌肉挛缩，使关节内外发生广泛粘连，致关节活动障碍。关节僵硬是骨折及关节损伤最为常见的并发症。

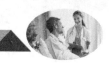

（2）愈合障碍：由于固定或复位不当，骨折端软组织嵌入或骨断端分离，可致骨折延迟愈合或不愈合。

（3）损伤性骨化（骨化性肌炎）：关节附近骨折或脱位，骨膜剥离后形成骨膜下血肿，处理不当使血肿扩大、机化并在关节附近软组织内广泛骨化，致使关节功能障碍，多见于肘关节。

（4）缺血性肌挛缩：上、下肢重要血管损伤后或骨筋膜室综合征处理不当使肢体血液供应不足，缺血肌肉群变性、坏死、机化形成瘢痕组织而逐渐挛缩。一旦发生，治疗效果极差，常致严重残废，是骨折最严重的并发症之一。典型的畸形是爪形手（图3-20-10）、爪形足。

（5）创伤性关节炎：关节内骨折使关节面损伤，又未准确复位，骨愈合后关节面不平整，长期磨损可致创伤性关节炎。主要表现为关节活动时疼痛。

（6）缺血性骨坏死：骨折使某一骨折段血液供应被切断，而发生该骨折段缺血性坏死。常见有股骨颈骨折后股骨头缺血性坏死。

（7）感染：开放性骨折，骨折处污染较严重或清创不彻底可致感染、脓毒症，处理不当可导致化脓性骨髓炎。

（8）坠积性肺炎：多发生于因骨折长期卧床的患者，尤其是年老体弱者。

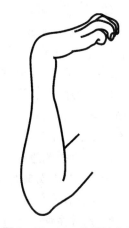

图3-20-10　前臂缺血性肌挛缩畸形——"爪形"手

（9）压疮：严重骨折、长期卧床的患者，骶骨部、髋部等身体骨突起处受压使局部血液循环障碍，易形成压疮。截瘫患者由于失去神经支配而缺乏感觉，局部血供更差，压疮发生后常难以治愈，可引起全身性感染。

（10）下肢深静脉血栓形成：多见于骨盆骨折、下肢骨折患者。下肢长时间制动，静脉血回流缓慢，易形成血栓。

（五）骨折愈合过程及影响因素

1. 骨折愈合过程　骨折愈合从组织学和细胞学的变化可分为3个阶段，但实际上3个阶段之间是相互交织逐渐演进的一个修复过程，不可截然分开。

（1）血肿机化演进期：骨折后骨髓腔、骨膜下和周围组织血管破裂出血，在骨折断端及其周围形成血肿。严重的损伤使骨断端部分组织失活，并诱发骨折处引起无菌性炎症反应，使血肿逐渐机化形成肉芽组织。肉芽组织内成纤维细胞合成和分泌大量胶原纤维，转化为纤维结缔组织，使骨折两端连接起来，称为纤维连接。同时，骨折端附近骨外膜、骨内膜的成骨细胞活跃增生，逐渐开始形成骨样组织。约2周后骨断端逐渐完成纤维性连接。

（2）原始骨痂形成期：骨内膜、骨外膜增生，逐渐钙化形成新骨（膜内成骨）。由骨髓腔内侧、骨外膜形成的新骨，分别称为内骨痂和外骨痂，逐渐包绕骨折端。填充于骨折断端间和髓腔内的纤维组织逐渐转化为软骨组织，经钙化成为成骨，即软骨内成骨，形成环状骨痂和髓腔内骨痂，即为连接骨痂。连接骨痂与内外骨痂相连形成桥梁骨痂。至此，骨折断端完全由原始骨痂连接，骨折达到临床愈合。此阶段一般需4~8周。

（3）骨痂形成塑形期：原始骨痂中新生骨小梁逐渐增粗，排列逐渐规则和致密，原始骨痂被板层骨所替代，使骨折部位形成坚强的骨性连接，这一过程需8~12周。随着肢体活动和负重，多余的骨痂逐渐被吸收而清除，髓腔重新沟通，骨折处恢复正常骨结构，该过程约需2年。

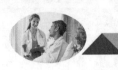

2. 影响骨折愈合的因素　骨折愈合过程中受多种因素的影响,分列如下。

(1) 全身因素:不同年龄,不同健康状况,骨折愈合差异很大,一般情况下年龄小,健康状况佳,骨折愈合快。老年人,健康状况欠佳,特别是患有慢性消耗性疾病者,如糖尿病、营养不良症、恶性肿瘤及钙磷代谢紊乱,骨折愈合时间将明显延长。

(2) 局部因素:与骨折的类型和数量、骨折部位的血液供应有密切关系。螺旋形和斜形骨折,骨折断端接触面大,愈合较快。横形骨折断端接触面小,愈合较慢。多发性骨折或一骨多段骨折,愈合较慢。骨折段血液供应差,愈合过程将明显减慢。此外,软组织损伤程度严重或有软组织嵌入,感染开放性骨折,都将严重影响骨折愈合。

(3) 治疗方法:反复粗暴的手法复位;切开复位时广泛剥离骨膜;开放性骨折清创时过多地摘除碎骨片,造成骨质缺损;骨折行持续骨牵引治疗时,牵引力过大;骨折固定不牢固;过早和不恰当的功能锻炼,都将导致骨折延迟愈合或不愈合。

(六) 骨折的急救

骨折的急救处理原则是用简便而有效的方法抢救生命,正确处理伤口,妥善固定骨折处,防止继续损伤和污染,迅速转运至医院,进行及时正确的治疗。

1. 抢救生命　凡可疑骨折者均按骨折处理,首先抢救生命。休克者应予以镇静止痛、保暖,及早输液或输血抗休克。昏迷者应确保呼吸道通畅,伴胸部损伤而呼吸困难者,应查明情况做针对性处理,如处理损伤性气胸、窒息等。

2. 正确处理伤口　制止活动性出血可用无菌敷料、绷带加压包扎创口止血,亦可就地取材,用清洁的布类包扎创口。除大血管断端出血不止者外,慎用或禁用止血带止血。必须使用止血带者应记录开始使用时间并定时松解(每小时应松解止血带1～2分钟)。已戳出创口并污染严重的骨折断端禁忌现场复位。

3. 妥善固定伤肢　避免搬动时再损伤,防止再移位,有利于止痛和防止休克。可用特制或自制的夹板,或就地取材固定伤肢。

4. 安全迅速转送　急救固定后,迅速转送到有条件的医院进一步处理。转送过程中,搬动患者的操作应避免再损伤。

5. 脊柱骨折的搬运　如疑脊柱骨折者应用平托法或滚动式搬运法将患者移至硬板担架上,仰卧,避免躯干屈曲或扭转(图3-20-11);颈椎骨折者应有专人用双手捧着患者头部,并使下颌处于略过伸位给以稍加牵引,移至硬板担架后仰卧,肩下垫软枕,使颈呈略过伸位,颈两侧用沙袋固定,防止颈部扭转(图3-20-12)。

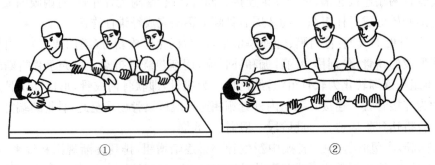

①　②

图3-20-11　脊柱骨折患者的搬运

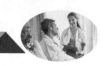

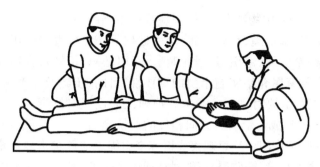

图 3 - 20 - 12 颈椎骨折患者的搬运

(七) 骨折的治疗

骨折的治疗原则是复位、固定和功能锻炼。

1. 复位 是指将移位的骨折段恢复正常或接近正常的解剖位置,重建骨的支架作用。早期正确的复位,是骨折愈合过程顺利进行的首要条件。复位的标准主要用骨的对位、对线来衡量。对位是指两骨折端接触面的对合关系,对线是指两骨折段在轴线上的关系。骨折段通过复位,恢复了正常的解剖关系,对位和对线完全良好时,称为解剖复位。经复位后两骨折段虽未恢复至正常的解剖关系,但在骨折愈合后对肢体功能无明显影响者,称为功能复位。对于骨折的复位,应争取达到解剖复位或接近解剖复位。如不易达到时,也不能为了追求解剖复位而反复进行多次复位,达到功能复位即可。

骨折复位的要求:①骨折端的分离、旋转移位必须完全矫正。②下肢短缩成人<1 cm;儿童<2 cm,一般在生长发育过程中可自行矫正。③成角移位:下肢骨折轻微的向前或向后成角,与关节活动方向一致,日后可在骨痂改造期内自行矫正。侧方成角移位,与关节活动方向不一致,日后不能矫正,必须完全复位。上肢骨折肱骨干稍有畸形,对功能影响不大;前臂双骨折要求对位、对线均好,否则影响前臂旋转功能。④长骨干横形骨折,骨折端对位至少达 1/3,干骺端骨折至少应对位 3/4。

常用的复位方法有以下 3 种。

(1) 手法复位:最为常用。基本操作方法是先行麻醉以减轻疼痛并使肌肉松弛,在对抗牵引下,用一定的手法(反折、回旋、端提、捺正、分骨、扳正)纠正或消除骨断端移位和畸形。

(2) 持续牵引复位:主要用于手法复位困难,某些不稳定性骨折及开放性骨折需换药治疗者。既有复位作用,又有固定作用。持续牵引包括持续皮牵引和持续骨牵引两种方法。

1) 持续皮牵引:是用宽胶布条或乳胶海绵条黏贴于远侧骨折段肢体皮肤上,同时将肢体放于适当支架上,通过牵引绳和滑轮装置,在肢体远侧段施加适当重量行持续牵引,以达复位目的。5 岁以下小儿股骨干骨折还可用悬吊皮牵引法持续皮牵引(图 3 - 20 - 13)。

2) 持续骨牵引:是指通过贯穿于骨端松质骨内的骨圆针或不锈钢针、牵引弓、牵引绳及滑轮装置,对骨折远侧段施加适当重量行持续牵引。常用穿针部位有尺骨鹰嘴、股骨髁上、胫骨结节、跟骨等。持续牵引复位过程中,应及时调整牵引重量和方向,定期行 X 线检查。牵引的注意

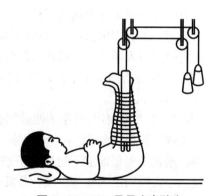

图 3 - 20 - 13 悬吊皮牵引法

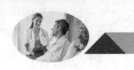

事项如下。①准备工作:(i)用物准备,皮牵引应准备妥当胶布、绷带、扩展板、苯甲酸(安息香酸酊),同时备好牵引架、牵引绳、滑轮装置、牵引砝码等。也可直接使用预制的肢体牵引带。骨牵引应准备牵引架、牵引绳、牵引弓、滑轮装置、牵引砝码、钢针及骨钻或骨锤等手术器械。(ii)患者准备,向患者及家属介绍实施牵引的重要性、目的、步骤及注意事项,以便配合治疗。清洗牵引肢体局部皮肤,必要时剃毛。②术后护理:(i)设置对抗牵引,一般将床头或床尾抬高 15～30 cm,利用体重形成与牵引力方向相反的对抗牵引力。(ii)保持有效牵引,始终维持牵引所具有的复位或固定作用。注意观察或检查牵引绳不应脱离滑轮的滑槽;被毯衣物等重量不应压迫牵引绳;牵引重量(铁砝码)不能触地或中途受阻;牵引肢体远端亦不能抵住床栏或枕被等而受到阻拦。皮肤牵引还应注意胶布有无滑移及松脱。(iii)持续牵引的观察,观察患肢远端感觉、运动或血液循环情况,尤其皮牵引易致局部血管、神经压迫伤。定时观察记录患肢长度变化,并与健侧比较,以防过度牵引。检查肢体体位及牵引力方向等是否维持在正常要求位置,如有异常改变应及时调整。(iv)骨牵引针孔的处理,预防牵引针孔处感染发生,每天在针孔处滴入 70%乙醇 1～2 次;避免钢针左右移动;针孔局部血痂不要随意清除。(v)做好皮肤护理,注意肢体保暖,经常清洗或按摩,防止皮肤压疮。(vi)指导患者功能锻炼,鼓励患者活动固定肢体的各关节以及全身其他关节。可在床架上悬挂拉手,以便于患者的起卧活动(图 3 - 20 - 14)。

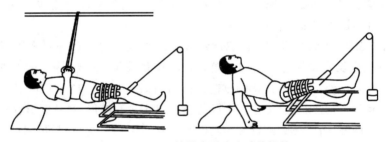

图 3 - 20 - 14 持续牵引病人功能锻炼

(3) 手术复位:采用手术切开骨折部的软组织,暴露骨折端,在直视下将骨折复位,手术复位可达到理想的解剖复位。手术会增加局部组织损伤和感染机会,同时还会出现手术导致骨膜广泛剥离、破坏局部血液循环、影响骨折愈合等缺点,因此要严格掌握适应证。对手法复位失败,合并血管、神经损伤、关节内骨折对位不好、骨折不连接者,可采用手术复位。

2. 固定 目的是防止复位后的骨折发生再移位,为骨折的愈合提供良好的环境。骨折固定方法有外固定和内固定两种。前者用于肢体外部固定,包括夹板、石膏绷带、牵引固定。后者通过手术将固定物置于肢体内部的固定。无论采取哪种方法都要求固定牢固、可靠。骨折固定时间因人而异。一般认为股骨及胫骨骨折固定 3 个月,上臂骨折固定 6 周,前臂骨折固定 8 周,手足骨折固定 1 个月,具体时间应根据 X 线摄片所显示骨折愈合情况而定。

(1) 外固定

1) 小夹板固定:常用于四肢闭合性骨折手法复位后的固定。用具有弹性的木板、竹板、杉树皮或塑料板,制成大小不同规格的小夹板,置于骨折复位后肢体外,用扎带绑扎达到固定目的。通常小夹板固定不超过骨折肢体上下关节,便于功能锻炼,促进骨折愈合和防止关节僵硬。小夹板固定的注意事项:①根据骨折部位选择相应规格的预制夹板,准备软质固定衬垫。②夹板外捆扎的布带,松紧应适度。一般应使捆扎带的带结能向远近两侧较容易地各移动

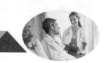

1 cm。③固定后应注意抬高患肢、观察患肢远端有无感觉及有无血液循环障碍情况。④小夹板固定后,应及时向患者进行康复保健知识或有关医护知识的宣教,如患肢远端肿胀、疼痛、青紫、麻木、活动障碍、脉搏减弱或消失等异常情况应随时返回医院复诊;根据受伤时间长短及肿胀程度告诉患者复诊日期;固定后2周内,应根据病情需要及时做X线检查,了解骨折有无移位,避免发生畸形愈合;指导患者做好患肢功能锻炼。

2) 石膏绷带固定:用熟石膏粉均匀撒在特制的绷带上制成石膏绷带,熟石膏浸水后形成结晶能很快凝固。将石膏绷带叠成片状浸水或将浸水石膏卷直接缠绕在肢体上,塑形硬化后形成坚硬的石膏托或石膏管型,起到骨折外固定作用。其优点是能根据肢体形状塑形,固定确实可靠。缺点是无弹性,不能随时调节松紧度,固定范围大,一般需超过骨折部上下关节,使这些关节在骨折固定期内无法进行功能锻炼。

3) 持续牵引外固定:具体方法同持续牵引复位。

(2) 内固定:手术切开复位后,选用对人体组织无不良刺激的金属内固定物,如接骨板、螺丝钉固定骨折段或用髓内针直接穿入骨髓腔内固定骨折段。内固定通常还需进行外固定。骨折愈合后,多数内固定物需要拔除,还要再做一次手术。

(3) 经皮穿针固定:是介于内固定与外固定之间的一种固定方法。即经皮穿针选用外固定器固定,具有复位和固定双重作用。

3. 功能锻炼 是治疗骨折的重要组成部分,早期合理的功能锻炼,可促进患肢血液循环、消除肿胀;减少肌萎缩、保持肌肉力量;防止骨质疏松、关节僵硬和促进骨折愈合,是恢复患肢功能的重要保证。通常骨折复位固定后即开始功能锻炼。为防止骨折发生移位,影响骨折愈合,功能锻炼必须按骨折不同愈合阶段顺序进行,并以主动锻炼为主,被动锻炼为辅。锻炼方法大体分为3个阶段。

(1) 骨折早期:骨折后1～2周内,以患肢肌肉舒缩活动为主,每天数次,每次5～20分钟,目的是促进患肢血液循环,消除肿胀,防止肌萎缩。

(2) 骨折中期:即骨折2周后,此期除继续强化患肢肌肉舒缩活动外,应逐步进行骨折部上、下关节的活动,指导患者肢体不负重的锻炼,如坐在床沿双腿下垂,患肢不负重站立等。5～6周后,活动范围和力度逐渐加大。每天2～3次做关节的全范围活动,以防肌萎缩和关节僵硬。

(3) 骨折后期:骨折6～8周后,骨折已达到了临床愈合标准,外固定已拆除。此期功能锻炼的重点是加强患肢关节的活动和负重锻炼,恢复各关节的正常活动范围和肢体正常力量。

功能锻炼应循序渐进,以患者不感到疲劳、骨折部位不发生疼痛为度。

(八) 骨折临床愈合标准

(1) 局部无压痛及纵向叩击痛。

(2) 局部无异常活动。

(3) X线片显示骨折线已模糊,骨折处有连续性骨痂。

(4) 拆除外固定后伤肢能满足以下要求:①上肢能向前平举1 kg重物持续达1分钟;②下肢不扶拐能在平地连续步行3分钟,并不少于30步。

(5) 连续观察2周骨折处不变形。

对(2)、(4)两项检查须慎重,不宜在去除固定后立即进行,以防损伤骨痂导致再骨折。

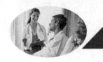

二、常见骨折

(一)上肢骨折

1. 锁骨骨折

(1)病因及移位情况:锁骨骨折青少年较常见,好发于锁骨中1/3处,多由间接暴力引起。儿童锁骨骨折多为青枝骨折,成年人多为斜形、粉碎形骨折。锁骨中段骨折后,近端由于胸锁乳突肌的牵拉可向上、向后移位,远端则由于上肢的重力作用及胸大肌上部肌束的牵拉,向前、向下移位,断端可重叠。锁骨发生开放性骨折的机会较少。

(2)临床表现:骨折后局部出现肿胀、瘀斑、疼痛,肩关节活动使疼痛加重。检查时可触及骨折端,有局限性压痛及骨摩擦感。患者常用健手托住患肢肘部,以减轻因肩部活动而导致的疼痛,头部向患侧偏斜,以减轻因胸锁乳突肌牵拉而导致的疼痛。无移位或儿童的青枝骨折,畸形不明显,上胸部正位X线片可帮助作出正确诊断。若暴力作用强大,骨折移位明显,还应仔细检查患侧上肢的神经功能及血供情况,以便对锁骨骨折合并神经、血管损伤作出正确诊断。

(3)治疗

1)三角巾悬吊:适用于青枝骨折及无移位的骨折。一般无须特殊治疗,仅用三角巾悬吊患肢3~6周即可开始活动。

2)手法复位绷带固定:适用于有移位的锁骨中段骨折。局部麻醉后,术者在患者背后,以膝关节顶住患者两肩胛之间,握住患者两上臂上段,向后、向上外方牵拉,助手在前方用手指挤压断端,完成复位。复位后用宽绷带经肩背部做横形"8"字固定,固定后应严密观察双侧上肢血液循环及感觉运动功能,若出现肢体肿胀、麻木,表示固定过紧,应及时放松。复位后2周内应检查固定是否可靠,及时调整固定的松紧度。以避免因骨折区肿胀消失,或绷带张力降低,固定的绷带松弛而导致的再移位情况。

3)切开复位内固定:适用于复位后再移位;合并神经、血管损伤;开放性骨折及陈旧性骨折不愈合者。切开复位时,应根据骨折部位、骨折类型及移位情况选择钢板、螺钉或克氏针内固定。

2. 肱骨髁上骨折

(1)病因及分类:多由间接暴力所致,儿童多见。根据受伤机制不同,可分为伸直型和屈曲型。临床多见伸直型骨折,即跌倒时手掌着地,肘关节半屈或伸直位,暴力经前臂向上传递使肱骨干与肱骨髁交界处发生骨折。骨折远端向后方移位,骨折近端前方移位,压迫或损伤肱动、静脉及正中神经、桡神经或尺神经,易并发前臂缺血性肌挛缩,导致爪形手。

(2)临床表现:局部表现突出,骨折后肘部明显肿胀、疼痛、畸形、压痛、肘关节活动障碍。伸直型远折段及鹰嘴向后突出,肘部呈半屈曲状,与肘关节脱位相似,但肘后3点关系正常(图3-20-15)。合并正中神经、桡神经和尺神经损伤者,则出现前臂相应的神经支配区域感觉减弱或消失及相应的功能障碍。屈曲型肘后可触及远折端,甚至形成开放性骨折。肘部正侧位X线摄片检查可明确骨折的类型及移位情况。

(3)治疗:一般采取手法复位及肘关节屈曲位外固定(小夹板或石膏绷带);对局部肿胀明显者,宜先行尺骨鹰嘴骨牵引,待消肿后再行手法整复固定;手法整复不良或合并血管、神经损伤者宜手术切开复位内固定。术后应注意以下事项:①密切观察患肢血液循环及手的感觉、

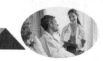

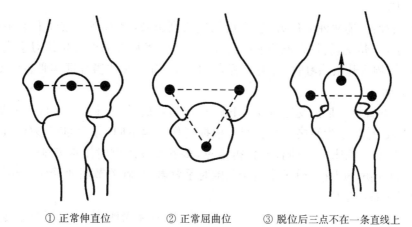

① 正常伸直位　　　② 正常屈曲位　　　③ 脱位后三点不在一条直线上

图 3－20－15　肘后 3 点关系示意图

运动情况,如有肿胀、严重疼痛、麻木、皮肤色泽青紫、皮肤温度减退、手指活动障碍等情况应及时处理;②行尺骨鹰嘴牵引者牵引针眼处每天给予 70％乙醇消毒 1 次,预防感染;③伤后 1 周内即可进行功能锻炼。初始练习握拳、伸指、屈伸腕关节及肩关节各种活动,有利于减轻肿胀。4～6 周去除外固定后开始练习肘关节屈伸活动。对手术切开复位,内固定稳定的患者,术后 2 周即可开始肘关节活动。

3. 前臂双骨折

(1) 病因及分类:尺、桡骨骨干骨折,可因暴力来源不同分为以下类型。

1) 直接暴力骨折:多由于重物打击、机器或车轮的直接压轧导致。两骨骨折发生于同一平面,多为横行或粉碎性骨折。由于暴力的直接作用,多伴有不同程度的软组织及神经血管损伤等。

2) 间接暴力骨折:跌倒时手掌着地,暴力通过腕关节沿桡骨干向上传导,首先使桡骨干中上段发生横行或短斜型骨折,残余暴力还可通过骨间膜向内下方传导,引起低位尺骨斜形骨折。

3) 扭转暴力骨折:跌倒时手掌着地,同时前臂发生旋转,导致不同平面的尺桡骨螺旋形骨折或斜形骨折。其骨折线方向一致,多为高位尺骨骨折和低位桡骨骨折。

(2) 临床表现:伤后前臂出现疼痛、肿胀、畸形、功能障碍。局部检查可有反常活动、骨擦音或骨擦感。X 线摄片检查应包括肘关节、腕关节,以便发现骨折的准确部位、骨折类型及移位方向,以及是否合并有桡骨头脱位或尺骨小头脱位。

(3) 治疗:前臂双骨折可发生多种移位,若治疗不当可发生尺、桡骨交叉愈合,影响旋转功能。因此,治疗的目的除了良好的对位、对线外,关键还要恢复前臂的旋转功能。

1) 手法复位外固定:麻醉后,患者取仰卧位,在肩外展 90°,屈肘 90°位,沿前臂纵轴向远端牵引,肘部向上做反牵引并充分持续牵引,取消旋转、短缩及成角移位后,术者用双手拇指与其余手指在尺桡骨间用力挤压,使骨间膜分开,紧张的骨间膜牵动骨折端复位。一般 8～12 周可达到骨性愈合。

2) 切开复位内固定:适用于手法复位失败、开放性骨折、合并神经、血管、肌腱损伤及陈旧骨折畸形愈合或畸形愈合者。麻醉后,患肢在止血带控制下手术。准确对位后用加压钢板螺钉或髓内钉固定。

3）康复治疗：上述两种治疗方式，术后均应抬高患肢，严密观察肢体血液循坏及肿胀程度、感觉、运动功能情况，警惕骨筋膜室综合征的发生。术后2周即开始练习手指屈伸活动和腕关节活动。4周后开始练习肘、肩关节活动。8～10周后X线摄片证实骨折已愈合，才可进行前臂旋转活动。

4. 桡骨下端骨折　是指发生在桡骨下端3 cm以内的骨折，多发生于成年人及老年人。

（1）病因及分类：多为间接暴力引起。根据受伤机制不同，分为伸直型（Colles骨折）、屈曲型（Smith骨折）。临床上以伸直型骨折常见，多发生在跌倒时手掌着地、腕关节处于背伸位、前臂旋前时受伤。屈曲型骨折常由于跌倒时手背着地、腕关节屈曲受伤引起，也可由腕背部受到直接暴力打击发生。

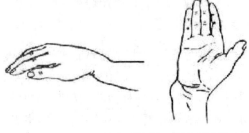

图3-20-16　伸直型桡骨下端骨折畸形

（2）临床表现：伤后腕部明显疼痛、肿胀、功能障碍。伸直型可出现典型畸形姿势，即侧面观呈"餐叉"畸形，正面观呈"枪刺样"畸形（图3-20-16）。检查局部压痛明显，腕关节活动障碍。X线摄片可见骨折远端向桡、背侧移位，近端向掌侧移位。

（3）治疗：以手法复位外固定治疗为主，很少使用手术治疗。

1）伸直型骨折：患者麻醉后取仰卧位，肩外展90°，一助手沿前臂纵轴向远端牵引；另一助手握住肘上方做反牵引，在持续牵引下矫正重叠移位。术者双手握住腕部，拇指压住骨折远端向远侧推挤，其余4指顶住骨折近端，加大屈腕角度，纠正成角，然后向尺侧挤压，缓慢放松牵引，在屈腕、尺偏位用超腕关节小夹板固定或石膏夹板固定2周，水肿消退后，再改为腕关节功能位继续用小夹板或前臂管型石膏固定。术后应早期进行手指屈伸活动。4～6周后可去除外固定，逐渐开始腕关节活动。

2）屈曲型骨折：复位手法与伸直型骨折相反，基本原则相同。

（二）下肢骨折

1. 股骨颈骨折（图3-20-17）

（1）病因及分类：股骨颈骨折是老年人的常见骨折，多数情况下是在走路跌倒时，下肢发生扭转倒地，间接暴力传导致股骨颈所致。这与老年人骨质疏松导致骨质量下降有关。青少年发生股骨颈骨折较少，需车祸等较大暴力才会引起。

股骨颈骨折有下列两种分类方式：

1）按骨折线的部位：分为头下型骨折、经颈型骨折和基底型骨折3类。其中头下型骨折对血供影响大，易发生股骨头缺血坏死。基底型骨折对骨折部血液供应的干扰较小，骨折容易愈合。

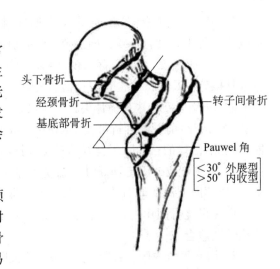

头下骨折
经颈骨折
基底部骨折
转子间骨折
Pauwel角
[<30° 外展型
>50° 内收型]

图3-20-17　股骨颈骨折

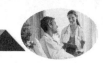

2）按 X 线表现分类：分为内收型骨折和外展型骨折。内收型指远端骨折线与两侧髂嵴连线的夹角（Pallwels 角）＞50°，由于骨折面接触较少，容易移位，属于不稳定性骨折。外展型指远端骨折线与两侧髂嵴连线的夹角＜30°，由于骨折面接触多，不容易移位，属于稳定性骨折。

（2）临床表现：患者有摔倒受伤史，伤后髋部疼痛，下肢活动受限，不能站立和行走。检查可发现患肢出现短缩、外旋畸形，患髋压痛，有纵向叩击痛。有时外展型骨折形成嵌插者，伤后并不立即出现活动障碍，甚至仍能行走，但数天后，髋部疼痛加重，直至不能站立行走。

X 线摄片检查可明确骨折的部位、类型、移位情况，是选择治疗方法的重要依据。

（3）治疗

1）非手术疗法：适用于外展型或嵌入型等稳定性骨折；无明显移位的骨折；高龄或全身情况差者。可采用下肢持续皮牵引，患肢穿"丁"字形鞋的方式，卧床 6～8 周。3 个月后骨折基本愈合，可逐渐扶双拐下地，患肢不负重行走。6 个月后骨已牢固愈合，可逐渐弃拐行走。同时应进行股四头肌等长收缩训练和踝、足趾的屈伸活动，避免静脉回流障碍或静脉血栓形成。卧床期间不可侧卧，不可使患肢内收，避免发生骨折移位。对全身情况很差的高龄患者，以挽救生命，治疗并发症为主，骨折可不予以特殊治疗。

2）手术疗法：适用于内收型和有移位的骨折；65 岁以上老年人的股骨头下型骨折、青少年的股骨颈骨折应尽量达到解剖复位，也可采用手术方法治疗。手术方法包括：①闭合复位内固定：麻醉后在 X 线监视下进行闭合复位，通过导针打入加压螺钉内固定，或用 130°角钢板固定。这一手术方法不切开关节囊，不暴露骨折端，对股骨头血液循环干扰较少，术后骨折不愈合及股骨头坏死的发生率均较低。②切开复位内固定：手法复位失败，或青壮年的陈旧骨折不愈合，宜采用切开复位内固定术。在直视下切开复位后，加压螺钉固定、角钢板固定或带锁髓内钉固定。术后卧床休息 2～3 周，即可在床上起坐，活动膝、踝关节，6 周后扶双拐下地不负重走。骨愈合后可弃拐负重行走。③人工关节置换术：对全身情况尚好的高龄患者头下型骨折，已合并骨关节炎或股骨头坏死者，可选择单纯人工股骨头置换术或全髋关节置换术。术后 1 周即可开始下地活动。

2. 股骨干骨折

（1）病因及分类：股骨干骨折是指小转子以下，股骨髁部以上部位的骨折。因股骨干是人体最粗、承受应力最大的管状骨，需由强大的暴力才可导致。如车轮碾压、火器伤等直接暴力作用于股骨干，易形成横行或粉碎型骨折；机器扭转、高处坠落等间接暴力常导致股骨干斜形或螺旋形骨折。因创伤多较严重、出血量大，可发生失血性休克。股骨干骨折依部位分为上 1/3、中 1/3 和下 1/3 骨折 3 种类型。

（2）临床表现：具有骨折的一般表现及特有体征，如伤处剧烈疼痛、大腿明显肿胀、髋膝关节活动障碍，检查有异常活动和骨擦音、骨擦感、患肢短缩、旋转、成角等畸形，全身表现可有休克。下 1/3 骨折由于远端向后移位，可伤及腘窝的血管和神经，如腘静脉、腘动脉、胫神经等，应仔细检查远端肢体的血液循环、感觉和运动情况。

X 线检查能帮助明确骨折的部位、类型及移位情况。

（3）治疗

1）密切观察患者神志、生命体征变化，判定创伤早期有无休克的发生，一旦发生应及时抗休克治疗，伤肢夹板固定防止再损伤。

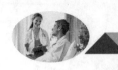

2）多数患者治疗采用持续骨牵引加小夹板固定，一般需牵引 8～10 周。牵引期间每天予以温水擦洗皮肤，骨牵引针眼处每天给予 70％乙醇消毒 1 次，预防感染。对 3 周岁以内的小儿，可行双下肢垂直悬吊皮肤牵引，使臀部悬离床面，牵引 3～4 周即可愈合。

3）非手术治疗失败或有其他手术适应证时，可考虑切开复位行加压钢板螺钉内固定术或带锁髓内钉内固定。

4）疼痛减轻后开始进行患肢股四头肌的等长收缩训练，同时练习伸屈髋、膝关节，以防肌萎缩和关节僵硬。X 线检查证实骨愈合后，才可取消牵引，进行较大范围的功能训练。

3. 胫腓骨干骨折

（1）病因及分类：胫腓骨干骨折是较常见的骨折。直接暴力，如重物撞击、车轮辗轧等，可引起胫腓骨同一平面的横行、短斜型或粉碎性骨折，且常合并软组织损伤，成为开放性骨折。高处坠落伤等间接暴力，可引起胫、腓骨螺旋形或斜形骨折。挤压伤所致的胫腓骨干骨折易发生骨筋膜室综合征。腓骨上端骨折易伤及腓总神经。

胫腓骨干骨折可分为 3 种类型：①胫腓骨干双骨折；②单纯胫骨干骨折；③单纯腓骨干骨折。临床上以胫腓骨干双骨折为最多见。

（2）临床表现：骨折处疼痛、肿胀，活动受限，可出现成角、旋转畸形。开放性骨折可有骨端外露。并发骨筋膜室综合征时，出现剧烈疼痛、高度肿胀、足背动脉搏动消失、皮肤苍白、发绀等。腓总神经损伤时出现足下垂等表现。

（3）治疗：目的是恢复患肢长度；矫正成角、旋转畸形；恢复胫骨上、下关节面的平行关系。

1）小夹板或石膏固定：适用于稳定性胫腓骨干骨折。有移位的横行或短斜型骨折采用手法复位，小夹板或石膏固定。固定期应注意夹板和石膏的松紧度，定时行 X 线检查，6～8 周可扶拐负重行走。

2）跟骨结节牵引、手法复位、小夹板固定：适用于不稳定的胫腓骨干双骨折。牵引中注意观察肢体长度，避免牵引过度而导致骨不愈合。6 周后取消牵引，改用小腿功能支架固定，或行石膏固定，可下地负重行走。

3）切开复位内固定：适用于手法复位失败，多段骨折和开放性骨折。在直视下复位成功后，可选择钢板螺钉或髓内针固定。术后 4～6 周可负重行走。或在复位后，采用外固定器固定，既稳定骨折，又便于术后换药。

（三）骨盆骨折

1. 病因及分类　骨盆是一个完整的闭合性骨环，它由髂、耻、坐骨组成的髋骨及骶尾骨构成。起着承接躯干重量和支持脊柱的作用。骨盆边缘有许多肌肉和韧带附着，保护着盆腔内脏器，骨盆骨折后常伴有盆腔脏器损伤及大出血。骨盆骨折常有强大的暴力打击形成，如车祸、高处坠落、塌方等。骨折后依照骨盆环的损伤程度可分为：骨盆边缘撕脱性骨折、骶尾骨骨折、骨盆环单处骨折和骨盆环双处骨折。

2. 临床表现

（1）局部剧烈疼痛，不能行走和翻身，会阴部、腹股沟和腰部瘀斑。

（2）合并骶髂关节分离时，患侧下肢缩短。

（3）骨盆挤压试验与分离试验阳性（医生以双手挤压患者两侧髂嵴，伤处疼痛为挤压试验阳性；双手交叉撑开两髂嵴出现疼痛为分离试验阳性）。

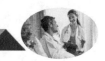

（4）X检查可显示骨折类型及移位情况，CT检查可明确骶髂关节损伤情况。

3. 并发症　骨盆骨折常合并有严重的并发症，伤情多重于骨盆骨折本身，诊断时一定要多加注意。

（1）腹膜后血肿：骨盆血供丰富，骨折后常引起广泛出血，形成巨大血肿。

（2）腹腔内脏损伤：实质脏器损伤多为肝、脾、肾破裂，表现为腹痛与失血性休克；空腔脏器损伤多为肠管破裂，表现为急性弥漫性腹膜炎。

（3）尿道、膀胱损伤：尿道的损伤远比膀胱损伤多见，坐骨支骨折容易并发后尿道损伤。

（4）直肠损伤：较少见。

（5）神经损伤：主要是腰骶神经丛与坐骨神经损伤。

4. 治疗　应根据全身情况决定治疗步骤。

（1）积极处理并发症：各种危及生命的并发症应首先处理。有休克时积极抢救，经输血、补液等非手术治疗无好转者应及时手术止血，或在X线电视监控下做单侧或双侧髂内动脉栓塞。有腹内脏器损伤及泌尿道损伤者应与相关科室共同处理。撕裂会阴与直肠必须及时修补。

（2）骨盆骨折的处理

1）骨盆边缘性骨折：无移位者无须特殊处理，只需卧床休息3～4周。

2）骶尾骨骨折：采用非手术治疗，骶部垫气圈或软垫卧床休息3～4周。

3）骨盆环单处骨折：用多头带做骨盆环形固定，卧床休息，症状缓解后即可下床活动。

4）骨盆环双处骨折伴骨盆环断裂：目前大多主张手术复位及内固定，再加上外固定支架。

（四）脊柱骨折及脊髓损伤

脊柱骨折又称脊椎骨折，伤情严重且复杂，临床十分常见，占全身骨折的5％～6％，其中胸腰段脊柱骨折最多见。脊髓损伤是脊柱骨折的严重并发症，常导致截瘫，甚至危及患者生命。

每块脊椎骨分椎体与附件两部分。临床上将整个脊柱分成前、中、后三柱。前柱包括椎体的前1/2、纤维环的前半部和前纵韧带；中柱包括椎体的后1/2、纤维环的后半部和后纵韧带；后柱包含后关节囊、黄韧带、脊椎的附件、关节突及棘上、棘间韧带。中柱和后柱包裹了脊髓和马尾神经，该区的损伤可以累及神经系统，特别是中柱的损伤，碎骨片和髓核组织可以突入椎管，损伤脊髓，因此对每个脊柱骨折患者都必须了解是否有中柱损伤。

1. 病因及分类　绝大多数脊柱骨折由间接暴力引起，常造成椎体压缩或粉碎性骨折。严重时合并关节突脱位或脊髓损伤，可发生在颈椎、胸椎和腰椎等部位。脊柱骨折根据受伤时暴力作用于脊柱X、Y、Z轴线上的力量可以分为：单纯性楔形压缩性骨折、稳定性爆破型骨折、不稳定性爆破型骨折、Chance骨折、屈曲－牵拉型损伤、脊柱骨折-脱位（移动性损伤）。

2. 临床表现　腰胸椎骨折者，局部疼痛、肿胀、脊柱活动受限、站立、翻身困难，可出现腹痛、腹胀等腹膜后神经刺激症状。骨折处棘突有明显压痛和叩痛，胸、腰椎骨折常有后突畸形。合并脊髓损伤时，损伤脊髓平面以下感觉、运动、反射障碍；颈椎骨折致高位截瘫时四肢瘫痪，可出现呼吸困难，第4颈椎以上损伤可能发生呼吸停止。

X线或CT、MRI检查有助于骨折部位、程度、脊髓损伤情况的判断。

3. 急救　现场急救应特别注意对患者的搬运方式。详情参见本章骨折的急救处理。

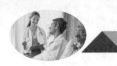

4. 治疗

（1）颈椎骨折压缩或移位较轻者，用枕颌吊带卧位牵引（图 3－20－18）；较重者用持续颅骨牵引（图 3－20－19）。一般牵引 4～6 周，待 X 线摄片复查复位良好即可改用头、颈、胸石膏固定 3 个月。

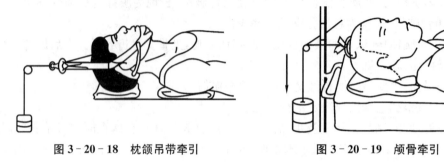

图 3－20－18　枕颌吊带牵引　　　　　图 3－20－19　颅骨牵引

（2）胸、腰椎体压缩程度在 1/3 以内者，应平卧硬板床，骨折处垫厚枕，在数天后逐渐进行腰背肌后伸锻炼（图 3－20－20），6～8 周后带上围腰，渐下床活动；椎体压缩显著而后突畸形明显者，应在俯卧位使脊柱过度后伸情况下进行复位，随后做石膏背心固定 3 个月。

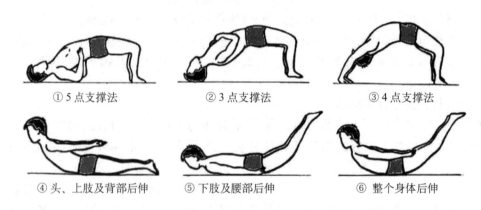

① 5 点支撑法　　　　② 3 点支撑法　　　　③ 4 点支撑法

④ 头、上肢及背部后伸　　⑤ 下肢及腰部后伸　　⑥ 整个身体后伸

图 3－20－20　腰背肌后伸锻炼

（3）伴有脊髓损伤者，宜及早切开复位并行椎板切除术等，必要时考虑适当内固定或行脊柱植骨融合术以稳定脊柱。

（4）加强基础护理

1）监测患者的活动功能，如肌张力、强度、有无肌肉痉挛、挛缩等并认真记录。脊柱骨折手术后患者应安置于监护病房或重症室，密切观察生命体征、感觉及运动恢复情况。

2）加强生活护理，鼓励患者生活自理。

3）预防各种并发症的发生，脊柱骨折患者常合并脊髓损伤，需长期卧床，易引起多种并发症，如压疮、肺部感染、泌尿系统感染等，应注意采取有效护理措施预防。

（王　萌）

第三节　关　节　脱　位

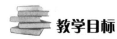 教学目标

一、能力目标

1. 能识别和分析常见关节脱位的临床表现。
2. 能根据患者的具体情况提出健康指导内容。

二、知识目标

1. 掌握常见关节脱位的临床表现和诊断。
2. 熟悉关节脱位的概念、分类和治疗。
3. 了解常见关节脱位发病机制及治疗。

三、素质目标

1. 通过对关节脱位患者的健康指导,培养学生的耐心、细心、自信心。
2. 通过小组学习,培养学生与他人协作的优良品质。

临床情景

　　患者男性,40岁。因肘关节脱位来医院就诊。作为一名康复治疗师,你应该如何帮助该患者?

一、概述

　　关节脱位又称脱臼,是指构成关节的上、下两个骨端失去了正常的位置,发生了错位。多暴力作用所致,以肩、肘、下颌及手指关节最易发生脱位。

1. 分类

（1）按脱位发生的原因分类

1）创伤性脱位:正常关节受到暴力作用而发生的脱位,是关节脱位中最常见的一种。

2）习惯性脱位:创伤性脱位骨的损坏或关节囊及韧带等结构受损,关节的稳定性受到破坏而没有得到很好恢复,以后遇到轻微外力便可脱位,称为习惯性脱位,常见习惯性肩关节脱位。

3）病理性脱位:关节结构被病变破坏后发生的脱位,如骨关节结核引起的脱位。

4）先天性脱位:胚胎发育异常致关节发育不良而发生的脱位,如先天性髋关节脱位。

（2）按脱位后的时间分类:①新鲜脱位:脱位后未满3周;②陈旧性脱位:脱位后超过3周。

（3）按关节腔是否与外界相通分类:①闭合性脱位;脱位处皮肤完整,关节腔不与外界相通;②开放性脱位;脱位处皮肤破损,关节腔与外界相通。

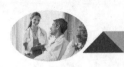

（4）按脱位程度分类：①完全脱位，是指脱位关节完全失去正常对合关系；②不完全脱位，是指脱位关节失去了部分对合关系。

2. 病理　创伤性脱位不仅造成关节面对合失常，同时发生关节软骨、滑膜、关节囊、韧带、肌肉等组织的损伤，关节腔积血。当血肿机化后将引起关节粘连，致使关节整复困难。

3. 临床表现及诊断

（1）一般表现：局部疼痛、肿胀、淤血，关节功能障碍，可合并骨折、血管和神经损伤。

（2）关节脱位的专有体征：①畸形：脱位关节处明显畸形，关节变粗大，患肢短缩或增长；②关节盂空虚：触诊可摸到关节盂处空虚，附近可摸到脱位的骨端；③弹性固定：关节脱位后因肌痉挛及关节囊、韧带的作用，使患肢保持在异常位置，被动活动关节时有抵抗和弹性感觉。

（3）X线检查：能够明确脱位的方向、程度、脱位原因及是否合并骨折等。

4. 治疗　治疗原则为尽早复位；适当固定，以利软组织修复；及时活动，以恢复关节功能。

（1）复位

1）手法复位：可在麻醉下复位，时间越早越好。复位成功的标志是：①关节的被动活动恢复正常；②骨性标志复原；③X线检查证实已经复位。

2）切开复位：用于并发关节内骨折或软组织嵌入者及开放性脱位，陈旧性脱位手法复位不成功者。

（2）固定：关节脱位复位后，将关节固定在功能位置，以利于损伤的关节、韧带等组织修复，避免再次脱位，时间一般为2～5周，方法常用石膏绷带、小夹板或牵引等。

知识链接

　　如果为开放性关节脱位，应争取在6～8小时内进行清创术，在彻底清创后，将脱位整复，缝合关节囊，修复软组织，缝合皮肤，橡皮条引流48小时，外有石膏固定于功能位3～4周，并选用适当抗生素以防感染。

（3）功能锻炼：关节固定期间，为消除患肢肿胀，促进血液循环，避免肌肉萎缩和关节僵硬，积极进行关节周围肌肉运动和关节的主动活动是非常重要的，去除固定后应逐渐进行关节的主动活动及被动活动，可在理疗、温水浴等治疗下进行，逐渐恢复关节的功能。

二、常见骨关节脱位

（一）肩关节脱位

肩关节脱位在全身关节脱位中最多见，分前脱位及后脱位两种，前脱位又分盂下脱位、喙突下脱位、锁骨下脱位。

1. 脱位机制　肩关节特点为盂小而浅，肱骨头大而圆，其活动范围大而稳定性差。喙突下脱位是最常见的前脱位，跌倒时手掌着地，肩关节处于外展外旋位，受间接暴力冲击肱骨头滑出关节囊前方即发生前脱位。或患者向后跌倒，肱骨后方直接撞击在硬物上，产生向前的暴力导致肩头节的脱位。

2. 临床表现与诊断

（1）外伤史：有明确的外伤史。

（2）特殊姿势：患处疼痛不敢活动，患者以健手托住患侧前臂，头部向患侧倾斜。

（3）方肩畸形：肩部失去圆滑轮廓，肩峰端突出呈现方肩畸形。

（4）搭肩（Dugas）征阳性：肩关节脱位后患侧肘部紧贴胸壁时，手掌搭不到健侧肩部，或者手掌搭在健侧肩部时，肘部不能贴靠胸壁。

（5）X线检查：可明确脱位的类型和是否合并骨折。

3. 治疗

（1）复位：以手法复位为主，常用复位方法是足蹬复位（hippocrates）法：患者取仰卧位，医生位于患侧床边，将同侧足跟置于患者腋下，双手握住患者腕部将患肢外展位牵引，以足跟顶住腋部做对抗牵引，此时内收、内旋上肢便可复位。当明显感到弹响，说明复位成功，此时Dugas征转为阴性。

（2）固定：复位后伤肢贴近胸壁，用三角巾或绷带屈肘90°悬吊固定于胸前3周。注意观察患肢远端感觉、运动及血液循环情况。

（3）功能锻炼：固定期间进行腕和手指关节活动，解除外固定后主动进行肩关节功能锻炼，配合理疗，热敷尽快恢复肩关节功能。

（二）肘关节脱位

1. 脱位机制　当患者跌倒时，手掌着地，肘关节完全伸展，前臂旋后位。暴力沿尺骨纵轴上传使肘关节过伸，鹰嘴尖端抵在鹰嘴窝处成为支点，使尺骨半月切迹离开桡骨滑车移向后方，尺骨上端和桡骨小头同时滑向后上方，而肱骨前下端突破薄弱的关节囊滑向前方，形成肘关节后脱位。

2. 临床表现与诊断　①外伤史；②伤后姿势：患者不敢活动肘部，以健手托患侧前臂；③弹性固定：肘关节弹性固定于半屈曲位；④尺骨鹰嘴异常隆起，其上方可触及空虚感，肘前方可触及骨远端；⑤肘后3点关系失常；⑥X线检查：显示脱位类型和是否合并骨折。

3. 治疗

（1）手法复位：医生站在患者前面，将患者患肢提起，肘半屈曲位环抱在术者腰部，一手握腕部牵拉，另一手沿前臂纵轴方向推挤尺骨鹰嘴突，当闻及响声后即为复位。

（2）固定：石膏托固定于患肘90°位，三角巾胸前悬吊2～3周。

（3）功能锻炼：固定期间指导患者坚持早期进行肩、腕、手指关节活动；解除外固定后，主动进行肘关节屈伸和前臂旋转活动，配合理疗、热敷直至恢复肘关节正常功能。

（三）桡骨小头半脱位

多发生于5岁以下小儿，常见因握其手臂旋前位强力向上牵拉所致。

1. 脱位机制　5岁以下小儿桡骨小头发育不成熟，环状韧带薄弱，当小儿手臂被强制牵拉，容易导致桡骨小头向远端滑移，恢复原位时环状韧带的上半部卡在肱桡关节内造成桡骨小头半脱位。

2. 临床表现与诊断　有强制牵拉上肢病史，当小儿在蹲位时或穿上衣时，强制牵拉小儿上肢手臂，形成桡骨小头半脱位。患儿诉肘部疼痛，不能用患侧手取物，手臂下垂，肘关节略屈曲，桡骨小头部压痛。X线检查骨质无异常改变。

3. 治疗　手法复位，医生一手握住小儿腕部，另一手托住肘部并用拇指压在桡骨小头部，

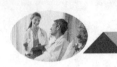

屈肘 90°双手向中间推挤并轻柔进行旋前、旋后活动,当闻及或手部感到有弹响时即已复位。用颈腕带屈肘固定 3 天,嘱家长不可再次强制牵拉上肢,以免再次脱位。

(四)髋关节脱位

髋关节周围有坚强的韧带和强大的肌群,只有在强大的暴力下才可造成髋关节脱位。其分为前、后、中心性脱位 3 种类型,以后脱位最常见。

1. 脱位机制

(1)髋关节后脱位:患者体位处于髋关节屈曲、内收、屈膝、股骨轻度内旋,当膝部受到暴力时,股骨头即从髋关节囊后下部薄弱区脱出。

(2)髋关节前脱位:患者由高空坠落,股骨外展、外旋,髋关节后部受到直接暴力作用,股骨头即从髋关节囊前内下方脱出。

(3)髋关节中心性脱位伴髋臼骨折:暴力直接作用在股骨粗隆部,致使股骨头水平移位穿破髋臼内侧壁进入骨盆。

2. 临床表现与诊断

(1)外伤史:通常为强大暴力所致暴力直接作用在股骨粗隆部,致使股骨头水平移位。

(2)髋关节疼痛、畸形、功能障碍:①后脱位:患肢屈曲、内收、内旋畸形,臀部膨隆、扪及脱出的股骨头,股骨大粗隆上移;②前脱位:患肢外展、外旋、屈曲畸形,腹股沟处可触及脱出的股骨头;③中心性脱位:伤处肿胀疼痛、活功障碍,大腿上部外侧见较大血肿,肢体短缩,常合并内脏损伤。

(3)X 线检查:明确脱位情况及有无骨折。

3. 治疗

(1)复位:①提拉法(Allis 法),用于髋关节后脱位复位;②回旋复位法(问号法),用于髋关节前脱位复位。中心性髋关节脱位,经牵引复位不成功者应行手术切开复位加内固定。

(2)固定:髋关节前、后脱位复位后用皮牵引或穿矫形鞋将下肢固定在伸直外展位 2~3 周,中心性髋关节脱位行骨牵引缓慢复位。

(3)功能锻炼:卧床期间进行股四头肌收缩运动,2 周后进行关节活动,4 周后扶双拐下床活动。中心性脱位则应待骨折临床愈合后,再下床逐渐进行关节活动。

 实践实训

患者男性,35 岁。因骑自行车不慎摔倒,导致右侧肩部疼痛,伴有上肢功能障碍 2 小时。来医院就诊。查体:体温 37℃,脉搏 105 次/分钟,呼吸 23 次/分,血压 120/70 mmHg,体重 75 kg,患者右肩呈方肩畸形、弹性固定、关节盂空虚,Dugas 征阳性。患者感觉、运动和血液循环情况未见明显异常。右肩关节正位 X 线片显示肱骨头位于喙突下方,右肱骨大结节撕脱性骨折。据上述资料请回答:

1. 该患者的诊断?

2. 进一步需要做哪些检查?

3. 治疗原则及治疗方法?

(郭新荣)

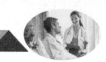

第四节　手　外　伤

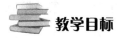

教学目标

一、能力目标

1. 能识别和分析常见手外伤的临床表现。
2. 能根据患者的具体情况提出健康指导内容。

二、知识目标

1. 掌握常见手外伤的临床表现、并发症及常见病因。
2. 理解常见手外伤的相关检查及诊断依据。
3. 了解常见手外伤的发病机制及治疗。

三、素质目标

1. 通过对常见手外伤的健康指导,培养学生的耐心、细心、自信心。
2. 通过小组学习,培养学生与他人协作的优良品质。

临床情景

患者男性,40岁。因手外伤来医院诊治。作为一名康复治疗师,你应该如何帮助该患者?

双手是日常生活和工作中最常用的器官之一,由于手部在多数情况下没有太多的保护,而又需要不断地接触各种工具和物件,在外伤(如摔倒或撞击)时,其反射性地扶持、支撑,也使得它成为全身最易受伤的一部分。

一、损伤常见原因

1. **刺伤**　钉、针等锐利器械刺入引起。特点是伤口小、损伤深,可伤及深部组织,并可将污物带入深部组织内,导致异物存留及腱鞘或深部组织感染。

2. **锐器伤**　由刀、玻璃等锐器切割引起。伤口特点较整齐、污染轻,出血较多,常造成重要的深部组织如神经、血管切断伤。

3. **钝器伤**　钝器砸伤引起组织挫伤,可致皮肤裂伤,严重者可导致皮肤撕脱、肌腱损伤和骨折。

4. **挤压伤**　门窗挤压可仅引起指端损伤,如甲下血肿、甲床破裂、远节指骨骨折等。车轮、机器滚轴挤压,则导致广泛的皮肤撕脱伤,多发性、开放性骨折和关节脱位。

5. **火器伤**　如鞭炮、雷管爆炸伤和高速弹片伤,常致大面积皮肤及软组织缺损和多发性、粉碎性骨折。由于污染严重、坏死组织多,容易发生感染。

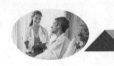

二、检查与诊断

1. 伤口检查 检查伤口的部位、大小、深浅、损伤性质和皮肤缺损情况,疑有骨折时需做X线摄片检查。

2. 肌腱损伤的检查 检查时应注意同一关节功能有多条肌腱参与作用,其中一条肌腱损伤可不表现出明显的功能障碍,以免漏诊。

(1) 拇长屈肌腱断裂:固定拇指近节,指间关节不能主动屈曲。

(2) 指深屈肌腱断裂:固定患指中节,远侧指间关节不能主动屈曲。

(3) 指浅屈肌腱断裂:将患指以外的其他3个手指固定于伸直位,患指近侧指间关节不能主动屈曲。

(4) 伸肌腱断裂:①手背部断裂,掌指关节不能主动伸直;②中央腱束断裂,近侧指间关节不能主动伸直,而远侧指间关节主动伸直不受限;③两侧腱束断裂,远侧指间关节不能主动伸直。

3. 血管损伤的检查 根据手指的颜色、温度、毛细血管充盈状况、血管搏动及有力活动性出血等情况,判断有无血管损伤。

4. 神经损伤的检查。

5. 骨与关节损伤的检查 如手指明显缩短、旋转、成角或侧偏畸形及异常活动者可确诊为骨折。X线检查可明确是否骨折。

三、治疗原则

1. 现场急救处理 止血、减少伤口污染、防止加重损伤。

(1) 止血:局部加压包扎是最有效的止血方法。较大血管损伤,当加压包扎不能奏效时才能使用止血带。应用气囊止血带缚于上臂上1/3部位,压力控制在250~300 mmHg,如时间>1小时,应放松5~10分钟,以免引起肢体缺血坏死。

(2) 包扎及固定:选择清洁布类包扎伤口,就地取材做相应固定。

(3) 如果出现肢体或指头的离断伤,最好将断肢或断指用塑料袋包好,置于低温保温桶中保存,并将患者一起送到医院,切忌冷冻保存残肢或将残肢放置于冰水中。

2. 手术治疗原则

(1) 早期彻底清创:彻底切除被污染和遭严重破坏失去活力的组织,使污染创口变成清洁伤口,避免感染,达到一期愈合。清创越早感染机会越少、疗效越好。一般应争取在伤后6~8小时内进行,时间较长的创口应根据污染程度而定。清创手术应该在止血带扎紧下进行,便于识别组织,缩短手术时间。

(2) 正确处理深部组织损伤:清创时应尽可能地修复深部组织,恢复重要组织如肌腱、神经、骨关节的连续性,以便尽早恢复功能。污染严重、外伤>12小时以上或修复有困难者,可仅做清创和闭合伤口,深部组织留待二期修复。骨折和脱位必须复位固定。

(3) 闭合伤口:清创后的伤口可一期缝合。伤口纵行越过关节,或与指蹼边缘平行,或与皮纹垂直者,应采用"Z"形成形术。有皮肤缺损者,宜采用自体中厚皮片覆盖,不适于游离植皮者可采用皮瓣移植。对于受伤时间长或污染较重的伤口,清创后不易缝合,观察3~5天后若无感染再处理伤口。

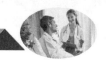

（4）正确的术后处理：术后用石膏托、金属板等将手固定于功能位。包扎伤口时用柔软敷料垫于指蹼间，以免汗液浸泡皮肤而发生糜烂，游离植皮处应适当加压。术后常规应用抗生素预防感染，皮肤缝线于手术后 10～14 天拆去。肌腱损伤或关节脱位者需外固定 3 周，骨折需外固定 4～6 周。需二期修复的深部组织，可在伤口愈合后 1～3 个月内进行。

四、常见的手外伤

1. 手部骨折 治疗要求早期解剖复位，进行可靠的固定。

（1）腕舟骨骨折：常采用短臂石膏管型外固定，固定时间为 8～10 周。陈旧性骨折若骨折端无明显硬化时，足够时间的外固定仍有愈合机会，但疗程多长达数日。骨折端硬化及骨坏死者，需手术治疗。

（2）第 1 掌骨基底部骨折：可手法复位，拇指外展位石膏外固定 4～6 周。也可经皮穿克氏针，加石膏外固定。

（3）掌骨骨折：手法复位后可用小夹板或石膏外固定 6 周。对复位不满意或多发性骨折可切开复位固定。

（4）指骨骨折：手法复位后用金属板或石膏外固定，手法复位不满意或复位后不稳定者、可行切开复位内固定。

2. 肌腱损伤 手部肌腱损伤只要条件许可，均应一期修复。肌腱缝合的方法很多，如双"十"字缝合法、编织缝合法、Bunnell 缝合法、Kessler 缝合法、Kleinert 缝合法等。近年来也采用显微外科缝合法，其目的是尽量减少对肌腱血供的影响，有利于肌腱愈合和减少粘连。肌腱缝合后一般应固定 3～4 周，待肌腱愈合后，拆除固定进行活动并辅以理疗。

3. 神经损伤 修复越早，效果越好。创口较清洁，皮肤覆盖良好，具有一定技术和修复条件者，应尽量一期修复。如缺乏条件，可只将神经外膜缝合，防止神经退缩，并记录损伤情况，待伤口愈合 2～3 个月后转送他院再行二期修复。

4. 手部切割伤 处理手部切割伤的基本原则如下。

（1）对单纯皮肤缺损、创面无肌腱和骨外露，或外漏部分可用周围软组织覆盖时，用中厚皮片游离植皮闭合伤口。

（2）肌腱或骨质外露无法覆盖者，可用皮瓣修复创面。

（3）组织缺损较多无法修复时，可考虑缩短指骨直接缝合，或带蒂皮瓣移植修复创面。

5. 手部皮肤撕脱伤 严重的手部撕脱伤，皮肤的原位缝合极易坏死，往往需要通过植皮覆盖创面。近年来，采用吻合血管的皮瓣一期修复手部严重撕脱伤，效果较好。

6. 手部挤压伤 常造成多发性骨折，严重影响手的功能。处理除需整复骨折外，清创时必须彻底去除失活组织，切开深筋膜减压，敷料包扎不要过紧，以防感染及肢体坏死。

 实践实训

李某，男性。右手切割伤（挤压伤等）疼痛流血 2 小时。患者于 2 小时前，不慎被切伤右手拇指，当即疼痛、流血、活动受限，行简单包扎后来医院急诊。体格检查：一般情况良好，头颈、胸腹、心肺检查阴性，右拇指指间关节背侧可见横行伤口，长约 1 cm，肌腱外露，拇指末节背伸不能，指端血运感觉尚可。X 线：左手诸指未见骨折、脱位征象。试述：

1. 该患者的诊断？

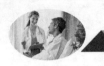

2. 进一步需要做哪些检查?

3. 简述治疗原则。

(郭新荣)

第五节 ｜ 周围神经损伤

 教学目标

一、能力目标

1. 能分析周围神经损伤后肢体畸形的形成机制。

2. 能根据患者的具体情况提出健康指导内容。

二、知识目标

1. 掌握周围神经损伤的病因、临床表现。

2. 理解上、下肢易损伤周围神经损伤的特征。

3. 了解周围神经损伤的治疗。

三、素质目标

1. 通过结合临床病例进行健康指导,调动学生的学习积极性。

2. 通过小组学习,培养学生团队合作能力。

 临床情景

患者男性,30 岁。因伸肘、伸腕、伸指功能障碍来医院就诊。作为一名康复治疗师,你应该如何帮助该患者?

一、概论

周围神经是指中枢神经(脑和脊髓)以外的神经。它包括 12 对脑神经、31 对脊神经和自主神经(交感神经、副交感神经)。周围神经损伤主要是由于外伤、产伤、骨发育异常、铅和酒精中毒等引起受该神经支配的区域出现感觉障碍、运动障碍和营养障碍,如不及时有效修复、治疗,愈后极差,可导致终身残疾。

(一) 应用解剖

周围神经由大量神经纤维组成。神经纤维是神经元胞体的突起,由轴索、髓鞘和施万(Schwann)鞘组成。轴索构成神经纤维的中枢,内含有微丝、微管、线粒体和非颗粒性内质网组成的轴浆。轴索通过连接神经细胞体与肌肉、皮肤感受器,起传导信息作用。髓鞘由髓磷脂和蛋白质组成,包绕轴索,成若干节段,中断部称为郎飞结,具有防止兴奋扩散作用。施万鞘有 Schwann 细胞组成,是神经再生的通道。

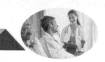

（二）神经损伤的分类

按损伤程度、性质分类，常用 Seddon 分类法，可分为 3 种类型。

1. 神经断裂 神经功能丧失，需经手术吻合，方能恢复功能。

2. 神经轴索中断 断裂的轴索远端变性或脱髓鞘。神经内膜管完整，轴索可沿施万鞘管长向损伤的远侧段。神经功能障碍多可自行恢复，由钝性打击或持续压迫引起。

3. 神经传导功能障碍 表现为暂时的感觉、运动丧失，大多数日或数周内功能便自行恢复。多由轻度牵拉、短时间压迫引起。

（三）病理和再生

神经断裂后，神经纤维、神经元胞体、靶器官均出现病理改变。首先是神经纤维远端发生华勒（Waller）变性。远端轴索及髓鞘破裂成小段或碎片，被巨噬细胞吞噬。同时施万细胞增生，形成施万鞘包裹的中空管道，为近端再生的轴索长入奠定基础。近端亦发生类似变化，但范围仅限于1～2个郎飞节。神经胞体的改变称为轴索反应，胞体肿大，胞质尼氏体溶解或消失。损伤部位距胞体越近反应越明显，甚至可致细胞死亡。神经终末靶器官也会发生变性萎缩，甚至消失。

神经再生表现为伤后1周，近端轴索长出许多再生的支芽，如神经两断端连接，再生的支芽可长入远端的施万鞘内，以每天1～2 mm 的速度生长直至终末器官恢复功能，同时施万细胞围绕再生的轴索形成新的髓鞘。如神经两端不连接，近端再生的神经纤维组织增生、迂曲形成一个假性神经瘤。远端施万细胞和成纤维细胞增生，形成神经胶质瘤。

有研究证明，伤后神经远端释放一些神经活性物质，如神经营养因子（NTF）和神经生长因子（NGF），可诱导近端再生的神经纤维按感觉和运动特性定向长入远端，并能促进其生长。神经修复后，经过变性、再生、穿越修复处瘢痕及终末器官生长成熟等过程，生长周期较长。

（四）临床表现与诊断

1. 运动功能障碍 神经损伤后其支配的肌肉一般呈迟缓性瘫痪，肌肉的主动运动、肌张力和腱反射均消失。由于关节活动的肌力平衡失调，可出现一些特殊的畸形，如桡神经肘上损伤的垂腕畸形、尺神经腕上损伤的爪形手等。肌萎缩逐渐发生，其程度和范围与神经损伤的间隔时间、程度和部位有关。

2. 感觉功能障碍 皮肤感觉有触觉、痛觉、温度觉。检查触觉可用棉花、痛觉可用针刺、温度觉分别用冷或热刺激。神经断裂后，皮肤感觉消失。由于感觉神经在某一区域有重叠支配，感觉消失的检查应以该神经的绝对支配区为准，如正中神经的绝对支配区为示、中指远节的掌侧，尺神经为小指，桡神经的绝对支配区位于虎口区的背侧。部分神经损伤的感觉障碍表现为减退、过敏。感觉功能检查有助于对神经功能恢复的判断，特别是两点辨别觉，即同时刺激两点皮肤，患者在闭目状态下区别两点不同距离的能力，两点间的距离越小越敏感。神经断裂修复后替代视觉辨别物体质和形状的实体感觉难以恢复。

3. 自主神经功能障碍 以交感神经功能障碍为主，早期因血管扩张、汗腺分泌停止，表现为皮肤潮红、皮温增高、干燥无汗等。晚期因血管收缩而表现为苍白、皮肤降温、自觉寒冷，皮纹变光滑，指甲增厚、纵嵴、弯曲，生长缓慢等。手指触摸皮肤和汗腺功能检查有助于判断神经是否损伤、损伤后功能恢复情况。无汗表示神经损伤，从无汗到有汗则表示神经功能恢复，而且恢复早期为多汗。

4. 叩击试验（Tinel 征） 局部按压或叩击神经干，局部可出现针刺性疼痛，并有麻痛感向该神经支配区放射为阳性，表示为神经损伤部位。其原理是在神经损伤后，轴突在髓鞘没有再

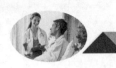

生时，出现一种兴奋的放化过程，从而表现在查体上的异常改变。若从神经修复处向远端沿神经干叩击，Tinel征阳性则是神经恢复的变现。因此，Tinel征对神经损伤的诊断及功能恢复的评估有重要意义。

5. 电生理学表现 肌电检查和体感诱发电位对于判断神经损伤的部位和程度及帮助观察损伤神经再生及功能恢复情况有重要价值。

肌电图是指将肌肉、神经兴奋时生物电流的变化描记成图，来判断神经肌肉所处的功能状态。正常肌松弛状态没有兴奋，不产生电位，描记图形呈一条直线，称为电静息。轻收缩时，呈单个或多个运动单位电位，称为单纯相。中度收缩时，有些电位相互重叠干扰，有些仍可见清晰的单个电位，称为混合相。最大收缩时，运动单位电位密集、杂乱、互相干扰，称为干扰相。神经损伤3周后，肌电图呈现失神经支配的纤颤、正相电位。神经修复后随着神经功能逐渐恢复，纤颤和正相电位逐渐减少直至消失，并出现新生电位，逐渐转为复合电位，直到恢复为混合相和干扰相肌电图。同时，还可利用肌电图测定单位时间内传导神经冲动的距离，称为神经传导速度。正常四肢周围神经传导速度一般为每秒40～70 m。神经受损时，神经传导速度减慢，甚至在神经断裂时为0。由于肌电图检查也会受到一些因素干扰，其结果应与临床结合进行分析、判断。

体感诱发电位即刺激周围神经引起的冲动，传播到大脑皮质的感觉区，从头部记录诱发电位，以了解感觉通路是否处于正常生理状态。神经断裂后，特别是臂丛神经损伤，肌电图测定感觉神经传导速度比较困难，从头部记录诱发电位，对提高诊断的准确性和观察神经恢复情况是一种有效的方法。

（五）治疗

1. 治疗原则 尽可能早地恢复神经的连续性。

（1）闭合性损伤：大部分神经为钝挫伤、牵拉伤，属于神经传导功能障碍和神经轴索断裂，多能自行恢复。因此，应观察3个月，期间可以采取保守治疗，主要包括神经营养药物与神经电刺激治疗，采用Tinel征和肌电图检查评估。若闭合性的神经损伤＞3个月，神经功能未恢复，或部分神经功能恢复后停留在一定水平不再有进展，则应考虑行手术探查。

（2）开放性损伤：可根据损伤的性质、程度和污染情况决定手术时机。一期修复，即伤后6～8小时内即行手术。适宜污染轻的切割伤，并且具备技术和设备条件。修剪断端失活及污染组织，无张力吻合神经。无张力吻合是神经修复的一个重要原则。有试验表明，神经牵拉＞8%，神经的传导功能将受到影响，神经牵拉＞15%，神经传导功能将完全丧失。所以在神经吻合过程中，一定要注意神经吻合张力的问题，如果确实吻合张力过大，应该考虑神经移植。延期修复，伤后2～4周，未行一期神经修复，而伤口无感染者。二期修复为伤后2～4个月，适宜于伤口曾感染或火器伤、高速震荡伤，其损伤的程度和范围不易确定。

对于晚期修复病例，可以考虑行神经移植或神经移位，但任何一种神经移植、移位手术，效果都不是非常理想的。对于支配肌肉的功能障碍，也可以考虑功能重建手术。

另外，对碾压伤和撕脱伤所致的神经缺损，断端不整齐，不能缝合且难以估计损伤范围，在初次手术时，应将神经断端与周围组织固定，以防回缩，以利二期修复。

2. 手术方法 神经损伤的修复方法有以下几种。

（1）神经松解术（neurolysis）：是指对神经周围或神经内的瘢痕组织进行切开或切除，解除神经压迫，改善神经生长环境，恢复血供，有利于神经恢复。

（2）神经缝合术（neurorrhaphy，neurosuture）：有神经外膜缝合术和神经束膜缝合术。前

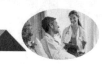

者适用于含有运动和感觉功能束的混合神经,后者用于单一功能的神经。缝合神经前应修整两断端或切除两断端的瘢痕直到正常神经束。根据神经的外形、表面血管的走行方向和神经断面神经束的形态和分布,尽可能将两断端准确对合,防止神经两断端扭曲、重叠。操作时勿伤及神经组织。用7-0~9-0的显微缝合针线缝合神经外膜或束膜。如有一定张力,可通过将神经近、远端游离,关节的位置改变,神经移植等措施加以解决。

(3) 神经移植术(nerve transfer):神经缺损无法通过克服张力的方法解决,应行神经移植。神经移植供体为体表感觉神经,常用自体腓肠神经。若需修复的神经干较粗,可采用电缆式缝合。若神经缺损过长(≥10 cm),则采用吻合血管的神经移植,如带桡动脉的桡神经浅支移植、带腓浅动脉的腓浅神经移植。另外,还可采用静脉蒂动脉化神经移植,如小隐静脉蒂腓肠神经。有关非神经组织移植物,如血管、硅胶管、假性滑膜管、肌组织、静脉等桥接神经缺损方法,尽管在动物实验研究中取得了一定效果,但临床应用因疗效不确切仍未广泛开展。

(4) 神经移位术(nerve transposition):神经高位损伤无法修复者,可切断功能不重要的神经,将其近端移位到功能重要的损伤神经远断端,以恢复肢体的重要功能。如臂丛神经根部撕脱伤,可将同侧副神经、颈丛神经、膈神经、肋间神经和健侧的颈7神经根,分别移位修复肌皮神经、肩胛上神经、腋神经、正中神经等,达到部分患肢功能恢复的目的。

(5) 神经植入术(nerve implantation):神经远端在其进入肌肉处损伤,无法缝接时,可将神经近端分成若干神经束,分别植入肌组织内,通过再生新的运动终板或重新长入原运动终板,恢复部分肌肉功能。亦可将感觉神经近端植入皮下形成新的感觉受体而恢复皮肤感觉。

二、上肢神经损伤

1. 应用解剖 上肢神经源自臂丛神经(brachialplexus),由颈5~8神经根及胸1神经根前支组成,有时颈4、胸2也参加组成臂丛神经。这些神经根出椎间孔后,在前斜角肌外缘由颈5~6组成上干,颈7延续为中干,颈8、胸1合成下干。3干向外下方延伸,于锁骨中段平面,各自分为前后两股。上、中干前股组成外侧束,下干前股单独形成内侧束,3干的后股又组成后束。各束在喙突平面发出神经支,外侧束发出肌皮神经和正中神经外侧头,内侧束发出尺神经和正中神经内侧头,后束发出腋神经和桡神经。正中神经的内、外侧头分别在腋动脉两侧至其前方组成正中神经。

臂丛神经于根、干、束部分别发出分支,支配肩、背、胸部和上肢的肌肉,重要的神经分支有肩胛上神经支配冈上、冈下,腋神经支配三角肌和小圆肌,肌皮神经支配肱二头肌和肱肌,桡神经、正中神经和尺神经分别支配上臂伸肌和前臂伸屈肌及手内部肌。

2. 臂丛神经损伤(brachial plexus injury) 多由牵拉所致,常见汽车或摩托车事故或从高处跌下,重物压伤颈肩部,机器绞轧伤以及胎儿难产等。当暴力使头部与肩部向相反方向分离,可引起臂丛上干损伤,重者可累及中干。若患肢被机器皮带或传送带卷入向头侧牵拉,可造成臂丛下干损伤。牵拉暴力过重可造成全臂丛损伤,甚至神经根从脊髓发出处撕脱。

臂丛神经损伤可表现为上臂丛、下臂丛或全臂丛神经损伤。上臂丛的颈5~6或上干损伤,因冈上肌、冈下肌、三角肌、小圆肌、肱二头肌麻痹表现为肩外展和屈肘功能障碍。下臂丛的颈8、胸1或下干损伤,表现为尺神经支配肌肉麻痹及部分正中神经和桡神经功能障碍。单独C7或中干损伤少见,常合并上干或下干损伤,表现为桡神经功能障碍。若全臂丛损伤,整个上肢肌麻痹、肌张力低。若臂丛神经为根性撕脱伤,可出现Horner征,即患侧眼睑下垂、眼

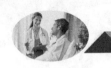

裂变窄、瞳孔缩小、额面部无汗等。臂丛神经损伤除支配肌肉麻痹外，相应支配的皮肤感觉区域出现感觉减退或消失。臂丛神经根的感觉支配为颈 5→上臂外侧，颈 6→前臂外侧及拇、示指，颈 7→中指，颈 8→环、小指及前臂内侧，胸 1→上臂内侧中、下部。

臂丛神经损伤的治疗应根据损伤性质、部位、程度而定。若为根性撕脱伤，则应早起探查，行神经移位术。若为开放性、药物性或手术性损伤，应早期修复。闭合性牵拉伤，可先观察 3 个月，若无明显功能恢复者应手术探查，行神经松解、缝合或移植术。晚期臂丛神经损伤或神经修复后功能无恢复者，可采用剩余有功能的肌肉行肌腱移位术或关节融合术重建部分重要功能。

3. 正中神经损伤(injury of median nerve)　正中神经由外侧束的正中神经外侧头与内侧束的正中神经内侧头合成，于喙肱肌起点附近移至腋动脉前方，下行于上臂内侧逐渐转向肱动脉的内侧。在肘部通过肱二头肌腱膜下方进入前臂，经过旋前圆肌肱骨头与尺骨头之间，下行于指浅屈肌与指深屈肌之间，在前臂下部逐渐走向浅面，位于桡侧腕屈肌与掌长肌之间，通过腕横韧带深面的腕管进入手掌。正中神经上臂段无分支，前臂段有很多分支，支配旋前圆肌、指浅屈肌、桡侧腕屈肌、掌长肌及示、中指指深屈肌、拇长屈肌、旋前方肌。在手掌部支配拇展肌、拇对掌肌、拇短屈肌的浅头以及第 1～2 蚓状肌。3 条指掌侧总神经支配桡侧 3 个半手指掌面和近侧指关节以远背侧的皮肤。

正中神经损伤常由儿童肱骨髁上骨折和腕部切割伤引起。腕部损伤时所支配的鱼际肌和蚓状肌麻痹表现为拇指对掌功能障碍和手的桡侧半感觉障碍，特别是示、中指远节感觉消失。肘上损伤则所支配的前臂肌亦麻痹，除上述表现外，另有拇指和示、中指屈曲功能障碍。

正中神经的闭合性挤压损伤，应予短期观察，如无恢复宜早期手术探查。如为开放性损伤应争取行一期恢复，或延期修复。若神经修复后神经功能无恢复，则行肌腱移位重建拇对掌功能。

4. 尺神经损伤(injury of the ulnar nerve)　尺神经为臂丛内侧束延续，于肱动脉内侧下行，在上臂中段逐渐转向背侧，经肱骨内伤髁后侧的尺神经沟，穿尺侧腕屈肌尺骨头与肱骨头之间，于尺侧腕屈肌与指深屈肌间进入前臂掌侧，再与尺动脉伴行，在前臂段分支支配尺侧腕屈肌、环及小指指深屈肌。在尺侧腕屈肌桡侧深面至腕部，在腕上 5 cm 发出手背支支配手背尺侧皮肤。尺神经穿豌豆骨与钩骨之间的腕尺管（Guyon 管）即分为深、浅支，深支穿小鱼际肌进入手掌深部，支配小鱼际肌、全部骨间肌和 3～4 蚓状肌及拇收肌和拇短屈肌内侧头，浅支支配手掌尺侧及尺侧一个半手指的皮肤感觉。

尺神经易在腕部和肘部损伤，腕部损伤主要表现为骨间肌、蚓状肌、拇收肌麻痹所致环、小指爪形收畸形及手指内收、外展障碍和 Froment 征以及手部尺侧半和尺侧一个半手指感觉障碍，特别是小指感觉消失。肘上损伤除以上表现外，另有环、小指末节屈曲功能障碍，一般仅表现为屈曲无力。

尺神经损伤修复后手内肌功能恢复较差，特别是高位损伤。因此应尽早行神经探查，采用显微外科技术修复。晚期可通过功能重建矫正爪形手畸形。

5. 桡神经损伤(injury of radial nerve)　桡神经来自臂丛神经后束，行腋动脉之后，在肩胛下肌、大圆肌表面斜向后下，经肱骨桡神经沟至臂外侧，沿肱三头肌外侧头下行，然后在肱肌与肱桡肌之间至肘前外侧，于肱桡肌与桡侧腕长伸肌之间进入前臂，分成深、浅两支。浅支与桡动脉伴行，在肱桡肌深面于桡骨茎突上 5 cm 转向背侧，至手背桡侧及桡侧 3 个半手指皮肤。深支又称骨间背侧神经，绕桡骨颈、穿旋后肌入前臂背侧。桡神经在上臂分支支配肱三头肌，

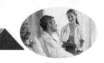

在肘部支配肱桡肌、桡侧腕长伸肌，其深支支配桡侧腕短伸肌、旋后肌、尺侧腕伸肌、指总伸肌、示指和小指固有伸肌、拇长展肌和拇长、短伸肌。

桡神经在肱骨中、下 1/3 交界处紧贴骨面。该处骨折时容易引起桡神经损伤，表现为伸腕、伸拇、伸指、前臂旋后障碍及手背桡侧（虎口区）感觉异常。典型的畸形是垂腕。若为桡骨头脱位所致的桡神经深支损伤，因桡侧腕长伸肌功能完好，伸腕功能基本正常，而仅有伸拇、伸指障碍，无手部感觉障碍。

肱骨骨折所致桡神经损伤多为挤压、挫伤，应首先复位骨折、固定，观察 2～3 个月。若肱桡肌功能恢复，则可继续观察，否则应手术探查。晚期功能不恢复者，可行肌腱移位重建伸腕、伸拇、伸指功能，效果良好。

三、下肢神经损伤

下肢神经由前方的股神经和后方的坐骨神经及分支（胫神经和腓总神经）组成。下肢神经损伤远较上肢神经损伤为少。

1. **股神经损伤**（injury of the femoral nerve）　股神经源自腰丛（第2～4腰椎）神经，沿髂肌表面下行，穿腹股沟韧带并于其下 3～4 cm 在股动脉外侧分成前、后两支，支配缝匠肌、股四头肌，皮支至股前部，在膝移行为隐神经支配小腿内侧皮肤。股神经损伤伤较少见，表现为股四头肌麻痹所致膝关节伸直障碍及股前和小腿内侧感觉障碍。闭合牵拉性股神经损伤可观察，开放性锐器伤应行一期手术修复，伸膝功能无恢复者可行股二头肌腱与半腱肌腱移位重建。

2. **坐骨神经损伤**（injury of sciatic nerve）　坐骨神经源自第4～5腰神经，第1～3骶神经，经坐骨切迹穿梨状肌下孔入臀部，在臀大肌深面、大转子与坐骨结节中点下行，股后部在股二头肌与半膜肌之间行走，至腘窝尖端分为胫神经和腓总神经，沿途分支支配股后部的股二头肌、半腱肌和半膜肌，损伤后表现依损伤平面而定。髋关节后脱位、臀部刀伤、臀肌挛缩手术伤以及臀部肌注药物均可致其高位损伤，引起股后部肌肉及小腿和足部所有肌肉全部瘫痪，导致膝关节不能屈、踝关节与足趾运动功能完全丧失，呈足下垂。小腿后外侧和足部感觉丧失，足部出现神经营养性改变。若在股后中、下部损伤，则腘绳肌正常，膝关节屈曲功能保存仅表现踝、足趾功能障碍。高位损伤预后较差，应尽早手术探查，根据情况行神经松解或修复手术。

3. **胫神经损伤**（injury of tibial nerve）　胫神经于腘窝中间最浅部伴行腘动、静脉经比目鱼肌腱弓深面至小腿，小腿上 2/3 部走行于小腿三头肌和胫后肌之间，于内踝后方穿屈肌支持带进入足底，支配小腿后侧屈肌群和足底感觉。股骨髁上骨折及膝关节脱位易损伤胫神经，引起小腿后侧屈肌群及足底内在肌麻痹，出现踝跖屈、内收、内翻，足趾跖屈、外展和内收障碍，小腿后侧、足背外侧、跟外侧和足底感觉障碍。此类损伤多为挫伤，应观察 2～3 个月，无恢复表现则应手术探查。

4. **腓神经损伤**（injury of common peroneal nerve）　腓总神经于腘窝沿股二头肌内缘斜向外下，经腓骨长肌两头之间绕腓骨颈，分腓浅、腓深神经。前者于腓骨长、短肌间下行，小腿下 1/3 穿出深筋膜至足背内侧和中间。后者于趾长伸肌和胫前肌间，贴骨间膜下降，与胫前动、静脉伴行，于蹋、趾长伸肌之间至足背，支配小腿前外侧伸肌群及小腿前外侧和足背皮肤。腓骨头、颈部骨折易引起腓总神经损伤，导致小腿前外侧伸肌麻痹，出现足背曲、外翻功能障碍，呈足内翻下垂畸形。伸蹋、伸趾功能丧失，小腿前外侧和足背前、内侧感觉障碍。该处损伤

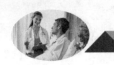

位置表浅,神经均可触及,应尽早手术探查。功能无恢复者,晚期可行肌腱移位矫正足下垂畸形。

 实践实训

患者男性,63岁。在玩门球时不慎被别人用球棒击中其左小腿外上方,伤处疼痛剧烈,左腿无力,诉其左腿外侧及足背麻木,不能背屈其左足和足趾。检查发现患者左下肢呈跨阈步(行走时左足抬得很高,落地迅速),左腓骨头、颈处肌紧张,左下肢外侧远端和足背感觉缺失。下肢X线片报告腓骨颈骨折。

据上述资料请回答:

1. 该患者的诊断是什么?
2. 进一步需要做哪些检查?
3. 简述治疗原则。

(李古强)

第六节 非化脓性关节炎

 教学目标

一、能力目标

1. 能识别与分析常见非化脓性炎(特别是骨关节炎)的临床表现、诊断与治疗。
2. 能根据患者的具体情况提出健康指导内容。

二、知识目标

1. 掌握骨关节炎的病理变化及治疗方案。
2. 掌握骨性关节炎的临床表现、诊断与治疗。
3. 掌握强直性脊柱炎临床表现与诊断。
4. 了解骨关节炎的X线诊断特征。
5. 了解骨关节炎的阶梯治疗方案。
6. 了解骨性关节炎的鉴别诊断。

三、素质目标

1. 通过对非化脓性关节炎患者的健康指导,培养学生的耐心、细心、自信心。
2. 通过小组学习,培养学生与他人协作的优良品质。

 临床情景

患者男性,40岁。因膝关节疼痛3月余就诊。作为一名康复治疗师,你应该如何处理?

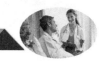

一、骨关节炎

骨关节炎是(osteoarthritis,OA)是一种以关节软骨退行性变和继发性骨质增生为特征的慢性关节疾病。疾病累及关节软骨或整个关节,包括软骨下骨、关节囊、滑膜和关节周围肌肉。多见于中老年人,女性多于男性。好发于负重较大的膝关节、髋关节、脊柱及远侧指间关节等部位。本病又称为骨关节病、退行性关节炎、增生性关节炎、老年性关节炎或肥大性关节炎等。

(一) 病因

原发性骨关节炎的发病原因迄今尚未完全阐明。它的发生、发展是一种长期、慢性、渐进的病理过程。一般认为是由多种致病因素,包括机械性和生物性因素的相互作用所致。其中年龄是主要高危因素,其他包括软骨营养、代谢异常;生物力学方面的应力平衡失调;生物化学的改变;酶对软骨基质的异常降解作用;累积性微小创伤;肥胖、关节负载增加等因素。女性发病率较高,在绝经后明显增加,可能与关节软骨中雌激素受体有关。

(二) 分类

1. 原发性　原发性骨关节炎发病原因不明,无明确的全身或局部诱因,与遗传和体质因素有一定的关系。多见于50岁以上的中老年人。

2. 继发性　主要分为以下几种:①先天畸形,如发育性髋关节脱位;②创伤,如关节内骨折;③关节面后天性不平整,如骨的缺血性坏死造成关节面塌陷变形;④关节不稳定,如关节囊或韧带松弛等;⑤关节畸形引起的关节面对合不良,如膝内翻、膝外翻等原因,在关节局部原有病变的基础上发生的骨关节炎。

(三) 病理

最早、最主要的病理变化发生在关节软骨。首先关节软骨局部发生软化、糜烂,导致软骨下骨外露。随后继发骨膜、关节囊及关节周围肌肉的改变使关节面上生物应力平衡失调,形成恶性循环,不断加重病变。最终关节面完全破坏、畸形。

1. 关节软骨　早期关节软骨变为淡黄色,失去光泽,继而软骨表面粗糙,局部发生软化,失去弹性。关节活动时发生磨损,软骨可碎裂、剥脱,形成关节内游离体,软骨下骨质外露。

2. 软骨下骨　软骨磨损最大的中央部位骨质密度增加,骨小梁增粗,形成"象牙质改变"。外周部位承受应力较小,软骨下骨骨质萎缩,出现囊性变。由于骨小梁的破坏吸收,使囊腔扩大,周围发生成骨反应而形成硬化壁。在软骨的边缘或肌腱附着处,因血管增生,软骨细胞代谢活跃,通过软骨内化骨,在外围软骨面出现骨质增生,即骨赘形成。

3. 滑膜　滑膜的病理改变有两种类型。

(1) 增殖型滑膜炎:大量的滑膜增殖、水肿,关节液增多,肉眼观呈葡萄串珠样改变。

(2) 纤维型滑膜炎:关节液量少,葡萄串珠样改变少,大部分被纤维组织所形成的条锁状物代替。滑膜的病变为继发性改变,剥脱的软骨片及骨质增生刺激滑膜引起炎症,促进滑膜增生、渗出。

4. 关节囊与周围的肌肉　关节囊发生纤维变性和增厚,限制关节的活动。关节周围肌肉因疼痛产生保护性痉挛,进一步限制关节活动,可出现屈曲畸形或脱位。

(四) 临床表现

主要的症状是疼痛,初期为轻微钝痛,以后逐步加剧。活动多时疼痛加剧,休息后好转。

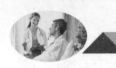

有的患者在静止或晨起时感疼痛,稍微活动后减轻,称为"休息痛"。但活动过量时,因关节面摩擦也可产生疼痛。疼痛可与天气变化、潮湿受凉等因素有关。

常感到关节活动不灵活,上下楼困难,晨起或固定某个体位较长时间关节僵硬,稍活动后减轻。关节活动时有各种不同的响声,有时可出现关节交锁。

1. 症状和体征

(1) 关节疼痛及压痛:初期为轻度或中度间断性隐痛,休息时好转,活动后加重,疼痛常与天气变化有关。晚期可出现持续性疼痛或夜间痛。关节局部有压痛,在伴有关节肿胀时尤为明显。

(2) 关节僵硬:在早晨起床时关节僵硬及发紧感,又称晨僵,活动后可缓解。关节僵硬在气压降低或空气相对湿度增加时加重,持续时间一般较短,常为数分钟至数十分钟,很少超过30分钟。

(3) 关节肿大:手部关节肿大变形明显,可出现 Heberden 结节和 Bouchard 结节。部分膝关节因骨赘形成或关节积液也会造成关节肿大。

(4) 骨擦音(感):由于关节软骨破坏、关节面不平,关节活动时出现骨擦音(感),多见于膝关节。

(5) 关节无力、活动障碍:关节疼痛、活动度下降、肌肉萎缩、软组织挛缩可引起关节无力,或关节交锁,不能完全伸直或活动障碍。

2. 实验室检查 血常规、蛋白电泳、免疫复合物及血清补体等指标一般在正常范围。伴有滑膜炎的患者可出现 C 反应蛋白(CRP)和红细胞沉降率(ESR)轻度升高。继发性骨关节炎患者可出现原发病的实验室检查异常。

3. X 线检查 非对称性关节间隙变窄,软骨下骨硬化和(或)囊性变,关节边缘增生和骨赘形成或伴有不同程度的关节积液,部分关节内可见游离体。严重者出现关节畸形,如膝内翻(图 3-20-21)。

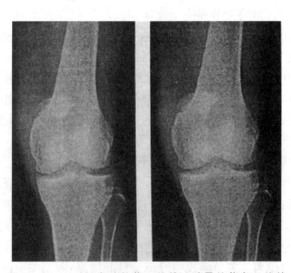

图 3-20-21 正常膝关节 X 线片 膝骨关节炎 X 线片

(五) 诊断要点

根据患者年龄,关节疼痛、肿胀、功能障碍的规律性,一般无全身症状,诊断一般不难。

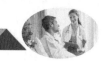

（六）治疗

骨关节炎发生后，随着年龄的增长其病理学改变不可逆转。治疗目的是缓解或解除症状，延缓关节退行变，最大限度地保持和恢复患者的日常生活。

1. 非药物治疗　对于初次就诊且症状不重的骨关节炎患者，非药物治疗是首选的治疗方式，目的是减轻疼痛、改善功能，使患者能够很好地认识疾病的性质和预后。

（1）患者教育：减少不合理的运动，适量活动，避免不良姿势，避免长时间跑、跳、蹲，减少或避免爬楼梯，可进行自行车、游泳等有氧训练，使膝关节在非负重位下屈伸活动，以保持关节最大活动度，同时要进行肌力训练，适当减轻体重。

（2）物理治疗：主要增加局部血液循环、减轻炎症反应，包括热疗、水疗、超声波、针灸、按摩、牵引、经皮神经电刺激（TENS）等。

（3）行动支持：主要减少受累关节负重，可采用手杖、助行器等。

（4）改变负重力线：根据骨关节炎所伴发的内翻或外翻畸形情况，采用相应的矫形支具或矫形鞋以平衡各关节面的负荷。

2. 药物治疗　如非药物治疗无效，可根据关节疼痛情况选择药物治疗。

（1）局部药物治疗：首先可选择非类固醇体消炎药（NSAIDs）的乳胶剂、膏剂和非类固醇消炎药擦剂等局部外用药。可以有效缓解关节轻、中度疼痛，且不良反应轻微。

（2）全身镇痛药物：依据给药途径，分为口服药物、针剂以及栓剂。非类固醇消炎药物可以缓解疼痛，软骨保护剂在一定程度可缓解病程、改善患者症状。

（3）关节腔药物注射：①注射透明质酸钠可起到润滑关节，保护关节软骨和缓解疼痛的作用；②糖皮质激素，对非类固醇消炎药治疗4～6周无效的严重骨关节炎或不能耐受非类固醇消炎药治疗、持续疼痛、炎症明显者，可行关节腔内注射糖皮质激素。但若长期使用，可加剧关节软骨损害，加重症状。因此，不主张随意选用关节腔内注射糖皮质激素，更反对多次使用，一般每年<3～4次。

3. 手术疗法　外科治疗的目的在于：①进一步协助诊断；②减轻或消除疼痛；③防止或矫正畸形；④防止关节破坏进一步加重；⑤改善关节功能；⑥综合治疗的一部分。

外科治疗的方法主要有：①游离体摘除术；②通过关节镜行关节清理术；③截骨术；④关节融合术和关节成形术等。骨关节炎晚期可依年龄、职业及生活习惯等选用人工关节置换术。

二、强直性脊柱炎

强直性脊柱炎（ankylosing spondylitis，AS）是脊椎的慢性进行性炎症，以骶髂关节和脊柱附着点炎症为主要病变的疾病。也有定义为主要累及脊柱、中轴骨骼和四肢大关节，并以椎间盘纤维环及其附近结缔组织纤维化和骨化及关节强直为病变特点的慢性炎性疾病。与人类白细胞相关抗原HLA-B27呈强关联。其特点是病变常从骶髂关节开始逐渐向上蔓延至脊柱，导致纤维性或骨性强直和畸形。本病属于血清阴性反应的结缔组织疾病，以此与类风湿关节炎相鉴别。病因尚不清，但HLA-B27与本病相关，强直性脊柱炎患者HLA-B27的阳性率可高达88%～96%。

（一）病理

基本病理为原发性、慢性、血管翳破坏性炎症，韧带骨化属继发的修复性过程。病变一般

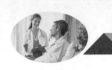

自骶髂关节开始,缓慢沿着脊柱向上伸延,累及椎间小关节的滑膜和关节囊,以及脊椎周围的软组织,至晚期可使整个脊柱周围的软组织钙化、骨化,导致严重的驼背。病变也可同时向下蔓延,波及双髋关节,少数也可累及膝关节。

(二) 临床表现

本病好发于 16～30 岁的青、壮年,男性占 90%,有明显的家族遗传史。早期主要表现为下腰痛或骶髂部不适、疼痛或发僵。晨起或久坐起立时腰部发僵明显,但活动后减轻。也可表现为臀部、腹股沟酸痛或不适,症状可向下肢放射。病变逐渐向上发展,累及胸椎和肋椎关节时,胸部扩张活动受限,导致肺活量减少,并可有束带状胸痛。病变累及颈椎时,颈部活动受限。症状在静止、休息时加重,活动后缓解。

晚期脊柱僵硬可致躯干和髋关节屈曲,最终发生驼背畸形,严重者可强直于 90°屈曲位,不能平视,视野仅限于足下。患者呈胸椎后凸,骨性强直而头部前伸。由于颈、腰部不能旋转,侧视时必须转动全身。若髋关节受累则呈摇摆步态。个别患者症状始自颈椎,逐渐向下波及胸椎和腰椎,称为 Bechterew 病,容易累及神经根而发生上肢瘫痪、呼吸困难,预后较差。

(三) 实验室检查

血小板计数增加、贫血、红细胞沉降率增快和 C 反应蛋白升高都可能是强直性脊柱炎病情活动导致,不过尚有一部分强直性脊柱炎患者临床上腰背痛等症状较明显,但上述指标正常。强直性脊柱炎类风湿因子一般为阴性,免疫球蛋白可轻度升高。HLA－B27 多为阳性,HLA－B27 检测对于诊断强直性脊柱炎起一定辅助作用。

(四) X 线检查

早期骶髂关节骨质疏松,关节边缘呈虫蛀状改变,间隙不规则增宽,软骨下骨有硬化致密改变;以后关节面渐趋模糊,间隙逐渐变窄,直至双侧骶髂关节完全融合。椎间小关节出现类似变化,随病变发展椎间盘的纤维环和脊柱前、后纵韧带发生骨化,形成典型的"竹节样"脊柱。病变晚期累及髋关节呈骨性强直。

(五) 诊断要点

近年来有不同标准,但国际上目前多采用 1984 年修订的《纽约标准》。或参考《欧洲脊柱关节病初步诊断标准》。

1. 修订的纽约标准 (1984) ①下腰背痛的病程至少持续 3 个月,疼痛随活动改善,但休息不减轻;②腰椎在前后和侧屈方向活动受限;③胸廓扩展范围小于同年龄和性别的正常值;④双侧骶髂关节炎 Ⅱ～Ⅳ级,或单侧骶髂关节炎 Ⅲ～Ⅳ级。如果患者具备④,并分别附加①～③条中的任何 1 条可确诊为强直性脊柱炎。

2. 欧洲脊柱关节病研究组标准 炎性脊柱痛或非对称性以下肢关节为主的滑膜炎,并附加以下项目中的任何一项,①阳性家族史;②银屑病;③炎性肠病;④关节炎前 1 个月内的尿道炎、宫颈炎或急性腹泻;⑤双侧臀部交替疼痛;⑥肌腱末端病;⑦骶髂关节炎。

(六) 鉴别诊断

1. 类风湿关节炎 ①强直性脊柱炎一般男性多发,而类风湿关节炎女性居多;②强直性脊柱炎均有骶髂关节受累,类风湿关节炎则很少有骶髂关节病变;③强直性脊柱炎为全脊柱自下而上受累,而类风湿关节炎只侵犯颈椎;④强直性脊柱炎外周关节受累较少,非对称性,且以下肢关节为主;类风湿关节炎则为多关节、对称性,四肢大小关节均可发病;⑤强直性脊柱炎无类风湿结节;⑥强直性脊柱炎的类风湿因子阴性,而类风湿关节炎类风湿因子阳性率占

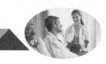

60%～95%；⑦强直性脊柱炎以 HLA－B27 阳性居多,而类风湿关节炎则与 HLA－DR4 相关。

2. 髂骨致密性骨炎 多见于青年女性,其主要表现为慢性腰骶部疼痛和晨僵。临床检查除腰部肌肉紧张外无其他异常。典型 X 线表现为在髂骨沿骶髂关节之中下 2/3 部位有明显的骨硬化区,不侵犯骶髂关节面,无关节狭窄。该病无明显坐久、卧久疼痛的特点,且接受非类固醇消炎药治疗时不如强直性脊柱炎疗效明显。

(七) 治疗

治疗的目的是解除疼痛,防止畸形和改善功能。早期疼痛时可给予非类固醇消炎药。症状缓解后,鼓励患者行脊柱功能锻炼,保持适当姿势,防止驼背。有严重驼背而影响生活时,可行胸椎、腰椎截骨手术。髋关节强直者可行全髋关节置换术。

 实践实训

患者女性,72 岁。因反复右膝关节肿痛伴活动障碍 22 年,加重 6 个月入院。患者 1982 年始,常无明显诱因出现膝关节酸胀不适,行走时偶有声响,上下楼困难,1994 年出现右膝关节疼痛,有肿胀,无皮肤红,无关节发热,无髋踝关节疼痛,行走后加重,休息后症状可逐渐好转,自外敷中药治疗,效果欠佳,症状逐渐加重,并出现行走及下蹲困难。近 6 个月来,症状逐渐加重,并出现左膝关节肿痛,活动障碍,严重影响了日常生活,今日为进一步诊治,特来医院诊治。既往有"糖尿病、高血压"病史。查体:蹒跚步态,双膝关节略肿胀,内翻畸形,以右膝明显,皮温不高,右膝部压痛,活动受限,主动屈曲 105°,被动屈曲 120°,伸展 15°,四肢感觉正常,双下肢无明显肌肉萎缩,肌力Ⅴ级,麦氏征阴性,抽屉试验阴性,侧方应力试验阴性,膝腱反射＋,Babinski 征阴性。辅助检查:双膝 X 线片显示右侧膝关节内翻畸形,关节间隙狭窄,胫骨和髌骨关节大量骨赘形成。试述:

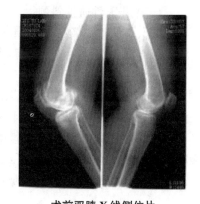

术前双膝 X 线侧位片

1. 该患者的诊断?
2. 简述常用的治疗方法。

(李古强)

第七节 | 运动系统畸形

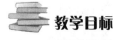 **教学目标**

一、能力目标

能根据患者的具体情况提出健康指导内容。

二、知识目标

1. 掌握站立前期先天性髋关节脱位的临床表现。

2. 熟悉常见的骨科运动系统畸形。

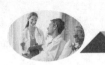
3. 了解结构性脊柱侧凸的分类。

三、素质目标

1. 通过结合临床病例进行健康指导，调动学生的学习积极性。

2. 通过小组学习，培养学生团队合作能力。

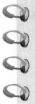

临床情景

患者女性，5岁。4年前开始学习行走时其家属发现其走路跛行，身体偏向右侧，右下肢较左侧短缩，无畏寒、发热，局部无红肿、疼痛，于当地医院就诊，骨盆X线平片检查显示右侧髋关节发育不良，未予以治疗。现患者双下肢长度差距逐渐增大，跛行明显，但可长距离负重行走。作为一名康复治疗师，你应该如何帮助该患者？

一、先天性畸形

（一）先天性肌性斜颈

先天性肌性斜颈（congenital muscular torticollis，CMT）系一侧胸锁乳突肌纤维性挛缩所致头颈部向患侧偏斜畸形，是新生儿及婴幼儿常见的肌肉骨骼系统先天性疾病之一。本病伴有胸锁乳突肌挛缩逐渐加重，双肩不平等症状。

1. 病因　至今仍不完全清楚。本病的直接原因是胸锁乳突肌的纤维化引起挛缩和变短，但引起此肌纤维化的真正原因还不清楚。分娩过程中的产伤或难产都可能是胸锁乳突肌缺血、出血、血肿机化、肌纤维变性的原因。部分胎位正常、分娩正常的婴儿也可发生肌性斜颈，因而有学者认为胸锁乳突肌纤维化在母体内已经形成，是先天性或遗传因素所致。此外，还有子宫内、外感染，遗传及动、静脉栓塞等所致。

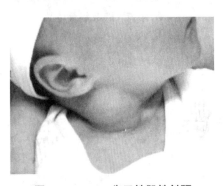

图3-20-22　先天性肌性斜颈

2. 临床表现　通常在婴儿出生后，一侧胸锁乳突肌即可摸到肿块，质硬、椭圆形或圆形、不活动。肿块表面不红，温度正常，无压痛。头偏向患侧，下颌转向健侧，主动或被动的下颌向患侧旋转活动均有不同程度受限（图3-20-22）。此后2～3个月内肿块逐渐缩小至消失，约6个月后形成纤维性挛缩的条索。少数病例肿块不完全消失，也有未出现颈部肿块而直接发生胸锁乳突肌挛缩者。病情继续发展可出现各种继发性畸形，患侧颜面短而扁，健侧长而圆，双眼、双耳不在同一平面，严重者可导致颈椎侧凸畸形。

3. 诊断与鉴别诊断　根据临床表现，患侧胸锁乳突肌呈条索状挛缩，头面部偏斜即可明确诊断。先天性肌性斜颈诊断并不困难，但应与其他原因所致的斜颈相鉴别。

（1）骨性斜颈：寰枢椎半脱位、颈椎半椎体、齿状突畸形、颈椎融合等，均可变表现为不同程度的斜颈，但胸锁乳突肌无挛缩。X线检查可予确诊。

（2）颈部感染引发的斜颈：如咽喉部炎症、扁桃体炎、颈淋巴结感染时，由于炎症刺激，局

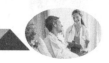

部软组织充血、水肿,颈椎韧带更加松弛,导致寰枢椎旋转移位而发生斜颈,胸锁乳突肌无挛缩。

（3）视力性斜颈:因视力障碍,如屈光不正,眼神经麻痹眼睑下垂,视物时出现斜颈姿势,但胸锁乳突肌无挛缩,头颈部活动无受限。

4. 治疗 早发现、早治疗是预防继发头面、颈椎畸形的关键。晚期斜颈可以手术矫正。如合并其他组织异常(如面部畸形、颈椎侧凸)则难以恢复正常。

（1）非手术治疗:适用于 1 岁以内的婴儿。新生儿确诊后,每天轻柔按摩、热敷,采用手法被动牵拉,枕部先向健侧牵动然后下颌转向患侧,每天数次,每次 10～15 下。睡眠时应用砂枕固定。随着患儿生长,手法扳正力度增加,枕部旋向健侧,下颌向患侧,每天数次扳正,经 1 年左右的保守治疗,76％～86％患儿可得到矫正。

（2）手术疗法:适合经保守治疗无效或未经治疗的 1 岁以上患儿。最佳手术年龄为 1～4 岁。1 岁以内手术者容易发生瘢痕粘连,同时全麻插管后容易引起肺部并发症,4 岁以上患者,因继发性畸形较重,面部变形较难恢复。胸锁乳突肌切断术是最常用的手术方式。病情轻者,仅切断胸锁乳突肌的锁骨头或胸骨头,术后应用颈围领保持于略过矫正位。对 4 岁以上、斜颈严重者,可行上、下两端胸锁乳突肌切断松解术,伴有软组织挛缩者,需由乳突沿胸锁乳突肌做切口,切除所有紧张的软组织,直至该肌完全松弛。术后佩戴头颈胸矫形支具固定 4～6 周,保持头部和颈部呈过度矫正位,纠正头颈偏斜的姿势。年龄＞12 岁者,虽然面部和颈部畸形已难于矫正,但手术治疗仍可使畸形有所改善。手术时注意勿损伤膈神经、副神经和锁骨下血管。

（二）先天性并指、多指畸形

1. 先天性并指畸形(congenital syndactylia) 又称蹼指,至今病因尚不清楚,多与遗传有关,半数患儿为双侧并指,男女比例为 3：1。常见于第 3～4 指,极少累及拇指。相邻两指仅有软组织连接者多见,偶尔有骨及关节连接。有时可并发足趾畸形,同时还有其他肢体异常。

治疗 目的首先是改善功能,其次是改善外观。分指手术应在上学前完成。环指和小指并指畸形或拇指和示指并指畸形,由于手指的生长速度不同,手术应早完成,否则畸形随着生长发育可进一步加重。

2. 多指畸形(polydactyly) 是儿童发病率最高的手部先天性畸形,常与短指、并指等畸形同时存在,多见于拇指及小指。部分还会伴发心血管或泌尿等其他系统的畸形。畸形有 3 种类型:①外在软组织块与骨不连接,无骨骼、关节或肌腱;②具有手指所有条件,附着于第 1 掌骨头或分叉的掌骨头;③完整的外生手指及掌骨。

治疗 手术在 1 岁后为佳,至于少数仍需较长时间观察手的功能,以便准确保留正指,切除副指。手术时应切除彻底,避免遗留畸形,避免损伤骨骺而影响发育。

（三）发育性髋关节脱位

发育性髋关节脱位(developmental dislocation of the hip,DDH)以往称为先天性髋关节脱位,主要是髋臼、股骨近端和关节囊等均存在结构性畸形而导致关节的不稳定,直至发展为髋关节的脱位。若矫正和恢复关节组成的正常关系,关节会随生长而正常发育。

1. 病因 发病原因迄今仍不十分清楚,与种族、地域、基因异常及内分泌等因素有关。约 20％患儿有家族史,发病与胎位也有关,经临床统计孕妇臀位产分娩发病率最高。其他还有生活习惯和环境因素,如北方某些习惯使用双下肢捆绑襁褓婴儿的地区发病率明显较高。另外,原发性髋臼发育不良及关节韧带松弛症是髋关节脱位的重要病因。

2. 病理 主要病理变化随着年龄增长而不同。可以分为站立前期及脱位期(表3-20-1)。

表3-20-1 发育性髋关节脱位的病理变化

类型	部位	站立前期	脱位期
原发性病变	髋臼	髋臼前、上、后缘发育不良,平坦,髋臼浅	髋臼缘不发育,髋臼变浅而平坦,臼窝内充满脂肪组织和纤维组织
	股骨头	较小、圆韧带肥厚,股骨头可在髋臼内、脱位或半脱位,但易回纳入髋臼	向髋臼后上方脱出,小而扁平或形状不规则,圆韧带肥厚
	股骨颈	前倾角略增大	前倾角明显增大
	关节囊	松弛,关节不稳定	随股骨头上移而拉长,增厚呈葫芦形
继发性病变			由于股骨头脱位,可引起脊柱腰段侧凸或前凸,久而久之可致腰肌劳损、脊柱骨关节病等

3. 辅助检查

(1) 站立前期

1) 髋关节屈曲外展试验:双髋关节和膝关节各屈曲90°时,正常新生儿及婴儿髋关节可外展80°左右。外展受限在70°以内时应疑有髋关节脱位、半脱位或发育不良。检查时若听到响声后即可外展90°表示脱位已复位(图3-20-23)。

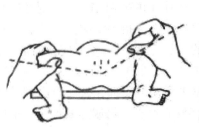
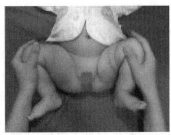

图3-20-23 髋关节屈曲外展试验阳性

2) Allis征:患儿平卧,双髋屈曲90°,双腿并拢,双侧内踝对齐,两足平放检查台上,患侧大腿短缩,膝关节低于健侧(图3-20-24)。

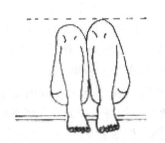
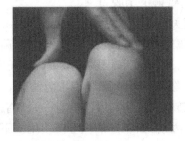

图3-20-24 右侧髋关节脱位Allis征阳性

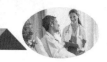

3) 弹入及弹出试验(Ortolani 及 Barlow 试验)：①Ortolani 试验(弹入试验)：新生儿取仰卧位，助手固定骨盆。检查者一手拇指置于股骨内侧上段正对大转子处，其余指置于股骨大转子外侧；另一手将同侧髋、膝关节各屈曲 90°，并逐步外展，同时置于大转子外侧的 4 指将大转子向前、内侧推压。此时脱位的股骨头通过杠杆作用滑入髋臼可听到或感到"弹跳"，即为阳性。因新生儿哭闹、乱动或内收肌挛缩时，如表现为阴性也不能排除脱位。②Barlow 试验(弹出试验)：患儿取仰卧位，屈髋屈膝，使髋关节逐步内收，检查者拇指放在患儿大腿内侧小转子处加压，向外上方推压股骨头，感到股骨头自髋臼内滑出髋臼外的弹响，当去掉拇指的压力则股骨头又自然弹回到髋臼内，即为阳性。表示髋关节不稳定或有半脱位。

上述方法不适用 3 个月以上的婴幼儿，因有可能造成损害。

4) 患侧股内收肌紧张、挛缩。

5) 超声检查：可较早的检查到髋关节发育异常，近年来超声检查已被广泛接受并用于筛查和评价新生儿的髋关节发育情况。

6) X 线检查：对疑有先天性髋关节脱位的患儿，应在出生后 3 个月以上(在此前髋臼大部分还是软骨)拍骨盆正位片。X 线平片上可发现髋臼发育不良、半脱位或脱位。

(2) 脱位期：单足站立试验(Trendelenburg 征)呈阳性。在正常情况，用单足站立时，臀中、小肌收缩，对侧骨盆抬起，才能保持身体平衡。如果站立侧患有先天性髋关节脱位时，因臀中、小肌肉松弛，对侧骨盆不但不能抬起，反而下降。X 线拍片检查可明确脱位性质和程度。

4. 临床表现和诊断 新生儿和婴幼儿站立前期临床症状不明显，若出现以下表现提示有髋关节脱位的可能：①两侧大腿内侧皮肤皱褶不对称，患侧加深增多；②患儿会阴部增宽，双侧脱位时更为明显；③患侧髋关节活动少且受限，蹬踩力量较健侧弱，常处于屈曲位，不能伸直；④患侧肢体短缩；⑤牵拉患侧下肢时有弹响声或弹响感，有时患儿会哭闹。

5. 并发症

(1) 再脱位：常因阻碍复位因素未消除。X 线出现假象，换石膏时不小心，前倾角过大或髋臼发育不良，因而即使复位后，还是较易再脱位。

(2) 股骨头缺血性坏死：主要是由于手法粗暴或手术创伤过大，损伤了股骨头的血供；固定时强力极度外展；复位前牵引不够或内收肌、髂腰肌未松解，复位后股骨头受压过度等。

(3) 髋关节骨性关节病：是晚期的并发症，一般在年龄较大患儿手术后，待到成年后往往较难避免出现此类并发症。

(4) 股骨头骨骺分离、股骨上段骨折、坐骨神经损伤等，这些均为牵引不足，复位时使用暴力或麻醉太浅等原因引起，一般均可避免。

6. 治疗

(1) 治疗：本病预后的关键在于早期诊断和早期治疗。治疗越早，效果越佳。随着年龄的增大，病理改变越重，治疗效果越差。特别是在前 6 个月，相比患儿开始学步行走后治疗更安全、更成功。

1) 出生至 6 个月：此年龄段为治疗该病的黄金时期。处于此期的患儿不需手术整复，只需采用固定方法使其处于外展屈曲位，即可获得较好的疗效。首选 Pavlik 吊带，维持髋关节屈曲 100°～110°，外展 20°～50°。24 小时持续使用。定期超声检查，使用 2～4 个月后换为外展支具维持，至髋臼指数＜25°。也有用连衣裤套法及外展位襁褓支具法，维持 4 个月以上者。

2) 6～18 个月：首选麻醉下闭合复位，"人类位"石膏裤固定(屈髋 95°，外展＜40°～45°)。

复位前应切断长收肌腱,必要时同时切断髂腰肌,以减轻复位后对股骨头的压力,降低股骨头缺血性坏死的发生率。3个月后更换外展位支具或石膏固定3~6个月。

3）18个月至6岁:该年龄段手法复位难以成功,应采取手术切开复位、骨盆截骨、股骨近端截骨术等方法,减低头臼间压力,纠正过大的股骨颈前倾角和颈干角,增加髋臼对股骨头的包容,使头、臼达到同心圆关系。

4）大龄发育性髋关节脱位(6岁以上):治疗存在着争议。常采用放弃复位的姑息手术,如骨盆内移截骨术(Chriari)、髋关节扩大术、转子下外展截骨术。大龄发育性髋关节脱位的手术治疗,尤其是双侧髋关节脱位患者,手术并发症多、疗效不确定,故应谨慎采用。

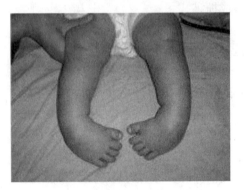

图3-20-25　先天性马蹄内翻足

（四）先天性马蹄内翻足

先天性马蹄内翻足(congenital equinovarus),是小儿常见的一种严重影响足部外观和功能的畸形。发病率约为0.1%,主要畸形包括前足内收、踝跖屈、跟骨内翻以及继发性胫骨远端内旋(图3-20-25)。男女发病比例约为2：1。

1. 病因　先天性马蹄内翻足畸形的病因目前还不清楚,有多种学说,如神经肌肉病变、血管发育病变、血管发育异常、软组织异常、遗传基因学说,以及宫内发育阻滞学说等。

2. 病理生理　先天性足内翻下垂,初期足内侧肌挛缩,张力增加,踝关节内后侧关节囊、韧带及肌腱肥厚、变短,以跗骨间关节为中心,导致足前部畸形：①跗骨间关节内收；②踝关节跖屈；③足前部内收内翻；④跟骨略内翻下垂。

3. 临床表现　出生后一侧或双侧足出现程度不等内翻下垂畸形。轻者足前部内收、下垂,足跖面出现皱褶,背伸外展有弹性阻力。小儿学走路后,步态不稳,跛行,用足外缘着地,畸形逐渐加重。足部及小腿肌力平衡失调,肌痉挛,加之体重影响,足内翻下垂加重。延误治疗者畸形更显著,足前部向后内翻,足背负重部位产生胼胝及滑囊,胫骨内旋加重。

畸形一般分为松软型与僵硬型。①松软型:肌肉较轻,足小,皮肤及肌腱不紧,容易用手法矫正；②僵硬型:畸形严重,跖面可见一条深电脑横行皮肤褶皱,跟骨小,跟腱细而紧,呈现严重马蹄内翻、内收畸形,手法矫正困难。

4. 诊断　本病畸形显著,诊断不难。但新生儿的足内翻下垂较轻者,足前部内收、内翻尚不显著,常容易被忽略。最简便诊断法是用手握足前部向各个方向活动,如足外翻背伸有弹性阻力,应进一步检查确诊,以便早期手法治疗。晚期足内翻下垂,畸形更加显著。一般不需要行X线检查即可诊断,但X线检查在确定内翻、马蹄的程度及疗效评价上具有重要意义。

5. 鉴别诊断

（1）先天性多发性关节挛缩症:累及四肢关节,畸形较固定,不易矫正,早期有骨性改变。

（2）脑性瘫痪:为痉挛性瘫痪、肌张力增高、反射亢进、病理反射阳性,以及其他大脑受累的表现等。

（3）脊髓灰质炎后遗症:马蹄内翻足为肌力平衡失调所致,肌电图或体感诱发电位诊断可确定腓骨肌麻痹。

6. 治疗　治疗的目的主要是矫正畸形、平衡肌力、恢复功能。正确的治疗理念:早期诊

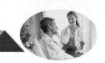

断、早期治疗、因人施术、预防复发。首选非手术治疗，新生儿时期是治疗的最佳时期。如能早期治疗，大多可获较好的效果。

（1）非手术治疗

1）Ponseti方法：一般出生后5～7天开始，治疗分为两个阶段：①应用专业的手法矫形、连续的一系列石膏固定及经皮跟腱切断术，使畸形得到完全矫正；②在畸形完全矫正后佩戴足外展矫形支具至4岁，以防复发。Ponseti方法在9个月龄以前开始治疗最有效。

2）手法扳正：适用于1岁内的婴儿，在医生的指导下家长配合掌握操作后进行手法扳正。复位时使患足外翻、外展及背伸，每天2次。操作时动作应轻柔，避免损伤，矫正适度即可。畸形矫正后用柔软绷带，由足内跖面向足背外方向缠绕，固定足于矫正位。若是畸形显著改善，脚的外展背伸弹性抗阻力消失，即可改换为矫形足托持续维持矫正位。该方法持续到患儿满1周岁后。如果畸形未完全矫正，也可使痉挛的软组织变得松弛，为进一步治疗奠定良好的基础。

（2）手术治疗：非手术治疗效果不满意或畸形复发者，可考虑手术治疗。手术年龄以6～18个月为宜。手术治疗方法较多，常用的手术方法有以下几种。

1）软组织松解术：包括：①Turco手术：主要是彻底松解足后内侧一切挛缩软组织。

2）Mckay手术：足内、后、外侧软组织同时松解。

3）肌力平衡术：即"Z"形延长跟腱，将胫前肌外移至中间或外侧楔骨，同时适当松解足后方软组织，保证踝关节背屈5°～10°，术后用屈膝90°长腿管型石膏制动。

4）截骨矫形术：截骨是治疗僵硬型马蹄内翻足畸形的有效手段，根据不同矫形需要采取不同部位和不同方式截骨，以补充软组织松解的不足。普遍认为10岁以上可以采用跟骨截骨作辅助矫正手段。

5）三关节融合术：关节融合术是治疗12岁以上重度马蹄内翻足的有效方法，可以一次性纠正畸形，通过跟距、距舟、跟骨3个关节的截骨来达到矫正足部畸形的目的。

二、姿态性畸形

（一）平足症

平足症又称扁平足，是指先天性或姿态性导致足弓低平或消失，患足外翻，站立、行走时足弓塌陷，出现疲乏或疼痛症状的一种足畸形。通常分为姿态性平足症和僵硬性平足症两种。

1. 应用解剖　足由7块跗骨、5块跖骨和14块趾骨组成，形成纵弓和横弓。纵弓分成内、外两部分，内侧纵弓由跟骨、距骨、舟骨、第1～3楔骨及第1～3跖骨组成。内侧纵弓较高，活动度较大。外侧纵弓由跟骨、骰骨和外侧两跖骨组成，距骨组成此弓低，在负重时消失，所以足的外部是承载身体冲力的主要部分。横弓是由骰骨及3块楔骨及跖骨组成，其最高点位于楔骨及骰骨，称为后横弓。跖骨头处称为前横弓，在第2～4跖骨头处较高，增强足前部的承重力和弹力（图3-20-26）。

维持足弓的韧带有：①跟舟跖侧韧带；②跖侧长、短韧带；③跖腱膜；④内侧三角韧带；⑤背侧和跖侧骨间韧带及跖骨头横韧带。

维持足弓的小腿肌有：①胫后肌，限制足前部外展外翻，是维持足内侧纵弓及后横弓的主要结构之一；②胫前肌，维持足内侧纵弓，防止下陷；③腓肠肌，于胫骨下1/3参与组成跟腱，附着于跟骨结节的后上偏内侧，主要限制踝关节背屈及跟骨外翻。

2. 病因　平足症病因有先天性及后天性。

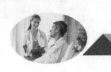

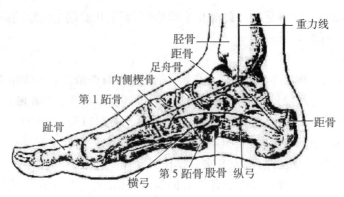

图 3-20-26 足弓的解剖

（1）先天性因素：足骨、韧带或肌肉等发育异常，①足舟骨结节过大；②足副舟骨或副骺未融合；③跟骨外翻；④垂直距骨；⑤先天性足部韧带、肌松弛。

（2）后天性因素：①长期负重站立，体重增加，长途跋涉过度疲劳，维持足弓肌肉、韧带、关节囊及腱膜等软组织逐渐衰弱，足弓逐渐低平；②长期有病卧床，缺乏锻炼，肌萎缩，张力减弱，负重时足弓下陷；③穿鞋不当，鞋跟过高，长期体重前移，跟骨向前下倾斜，足纵弓遭到破坏；④足部骨病，如类风湿关节炎、骨关节核等；⑤脊髓灰质炎足内、外在肌力失衡后遗平足症。

3. 病理　根据软组织的病理改变程度不同，分为柔韧性平足症即姿态性平足症，僵硬性平足症即痉挛性平足症。柔韧性平足症比较常见，软组织虽然松弛，但仍保持一定弹性，负重时足扁平，除去承受重力，足可立即恢复正常，长期治疗效果满意。僵硬性平足症多数由于骨联合（包括软骨性及纤维性联合）所致，手法不易矫正。

4. 临床表现　早期症状为踝关节前内侧疼痛，长时间站立或步行加重，休息减轻。站立位足跟外翻，足内缘饱满，足纵弓低平或消失，舟骨结节向内侧突出，足印明显肥大。X线检查侧位足纵弓明显低平塌陷，跟、舟、骰、距骨关系失常。严重者跗骨骨关节炎形成。

5. 预防与治疗　以预防为主，当平足合并有疼痛等症状时，才需要治疗。对于柔韧性平足症，可采用非手术治疗方法：①功能锻炼，如用足趾行走，背趾运动提踵外旋运动；②穿矫形鞋或矫形鞋垫：要求鞋底跟部及弓腰要窄，鞋帮要紧，鞋底腰部内侧半垫高 2～3 mm，目的为恢复内纵弓，托起距骨头。僵硬性平足症，康复治疗及矫形鞋不易奏效。可在全麻下行内翻手法矫正畸形后，石膏靴固定足于内翻内收位，5～6 周后拆除石膏改穿平足矫形鞋。手法矫正失败者或畸形严重者，可做跟骨内移截骨、距下关节融合或三关节融合等手术。

（二）踇外翻

踇外翻，俗称"大脚骨"，是一种常见的踇指向足的外侧倾斜、第一跖骨内收的前足畸形（图 3-20-27）。

1. 病因　多与遗传及穿鞋不适有关，80％以上有家族史，女性多见。足部楔骨间和跖骨间有坚强的

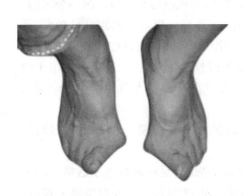

图 3-20-27　踇外翻

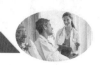

韧带连接,但内侧楔骨与第1跖骨比其他楔骨与跖骨的连接较弱。若站立过久,行走过多,经常穿高跟鞋或尖头鞋时,内侧楔骨和跖骨承受压力<25%,促使第1跖骨向内移位,引起足纵弓和横弓塌陷,踇趾因拇收肌和拇长伸肌牵拉向外移,第1~2跖骨间的夹角加长。第1跖骨头在足内形成一骨赘,外翻逐渐加重,第2趾被第1趾挤向背侧,趾间关节屈曲,形成锤状趾。

2. 临床表现　踇外翻常呈对称性。踇趾的跖趾关节轻度脱位,内侧关节囊附着处因受牵拉,可有骨赘形成。第1跖骨头的突出部分,因长期受鞋帮的摩擦,局部皮肤增厚,并可在该处皮下产生滑囊,如红肿发炎,则为滑囊炎。严重者踇趾的跖趾关节可产生骨关节炎,引起疼痛。第2~3跖骨头跖面皮肤因负担加重,形成胼胝。第2趾近侧趾骨间关节处背侧皮肤因与鞋帮摩擦可形成胼胝或鸡眼。为进一步了解病情,明确诊断及指导治疗,应摄负重正位、侧位及籽骨轴位 X 线平片。

踇外翻角(hallux valgus angle):是指第1跖骨与近节趾骨轴线的夹角,它反映踇外翻的程度。正常男性平均10.1°,女性平均10.6°。该角>15°为异常。

第1~2跖骨间角(intermetatarsal angle):是指第1~2跖骨轴线的夹角,它反映第1跖骨内收的程度。正常男性平均8.3°,平均女性9.9°。该角>10°为异常。

3. 预防及治疗

(1) 非手术治疗:穿前部宽松的鞋,以避免对踇内侧的挤压和摩擦。许多器具可用于防止踇外翻的发展。轻度外翻可在第1~2趾间应用硅胶分趾垫或分趾鞋袜,也可应用踇外翻矫形器,矫形鞋或平足鞋垫矫正。

(2) 手术治疗:当非手术治疗无效、疼痛及畸形严重者可行手术治疗。踇外翻的手术方法多达百种以上,主要分为软组织手术、截骨矫形手术、软组织结合截骨矫形手术等。如远侧软组织改形术(MeBride 法)、第1跖骨远侧截骨术、第1跖骨基底截骨术、关节融合术。目前,国际上通常采用软组织结合截骨矫形手术。

(三) 脊柱侧凸

脊柱侧凸(scoliosis)是指脊柱的一个或数个节段向侧方弯曲,并伴有椎体旋转的三维脊柱畸形。国际脊柱侧凸研究学会对脊柱侧凸定义如下:应用 Cobb 法测量站立正位 X 线平片的脊柱侧方弯曲,如角度>10°则定义为脊柱侧凸(图3-20-28)。

1. 分类　脊柱侧凸分为两大类,即非结构性脊柱侧凸和结构性脊柱侧凸。

(1) 非结构性脊柱侧凸:是指脊柱及其支持组织无内在的固有改变,在侧方弯曲像或牵引像上畸形可矫正,针对病因治疗后,脊柱侧凸即能消除。非结构性脊柱侧凸可由下列原因引起:①姿势性脊柱侧凸;②癔症性脊柱侧凸;③神经根受刺激,即椎间盘突出、肿瘤;④炎症;⑤下肢不等长;⑥髋关节挛缩。

(2) 结构性脊柱侧凸:是指伴有旋转额、结构固定的侧方弯曲,侧弯不能通过平卧或侧方弯曲自行矫正,或虽矫正但无法维持,受累的椎体被固定于旋转位。结构性侧凸根据病因可分为以下几种。

1) 特发性脊柱侧凸(idiopathic scoliosis):原因不明

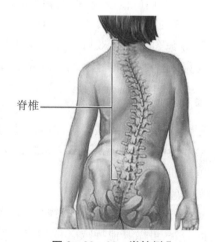

脊椎

图3-20-28　脊柱侧凸

的脊柱侧凸,最常见,占总数的 75%～80%。根据其发病年龄又分为:①婴儿型(0～3 岁);②少儿型(4～10 岁);③青少年型(11～18 岁);④成人型(年龄>18 岁)。

2)先天性脊柱侧凸(congenital scoliosis):根据脊柱发育障碍分 3 种类型:①形成障碍,包括半椎体和楔形椎;②分节不良,包括单侧未分节形成骨桥和双侧未分节(阻滞椎,block vertebrae);③混合型:椎体形成障碍合并分节不良。

3)神经肌肉型脊柱侧凸(neuromuscular scoliosis):是指人体神经-肌肉传导通路的病变所导致的脊柱在冠状面上的畸形。

4)神经纤维瘤病合并脊柱侧凸:有高度遗传性,约占总数的 2%。其特点是皮肤有 6 个以上咖啡斑,部分有局限性橡皮病性神经瘤。畸形持续进展,甚至术后仍可进展;假关节发生率高,往往需要多次植骨融合,治疗困难。

5)间充质变合并脊柱侧凸:常见于马方(Marfan)综合征等。马方综合征的患者中,有40%～75%的患者合并脊柱侧凸。

6)骨软骨营养不良合并脊柱侧凸:包括弯曲变形的侏儒症、黏多糖蓄积病等。

7)代谢性障碍合并脊柱侧凸:如佝偻病、成骨不全、高胱氨酸尿症等。

8)脊柱外组织挛缩导致脊柱侧凸:如脓胸或烧伤后的瘢痕等所致侧凸等。

9)其他:①创伤,如骨折、椎板切除术后,胸廓成形术,放射治疗后引起脊柱侧凸;②脊柱滑脱,腰骶关节异常等;③风湿病、骨感染、肿瘤等所致脊柱侧凸。

2. 病理 各种类型的脊柱侧凸的病因虽然不同,但是其病理变化相似。

(1)椎体、棘突、椎板及小关节的改变:侧凸凹侧椎体楔形变,并出现旋转,主侧弯的椎体向凸侧旋转,棘突向凹侧旋转。凹侧椎弓根变短、变窄。椎板略小于凸侧。棘突向凹侧倾斜,是凹侧椎管变窄。凹侧小关节增厚并硬化而形成骨赘。

(2)椎间盘、肌肉及韧带的改变:凹侧椎间隙变窄,凸侧增宽,凹侧的小肌肉可见轻度挛缩。

(3)肋骨的改变:椎体旋转导致凸侧肋骨移向背侧,使后背突出,形成隆凸,严重者形成"剃刀背"(razor-back)。凸侧肋骨互相分开,间隙增宽。凹侧肋骨互相挤在一起,并向前突出,导致胸部不对称。

(4)内脏的改变:严重胸廓畸形使肺脏受压变形,严重者可引起肺源性心脏病。

3. 临床表现 早期畸形不明显,常不引起注意。生长发育期,侧凸畸形发展迅速,可出现身高不及同龄人、双肩不等高、胸廓不对称。侧凸畸形严重者可出现"剃刀背"畸形,影响心肺发育,还可出现神经系统牵拉或压迫的相应症状。

(1)体格检查:因充分暴露,检查者从前方、后方及两侧仔细观察:①皮肤有无色素沉着或皮下组织肿物,背部有无异常毛发及囊性物;②乳房发育情况,胸廓是否对称,嘱患者向前弯腰,观察其背部是否对称,若一侧隆起,说明肋骨及椎体旋转畸形;③观察两肩对称情况,沿第 7 颈椎棘突置铅垂线,测量臀部裂缝至垂线的距离,观察躯干是否失代偿;④检查脊柱活动范围和神经系统。

(2)辅助检查

1)X 线检查:借助 X 线平片了解侧凸的病因、类型、位置、大小、范围和柔韧度等。根据不同需要,可做其他特殊 X 线检查。通过 X 线检查以初步确立诊断,观察畸形进展,寻找并发的畸形,制订治疗计划。①站立位全脊柱正侧位像:是诊断脊柱侧凸的基本方法。摄片时患者必

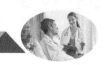

须直立位,因卧位时肌肉松弛可导致侧凸的真实度数减少。摄片范围应包括整个脊柱。②仰卧位最大左右弯曲位像、重力悬吊位牵引像及支点反向弯曲像,均可了解侧凸脊柱的内在柔韧性,对指导治疗具有重要的价值。③去旋转像:对于严重侧凸,尤其伴有后凸、椎体旋转严重的患者,普通 X 线平片很难看清肋骨、横突及椎体的畸形情况,需要摄去旋转像,以全面了解侧凸椎体的结构。④脊柱侧凸的 X 线测量:Cobb 法:最常用,上端椎上缘的垂线与下端椎下缘的垂线交角即为 Cobb 角;Ferguson 法:很少用,用于测量轻度脊柱侧凸(<50°),为上、下端椎的中心与顶椎中心连线的交角。⑤椎体旋转轻度的测量通常采用 Nash-Moe 法:根据正位 X 线平片上椎弓根的位置,将其分为 5 度。0 度,椎弓根对称;Ⅰ度,凸侧椎弓根移向中线,但未超过第一格,凹侧椎弓根变小;Ⅱ度,凸侧椎弓根已移至第二格,凹侧椎弓根消失;Ⅲ度,凸侧椎弓根已移至中央,凹侧椎弓根消失;Ⅳ度,凸侧椎弓根越过中线,靠近凹侧。

2)特殊影像学检查:①脊髓造影:脊柱侧凸不仅要了解脊柱或椎骨畸形,同时还要了解椎管内有无并存的畸形。先天性脊柱侧凸几乎将脊髓造影作为常规检查,目的是了解与骨性畸形同时存在的神经系统畸形。②CT 检查:对脊椎、脊髓、神经根病变的诊断具有明显的优越性,尤其对普通 X 线显示不清的部位(枕颈、颈胸段等)更为突出,能清晰地显示椎骨、椎管内、椎旁组织的细微结构。特别是脊髓造影 CT 扫描(CTM),可以了解椎管内的真实情况以及骨与脊髓、神经的关系,为手术治提供资料。③MRI 检查:对椎管内病变分辨力强,不仅提供病变部位、范围,对其性质如水肿、压迫、血肿、脊髓畸形、变性等分辨力优于 CT 扫描,但尚不能代替 CT 或脊髓造影。

3)肺功能检查:脊柱侧凸患者的常规检查。脊柱侧凸患者的肺总量和肺活量减少,而残气量多正常,肺活量的减少与脊柱侧凸的严重程度相关。

4)电生理检查:对了解脊柱侧凸患者是否合并神经、肌肉系统障碍有重要意义。①肌电图检查:可以了解运动单位的状态、评定及判断神经、肌功能。②神经传导速度测定:神经传导速度可分为运动传导速度与感觉传导速度。传导速度测定的影响因素较多,如为单侧病变,应以健侧为对照。③诱发电位检查:体感诱发电位(SEP)对判断脊髓神经损伤程度,估计预后或观察治疗效果有一定的实用价值。

5)发育成熟的鉴定:成熟度的评价在脊柱侧凸的治疗中尤为重要。必须根据生理年龄、实际年龄及骨龄发育来全面评估。主要包括以下几个方面:①第二性征:男孩的声音改变,女孩的月经初潮,乳房及阴毛的发育等。②骨龄:手腕部骨龄:20 岁以下患者可以摄手腕部 X 线平片,有助于判断患者的骨龄。Risser:髂骨骨骺环由髂前上棘向髂后上棘依次出现,Risser 征是将髂前上棘至髂后上棘骺环的总长度分为 4 等份,未出现者为 0,仅出现 1/4 者为Ⅰ度,出现 1/2 为Ⅱ度,出现 3/4 为Ⅲ度,完全出现为Ⅳ度,髂棘骨骺与髂骨融合为Ⅴ度。椎体骺环:侧位 X 线平片上骨骺环与椎体融合,说明脊柱停止生长,为骨成熟的重要体征。髋臼 Y 行软骨:如果髋臼 Y 形软骨闭合,说明脊柱生长接近停止。

4. 治疗 脊柱侧凸的治疗目的:①矫正畸形;②获得稳定;③维持平衡。对于不同类型的脊柱侧凸,其治疗原则与方法也不尽相同。

手术治疗:脊柱侧凸的手术主要分两个方面:侧凸矫形和脊柱融合。矫形方法可分前路矫形和后路矫形,有时需前后路联合手术。脊柱融合的目的是保持矫形效果,维持脊柱的稳定。在特发性脊柱侧凸的手术治疗中,如何正确选择矫形及融合的范围与手术治疗的效果密切相关,融合太短将导致代偿弯曲弧度加重,畸形更严重。融合过长则使脊柱活动不必要地受限,

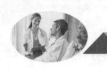
大大影响脊柱的生理功能。青少年特发性脊柱侧凸的分型对确定器械固定的节段和融合的范围具有重要作用。以前国内外多使用 King 分型,由于使用过程中发现部分患者出现失代偿和畸形加重的情况,近年来一些新的更符合脊柱三维特点的分型方法逐渐取代 King 分型来指导选择矫形及融合范围,如 Lenke 分型、PUMC 分型(协和)分型等。随着影像学、材料学及解剖学等相关学科的发展,脊柱侧凸的手术治疗在分型、椎弓钉技术、非融合技术、脊柱截骨技术、胸腔镜微创技术等方面都取得了长足的进步。脊柱侧凸的矫形已经发展为三维矫形、三维固定的新水平。

实践实训

徐××,女性,12 岁。因发现脊柱侧凸畸形 5 年入院。5 年前发现患者右侧肩部较左侧高,右侧肩胛区隆起,脊柱向右侧弯,X 线摄片显示脊柱侧弯,给予支具保护治疗,但畸形不断加重,无胸背部疼痛,无四肢感觉、运动功能障碍,对剧烈运动耐力无明显下降。

体格检查:双肩不等高、左低右高,双侧髂嵴不对称,左低右高,站高 140 cm,坐高 71 cm,双臂间距为 141 cm,全身皮肤未见牛奶咖啡斑及皮下组织肿物,未见异常毛发分布。前面观右侧胸部隆起,左侧胸部下沉,未见明显鸡胸及漏斗胸,后侧外观脊柱侧凸主弯在胸段,凸向右

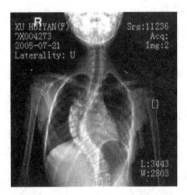

侧。双侧腰部皮褶不对称,胸腰部无明显压痛,腰椎活动:前屈 80°、后伸 40°、左侧屈 45°、右侧屈 35°;弯腰时右侧"剃刀背"显著,畸形柔软性尚可,腰椎可见代偿性侧弯突向左侧。四肢肌张力、肌力、感觉正常,腹壁反射、双膝反射、双跟腱反射均正常,双侧巴彬征阴性,踝阵挛(一)。

辅助检查:脊柱 X 线片:脊柱呈双弯侧凸畸形,胸弯主侧凸突向右侧,Cobb 角 65°,腰部代偿性左侧弯,Cobb 角 35°。顶椎旋转 Nash-Moe 分度:Ⅲ度(图 3 - 20 - 29)。试述:

1. 该患者的诊断是什么?
2. 简述治疗方案。

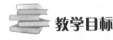
图 3 - 20 - 29 术前胸椎正位片

(李古强)

第八节 颈 肩 痛

教学目标

一、能力目标

1. 能够识别和分析颈椎病、肩关节周围炎的临床表现。
2. 能根据对颈椎病、颈椎肩关节周围炎患者病情提出健康指导的内容。

二、知识目标

1. 掌握颈椎病、肩关节周围炎、肩部软组织损伤的临床表现及并发症。
2. 理解颈椎病、肩关节周围炎、肩部软组织损伤常用检查方法及诊断方法。

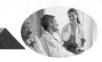

3. 了解颈椎病、肩关节周围炎、肩部软组织损伤的病因、发病机制及治疗。

三、素质目标

1. 通过对颈椎病、肩关节周围炎、肩部软组织损伤患者的健康指导,培养学生的细致认真的工作方式。

2. 通过小组学习,培养学生与他人协作的优良品质。

临床情景

患者男性,40 岁。因颈部疼痛伴有右上肢放射性疼痛、肩背部发紧发皱1周来医院就诊。作为一名康复治疗师,你应该如何帮助该患者?

一、颈肩部软组织急性损伤

1. 病因　颈肩部软组织急性损伤有两种情况:一种有明显外伤史,系头颈部突然扭转,引起肌肉、筋膜、韧带的挫伤或撕裂;另一种没有外伤史,系因睡眠时头颈部位置不当,颈部肌肉因持续牵拉引起,晨起突然发病,俗称"落枕"。

2. 临床表现　患者可有明显外伤史或醒后起床时出现颈部疼痛,可放射至枕顶部或肩部。检查头部偏斜、颈部僵硬,头颈部活动受限,头转动常连同躯干一同转动。在颈椎棘突两侧、肩胛内侧缘、冈上肌、冈下肌等处常可触及明显压痛点。颈椎 X 线侧位片,可见颈椎生理前凸减小或消失。

3. 治疗

(1) 颈托制动或颌枕带牵引:可缓解肌肉痉挛而引起的颈肩痛。

(2) 推拿及按摩:对"落枕"患者可较快速解除疼痛。

(3) 局部药物封闭:普鲁卡因＋泼尼松龙痛点封闭,可快速缓解疼痛。

(4) 理疗、针灸:可促进急性损伤的恢复。

二、颈肩部软组织慢性损伤

1. 病因　颈部软组织在固定不变的姿势下长期受到牵引,引起颈部肌肉劳损,常见于伏案工作者;急性软组织外伤未愈可转变为慢性损伤;局部风寒侵袭与发病也有一定关系。软组织慢性损伤是一种无菌性炎症反应。

2. 临床表现　患者多有长期低头动作病史,主要表现为颈部肌肉酸痛不适,反复发作,可自行缓解。颈肩部可有或没有明确压痛点,检查按压时患者反觉舒适,有时可触及痉挛的肌肉。

3. 治疗　应纠正不良姿势习惯,避免颈部长时间固定不动。理疗及按摩都能取得较好疗效,可口服或外用非类固醇消炎镇痛药及活血化瘀的中药。

三、颈椎病

颈椎病是指由于颈椎间盘退行性变及其继发性椎间关节退行性变所致的脊髓、神经和血管损害而表现的相应临床症状和体征。

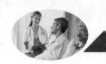

(一)病因与病理

1. 颈椎间盘退行性变 是颈椎病发生和发展的基础。由于颈椎间盘退变而使椎间隙狭窄,关节囊及韧带松弛,颈椎的稳定性下降,导致椎间盘突出、骨质增生、韧带变性,最后引起脊髓、神经和血管受到刺激或压迫(图3-20-30)

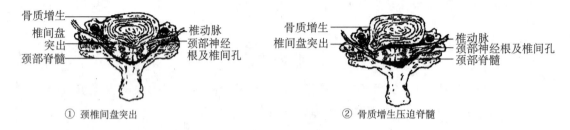

① 颈椎间盘突出　　　② 骨质增生压迫脊髓

图3-20-30　颈椎间盘突出和骨质增生压迫脊髓

2. 损伤 对已发生退变的颈椎和椎间盘,急性损伤可使其加重而发病,慢性损伤可加速其退变过程而提前出现症状。暴力所致颈椎骨折与脱位所致脊髓或神经损伤不属于颈椎病范畴。

3. 颈椎先天性椎管狭窄 在此基础上,即使退行性改变轻微,也可出现压迫症状而发病。

(二)临床表现

1. 神经根型 病变组织压迫或刺激神经根所致,是颈椎病最常见类型。初始症状是颈肩痛、颈僵硬,疼痛可放射到前臂和手指,上肢有沉重感,皮肤麻木、手指活动不灵活,牵拉患肢时可引起放电样剧痛。检查可见颈部活动受限,颈肩部有压痛,相应的神经根支配区出现感觉异常、肌力减退与腱反射改变。臂丛神经牵拉试验阳性(图3-20-31):检查者一手扶患侧颈部,一手握患腕外展,双手反向牵引,使臂丛神经受牵拉,若患者感到放射痛或疼痛加重为阳性。压头试验阳性(图3-20-32):患者头后仰并偏向患侧,检查者用手压迫头部,出现颈肩或上肢放射痛。

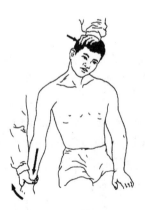　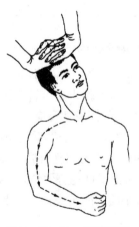

图3-20-31　臂丛神经牵拉试验　　图3-20-32　压头试验

X线平片显示颈椎生理前凸消失,椎间隙变窄,椎体前、后缘骨质增生,钩椎关节、关节突关节增生及椎间孔狭窄等退行性改变征象。CT或MRI检查可见椎间盘突出、椎管及神经根

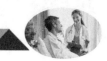

管狭窄、脊神经受压情况。

2. 脊髓型 常见的病变组织从前方压迫脊髓,多发生在下颈段。早期表现为四肢乏力、行走持物不稳,如踩棉花样感觉,随着病情加重出现大、小便功能障碍及胸腹部束带感。检查肢体有不同程度的瘫痪,腱反射亢进或出现 Hoffman 征阳性等病理反射。

X 线片改变与神经根型相似,相应椎体前缘骨质增生、椎间隙变窄。椎管造影与脑脊液动力试验可显示椎管梗阻征象。CT、MRI 检查显示脊髓受压表现。

3. 椎动脉型 病变组织刺激、压迫、牵拉椎动脉,或椎动脉痉挛是发病原因。主要表现为:①头痛、眩晕、枕部、顶枕部胀痛,有时出现耳鸣;②视觉障碍:突发性弱视、失明或复视;③猝倒:常于头部屈伸或旋转时发生,患者猝倒后站起来可继续正常活动;④其他:患者可有神经根受损或脊髓损害的症状。

4. 交感神经型 发病原因不明。临床表现复杂,常发生一系列交感神经症状;①交感神经兴奋症状:有头痛或偏头痛、视物模糊、畏光、眼后部胀痛;耳鸣、听力障碍、心前区疼痛、心律失常和血压增高;②交感神经抑制症状:头昏、眼花、流泪、鼻塞、心动过缓、血压下降及胃胀气等。

(三)诊断

中年以上患者,根据病史、体检,特别是神经系统检查及 X 线摄片,一般不难作出诊断,必要时可行 CT、MRI、脊髓造影等特殊检查。仅有 X 线改变而无临床表现者,不能诊断为颈椎病,可视为颈椎退行性变。

(四)治疗

1. 非手术治疗

(1)颌枕带牵引,适用于脊髓型以外的各型颈椎病。取坐位或卧位,头微屈。牵引重量 2~6 kg,每次 1 小时,每天 1~2 次,15 天为 1 个疗程。牵引后症状加重者,不宜再用。

(2)卧床休息:可减少颈椎负荷,使椎间关节的创伤性炎症消退,症状减轻或缓解,一般需卧床 2~4 周。

(3)颈围制动:主要用以限制颈椎过度活动,而患者行动则不受影响。

(4)推拿按摩:脊髓型不适合推拿按摩。

(5)理疗:有缓解肌肉紧张作用,可减轻症状。

(6)药物治疗:当症状剧烈、严重影响生活及睡眠时可短期、交替使用非类固醇消炎药、肌松弛剂及镇静剂;如有典型神经根痛者可硬膜外注射泼尼松龙＋利多卡因。本方法有一定危险,应在麻醉医生配合下执行。

2. 手术治疗 诊断明确的颈椎病经非手术治疗无效、反复发作者、脊髓型颈椎病症状进行性加重者可手术治疗。手术方法包括:①前路及前外侧手术;②后路手术。

如何在睡眠中康复颈椎

每个人生命中有 1/3 的时间在睡眠中度过;一个紧密适合颈椎生理曲度的枕头,可使工作、学习、生活一天后的你,在睡眠中解除颈椎肌肉、韧带的疲劳。正确的睡姿:根据人体工学,枕头的形状以中间低、两端高的元宝形最适合颈椎生理曲度。这种枕头可利用前

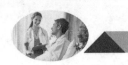
方凸出部位来维持颈椎的生理曲度,枕芯填充物方面宜用慢回弹温感聚氨酯。具有独特的黏弹性和温感性,它可根据温度和压力而下陷,但又不会反弹。这两种特性使得它成为良好的释压材料。

四、肩关节周围炎

简称肩周炎,又称凝肩。是肩周肌、肌腱、滑囊、关节囊等软组织发生的慢性损伤性炎症。因关节内、外粘连,而以活动时疼痛、功能受限为其临床特点。

1. 病因 中老年人软组织退行性变是发病的基本因素,加之长期过度活动,姿势不良等致肩部慢性损伤,或外伤后肩部固定过久,肩周组织继发萎缩、粘连,或肩部急性挫伤、牵拉伤后因治疗不当等,均可诱发本病。此外,颈椎病、心、肺、胆道疾病发生的肩部牵涉痛,因原发病长期不愈使肩部肌持续性痉挛,转变为肩周炎。

2. 临床表现

(1)本病多发生于 40 岁以上中老年人,女性多于男性,左侧多见,亦可两侧先后发病。

(2)主要症状:逐渐加重的肩部疼痛,与动作、姿势有明显关系,伴肩关节活动受限。严重者患肢不能梳头、洗面和扣腰带。夜间因翻身移动肩部而痛醒。

(3)体检:肩部肌肉不同程度萎缩,冈上肌腱、肱二头肌长、短肌腱及三角肌前、后缘均可有明显压痛。肩关节以外展、外旋、后伸受限最明显,少数人内收、内旋亦受限,但前屈受限较少。

(4)X 级检查:肩部 X 线检查一般无特殊改变,病程较长者可见肩部骨质疏松,冈上肌腱、肩峰下滑囊钙化。

3. 诊断 根据年龄、症状、体检结合 X 线检查诊断并不困难,本病需与颈椎病、肩部肿瘤鉴别。①颈椎病:可有肩部症状和继发性肩周炎,主要鉴别点是颈椎病的疼痛与颈神经根分布相一致而肩周炎疼痛来自痉挛的肌肉;②肩部肿瘤:肩部疼痛持续、进行性加重,X 线摄片检查可除外本病。

4. 治疗 肩周炎可自愈,自然病程在 1 年左右。治疗方法包括:①功能锻炼:要贯穿于治疗全过程,每天进行肩关节的主动运动,活动时以不引起剧痛为限;②理疗与推拿:适当的推拿按摩,既可减轻疼痛,也有助于增加活动范围;③止痛:痛点局部注射泼尼松龙能明显缓解疼痛;④药物治疗:疼痛严重者可短期口服非类固醇消炎镇痛药物,并辅以适量口服肌松弛剂;⑤肩外因素引起的除局部治疗外,还需对原发病进行处理。

 实践实训

患者男性,33 岁。常因加重的颈肩痛而影响工作和睡眠,有时并发头晕、耳鸣、耳痛,双手臂常有放射痛。检查:拇指痛、温觉减退,牵拉试验阳性,肱二头肌发射消失。

请问:1. 患者最可能的诊断是什么?

    2. 患者的治疗原则是什么?

(张华国)

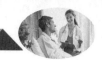

第九节 | 腰 腿 痛

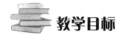

教学目标

一、能力目标

1. 能够识别和分析腰椎间盘突出症的临床表现。
2. 能根据对腰椎间盘突出症患者病情提出健康指导的内容。

二、知识目标

1. 掌握腰椎间盘突出症、腰部损伤的临床表现及并发症。
2. 理解腰椎间盘突出症、腰部损伤常用检查方法及诊断方法。
3. 了解腰椎间盘突出症、腰部损伤的病因、发病机制及治疗。

三、素质目标

1. 通过对腰椎间盘突出症、腰部损伤患者的健康指导,培养学生的细致认真的工作方式。
2. 通过小组学习,培养学生与他人协作的优良品质。

临床情景

患者女性,36 岁。腰椎间盘突出征患者,1 天前搬重物引起腰部疼痛放射至右下肢,无其他不适。作为一名康复治疗师,你应该如何帮助该患者?

一、概述

腰腿痛是一组临床常见症状,其病因和疼痛机制复杂,严重影响患者的生活和工作。

(一) 病因与分类

腰腿病的病因繁多,损伤、炎症、先天性疾患、肿瘤是四大基本病因。根据病因大致分类如下。

1. **损伤性** 最常见,包括脊柱骨折和脱位、脊柱滑脱、椎间盘突出、腰部软组织急性损伤等。

2. **退行性** 肥大性脊柱炎、骨质疏松症、椎间小关节紊乱、退行性椎管狭窄、椎间盘退变等。

3. **炎症性** 脊柱结核、化脓性脊柱炎、强直性脊柱炎、类风湿关节炎、肌筋膜性纤维组织炎、硬膜外感染、神经根炎等。

4. **先天性** 脊柱侧凸、后凸、脊柱裂等。

5. **肿瘤性** 脊柱肿瘤也是腰腿痛的发病因素之一。

(二) 疼痛性质

1. **局部疼痛** 由于病变或继发性肌痉挛所致,疼痛局限而且有固定的压痛点。

2. **牵涉痛** 又称反射痛,是脊神经分支受到刺激后,在同一神经其他分支支配部位所感

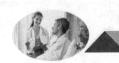

到的疼痛,其疼痛部位较模糊。

3. **放射痛** 是神经根受到损害的特征性表现,疼痛沿受损神经向末梢放射,有较典型的感觉、运动、反射损害的定位体征。

二、急性腰扭伤

腰部活动时因用力或姿势不协调,使腰部的肌肉、筋膜、韧带、关节囊、滑膜等软组织受到急性损伤,出现组织撕裂、出血或轻微损伤,称为急性腰扭伤。

(一) 临床表现

患者常有腰部外伤史,即在弯腰搬重物或做运动时突感腰部剧痛,甚至伴有局部撕裂或响声,动作被迫中止。腰痛在咳嗽、喷嚏或做腰部活动时加重。检查见腰部僵硬,主动活动受限,在棘突旁、横突旁或髂骨翼肌附着处压痛者,为骶棘肌或筋膜损伤;压痛点在中线棘突间或棘突上者,为棘间或棘上韧带损伤。

(二) 治疗

1. **制动** 疼痛较轻者,佩戴腰围制动;疼痛严重者,应卧硬板床休息1周左右。

2. **理疗、推拿** 损伤24小时后可行局部温热治疗,损伤初期不主张推拿按摩,但对于椎间关节滑膜嵌顿者,可辅以推拿治疗。

3. **药物治疗** 根据病情可口服或同时应用局部外用药物,包括非类固醇消炎镇痛药及中药,痛点局限时,行皮质类固醇痛点注射,镇痛效果明显。

4. **功能锻炼** 急性期症状缓解后,应积极做腰背部肌功能锻炼以防止演变成慢性腰痛。

三、腰部软组织慢性损伤

腰部软组织慢性损伤最常见的是腰肌劳损和棘上、棘间韧带损伤。

(一) 病因病理

1. **腰肌劳损** 长期的弯腰动作或姿势异常,腰部软组织处于不平衡状态,形成肌痉挛;其组织受到长期牵拉,肌肉产生代偿性肥大、增生,形成损伤性炎症。局部湿冷与发病有一定关系。

2. **棘上、棘间韧带损伤** 如果脊柱长时间持续前屈,使棘上、棘间韧带始终处于紧张状态,则韧带产生小的撕裂、出血、渗出,这些炎性物质刺激韧带的神经分支而引起腰痛,继之可发生韧带退变和钙化。

(二) 临床表现

1. **腰肌劳损** 有长期坐位、弯腰工作或脊柱畸形的病史,无明显诱因的慢性腰痛为本病的主要症状。腰痛为酸胀痛,站立、坐位、卧床等一个姿势过久均感不适,稍事活动后可减轻,气候变化时症状加重或复发。患者腰椎活动不受限,腰部无压痛点,按压及叩击疼痛部位反而感觉舒适,X线检查多无异常。

2. **棘上、棘间韧带损伤** 一般无明显外伤史,多有长时间弯腰动作病史。主要症状为腰痛,弯腰或腰部过伸时疼痛加重。检查时在棘突上或棘突间可触及明显压痛点,一些患者的压痛在脊柱前屈时减轻,过伸时反而加重。X线检查多无异常。

(三) 治疗

本病压痛点局限,因而皮质类固醇痛点部位注射可明显缓解疼痛。理疗按摩能促进局部

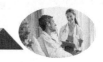

炎症反应的吸收,对大部分患者有一定疗效。预防复发是治疗的重要措施,应避免长时间弯腰、定时改变姿势等。脊柱外伤后应合理固定及康复训练,促进损伤组织的尽快恢复。

四、腰椎间盘突出症

腰椎间盘突出症是指因椎间盘变性,纤维环破裂和髓核突出,刺激和压迫脊神经所表现的一种综合征,为腰腿痛常见原因之一。腰椎间盘突出症以腰 4～5、腰 5～骶 1 椎间隙发病率最高,占 90%～96%。

(一) 病因和病理

1. 椎间盘退行性变 随着年龄增长,纤维环和髓核水分减少,使髓核张力降低,椎间盘变薄。MRI 检查已证实 15 岁青少年可发生椎间盘退行性变,正常椎间盘可承受 6 865 kPa 的压力,而退变的椎间盘仅需 294 kPa 的压力即发生破裂。

2. 损伤 积累伤力是椎间盘变性的主要原因,也是椎间盘突出的诱因。患者反复弯腰、突然扭转腰部最易引起椎间盘损伤。

3. 遗传 有色人种发病率较低,年龄<20 岁的青少年患者中约 32% 有阳性家族史。

4. 妊娠 妊娠期盆腔下腰部充血,各种组织松弛,腰骶部承受压力较平时增大,增加了腰椎间盘突出的机会。

(二) 病理分型

1. 膨隆型 纤维环部分破裂,但表层完整,髓核因压力而向椎管膨胀,表面光滑,保守治疗可治愈。

2. 突出型 纤维环完全破裂,髓核突向椎管,仅有后纵韧带或一层纤维膜覆盖,表面高低不平,常须手术治疗。

3. 脱垂游离型 破裂突出的椎间盘组织,或碎块脱入椎管内或完全游离。如压迫马尾神经必须手术治疗。

4. Schmorl 结节及经骨突出型 前者是指髓核经上、下软骨板的发育性或后天性裂隙突入椎体松质骨内;后者是髓核沿椎体软骨终板和椎体之间的血管通道向前纵韧带方向突出,形成椎体前缘的游离骨块。这两型临床上仅出现腰痛,而无神经根症状,无须手术治疗。

(三) 临床表现与诊断

腰椎间盘突出症常见于 20～50 岁患者,男女之比 4～6∶1,老年发病率低,患者多数有腰部劳损病史。

1. 症状

(1) 腰痛:是大多数患者最先出现的症状,发生率>90%。突出的髓核刺激纤维环外层及后纵韧带中的窦椎神经而产生下腰部牵涉痛。

(2) 坐骨神经痛:常与腰痛并存,典型的坐骨神经痛是从下腰部向臀部、大腿后方、小腿外侧至足部的放射痛。当咳嗽、用力排便等腹内压增高时可使疼痛加剧。病情较重者,疼痛区麻木感。

(3) 马尾神经受压:向正后方突出的髓核或脱垂、游离椎间盘组织可压迫马尾神经,出现大、小便功能障碍,鞍区感觉异常。

2. 体征

(1) 腰椎侧凸:是为缓解神经根受压、减轻疼痛的姿势性代偿畸形。

（2）腰部活动受限：主要是前屈活动受限明显，由于前屈活动促使髓核进一步向后突出加重神经根牵张。

（3）压痛：89%患者在病复椎间隙棘突旁有压痛，沿坐骨神经放射痛。1/3患者有骶棘肌痉挛，使腰部固定于强迫位。

（4）直腿抬高试验及加强试验阳性（图3-20-33）：患者取仰卧位，伸膝位抬高患肢，于70°以内出现坐骨神经痛，称为直腿抬高试验阳性。在直腿抬高试验阳性时，缓慢降低患肢角度至疼痛消失，这时再背伸踝关节，又出现放射痛者为加强试验阳性。

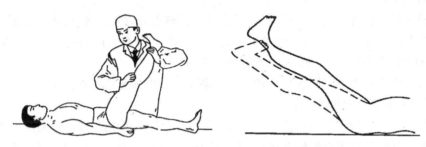

图3-20-33　直腿抬高试验及加强试验

（5）感觉、肌力、反射异常：腰4神经根受损，小腿前内侧感觉减退，出现股四头肌萎缩，伸膝无力，常有膝腱反射异常；腰5神经根受损，感觉异常在小腿前处侧、足背内侧，蹈趾背伸肌力减弱；骶1神经根受损，感觉异常在小腿后外侧、足外侧，趾及足跖屈力减弱，跟腱反射减弱或消失；马尾神经受压则表现肛门括约肌麻痹，反射减弱或消失。

3. 辅助检查

（1）腰椎X线检查：X线正侧位片不能直接反映是否存在椎间盘突出，可见腰椎生理前凸减小或消失、腰椎出现侧凸、椎间隙狭窄、椎体边缘骨质增生等。

（2）CT、MRI检查：清楚显示椎间盘突出的位置和脊髓、神经根受压程度，同时显示椎板及黄韧带肥厚、小关节增生、椎管侧隐窝狭窄等情况，有较大的诊断价值。

根据患者病史，症状体征及腰椎X线检查可作出初步诊断，结合CT、MRI检查能准确地诊断病变间隙，突出物大小和神经受压情况，如仅有CT、MRI特征而无临床表现则不应诊断本病。

四、治疗

1. 非手术治疗

（1）严格卧硬板床休息：临床症状发作初期，应立即卧床休息，目的是使突出的椎间盘和受到刺激的神经根局部水肿、炎症消退，可减轻椎间盘的压力。急性期卧床至少3周。疼痛基本缓解后，可佩戴腰围下床活动，尽量避免弯腰负重。

（2）骨盆牵引：采用骨盆牵引带反向水平牵引2周，牵引可使椎间隙增宽，减少椎间盘内压，从而缓解对神经根的刺激和压迫。牵引重量要按患者的个体差异，为7～15 kg，每天1～2次，每次1～2小时。

（3）理疗、按摩：可缓解肌肉痉挛，减轻椎间盘压力，但应避免暴力。

（4）硬脊膜外注射皮质类固醇：使用泼尼松龙＋2%利多卡因行硬膜外注射，可减轻椎间

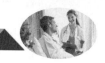

盘破裂口和神经根所发生的炎症反应,达到镇痛作用。

(5)髓核化学溶解法:将胶原酶注入突出的髓核附近,使椎间盘内压力降低或突出的髓核缩小,达到缓解症状的目的。

知识拓展:加强锻炼预防腰椎间盘突出症

加强腰背肌肉锻炼。强健的腰背肌肉对腰椎有维持和保护作用,所以,平时加强腰背肌肉锻炼是预防腰椎间盘突出的重要措施。尤其强调非负重状态下的腰背肌功能锻炼,如"燕子飞"、"五点式"等。一些体育运动,如游泳、健美操等可以锻炼腰背肌肉,做俯卧位时头、腿脚和手臂都尽量往上抬高,一起一落为一节拍,每次锻炼4个8拍,每天1～2次。如果有条件,经常游泳是锻炼腰椎、防止腰椎间盘突出症的最好锻炼方式,游泳适合任何年龄段的人群,而且是非负重活动,运动量大,不易疲劳,不容易引起意外损伤,还可以缓解精神压力。

---

2. 经皮髓核切吸术 在 X 线监视下将特殊器械插入椎间隙,摘除一定量的髓核降低了椎间盘内压力,进而缓解症状。

3. 手术治疗 手术指征:①有马尾神经受损者;②有严重的神经根压迫症状者;③经严格非手术治疗无效者。手术方法很多,多数采用经后路行椎板减压和髓核摘除术。近年来经皮椎间盘切除术是治疗腰椎间盘突出症的一项新技术,因创口小、出血少,现已逐步推广应用于临床。

 实践实训

患者男性,30 岁。1 周前搬重物突然腰痛,伴右下肢放射性疼痛。查体:腰部活动受限,右直腿抬高实验 40°阳性,右跟腱反射减弱,右足背外侧浅感觉减弱,下肢肌力无明显改变。

需要解决的问题:

1. 最可能的诊断是什么?

2. 为确诊要做什么检查?

3. 明确诊断后首选治疗方案是什么?

4. 按首选方案治疗中出现排尿困难该如何处置?

(张华国)

第四篇
儿科疾病

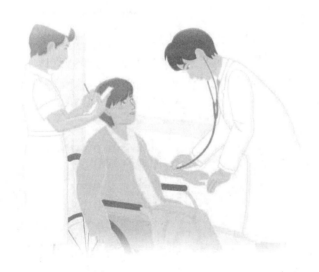

第二十一章

总 论

临·床·疾·病·概·要

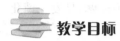 **教学目标**

一、能力目标

1. 能识别和分析小儿年龄分期及各年龄期特点、儿科疾病诊断及治疗特点。

2. 能根据不同年龄时期小儿的具体情况提出健康教育内容。

二、知识目标

1. 掌握小儿不同年龄时期各自的特点、儿科疾病诊断及治疗特点。

2. 理解小儿生长发育的规律、小儿病史采集及体格检查的重要性。

3. 了解小儿年龄分期的意义、小儿药物治疗特点、药物剂量计算方法及儿童常用的生长发育指标。

三、素质目标

1. 通过对不同年龄时期小儿的健康教育,培养学生的医患沟通意识和以患儿为中心的医疗服务精神。

2. 通过小组学习,培养学生与他人协作的优良品质。

第一节 儿科年龄分期与各期特点

小儿的生长发育呈渐进性,不同年龄阶段,小儿的解剖、生理和心理等功能存在一定特点,根据不同年龄期特点,相应年龄段的防护重点也有所不同。在实际工作中,按照发育规律将小儿年龄分为7期。

一、胎儿期

从受精卵形成到胎儿出生为止,共40周。母亲妊娠期间如受外界不利因素影响,包括感染、创伤、滥用药物、接触放射性物质、毒品等,以及营养缺乏、严重疾病和心理创伤等,都可能影响胎儿的正常生长发育,导致流产、畸形或宫内发育不良等。

> **知识拓展:成人疾病胎儿起源学说**
>
> 胎儿在宫内发育中受到遗传、宫内环境的影响,不仅会影响胎儿期的生长发育,而且还能引起持续的结构功能改变,导致将来一系列成年疾病的发生。孕期营养缺乏将对后代心血管疾病、高血压病、糖代谢异常、肥胖和血脂异常等一系列疾病的发生产生重要的影响。

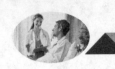

二、新生儿期

自出生后脐带结扎开始至足 28 天为新生儿期。因所处内外环境的差别,且适应能力尚不完善,这一时期小儿发病率、死亡率高。另外,分娩过程中损伤、感染延续存在,先天性畸形也常在本期表现。

三、婴儿期

出生至 1 周岁前为婴儿期。此期处于生长发育的高峰,各脏器发育仍不成熟,易发生消化道功能紊乱。且 5 个月后来自母体的抗体减少,易发生感染和传染性疾病。

四、幼儿期

自 1~3 周岁前为幼儿期。该阶段智能发育较迅速,语言、运动及表达能力发展快,因与外界接触增多,但对危险性的识别和自我保护能力差,极易发生意外伤害,应加强保护。

五、学龄前期

学龄前期是指 3 周岁至 6~7 岁。此时体格生长发育速度已经减慢,而智能发育更加迅速,社会集体活动增多,为培养自理能力和初步社交能力的重要阶段。

六、学龄期

是指从小学(6~7 岁)开始至青春期前。此期儿童的体格生长速度相对缓慢,除生殖系统外,各系统器官外形均已接近成年人。该时期智能发育较快,开始在学校及社会生活中学习适应各种复杂关系。

七、青春期

青春期年龄范围一般为 10~20 岁,女孩的青春期开始年龄和结束年龄都比男孩早 2 年,女童通常为 11~12 岁至 17~19 岁,而男童为 13~15 至 19~21 岁,青春期的进入和结束年龄存在较大个体差异,可相差 2~4 岁。该阶段特征是体格生长发育再次加速,出现第 2 次高峰,生殖系统发育至成熟阶段。

第二节 儿科疾病诊断及其治疗特点

一、儿科病史采集和体格检查

儿科的病史采集、记录和体格检查在内容、程序、方法以及分析判断等方面具有自身特点,准确的病史资料采集和体格检查是正确诊断疾病的基础,病历记录是最重要的医疗证据。

(一)病史采集和记录

1. **一般内容**　正确记录患儿的姓名、性别、年龄、种族、父母或抚养人的姓名、职业、年龄、文化程度、家庭住址及病史叙述者与病儿的关系。

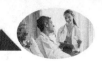

2. **主诉** 概括主要症状或体征及其时间。

3. **现病史** 包括主要症状、病情发展和诊治经过。应特别注意以下几点：①发病诱因，症状的特征、性质、持续时间、有无加重或减轻的因素，有无伴随症状等；②有鉴别意义的阴性症状；③已经做过的检查和结果；④已经进行治疗的患儿要询问用药情况，如药物名称、剂量、给药方法、时间、治疗的效果及有无不良反应等；⑤病后一般情况，如精神状态、吃奶或食欲情况、大小便、睡眠等。

4. **个人史** 包括出生史、喂养史、生长发育史，根据不同的年龄和不同的疾病在询问时各有侧重详略。

(1) 出生史：母孕期的情况；胎产次、出生体重；分娩时是否足月、早产或过期产；生产方式，新生儿出生时有无窒息或产伤，Apgar 评分情况等。

(2) 喂养史：母乳喂养还是人工喂养，断奶时间，添加辅食的时间、品种及数量。年长儿还应注意了解有无挑食、偏食及吃零食的习惯。

(3) 生长发育史：常用的生长发育指标有：体重、身高及增长情况、前囟关闭及乳牙萌出的时间等；发育过程中何时能抬头、会笑、独坐、站立和走路；何时会有意识地叫爸爸、妈妈。学龄儿童还应询问在校学习成绩和行为表现等。

5. **既往史** 包括以往疾病史和预防接种史。

(1) 既往患病史：既往患过的疾病、患病时间和治疗效果。传染病史、药物或食物过敏史。

(2) 预防接种史：何时接受过何种预防接种，具体次数，有无反应。

6. **家族史** 家族中有无遗传性，过敏性或急、慢性传染病患者。父母是否近亲结婚，母亲分娩情况，同胞的健康情况。

7. **传染病接触史** 应详细了解可疑的接触史，包括患儿与疑诊或确诊传染病患者的关系，该患者的治疗经过和转归，患儿与该患者的接触方式和时间等。

(二) 体格检查

1. **一般状况** 小儿的营养发育情况、神志、表情、反应、皮肤颜色、体位、行走姿势和语言能力等。

2. **一般测量** 包括体温、呼吸、脉搏、血压，以及身长、体重、头围、胸围等。

(1) 体温：可根据小儿的年龄和病情选用测温的方法：①腋下测温法：36～37℃为正常；②口腔测温法 37℃为正常；③肛门内测温法：36.5～37.5℃为正常。

(2) 呼吸、脉搏：应在小儿安静时进行。各年龄组小儿呼吸脉搏正常值见表 4 - 21 - 1。

表 4 - 21 - 1 各年龄组小儿呼吸、脉搏正常值(次/分)

年龄	呼吸	脉搏	呼吸:脉搏
新生儿	40～45	120～140	1:3～1:4
<1岁	30～40	110～130	1:3～1:4
1～3岁	25～30	100～120	1:3～1:4
4～7岁	20～25	80～100	1:4
8～14岁	18～20	70～90	1:4

(3) 血压：测量血压应根据年龄选择不同宽度的袖带，袖带的宽度应为上臂长度的 1/2～

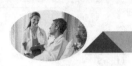

2/3。不同年龄小儿血压的正常值可用公式推算:收缩压(mmHg)＝(年龄×2)＋80;舒张压为收缩压的 2/3。

3. 皮肤和皮下组织 应在自然光线下、保暖的前提下仔细观察身体各部位皮肤的颜色、毛发,触摸皮肤的弹性、皮下组织及脂肪的厚度,有无水肿及水肿的性质。

4. 淋巴结 包括淋巴结的大小、数目、活动度、质地、有无粘连和(或)压痛等。

5. 头部

(1) 头颅:观察大小、形状,必要时测量头围;前囟大小及紧张度、有无凹陷或隆起。

(2) 面部:有无特殊面容、眼距宽窄、鼻梁高低,注意双耳位置和形状等。

(3) 眼、耳、鼻:有无眼睑水肿、下垂、眼球突出、斜视、结膜充血、眼分泌物、角膜混浊、瞳孔大小、形状、对光反射。检查双外耳道有无分泌物、局部红肿及外耳牵拉痛;若怀疑有中耳炎时应用耳镜检查鼓膜情况。观察鼻形,注意有无鼻翼扇动、鼻腔分泌物及通气情况。

(4) 口腔:口唇色泽有无苍白、发绀、干燥、口角糜烂、疱疹。口腔内颊黏膜、牙龈、硬腭有无充血、溃疡、黏膜斑、鹅口疮,腮腺开口处有无红肿及分泌物,牙齿数目及龋齿数,舌质、舌苔颜色,双扁桃体是否肿大,有无充血、分泌物、脓点、伪膜及咽部有无溃疡、充血、滤泡增生、咽后壁脓肿等情况。

6. 颈部 颈部是否抵抗,有无斜颈、短颈或颈蹼等畸形,颈椎活动情况;甲状腺有无肿大,气管位置;颈静脉充盈、颈动脉搏动情况及颈肌张力等。

7. 胸部

(1) 胸廓:注意有无鸡胸、漏斗胸、肋骨串珠、肋膈沟、肋缘外翻等佝偻病的体征;胸廓两侧是否对称,心前区有无隆起,有无桶状胸,肋间隙饱满、凹陷、增宽或变窄等。

(2) 肺:视诊应注意呼吸频率和节律有无异常,有无呼吸困难和呼吸深浅改变;吸气性呼吸困难时可出现"三凹征",即胸骨上窝、肋间隙和剑突下在吸气时向内凹陷。

(3) 心:视诊时观察心前区是否隆起,心尖搏动情况。触诊主要检查心尖搏动的位置及有无震颤。叩诊 3 岁以内婴幼儿一般只叩心脏左右界。

8. 腹部 视诊在新生儿或消瘦小儿常可见到肠型或肠蠕动波。触诊检查有无压痛主要观察小儿表情反应,不能完全依靠小儿回答。正常婴幼儿肝脏可在肋缘下 1～2 cm 处扪及,柔软无触痛;6～7 岁后不应在肋下触及。

9. 脊柱和四肢 注意有无畸形、躯干与四肢比例和佝偻病体征,如"O"形或"X"形腿、手镯、脚镯样变、脊柱侧弯等;观察手、足指(趾)有无杵状指、多指(趾)畸形等。

10. 会阴、肛门和外生殖器 观察有无畸形、肛裂;女孩有无阴道分泌物、畸形;男孩有无隐睾、包皮过长、过紧、鞘膜积液和腹股沟疝等。

11. 神经系统 根据病种、病情、年龄等选择必要的检查。

(1) 一般检查:观察小儿的神志、精神状态、面部表情、反应灵敏度、动作语言能力、有无异常行为等。

(2) 神经反射:新生儿期特有的反射如吸吮反射、拥抱反射、握持反射是否存在。新生儿和小婴儿期提睾反射、腹壁反射较弱或不能引出,但跟腱反射亢进,并可出现踝阵挛;2 岁以下的小儿巴宾斯基征(Babinski)可呈阳性,若一侧阳性,另一侧阴性则有临床意义。

(3) 脑膜刺激征:颈部有无抵抗、Kernig 征和 Brudzinski 征是否阳性。正常婴儿生后头几个月 Kernig 征和 Brudzinski 征也可阳性。

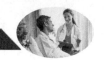

知识拓展:儿童疾病综合管理(IMCI)

　　儿童疾病综合管理是 WHO 和联合国儿童基金会开发的针对发展中国家 5 岁以下儿童常见病诊治的适宜技术。儿童疾病综合管理的目标是在 5 岁以下儿童中降低死亡、疾病和残疾,并促进他们更好地成长和发育。IMCI 包括家庭和社区,以及卫生机构实施的预防性和医疗措施内容。

二、儿科疾病治疗原则

　　不同年龄阶段的小儿在生理、病理和心理特点上各异,在发病原因、疾病过程和转归等方面与成年人更有不同之处。由于小儿起病急,变化快,容易并发一个甚至多个器官或系统病变,故治疗措施既要适时、全面,又要仔细、突出重点;要求儿科临床工作者必须熟练掌握护理、饮食、用药和心理等各方面的治疗技术。

(一) 护理原则

　　在疾病治疗过程中,儿科护理是极为重要的一个环节,许多治疗操作均通过护理工作来实施。儿科医生应关心和熟悉护理工作,医护密切协作,以提高治疗效果。

　　1. 细致的临床观察　临床所观察到的患儿不典型的或细微的表现,都应考虑其可能存在的病理基础。

　　2. 合理的病室安排　病室要整齐、清洁、安静、舒适,空气新鲜、流通,温度适宜。

　　3. 规律的病房生活　保证充足的睡眠和休息,观察病情应尽量不影响患儿的睡眠。

　　4. 预防医源性疾病　①防止交叉感染;②防止医源性感染;③防止意外伤害的发生。

(二) 饮食治疗原则

　　根据病情选择适当的饮食有助于治疗和康复;不当的饮食可使病情加重,甚至危及生命。母乳喂养儿应继续喂以母乳。

　　1. 乳品　①稀释乳:供新生儿、早产儿食用;②脱脂奶:只供腹泻时或消化功能差者短期食用;③酸奶:供腹泻及消化力弱的患儿食用;④豆奶:适用于乳糖不耐受和对牛乳过敏的小儿;⑤无乳糖奶粉:适用于长期腹泻、有乳糖不耐受的婴儿;⑥低苯丙氨酸奶粉:用于确诊为苯丙酮尿症的婴儿。

　　2. 一般膳食　①普通饮食;②软食:适用于消化功能尚未完全恢复或咀嚼能力弱的病儿;③半流质饮食:适用于消化功能尚弱病儿;④流质饮食:适用于消化系统疾病、胃肠道手术后病儿,亦用于鼻饲。

　　3. 特殊膳食　①少渣饮食:适用于胃肠感染病儿;②无盐及少盐饮食:供心力衰竭和肝、肾疾病导致的水肿患儿食用;③贫血饮食:如动物血、动物肝、各种肉类等;④高蛋白膳食:适用于营养不良、消耗性疾病患儿;⑤低脂肪饮食:适用于肝病患儿;⑥低蛋白饮食:用于尿毒症、肝性脑病和急性肾炎的少尿期患儿;⑦低热能饮食:用于单纯性肥胖症的小儿;⑧代谢病专用饮食。

三、药物治疗原则

　　小儿因器官功能发育尚不够成熟、健全,对药物的毒性作用、不良反应较成年人更为敏感,

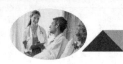

需充分了解小儿药物治疗的特点,掌握药物性能、作用机制、毒副作用、适应证和禁忌证,以及精确的剂量和适当的用药方法。

1. 儿科药物治疗的特点

(1) 药物在组织内的分布因年龄而异。

(2) 小儿对药物的反应因年龄而异。

(3) 肝脏解毒功能不足。

(4) 肾脏排泄功能不足。

(5) 先天遗传因素,应注意家族中有遗传性疾病的患儿对某些药物的先天性异常反应,对家族中有药物过敏史者要慎用某些药物。

2. 药物选择　选择用药的主要依据是小儿年龄、病种和病情,同时要考虑小儿对药物的特殊反应和药物的远期影响。

(1) 抗生素:既要掌握抗生素的药理作用和用药指征,也应重视其毒副作用。

(2) 肾上腺皮质激素:短疗程常用于治疗过敏性疾病、重症感染性疾病等;长疗程则用于治疗肾病综合征、某些血液病、自身免疫性疾病等;哮喘患儿常用吸入疗法;某些皮肤病提倡局部用药。水痘患儿禁用肾上腺皮质激素。

(3) 退热药:一般使用对乙酰氨基酚和布洛芬,剂量不宜过大,可反复使用。

(4) 镇静止惊药:在患儿高热、烦躁不安、剧咳不止等情况下可考虑给予镇静药。发生惊厥时可用苯巴比妥、水合氯醛、地西泮等镇静止惊药。

(5) 镇咳止喘药:婴幼儿一般不用镇咳药,多用祛痰药口服或雾化吸入。

(6) 止泻药与泻药:对腹泻患儿慎用止泻药,可适当使用保护肠黏膜的药物及微生态调节剂。小儿便秘一般不用泻药。

(7) 新生儿、早产儿用药:一般不用磺胺类药、维生素 K_3、氯霉素。

3. 给药方法

(1) 口服法:最常用,病情需要时可采用鼻饲给药。

(2) 注射法:肌内注射非病情必需不宜采用,静脉推注多在抢救时应用;静脉滴注应注意控制滴速。

(3) 外用药:以软膏为多,也可用水剂、混悬剂、粉剂等。要注意小儿用手抓摸药物,误入眼、口引起意外。

(4) 其他方法:雾化吸入常用,灌肠法小儿采用不多。

4. 药物剂量计算　儿科用药剂量较成年人更须准确。可按以下方法计算:

(1) 按体重计算:1～12 岁小儿体重计算公式:体重(kg)＝年龄(岁)×2＋8;年长儿按体重计算如已超过成年人量则以成年人量为上限。

(2) 按体表面积计算:小儿体表面积计算公式为:如体重 $\leqslant$ 30 kg,小儿的体表面积(m²)＝体重(kg)×0.035＋0.1;如体重 $\geqslant$ 30 kg,小儿的体表面积(m²)＝(体重 kg－30)×0.02＋1.05。

(3) 按年龄计算:剂量幅度大、不需十分精确的药物。

(4) 从成年人剂量折算:小儿剂量＝成人剂量×小儿体重(kg)/50。

(吕学云)

第二十二章

新生儿疾病

临 · 床 · 疾 · 病 · 概 · 要

 教学目标

一、能力目标

1. 能识别和分析新生儿窒息、新生儿缺氧和缺血性脑病、新生儿颅内出血的临床表现。

2. 能根据患儿的具体情况提出健康教育内容。

二、知识目标

1. 掌握新生儿窒息、新生儿缺氧和缺血性脑病、新生儿颅内出血的临床表现、并发症及常见病因。

2. 理解新生儿窒息、新生儿缺氧和缺血性脑病、新生儿颅内出血的相关检查及诊断依据。

3. 了解新生儿窒息、新生儿缺氧和缺血性脑病、新生儿颅内出血的发病机制及治疗。

三、素质目标

1. 通过对新生儿窒息、新生儿缺氧和缺血性脑病、新生儿颅内出血患儿的健康指导,培养学生的医患沟通意识和以患儿为中心的医疗服务精神。

2. 通过小组学习,培养学生与他人协作的优良品质。

临床情景

早产儿,出生2天,有窒息史。目前患儿哭闹不安伴高声尖叫、呕吐,全身阵发性痉挛。体格检查:患儿双目凝视,瞳孔不等大、对光反射消失,前囟饱满,骨缝开裂,肌张力先增后降。脑脊液检查示血性,皱缩细胞,蛋白含量增高。

1. 该患儿最可能的诊断是什么?

2. 该病的病因是什么?

3. 怎样避免该病的发生?

4. 患儿出院时,应告诉家长注意哪些问题?

第一节　概　述

新生儿是指从出生脐带结扎至满 28 天的婴儿。新生儿期是胎儿的延续,与产科关系密

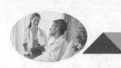

切,因此是围生医学的一部分。围生期包括产前、产时和产后的一个特定时期,我国规定的围生期是指从妊娠满28周至出生后7天这一段时期。新生儿期和围生期是小儿病死率最高的年龄阶段。因此,加强新生儿期和围生期的护理和保健是儿科医务工作者的重要任务。新生儿的分类方法有以下几种。

1. 根据胎龄分类

(1) 足月儿:是指胎龄满37周至未满42周的新生儿。

(2) 早产儿:是指胎龄满28周至未满37周的新生儿。然而第37周的早产儿因成熟度已接近足月儿,故又称过渡足月儿。

(3) 过期产儿:是指胎龄满42周以上的新生儿。

2. 根据出生体重分类

(1) 正常体重儿:是指出生体重在2 500~4 000 g的新生儿。

(2) 低出生体重儿:是指出生1小时内体重<2 500 g的新生儿,常见于早产儿和小于胎龄儿。其中出生体重<1 500 g者称极为低出生体重儿;出生体重<1 000 g者称为极低出生体重儿。

(3) 巨大儿:是指出生体重>4 000 g者。

3. 根据体重和胎龄关系分类(图4-22-1)

(1) 小于胎龄儿:是指出生体重在同胎龄儿平均体重第10百分位数以下者。

(2) 适于胎龄儿:是指出生体重在同胎龄儿平均体重第10~90百分位数之间者。

(3) 大于胎龄儿:是指出生体重在同胎龄儿平均体重第90百分位数以上者。

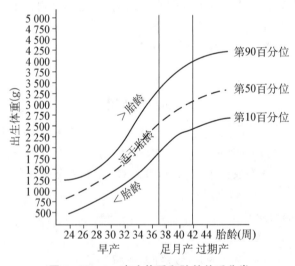

图4-22-1　出生体重和胎龄关系分类

4. 高危儿　是指已发生或有可能发生危重疾病而需要特殊监护的新生儿。符合下列高危因素之一的新生儿称为高危新生儿。

(1) 早产儿(胎龄<37周)或低出生体重儿(出生体重<2 500 g)。

(2) 宫内、产时或产后窒息儿,缺氧、缺血性脑病及颅内出血者。

(3) 高胆红素血症。

(4) 新生儿肺炎、败血症等严重感染。

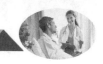

（5）新生儿患有各种影响生活能力的出生缺陷（如唇裂、腭裂、先天性心脏病等），以及遗传代谢性疾病。

（6）母亲有异常妊娠及分娩史、高龄分娩（年龄≥35岁）、患有残疾（视、听、智力、肢体、精神）并影响养育能力者等。

5. 根据出生后周数分类　分为早期新生儿和晚期新生儿。

（1）早期新生儿：生后1周内的新生儿，发病率和死亡率在整个新生儿期最高，需加强护理。

（2）晚期新生儿：生后2～4周的新生儿。

第二节　新生儿窒息

新生儿窒息是指婴儿出生后无正常的自主呼吸而导致低氧血症、高碳酸血症、代谢性酸中毒和全身多脏器损伤。是造成新生儿死亡和儿童伤残的重要原因之一。

一、病因

凡是影响胎儿或新生儿气体交换的因素都可引起窒息，窒息的本质是缺氧。可发生于妊娠期，但大多数始于产程开始，与分娩过程密切相关。

1. 孕母因素　①孕母有糖尿病、贫血、心和肾疾病等慢性或严重疾病；②妊娠期高血压疾病、前置胎盘等产科疾病；③孕母吸毒、吸烟，年龄<16岁或>35岁，多胎妊娠等。

2. 分娩因素　①脐带受压、打结、绕颈；②滞产、手术产、高位产钳助产、臀位抽出术等造成胎儿颅内出血、脑部长时间缺氧等，致呼吸中枢受到影响；③产程中使用麻醉剂、镇痛剂、催产药等药物不当，抑制婴儿的呼吸中枢。

3. 胎儿因素　①早产儿、小于胎龄儿、巨大儿等；②有呼吸道畸形、先天性心脏病等；③羊水或胎粪吸入导致呼吸道阻塞；④宫内感染所致神经系统受损等。

二、发病机制

1. 窒息时胎儿向新生儿呼吸、循环的转变受阻　窒息时新生儿呼吸停止或抑制，致使肺泡不能扩张，肺液不能清除；缺氧、酸中毒使肺表面活性物质减少，肺血管阻力增加，胎儿循环重新开放、持续性肺动脉高压，进一步加重组织缺血、缺氧、酸中毒，最终导致不可逆性器官损伤。

2. 窒息时各器官缺血、缺氧的改变　窒息开始时，缺氧、酸中毒引起机体血液重新分布，肺、肠、肾、肌肉、皮肤等非生命器官血管收缩，血流减少，以保证心、脑、肾上腺等重要器官的血流量。如低氧血症持续存在，无氧代谢进一步加重代谢性酸中毒，体内储存的糖原耗尽，最终导致脑、心脏和肾上腺的血流量减少，心功能受损、心率、血压下降，生命器官供血进一步减少，发生脑损伤。非生命器官血流量进一步减少，而导致各脏器受损。

3. 呼吸改变

（1）原发性呼吸暂停：胎儿或新生儿在缺氧初期，呼吸代偿性加深、加快，若缺氧状态持续，随即转为呼吸停止、心率减慢，称为原发性呼吸暂停。此时的患儿肌张力尚存，血压略微升高、伴有发绀。此阶段若能解除病因，及时清理呼吸道并实施物理刺激，往往可恢复自

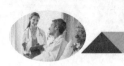

主呼吸。

(2)继发性呼吸暂停:若缺氧状态持续,患儿则在数次喘息样呼吸后呼吸停止,称为继发性呼吸暂停。此时,患儿肌张力消失、苍白,心率、血压持续下降,若未能实施人工正压通气辅助呼吸,将很快死亡。

临床上有时很难区分原发性呼吸暂停和继发性呼吸暂停,为了不延误抢救,应按继发性呼吸暂停处理。

4. 血液生化和代谢改变

(1)PaO_2 降低、$PaCO_2$ 升高、pH 降低及混合性酸中毒:为气道阻塞、缺氧后,机体处于无氧代谢状态的结果。

(2)糖代谢紊乱:窒息早期,儿茶酚胺及胰高血糖素释放增加,血糖正常或增高,随后则因糖原衰竭而出现低血糖。

(3)高胆红素血症:酸中毒影响胆红素与白蛋白结合,降低肝酶活力,使血清未结合胆红素升高。

(4)低钠血症和低钙血症:由于心钠素和抗利尿激素分泌异常,发生稀释性低钠血症;由于钙通道开放,钙泵失灵,钙内流而引起低钙血症。

三、临床表现

1. 胎儿宫内窒息　胎儿缺氧的早期表现为胎动增加,胎心率加快每分钟≥160 次;晚期为胎动减少至每分钟 100 次以下或消失,胎心减慢或停搏,羊水被胎粪污染呈黄绿或墨绿色。

2. 新生儿窒息　临床上根据生后 1 分钟的 Apgar(表 4-22-1)评分,将窒息分为轻、重两度,0~3 分为重度,4~7 分为轻度。若生后 5 分钟的 Apgar 评分仍<6 分者,神经系统受损较严重,预后较差。

表 4-22-1　新生儿 Apgar 评分标准

体征	评分标准		
	0 分	1 分	2 分
皮肤颜色	发绀或苍白	躯干红、四肢发绀	全身红
心率(次/分)	无	<100	>100
弹足底或插鼻管的反应	无	有皱眉等动作	哭、打喷嚏
肌张力	松弛	四肢略屈曲	四肢活动
呼吸	无	慢、不规则	正常、哭声响

3. 多脏器受损症状

(1)神经系统:缺氧、缺血性脑病和颅内出血。临床可见意识障碍、肌张力改变及原始反射消失、惊厥、脑水肿、颅内压增高等一系列表现。

(2)呼吸系统:可出现羊水吸入性肺炎或胎粪吸入综合征、肺透明膜病、呼吸暂停等。

(3)循环系统:轻度窒息可发生心脏传导系统和心肌受损;严重者出现心源性休克和心力衰竭。

(4)泌尿系统:可发生急性肾衰竭,表现为少尿、血尿、蛋白尿、血中尿素氮、肌酐增高。

(5)消化系统:发生应激性溃疡、坏死性小肠结肠炎、黄疸加重等。

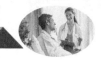

（6）机体代谢方面：糖原消耗增加、无氧酵解加速，引起酸中毒、低血糖、低血钙症、低钠血症等一系列电解质及酸碱平衡紊乱表现。

（7）血液系统弥散性血管内凝血（DIC）、血小板减少。

四、辅助检查

对宫内缺氧的胎儿，可通过羊膜镜了解羊水被胎粪污染的程度。胎头露出时可从头皮取血做血气分析，出生后检查动脉血气、血糖、电解质、血尿素氮和肌酐等生化指标。

五、诊断要点

（1）脐动脉血显示严重代谢性或混合性酸中毒，pH<7。

（2）Apgar 评分 0～3 分，并且持续时间>5 分钟。

（3）新生儿早期有神经系统表现，如惊厥、昏迷，或肌张力低下等。

（4）出生早期有多器官功能不全的证据。

六、处理

产前预防及治疗孕母疾病；新生儿生后及时、快速进行 Apgar 评分。有窒息者采用国际公认的 ABCDE 复苏方案及时复苏；复苏后评估和监测呼吸、心率、血压、肤色、血氧饱和度及神经系统症状。

1. 新生儿窒息复苏步骤　按 A、B、C、D、E 程序进行复苏。其中 A 是根本，B 是关键。可将患儿置于 30～33℃ 远红外保暖床上进行抢救，保暖须贯穿于整个治疗护理过程中。病情稳定后要立即揩干体表的羊水及血迹，减少热量丢失，置于暖箱中保暖或热水袋保暖，维持患儿肛温达 36.5～37℃ 的水平（图 4 - 22 - 2）。

（1）保持呼吸道通畅（A）：分娩时肩娩出前，助产者挤捏新生儿的面部和颏部，迅速清除口、鼻、咽及气道分泌物。新生儿娩出后，立即用吸球或吸管吸净口、咽、鼻腔的黏液。如需进行复苏，将患儿仰卧，肩部垫高 2～3 cm，使颈部稍向后伸仰，开放气道并保持通畅。

（2）建立呼吸（B）：拍打或弹足底，也可摩擦患儿背部等触觉刺激手法，刺激婴儿呼吸。如无自主呼吸、心率<100 次/分者，应立即用球囊面罩复苏器加压给氧。使用复苏器时要注意：面罩应密闭口、鼻；吸入氧浓度为 21%～100%，正压人工呼吸的通气频率为 40～60 次/分（配合胸外心脏按压时通气频率为 30 次/分）；通气有效可见胸廓起伏。

（3）胸外按压（C）：充分正压通气 30 秒后如无心率或心率持续<60 次/分，同时进行胸外心脏按压。操作者双拇指并排或重叠于患儿胸骨体下 1/3，其他手指围绕胸廓托在后背同时按压；或仅用中指、示指并拢按压胸骨体下 1/3 处，频率为 90 次/分，按压深度为胸廓前后径的 1/3。按压有效可摸到颈动脉和股动脉搏动。胸外按压与人工呼吸比为 3:1，即 90 次:30 次。30 秒重新评估心率，若仍<60 次/分，考虑应用肾上腺素。

（4）药物治疗（D）：建立有效的静脉通路。保证药物及时进入体内；胸外按压心脏不能恢复正常循环时，首选经脐静脉注射 1:10 000 肾上腺素 0.1～0.3 ml/kg 刺激心跳，也可从气管内滴入。需要时 3～5 分钟后可重复一次。在复苏过程中一般不推荐使用 5% 碳酸氢钠纠正酸中度；根据医嘱及时正确输入全血、生理盐水或白蛋白扩充血容量。

（5）评价（E）：复苏过程中要每 30 秒评估患儿情况，并准确记录（图 4 - 22 - 2）。

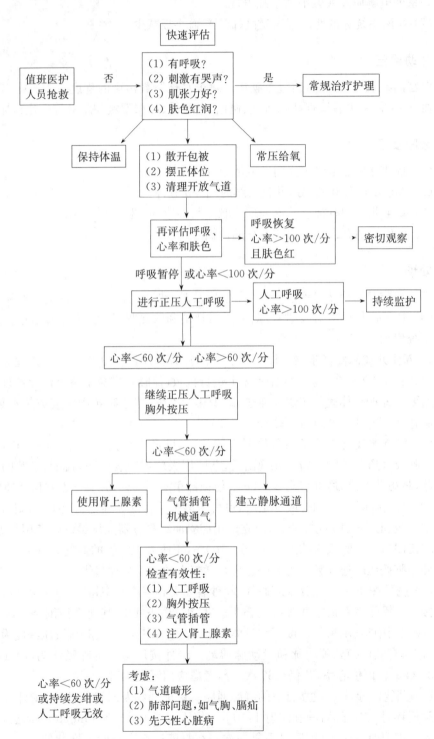

图 4-22-2 新生儿复苏流程图

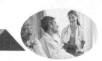

第三节　新生儿缺氧、缺血性脑病

新生儿缺氧、缺血性脑病是由于各种围生期因素引起的部分或完全缺氧和脑血流减少，或暂停而导致胎儿和新生儿的脑损伤，是新生儿窒息后的严重并发症，是引起新生儿急性死亡和慢性神经系统损伤的主要原因之一。

一、病因

1. 缺氧的主要原因　围生期窒息、反复呼吸暂停、严重的呼吸系统疾病、右向左分流型先天性心脏病等。其中围生期窒息是最主要的病因。

2. 造成缺血的主要原因　心脏停搏或严重的心动过缓、重度心力衰竭或周围循环衰竭等。

二、发病机制

凡是能够引起新生儿缺氧和严重循环功能障碍的原因，均可造成脑缺氧、缺血性损害。缺氧、缺血可以引起脑血流的重新分配，从而导致某些部位的损伤，脑损伤部位与胎龄有关。足月儿主要累及脑皮质、矢状窦旁区，早产儿则易发生脑室周围白质软化。同时因为新生儿的脑血管自主调节功能差，也可以引起缺血性脑损伤。缺氧、缺血还可以引起脑组织代谢的改变。所有这些改变最终导致脑细胞水肿、凋亡和坏死。

三、临床表现

意识改变及肌张力变化为临床常见的主要表现，严重者可伴有脑干功能障碍。临床根据意识、肌张力、原始反射改变、有无惊厥、病程及预后，临床上分为轻、中、重度（表 4-22-2）。

表 4-22-2　新生儿缺氧、缺血性脑病临床分度

临床表现和特征	分　度		
	轻度	中度	重度
意识	兴奋	嗜睡	昏迷
肌张力	正常	减低	松弛
原始反射	活跃或正常	不能完全引出或减弱	消失
惊厥	偶有肌阵挛	常有	多见、频繁发作
中枢性呼吸衰竭	无	有	严重
瞳孔改变	正常或扩大	常缩小，对光反射迟钝	不等大或扩大
前囟张力	正常	正常或饱满	饱满或紧张
脑电图检查	正常	低电压，可有痫样放电	爆发抑制，等电位
病程及预后	症状于 72 小时内消失，无后遗症	症状在 14 天内消失，可能有后遗症	症状持续数周，病死率高，存活者多有后遗症

1. 轻度　患儿主要表现为兴奋、激惹，肢体及下颌可出现颤动，拥抱反射活跃，肌张力正

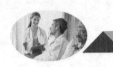

常,呼吸平稳,一般不出现惊厥。症状于 24 小时后逐渐减轻。脑电图检查正常,影像学检查一般无阳性表现。

2. 中度 患儿主要表现为嗜睡、反应迟钝,肌张力降低,肢体自发动作减少,病情较重者可出现惊厥。前囟张力正常或稍高,拥抱、吸吮反射减弱,瞳孔缩小,对光反应迟钝等。足月儿出现上肢肌张力减退较下肢重,而早产儿则表现为下肢肌张力减退比上肢重。脑电图检查可见癫痫样波或电压改变,影像学检查常可发现异常。

3. 重度 患儿主要表现为意识不清,昏迷状态,肌张力低下,肢体自发动作消失,惊厥频繁发作,反复呼吸暂停,前囟张力明显增高,拥抱、吸吮反射消失,双侧瞳孔不等大、对光反射差,心率减慢等。脑电图及影像学检查明显异常。脑干诱发电位异常。此期死亡率高,存活者多数留有后遗症。

四、辅助检查

(1) 血清肌酸磷酸激酶同工酶(CPK-BB):正常值<10 U/L,脑组织受损时升高。

(2) 神经元特异性烯醇化酶(NSE):正常值<6 μg/L,神经元受损时活性升高。

(3) 血气分析:出生时取脐血进行血气分析,了解患儿宫内缺氧状况。

(4) 脑电图检查:根据脑损害程度显示不同程度的改变。

(5) 头颅 B 超检查:对脑室及其周围出血具有较高的特异性。

(6) CT 扫描:最适合的检查时间为生后 2~5 天,有助于了解水肿范围、颅内出血类型,对预后的判断有一定的参考价值。

(7) 磁共振成像(MRI)检查:能清晰显示颅后窝及脑干等 B 超及 CT 检查不易探及的部位和病变特点。

五、诊断要点

诊断要点:①有明确导致胎儿宫内窒迫的异常产科病史,以及严重的胎儿宫内窒迫;②出生时有重度窒息;③出生后不久出现神经系统症状,并持续 24 小时以上;④排除电解质紊乱、颅内出血和产伤等原因引起的抽搐,以及宫内感染、遗传代谢性疾病和其他先天性疾病所引起的脑损伤。

同时具备以上 4 条者可确诊,第 4 条暂时不能确定者可作为拟定病例。

六、处理

1. 支持疗法

(1) 维持良好的通气功能是支持疗法的中心,保持 PaO_2>60~80 mmHg、$PaCO_2$ 和 pH 在正常范围。根据血气分析给予不同方式的氧疗,严重者可选用机械通气、NO 吸入,但应避免 PaO_2 过高或 $PaCO_2$ 过低。

(2) 维持脑和全身良好的血流灌注是支持疗法的关键措施,避免脑灌注过低或过高。低血压者可用多巴胺每分钟 2~5 μg/kg,也可同时加用等剂量的多巴酚丁胺。

(3) 为了提供神经细胞代谢所需能源,应供给充足的能量,能进食者耐心喂养;不能进食者,可通过鼻饲保证患儿能量及营养物质的供给,维持血糖在正常高值[4.16~5.55 mmol/L (75~100 mg/dl)]。

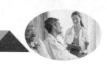

2. **控制惊厥**　首选苯巴比妥,20 mg/kg,于 20～30 分钟静脉注入。抽搐顽固者,遵医嘱加用地西泮和水合氯醛。

3. **治疗脑水肿,降低颅内压**　避免输液过量是预防和治疗脑水肿的基础,每天液体总量<60～80 ml/kg。颅内压增高时,首选利尿剂呋塞米,每次 0.5～1 mg/kg,静脉注射;严重者可用 20%甘露醇,每次 0.25～0.5 g/kg,静脉注射,每 6～12 小时 1 次,连用 3～5 天。一般不主张使用糖皮质激素。

4. **亚低温治疗**　是一项有前景的治疗措施。目前国内外已用于临床,其安全性、疗效已经得到初步肯定。应于发病 6 小时内治疗,持续 48～72 小时。

5. **新生儿期后治疗**　本病的预后与病情的严重程度、抢救是否正确和及时有关。病情严重者预后较差,常留有不同程度的运动、智能障碍、癫痫等后遗症。要指导家长坚持为患儿进行康复治疗,最大限度恢复患儿的智力和运动功能。积极推广国际公认的 A、B、C、D、E 复苏方案,及时、快速、有效的复苏是预防本病的主要措施。

第四节　新生儿颅内出血

新生儿颅内出血是新生儿期常见的一种严重的脑损伤性疾病,主要是因缺氧或产伤引起,早产儿发病率较高,预后较差。

一、病因与发病机制

缺氧或产伤是主要的发病原因,偶有因治疗或操作不当而引起。

1. **缺氧、缺血**　凡能引起缺氧的因素均可导致颅内出血的发生,以未成熟儿多见。

2. **产伤**　以足月儿多见,因胎头过大、臀位产、急产、产程过长、高位产钳助产,多次吸引器助产者等,均可使胎儿头部受到过度挤压,导致小脑天幕撕裂、硬脑膜下出血,大脑表面静脉撕裂常伴有蛛网膜下隙出血。

3. **其他**　高渗透压的液体输注速度过快、机械通气不当、血压波动过大、操作时对头部按压过重均可引起颅内出血;还有少数是由原发性出血性疾病或脑血管畸形引起。

二、临床表现

(一) 临床表现与各类颅内出血的临床特点

颅内出血的症状、体征、预后主要与出血部位和出血量有关。轻者可无症状,大量出血者可在短期内死亡。一般生后 1～2 天内出现的常见症状与体征如下。

1. **意识状态改变**　如易激惹、过度兴奋或表情淡漠、嗜睡、昏迷等。

2. **眼部症状**　斜视、凝视、眼球上转困难、眼球震颤等。

3. **瞳孔改变**　两侧瞳孔不对称,对光反应减弱或消失。

4. **颅内压增高表现**　脑性尖叫、前囟隆起、血压增高,肌张力早期增高、角弓反张,抽搐,后期肌张力减低。

5. **呼吸改变**　呼吸增快或减慢,呼吸不规则或暂停等。

6. **其他**　不明原因出现的苍白、贫血和黄疸。

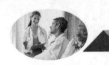
(二) 各种类型颅内出血的临床特点

1. 硬脑膜下出血　是产伤性颅内出血最常见的类型,多数为产伤所致的大血管破裂(天幕、大脑镰撕裂和大脑表浅静脉破损)而造成的出血,多见于足月巨大儿。急性大量出血常在数分钟或数小时内出现神经系统症状恶化、呼吸停止死亡;亚急性者,在出生 24 小时后出现症状,以惊厥为主,有局灶性脑征,如偏瘫、眼斜向瘫痪侧等;出血量少者在新生儿期症状不明显,而在出生数月后产生慢性硬脑膜下积液,有惊厥发作、发育迟缓和贫血等。近年来由于产科技术提高,其发生率已明显下降。

2. 原发性蛛网膜下隙出血　出血原发部位在蛛网膜下隙内的桥静脉,不包括硬膜下、脑室内或小脑等部位出血后向蛛网膜下隙扩展。此种出血类型在新生儿十分常见,尤其是早产儿。与缺氧、酸中毒、产伤有关。由于出血原因常为缺氧引起蛛网膜下的毛细血管内血液外渗,而非静脉破裂,故大多数出血量少,无临床症状,预后良好。部分典型病例表现为生后第 2天出现惊厥发作,但发作间歇患儿情况良好;极少数大量出血病例于短期内死亡。个别病例可因粘连而出现交通性或阻塞性脑积水。

3. 脑室周围-脑室内出血(PVH-IVH)　是新生儿颅内出血中常见的一种类型。主要见于胎龄<32 周、体重<1 500 g 的早产儿,其发病率可达 40%～50%,胎龄越小,发病率越高,是引起早产儿死亡的主要原因之一。根据头颅 B 超或 CT 检查图像分为 4 级:Ⅰ级:室管膜下出血;Ⅱ级:脑室内出血但无脑室扩大;Ⅲ级:脑室内出血伴脑室扩大;Ⅳ级:脑室内出血伴脑实质出血。出血发生的时间 50% 为出生后第 1 天,90% 发生在出生后 72 小时内,仅少数发病会更晚。最常见的症状为 Moro 反射消失,肌张力低下,淡漠及呼吸暂停。Ⅰ～Ⅱ级出血绝大部分可无症状,预后较好;Ⅲ～Ⅳ级出血者则神经系统症状进展快,在数分钟至数小时内意识状态从迟钝转为昏迷,瞳孔固定,对光反应消失,惊厥及去大脑强直状态,血压下降;心动过缓,呼吸停止死亡。幸存者半数以上遗留神经系统后遗症。

4. 脑实质出血(IPH)　多因小静脉栓塞后使毛细血管压力增高、破裂而出血。由于出血部位和量不同,临床症状有很大差异。如出血部位在脑干,早期可发生瞳孔变化、呼吸不规则和心动过缓等,前囟张力可不高。主要后遗症为脑性瘫痪、癫痫和精神发育迟缓。由于支配下肢的神经传导束邻近侧脑室,向外依次为躯干、上肢、面部神经的传导束,因此下肢运动障碍较多见。出血部位可液化形成囊肿,如囊肿与脑室相通称为脑穿通性囊肿。

5. 小脑出血(CH)　包括原发性小脑出血、脑室内或蛛网膜下隙出血扩散至小脑、静脉出血性梗死,以及产伤引起小脑撕裂 4 种类型。多见于胎龄<32 周、体重<1 500 g 的早产儿,或有产伤史的足月儿。严重者除一般神经系统症状外主要表现为脑干症状,如频繁呼吸暂停、心动过缓等,最后因呼吸衰竭死亡。此型预后较差,尤其是早产儿的预后更差。

三、辅助检查

1. 脑脊液检查　急性期为均匀血性,可见皱缩红细胞,蛋白含量明显增高,严重者出生 24小时内脑脊液葡萄糖糖和乳酸含量降低,5～10 天最为明显。脑脊液阴性,不能证明没有出血。

2. CT 和 B 超检查　可明确出血部位、出血量和范围。

四、诊断要点

根据病史、症状、体征及辅助检查可以确诊。

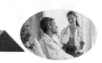

五、治疗要点

1. **支持疗法** 保持安静，减少噪声。尽可能减少搬动和刺激性操作，头肩部抬高 $15°$～$30°$；维持正常的 PaO_2、$PaCO_2$、pH、渗透压及灌注压；贫血患儿可输注少量的新鲜血浆或全血。

2. **止血** 可选用维生素 K_1、酚磺乙胺（止血敏）、卡巴克络（安洛血）等。静脉应用维生素 C 改善毛细血管的通透性，减少出血和水肿。出血量大者在有条件的医院可以实施开颅手术止血、清除血肿。

3. **控制惊厥** 首选苯巴比妥，还可选用地西泮、水合氯醛等。

4. **降低颅内压** 有颅压增高症状者可用呋塞米，每次 0.5～1.0 mg/kg，静脉注射，每天 2～3 次。有中枢性呼吸衰竭者，可用小剂量 20% 甘露醇，0.25～0.5 g/kg，每 6～8 小时一次，减轻脑水肿。

5. **应用脑代谢激活剂** 出血停止后可给予胞磷胆碱 0.1 g/次，加入 5%～10% 葡萄糖溶液静脉滴注；或用脑活素 2 ml 稀释后静脉滴注。恢复期可给予吡拉西坦（脑复康），每天 0.2 g，疗程为 3 个月。

6. **脑积水** 可行脑室外引流。

7. **康复治疗** 病情稳定后应尽早进行智能和运动功能康复训练。促进脑功能恢复，减轻脑损伤的影响，减少后遗症，提高生活质量。

第五节 新生儿产伤性疾病

新生儿产伤是指分娩过程中因机械因素对胎儿或新生儿造成的损伤。高危因素有产程延长、胎位不正、急产，巨大儿、母亲骨盆异常及接产方式不当等。产伤可发生于身体的任何部位，常见的部位有神经系统、内脏、软组织、骨骼等。近年来由于加强了产前检查及产科技术的提高，产伤发生率已明显下降。

一、头颅血肿

是由于产伤导致骨膜基，骨膜下血管破裂、血液积聚于骨膜下所致；常由胎位不正、头盆不称、胎头吸引或产钳助产引起。

1. **临床表现** 血肿部位以头顶部多见，枕、颞、额部少见，常为一侧性，少数为双侧。血肿在生后数小时至数天逐渐增大，因颅缝处骨膜与骨粘连紧密，故血肿不超越骨缝，边界清楚，触之有波动感，其皮肤颜色正常。如由产钳牵拉或胎头吸引助产所致，皮肤常有溃破或呈紫红色。血肿机化从边缘开始，故在基底部形成硬环，逐渐至血肿中央部，吸收常需 6～8 周，血肿大者甚至需 3～4 个月。由于血肿内红细胞破坏增多，常致黄疸加重，严重者甚至发生胆红素脑病。

应注意与先锋头鉴别：先锋头又称产瘤，是由于分娩时头皮循环受压，血管渗透性改变及淋巴回流受阻引起的皮下水肿，多发生在头先露部位，出生时即可发现，肿块边界不清、不受骨缝限制，头皮红肿、柔软、压之凹陷、无波动感，出生 2～3 天即消。有时与血肿并存，待头皮水肿消退后才显示血肿。

2. 治疗 血肿小者无须治疗;大血肿伴中度以上高胆红素血症者,应在严格无菌操作下抽吸血肿,并加压包扎 2~3 天,以避免胆红素脑病的发生。同时每天肌内注射 1 次维生素 K_1 1 mg,共 3 次。

二、锁骨骨折

锁骨骨折是产伤性骨折中最常见的一种,与分娩方式、胎儿娩出方位和出生体重有关。难产、胎儿转位幅度大、巨大儿发生率高。

1. 临床表现 骨折多发生在右侧锁骨中段外 1/3 处,此处锁骨较细,无肌肉附着,当胎儿肩娩出受阻时,"S"形锁骨凹面正好卡在母亲耻骨弓下,容易折断。大部分患儿无明显症状,故极易漏诊,多因其他情况摄 X 线胸片时才被发现。但仔细观察可发现患儿病侧上臂活动减少或被动活动时哭闹,对锁骨进行常规触诊发现双侧锁骨不对称,病侧有增厚模糊感,局部软组织肿胀,伴有压痛、骨摩擦感,甚至可扪及骨痂硬块,患侧拥抱反射减弱或消失,X 摄片可确诊。

2. 治疗 青枝骨折一般无须治疗;对于完全性骨折,多数学者认为也无须处理。随着婴儿生长发育,肩部增宽、错位及畸形均自行消失;也可在患侧腋下置一软垫,患肢以绷带固定于胸前,2 周可愈合。

三、臂丛神经麻痹

臂丛神经麻痹是新生儿周围神经损伤中最常见的一种。由于难产、臀位、肩娩出困难等因素使臂丛神经过度牵拉受损,足月儿、大于胎龄儿多见。

1. 临床表现 按受损部不同可分为以下几种。

(1) 上臂型:又称 Duchenne - Erb 麻痹,由于第 5~6 颈神经根最易受损,故此型临床最多见。患侧整个上肢下垂、内收,不能外展及外转。肘关节表现为前臂内收、伸直,不能旋后或弯曲。腕、指关节屈曲,受累侧拥抱反射不能引出。

(2) 中臂型:颈 7 神经根损伤,桡神经所支配的肌肉麻痹,前臂、腕、手的伸展动作丧失或减弱,而肱三头肌、拇指伸肌为不完全麻痹。

(3) 下臂型:颈 8 至胸 1 神经根受累,腕部屈肌及手肌无力,握持反射弱,临床上较少见。如第 1 胸椎根的交感神经纤维受损侧为 Horner 综合征,表现为瞳缩小、睑裂变窄等。磁共振检查可确定病变部位,肌电图检查及神经传导试验也有助于诊断,后取决于受损程度。

2. 治疗 若损伤为神经功能性麻痹,数周内可完全恢复。生后第 1 周开始做按摩及被动运动,大部分病例可于治疗后 2~3 个月内获得改善和治愈。若为神经撕裂则留有永久麻痹。

四、面神经麻痹

面神经麻痹常由于胎头在产道下降时母亲骶骨压迫,或产钳助产受损所致的周围性面神经损伤。

1. 临床表现 面瘫部位与胎位有密切关系,常为一侧,眼不能闭合、不能皱眉,哭泣时面部不对称,患侧鼻唇沟浅、口角向健侧歪斜。

2. 治疗 主要是注意保护角膜,多数系受压神经周围组织肿胀所致,故患儿预后良好,多在生后 1 个月内能自行恢复。个别因神经撕裂持续 1 年未恢复者需行神经修复术治疗。

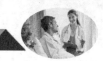

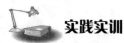　**实践实训**

　　早产儿,出生2天,有窒息史。目前患儿呈嗜睡状态。体格检查:患儿瞳孔缩小,对光反应迟钝,前囟张力稍高,拥抱反射、吸吮反射减弱,肌张力低下。头颅CT检查显示脑室及其周围出血。试述:

　　1. 该患儿最可能的诊断是什么?

　　2. 最可能引起脑损伤的部位是什么?

　　3. 关于该病的临床特点有哪些?

　　4. 患儿行CT检查最适合的时间为生后几天?

　　5. 简述其治疗原则。

　　6. 患儿入院后突发惊厥,首选药物是什么?

　　7. 经治疗该患儿病情平稳,为促进其脑功能恢复,可采取的护理措施是什么?

（陈忠梅）

第二十三章

风湿性疾病

临·床·疾·病·概·要

 教学目标

一、能力目标

1. 能识别和分析风湿热、幼年特发性关节炎的临床表现。

2. 能根据患儿的具体情况提出健康教育内容。

二、知识目标

1. 掌握风湿热的临床表现、病因及幼年特发性关节炎的分类及各自临床表现。

2. 理解风湿热、幼年特发性关节炎的相关检查及诊断依据。

3. 了解风湿热、幼年特发性关节炎的发病机制及治疗。

三、素质目标

1. 通过对风湿热、幼年特发性关节炎患儿的健康教育,培养学生的医患沟通意识和以患儿为中心的医疗服务精神。

2. 通过小组学习,培养学生与他人协作的优良品质。

第一节　　概　　述

风湿性疾病(rheumatic diseases)是一组病因不明的自身免疫性疾病,因病变主要累及不同脏器的结缔组织和胶原纤维,使其发生非化脓性炎症性改变,故曾称为结缔组织病。因结缔组织在体内分布很广,故常造成多器官、系统受累。

自身免疫性反应是由于不同原因(包括物理、化学和生物学因子)诱导的宿主异常免疫反应,将自身组织和细胞作为靶向。若此种自身免疫反应非常强烈,引起组织严重和持久的结构和功能破坏,出现临床症状,则称为自身免疫性疾病。

一、病因与发病机制

病因不明。一般认为几乎所有风湿性疾病的发病机制均有其共同规律,即感染原刺激具有遗传学背景(多基因遗传)的个体,使其发生异常的自身免疫反应。

二、常见疾病

除经典的风湿性疾病(如风湿热、幼年类特发性关节炎、系统性红斑狼疮、皮肌炎、硬皮病等)外,许多以往病因不明的血管炎性综合征,如过敏性紫癜和川崎病等,现已明确为自身免疫

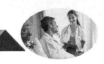

性疾病,并纳入风湿性疾病的范畴。

虽然风湿热发病率近年已明显下降,但仍是儿童时期最常见的风湿性疾病之一。过敏性紫癜、川崎病和幼年特发性关节炎是常见的儿童时期风湿性疾病。

三、儿童风湿性疾病的临床特点

儿童风湿性疾病的全身症状较成人显著,如全身性起病型幼年特发性关节炎;儿童系统性红斑狼疮病程较急,预后较成年人差;与多数成人风湿性疾病的慢性过程不同,川崎病和过敏性紫癜很少复发。

第二节　风　湿　热

临床情景

患儿男性,7岁。因脑性瘫痪行康复治疗。治疗过程中出现发热、游走性关节痛,食欲缺乏、面色苍白、多汗、乏力。作为一名康复治疗师,你应该如何帮助该患儿?

风湿热(rheumatic fever,RF)是常见的风湿性疾病,以心脏炎、游走性关节炎、舞蹈病、环形红斑和皮下小结为主要表现。本病好发年龄为6~15岁,以冬春多发。

一、病因与发病机制

1. **病因**　风湿热是 A 组乙型溶血性链球菌咽峡炎后引起的自身免疫性疾病,患儿多于该细菌感染后 1~4 周发病。

2. **发病机制**　A 组乙型溶血性链球菌抗原性复杂,其中多种抗原分子结构与机体器官抗原具有同源性,机体的抗链球菌免疫反应可与人体组织产生免疫交叉反应,导致器官损害。

(1)体液免疫:风湿热患者血清中除 IgM 和 IgG 水平增高外,针对链球菌和心脏抗原的抗体浓度也增高。在急性风湿热和风湿性心脏炎患者,抗 A 组链球菌多糖抗体可维持5~12个月的高滴度。高滴度的脂磷壁酸(LTA)抗体和抗链球菌溶血素 O(ASO)自风湿热发病起维持 3 个月,然后开始下降。

(2)细胞免疫:①周围血淋巴细胞对链球菌抗原的增殖反应增强,患儿 T 细胞具有对心肌细胞的细胞毒作用;②患儿外周血对链球菌抗原诱导的白细胞移动抑制试验增强,淋巴细胞母细胞化和增殖反应降低,自然杀伤细胞功能增加;③患儿扁桃体单核细胞对链球菌抗原的免疫反应异常。

(3)遗传免疫易感性:即使严重链球菌感染,也只有 0.3‰~3‰出现风湿热,提示遗传易感性的存在。

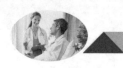

知识拓展:关于抗链球菌溶血素 O(ASO)

ASO 是溶血性链球菌的代谢产物之一,具有溶血作用和抗原性。ASO 测定对于诊断 A 族链球菌感染很有价值,其存在及含量可反映感染的严重程度。A 组链球菌感染后 1 周,ASO 即开始升高,4~6 周可达高峰,2 个月后逐渐下降。如果 ASO 滴度不下降,提示可能存在复发性感染或慢性感染。风湿热、急性肾小球肾炎、结节性红斑、猩红热、急性扁桃体炎等患者 ASO 明显升高。少数肝炎、肾病综合征、过敏性紫癜患者亦可出现 ASO 增高。

二、病理

1. **急性渗出期**　受累部位如心脏、关节、皮肤等结缔组织变性和水肿,淋巴细胞和浆细胞浸润;心包膜纤维素性渗出,关节腔内浆液性渗出。本期持续约 1 个月。

2. **增生期**　主要是在心肌和心内膜形成风湿小体(Aschoff 小体)。风湿小体中央为胶原纤维素样坏死物质,外周有淋巴细胞、浆细胞和巨大的多核细胞(风湿细胞)。风湿小体也可分布于肌肉及结缔组织,好发部位为关节处皮下组织和腱鞘,形成皮下小结,是诊断风湿热的病理依据,表示风湿活动。本期持续 3~4 个月。

3. **硬化期**　风湿小体中央变性和坏死物质被吸收,炎症细胞减少,纤维组织增生和瘢痕形成。心瓣膜边缘可有嗜伊红性疣状物,瓣膜增厚,形成瘢痕。二尖瓣最常受累,其次为主动脉瓣,很少累及三尖瓣。此期持续 2~3 个月。

此外,大脑皮质、小脑、基底核可见散在非特异性细胞变性和小血管透明变性。

三、临床表现

急性风湿热发病前 1~4 周常有链球菌咽峡炎病史,多呈急性起病。临床主要表现为心脏炎、游走性关节炎、舞蹈病、皮下小结和环形红斑,发热和关节炎是最常见就诊原因。

1. **一般表现**　起病多有发热,1~2 周后转为低热。其他表现有精神不振、疲倦、食欲差、面色苍白、多汗、关节痛和腹痛等,个别有胸膜炎和肺炎。

2. **心脏炎**　占风湿热患儿的 40%~50%,是风湿热最常见且唯一的持续性器官损害。一般于起病 1~2 周内出现心脏炎的症状,心肌、心内膜及心包同时有不同程度受累,故泛称风湿性心脏炎。

(1) 心肌炎:轻者可无症状,重者可伴不同程度的心力衰竭。常见体征为心脏扩大、心尖波动弥散;安静时心动过速;心音低钝,可闻及奔马律;心尖部轻度收缩期吹风样杂音。X 线检查心脏扩大,心脏搏动减弱;心电图检查显示 P-R 间期延长,伴有 T 波低平和 ST 段异常,或有心律失常。

(2) 心内膜炎:主要为瓣膜病变,以二尖瓣为主,其次为主动脉瓣。心尖部可闻及 2~3/6 级吹风样全收缩期杂音,向腋下传导,有时可闻及舒张中期杂音;胸骨左缘第 3 肋间可闻及舒张期叹气样杂音。多次复发可造成心瓣膜永久性瘢痕,导致风湿性心瓣膜病。

(3) 心包炎:患儿多有发热、呼吸急促、端坐呼吸,胸骨左缘可闻及心包摩擦音。X 线检查心影向两侧扩大呈烧瓶形;心电图检查显示低电压,ST 段及 T 波改变;超声心动图检查可确

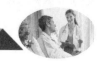

诊少量心包积液。

3. 关节炎　占急性风湿热总数的 50％～60％,特点为多发性及游走性,以膝、踝、肘、腕等大关节为主,局部可红、肿、热、痛,一般 1 周左右消失。每个受累关节持续数日后自行消退,愈后不留畸形,但此起彼伏,可延续 3～4 周。

4. 舞蹈病　占风湿热患儿的 3％～10％,女孩多发,特征为程度不等、不协调及不自主的快速运动,如伸舌歪嘴、挤眉弄眼、耸肩缩颈、语言障碍、书写困难、细微动作不协调等,兴奋或注意力集中时加剧,入睡后即消失。舞蹈病病程为 1～3 个月,个别病例在 1～2 年内可反复发作。

5. 皮肤症状

(1) 环形红斑:具有诊断意义,但较少见。表现为分布在躯干和四肢近端的一过性大小不等的环形或半环形边界清晰的淡色红斑,中心苍白,可持续数周。

(2) 皮下小结:多出现在关节附近,出现于肘、膝、腕、踝等关节伸面或枕部、前额头皮以及胸、腰椎脊突的突起部位,呈硬韧不痛、与皮肤不粘连的直径为 0.1～1 cm 小结,数周后可逐渐自然消退。

四、实验室检查

1. 链球菌感染证据　①咽拭子培养 20％～25％风湿热患儿可培养出 A 组乙型溶血性链球菌;②血清抗链球菌溶血素 O 测定 50％～80％的风湿热患儿可升高。

2. 风湿热活动指标　包括白细胞计数和中性粒细胞增高、红细胞沉降率增快、C 反应蛋白阳性、α_2 球蛋白和黏蛋白增高等,但仅能反映疾病的活动情况,对诊断本病并无特异性。

五、诊断要点

1. Jones 诊断标准　风湿热的诊断目前仍沿用 Jones 修订的标准作为参考依据:主要指标包括心脏炎、多发性关节炎、舞蹈病、皮下小结及环形红斑 5 项;次要指标包括发热、关节痛、心电图检查显示 P－R 间期延长、红细胞沉降率加快、C 反应蛋白阳性或白细胞件数增多。在确定链球菌感染证据的前提下,有两项主要表现或一项主要表现伴两项次要表现即可作出诊断。由于风湿热不典型和轻症病例增多,应进行综合判断,必要时需追踪观察,方能提高确诊率。

六、治疗

1. 休息　急性期应绝对卧床休息,一般不少于 4 周。因儿童时期风湿热多合并心脏炎,卧床应 6 周;有心脏扩大、心功能不全者可考虑延长至 3～6 个月。并根据病情,在避免剧烈活动的条件下,逐步恢复正常生活。

2. 清除感染灶　常规给予 1 个疗程(10～14 天)的青霉素治疗,如青霉素 80 万单位肌注,每天 2 次,也可根据病情适当延长,以彻底控制链球菌感染。

3. 抗风湿热治疗　心脏炎时宜早期使用糖皮质激素,如泼尼松每天 2 mg/kg,最大剂量 ≤60 mg/d,分次口服,2～4 周后减量,总疗程为 8～12 周。无心脏炎的患儿可用阿司匹林,每天 80～100 mg/kg,最大剂量≤3 g/d,分次服用,2 周后逐渐减量,疗程为 4～8 周。

4. 其他治疗　严重心脏炎伴有充血性心力衰竭时,及时给予大剂量静脉注射糖皮质激

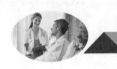

素,如氢化可的松或甲泼尼龙每天1次,共1～3次。应慎用或不用洋地黄制剂,予以低盐饮食,必要时氧气吸入,给予利尿剂和血管扩张剂。舞蹈病者可用苯巴比妥、地西泮等镇静剂。

七、预防

1. 初次发作的预防 上呼吸道A组乙型溶血性链球菌感染,如猩红热、扁桃体炎是风湿热的诱因,应在确定链球菌感染后立即开始治疗:①肌注苄星青霉素(长效青霉素);②或肌注青霉素;③青霉素过敏者可用红霉素。

2. 复发的预防 风湿热患儿如果发生上呼吸道链球菌感染,则复发的风险很大。预防风湿热复发能否成功取决于持续的预防措施。①肌注射苄星青霉素120万单位,每4周1次,预防注射期限至少5年,最好延长至成人期;②青霉素过敏者可口服红霉素或磺胺嘧啶。青霉素的预防效果优于红霉素。有风湿性心脏病者,宜作终身药物预防。

第三节　幼年特发性关节炎

临床情景

患儿女性,12岁。因发热,肘、腕关节及双手指关节肿痛2个月来医院就诊。你作为一名康复治疗师,如何帮助该患儿?

幼年特发性关节炎(juvenile idiopathic arthritis,JIA)是儿童时期常见的风湿性疾病,是一种以慢性关节炎为主要特点,伴全身多系统受累的结缔组织病,是造成小儿残疾和失明的首要原因。国际风湿病联盟儿科委员会专家组将"儿童时期(16岁以下)不明原因关节肿胀,持续6周以上者",命名为幼年特发性关节炎(JIA)。

一、病因与发病机制

病因至今尚不清楚,可能与感染、遗传、免疫和环境等多种因素有关。即在感染及环境因素影响下,易感个体出现体液免疫和细胞免疫异常,如高丙种球蛋白血症、补体活化及自身抗体形成。自身抗体与自身抗原形成免疫复合物沉积于组织而出现病理改变,如滑膜增殖和软骨破坏等。

二、病理

关节病变以慢性非化脓性滑膜炎为特征。受累的滑膜充血、水肿,淋巴细胞和浆细胞浸润,关节腔内液体逐渐增多形成关节积液。滑膜绒毛增生与关节软骨粘连形成血管翳,软骨被吸收,软骨下骨质被侵蚀,随之关节腔狭窄,关节面相互粘连,引起关节强直、畸形或脱位。

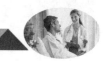

> **知识拓展:类风湿因子与类风湿**
>
> 自身免疫学说认为,细菌、病毒、支原体等感染源侵入关节腔后,作为抗原刺激滑膜和局部引流淋巴结中的浆细胞,产生特异性免疫球蛋白 G(IgG)抗体。抗原抗体复合物形成后,抗体即转变为异体,再刺激浆细胞就可产生新的抗体,即类风湿因子。类风湿因子和免疫球蛋白结合成免疫复合物质,这种物质能激活身体内的补体系统,释放出炎性介质如组胺等,引起关节滑膜和关节腔内炎症,从而促发中性粒细胞、巨噬细胞和滑膜细胞的吞噬作用。这些吞噬免疫复合物的细胞称为类风湿细胞。为了消除这种免疫复合物,类风湿细胞自我破裂,释放出大量的酶,其中包括多种酸性水解酶,它们专门破坏滑膜、关节囊、软骨和软骨下骨的基质,造成关节的局部破坏。

三、JIA 的分类与临床特点

首先应排除下列情况:①银屑病;②8 岁以上男性 HLA‑B27 阳性的关节炎患儿;③家族中一级亲属有 HLA‑B27 相关的疾病(如强直性脊柱炎、与附着点炎症相关的关节炎、急性前葡萄膜炎或骶髂关节炎);④两次类风湿因子阳性,两次发作间隔时间为 3 个月;⑤患者有全身型 JIA 表现。具体分型及临床特点如下。

1. 全身型

定义:每天发热>2 周,其中连续每天弛张发热时间>3 天,伴有关节炎,同时有以下一项或更多症状:①短暂的、非固定的红斑样皮疹;②淋巴结肿大;③肝脾大;④浆膜炎。应除外上述①、②、③、④几种情况。

本型任何年龄皆可发病,但大部分起病于 5 岁前。发热呈弛张高热,皮疹随体温升降而出现或消退。关节症状发生率高,且在发热时加剧。

2. 多关节型

(1) 类风湿因子阴性多关节型

定义:发病 6 个月内出现 5 个以上关节受累且类风湿因子阴性。应除外上述①、②、③、④、⑤几种情况。本型以 1～3 岁和 8～10 岁为发病高峰,女孩多见,受累关节多为对称性。

(2) 类风湿因子阳性的多关节型

定义:发热 6 个月内有 5 个关节受累,两次以上检查类风湿因子阳性。应除外①、②、③、⑤几种情况。本型发病亦以女孩多见,关节症状较类风湿因子阴性组为重,约半数以上发生关节强直变形而影响关节功能。

3. 少关节型

定义:发病最初 6 个月有 1～4 个关节受累。又分为两个亚型。

(1) 持续型少关节型 JIA:整个疾病过程中关节受累均在 4 个以下。

(2) 扩展型少关节型 JIA:在疾病发病后 6 个月发展成关节受累≥5 个。

两个亚型均应除外①、②、③、④、⑤几种情况。

本型女孩多见,起病多在 5 岁前。多为非对称性大关节受累,但较少致残,20%～30%患儿发生慢性虹膜睫状体炎而造成视力障碍,甚至失明。

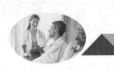

4. 与附着点炎症相关的关节炎

定义:关节炎合并附着点炎症,或关节炎、附着点炎症,伴有以下情况中至少 2 项:①有骶髂关节压痛和(或)炎症性腰骶部疼痛表现;②HLA－B27 阳性;③8 岁以上的男性患儿;④急性或症状性前葡萄膜炎;⑤家族中一级亲属有 HLA－B27 相关的疾病(如强直性脊柱炎、与附着点炎症相关的关节炎、急性前葡萄膜炎或骶髂关节炎)。应排除以下几种情况:①银屑病患者;②两次类风湿因子阳性;③患者有全身型 JIA 表现。

本型以 8 岁以上男孩多见,多有家族史,HLA－B27 阳性者约占 90%。四肢关节炎常为首发症状,但以下肢大关节如髋、膝、踝关节受累为多见,表现为肿、痛和活动受限。

5. 银屑病性关节炎

定义:1 个或更多的关节炎合并银屑病,或关节炎合并以下任何 2 项:①指(趾)炎;②指甲凹陷或指甲脱离;③家族中一级亲属有银屑病。应排以下几种情况:①8 岁以上男性 HLA－B27 阳性的关节炎患儿;②家族中一级亲属有 HLA－B27 相关的疾病;③两次类风湿因子阳性;④患者有全身型 JIA 表现。

本型儿童时期罕见,以女性占多数,表现为一个或几个关节受累,常为不对称性。

四、并发症与后遗症

(1) 巨噬细胞活化综合征(MAS),是 JIA 可能发生的严重并发症,表现为快速进展的发热、肝脾淋巴结肿大、全血细胞减少、凝血功能异常、肝功能衰竭、脑病,甚至多脏器功能衰竭而死亡。

(2) 关节功能丧失。

(3) 视力障碍,甚至失明。

五、实验室及其他检查

本病无特异的实验室诊断指标,但可帮助了解疾病程度及排除其他疾病。

1. 血常规 外周血白细胞总数和中性粒细胞增高,伴类白血病反应。

2. 炎症反应证据 多数患儿活动期红细胞沉降率明显增快,C 反应蛋白增高。

3. 自身抗体 ①类风湿因子(RF)阳性率低,仅见于年龄较大、起病较晚、多关节受累并有骨质破坏的患儿;②隐蔽型 RF 可见于 RF 阴性 75% 的 JIA 患儿,并与疾病的活动性相关;③抗核抗体(ANA)约 40% 的 JIA 患儿可出现中低滴度的 ANA。

4. 影像学检查 ①X 线检查,早期(病程 1 年左右)表现为关节附近软组织肿胀、骨质稀疏和骨膜炎,晚期可见关节面骨破坏;②放射性核素扫描、超声波、CT、MRI 检查均有助于发现骨破坏。

六、诊断要点

JIA 的诊断主要依靠临床表现,采用排除诊断法。

1. 定义 16 岁以下儿童不明原因关节肿胀,持续 6 周以上者,诊断为幼年特发性关节炎。

2. 除外下列疾病 ①以高热、皮疹等全身症状为主者应除外全身感染,如败血症、结核、病毒感染,以及恶性病如白血病、淋巴瘤、恶性组织细胞病等;②以外周关节受累为主者应除外风湿热、化脓性关节炎、关节结核等;③除外其他合并关节炎的风湿性疾病,如系统性红斑

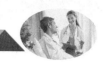

狼疮、过敏性紫癜等。

七、治疗

JIA 的治疗原则是控制临床症状,抑制关节炎症,维持关节功能和预防关节畸形。

1. 一般治疗　除急性发作外,鼓励患儿参加适当的运动;参加正常活动和上学。定期进行裂隙灯检查以发现虹膜睫状体炎。

2. 药物治疗

(1) 非类固醇消炎药(NSAIDs):以肠溶阿司匹林(ASP)为代表,推荐剂量为每天 60～90 mg/kg,分 4～6 次口服、萘普生(每天 10～15 mg/kg,分 2 次)、布洛芬(每天 50 mg/kg,分 2～3 次)、双氯芬酸钠等。

(2) 缓解病情抗风湿药(DMARDs):即二线药物,又称慢作用抗风湿药(SAARDs)。在尚未发生骨侵蚀或关节破坏时及早使用本组药物,可以控制病情加重。常选用羟氯喹、柳氮磺吡啶、青霉胺、金制剂如硫代苹果酸金钠等。

(3) 肾上腺皮质激素:虽可减轻 JIA 关节炎症状,但不能阻止关节破坏,长期使用不良反应大,一旦停药将会复发。因此,糖皮质激素不作为首选或单独使用的药物,应严格掌握指征。适应证如下。

1) 多关节型:对 NSAIDs 和 DMARDs 未能控制的重症患儿,加用小剂量泼尼松隔天顿服。

2) 全身型:非类固醇消炎药或其他治疗无效的全身型患儿,可加服泼尼松每天 0.5～1 mg/kg(≤40 mg/d),一次顿服或分次服用。一旦体温得到控制即逐渐减量至停药。

3) 少关节型:不主张应用肾上腺皮质激素全身治疗,可酌情在单个病变关节腔内抽液后,注入氢化可的松混悬剂局部治疗。

4) 虹膜睫状体炎:轻者可用扩瞳剂及肾上腺皮质激素类滴药剂点眼。对严重影响视力患者,除局部注射肾上腺皮质激素外需加用泼尼松口服。

对银屑病性关节炎不主张用肾上腺皮质激素。

(4) 免疫抑制剂:① 甲氨蝶呤(MTX),对多关节型安全有效;② 其他免疫抑制剂,可选择使用环孢素 A、环磷酰胺(CTX)、来氟米特和硫唑嘌呤、雷公藤多苷。但其治疗 JIA 的有效性与安全性尚需慎重评价。

(5) 其他:大剂量丙种球蛋白治疗难治性全身型 JIA 的疗效尚未能得到确认。抗肿瘤坏死因子(TNF)-α 单克隆抗体对多关节型 JIA 有一定疗效。

(6) 中药制剂等。

3. 理疗　尽早进行保护关节活动及维持肌肉强度的锻炼,有利于防止发生或纠正关节病损。

 实践实训一

患者男性,8 岁。既往体健。因发热,乏力、四肢关节游走性肿痛 1 个月来医院就诊。患儿病前 2 周曾患化脓性扁桃体炎。查体:面色苍白,心率增快,第一心音低钝,心尖部可闻及 3/6 级吹风样收缩期杂音。双侧膝关节肿胀,活动受限。血常规白细胞 9.0×10^9/L、中性粒

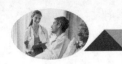

细胞 0.72、淋巴细胞 0.28、红细胞 3.4×10^{12}/L、血红蛋白 108 g/L,红细胞沉降率 58 mm/h,C 反应蛋白 55 mg/L。根据上述资料请回答:

  1. 该患儿的诊断是什么?

  2. 该患儿需进一步需要做哪些检查?

  3. 该患儿治疗原则是什么?

 实践实训二

    患儿女性,8岁。因发热、关节肿痛2个月来医院就诊。患儿2个月前无明显诱因出现发热,呈弛张型高热,体温每天波动于 36~41℃,体温高时前胸部见淡红色皮疹,伴膝关节、手指关节及腕、肘关节肿痛。曾给予抗感染治疗效果不佳。否认关节外伤史。查体:双侧膝关节、右侧肘、腕关节及双手指关节肿胀,伴有触痛,活动受限。血清类风湿因子阳性,抗核抗体阳性。据上述资料请回答:

  1. 该患儿的诊断是什么?

  2. 简述治疗首选的药物。

  3. 最可能出现的后遗症有哪些?

(吕学云)

第二十四章

营养障碍性疾病

临·床·疾·病·概·要

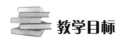

教学目标

一、能力目标

1. 能识别和分析佝偻病的临床表现。

2. 能根据患儿的具体情况提出健康教育内容。

二、知识目标

1. 掌握正常小儿的能量及营养素需要。

2. 掌握佝偻病的临床表现、并发症及常见病因。

3. 理解佝偻病的相关检查及诊断依据。

4. 了解佝偻病的发病机制及治疗。

三、素质目标

1. 通过对佝偻病患儿的健康教育,培养学生的医患沟通意识和以患儿为中心的医疗服务精神。

2. 通过小组学习,培养学生与他人协作的优良品质。

第一节　儿童营养概述

营养是指人体获得和利用食物维持生命活动的整个过程。食物中经过消化吸收和代谢能够维持生命活动的物质称为营养素。营养素分为能量、宏量营养素(包括蛋白质、脂肪、碳水化合物)、微量营养素(包括矿物质和维生素)、其他膳食成分(包括膳食纤维、水)。营养素作为人类食物的组成部分在促进小儿生长发育和保护机体健康上起着重要的作用,是儿童健康成长的物质基础。小儿由于新陈代谢旺盛,生长发育迅速,能量及营养素的需要相对较多,合理均衡的营养是促进小儿健康成长的基本保障。

一、儿童能量及营养素的需要

(一) 儿童能量的需要

人体能量由食物中的蛋白质、脂肪和碳水化合物三大产能营养素提供。人体能量需要的最佳状态是达到能量的摄入与消耗平衡,正常小儿能量需要包括以下 5 个方面。

1. 基础代谢　机体在静息状态下为维持器官功能所消耗的最低能量。小儿此项所需的能量比成人多,且年龄越小所需越多。婴幼儿时期基础代谢需要的能量占总能量的 50%～

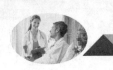

60%,是消耗能量最多的一项。12岁时需要量接近成年人(每天152.52 kJ/kg)。

2. 生长所需 生长发育所需的能量是小儿时期特有的能量需求,与小儿的生长速度有关。婴儿期生长发育速度最快,需要量相对较多。尤其是6个月以内的婴儿,生长发育所需能量占总能量的25%~30%。之后由于生长发育速度减慢,此项需求量减少,至青春期又增加。

3. 活动消耗 不同的小儿活动所需的能量差异很大。小儿活动所需能量与其活动的类型、强度及持续时间有关,喜爱活动的小儿比同龄安静小儿多3~4倍。此项占总能量的15%~25%。当能量摄入不足时,小儿首先表现为活动减少。

4. 食物热力作用 食物在体内消化、吸收、代谢等过程中所消耗的能量,称为食物的热力作用。食物种类不同消耗的能量各不相同,婴儿期食物以蛋白质为主,食物的热力作用占总能量的7%~8%,年长儿以混合食物为主,食物的热力作用约占能量的5%。

5. 排泄消耗 正常情况下,未被完全消化吸收的食物排出体外损失的能量,一般不超过总能量的10%,腹泻时增加。

上述5项能量的总和即为小儿总能量的需要。一般婴儿每日所需总能量约460 kJ/kg(110 kcal/kg),以后每增加3岁减去42 kJ/kg(10 kcal/kg),至15岁左右接近成人,约250 kJ/kg(60 kcal/kg)。

(二) 宏量营养素

机体所需宏量营养素包括蛋白质、脂肪、碳水化合物(俗称三大产能营养素),三大产能营养素的产能量分别是:1 g蛋白质产能16.8 kJ(4 kcal);1 g脂肪产能37.8 kJ(9 kcal);1 g碳水化合物产能16.8 kJ(4 kcal)。一般情况下,婴儿每日所需总能量中,50%~60%来自碳水化合物,35%~50%来自脂肪,8%~15%来自蛋白质。

1. 蛋白质 主要功能是构成人体细胞、组织的重要成分,次要功能是供能。具有保证机体正常生长发育、修复组织、供给能量、维持体液平衡等多种生理功能。小儿生长发育迅速,蛋白质的需要量相对较多。人乳喂养儿每日约需2 g/kg,牛乳喂养儿因牛乳中蛋白质分子大,不能完全吸收利用,故需要量略多,约为3.5 g/kg。1岁以后因生长速度减慢,需要量逐渐减少,至青春期又增加。蛋白质主要来源于乳类、鱼、瘦肉、蛋类及豆类食物。婴儿生长发育旺盛优质蛋白质应占50%以上。

2. 脂类 包括脂肪和类脂,是机体的第二供能营养素。具有提供能量、防止散热和维持体温、保护脏器等作用,磷脂对小儿大脑的发育尤为重要。婴幼儿每日约需脂肪4~6 g/kg,儿童约3 g/kg。脂肪主要来源于乳类、肉类、鱼、蛋黄及各种植物油等。

3. 碳水化合物 包括单糖和多糖,是供能的主要物质。婴儿每日约需碳水化合物10~12 g/kg,儿童为8~10 g/kg。蛋白质、脂肪及碳水化合物三大产能营养素供给的恰当比例为1:3:6,若供给比例不当,易产生代谢紊乱。

(三) 微量营养素

1. 矿物质 人体内的矿物质在维持机体酸碱平衡及渗透压方面起重要作用。按其含量及每日需要量可分为两大类,即常量元素和微量元素。常量元素每日需要量在100 mg以上,如钾、钠、钙、镁、磷、氯等;微量元素每日需要量甚少,需通过食物摄入,如铁、铜、锌、碘等。矿物质的来源及需要量见表4-24-1。

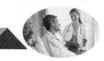

表 4－24－1　主要矿物质的来源及需要量

种类	每天需要量	来源
钾	1～2 g	果汁(香蕉、橘子)、紫菜、肉类、乳类
钠、氯	0.5～3 g	食盐、新鲜食物、蛋类
钙	约1 g	乳类、豆类、绿叶蔬菜
磷	约1.5 g	乳类、肉类、豆类、谷类
镁	200～300 mg	谷类、豆类、坚果、肉类、乳类
铁	5～15 mg	肝、蛋黄、动物血、豆类、肉类、绿叶蔬菜
锌	5～15 mg	鱼、蛋、肉、全谷、豆类、酵母、禽、麦胚
铜	1～3 mg	肝、肉、鱼、全谷、豆类
碘	40～100 ug	海带、紫菜、海鱼

2. 维生素　是维持人体正常代谢和生理功能所必需的一类有机物质,在小儿机体代谢生长发育中起着重要作用。维生素按其溶解性不同分为脂溶性(维生素 A、D、E、K)与水溶性(维生素 B 族和 C 族)两大类。它们多数在体内不能合成或合成不足,必须由食物供给。对儿童来说维生素 A、维生素 C、维生素 B_1 容易缺乏。维生素的来源和需要量见表 4－24－2。

表 4－24－2　维生素的来源及需要量

种类	每天需要量	来源
维生素 A	2 000～4 500 IU	肝、牛乳、鱼肝油、番茄、胡萝卜、黄色水果及蔬菜
维生素 D	400～800 IU	紫外线照射皮肤合成、鱼肝油、动物肝、蛋黄
维生素 K	1～2 mg	肝、蛋、豆类、种子、绿叶菜、肠内细菌合成
维生素 B_1	0.5～1.5 mg	米糠、麦麸、豆类、花生、酵母;肠内细菌合成
维生素 B_2	1～2 mg	肝、鱼、蛋、乳类、蔬菜、酵母
维生素 B_6	1～2 mg	各种食物、肠内细菌合成
叶酸	0.1～0.2 mg	绿叶蔬菜、肝、肾、酵母
维生素 B_{12}	1 μg	肝、肾、肉、蛋、鱼等动物性食物
维生素 C	30～50 mg	各种新鲜水果和蔬菜

(四) 其他膳食成分

1. 水　是机体的重要组成部分,体内所有的新陈代谢和体温调节都离不开水的参与。小儿代谢旺盛,需水量相对较多,且年龄越小需水量越多。婴儿每日需水量约 150 ml/kg,以后每增加 3 岁减去 25 ml/kg,因牛乳中含蛋白质及矿物质较多,故人工喂养儿较母乳喂养儿的需水量多。水的主要来源为食物和饮水。

2. 膳食纤维　包括纤维素、半纤维素、木质素、果胶等,因其在肠道不被吸收,并可吸附大量水分,增加肠腔内容物容积,从而起到软化粪便,防止便秘的作用。此外,其在大肠被细菌分解,产生短链脂肪酸,降解胆固醇,改善肝脏代谢,预防肠萎缩。小儿适宜的摄入量为每天 20～30 g,一般从谷类、新鲜蔬菜和水果中获得。

第二节 营养性维生素 D 缺乏性佝偻病

维生素 D 缺乏性佝偻病是由于体内维生素 D 的不足导致钙、磷代谢失常,从而使正在生长的骨骼不能正常钙化,造成以骨骼病变为特征的一种全身慢性营养性疾病。该病多见于 3 个月至 2 岁的婴幼儿,是我国儿童保健重点防治的"四病"之一。本病以北方高发,近年来随着儿童保健工作的大力发展,发病率已明显下降,程度也逐渐减轻。

临床情景

小儿 10 个月,因夜间睡眠不安、多汗、夜惊、夜啼、易激惹来诊。体格检查:患儿不能独自站立,有鸡胸,腹软,腹部膨隆呈蛙状。实验室检查:血清钙磷乘积降低,碱性磷酸酶明显增高,X 线摄片检查显示临时钙化带消失,骨质疏松。你认为该儿患何病?应给予家长哪些指导?

一、维生素 D 的来源、转化及生理功能

1. 来源 婴儿体内维生素 D 的来源有 3 种途径。

(1) 皮肤的光照合成:是维生素 D 的主要来源。人类皮肤中的 7-脱氢胆固醇在日光中紫外线的照射下生成胆骨化醇,即内源性的维生素 D_3。

(2) 食物中的维生素 D:即外源性维生素 D_2,主要来源于食物,如蛋黄、鱼肝油、肝脏、蕈类及酵母等。

(3) 母体获得:胎儿可通过胎盘从母体获得维生素 D,且早期新生儿体内维生素 D 的含量与胎龄和母体的营养状况有关。

2. 转化 维生素 D_2、维生素 D_3 都没有生物学活性,被人体吸收入血后,被运送到肝脏,经肝脏第一步羟化转为 $25-(OH)D_3$,具有较低活性;再经肾脏第 2 步羟化转为 $1,25-(OH)_2D_3$,才具有很强的生物学效应。

3. 生理学功能 ①促进肠道对钙、磷的吸收;②促进肾小管对钙、磷的重吸收;③促进成骨细胞功能,使钙盐沉积在骨质生长部位,形成新的骨骼。

二、发病机制

维生素 D 缺乏的发病机制见图 4-24-1。

三、病因

1. 日光照射不足 是最主要的发病因素。我国北方日照时间短;城市的高楼大厦,空气中的尘埃、烟雾等容易阻挡紫外线,易患佝偻病。另外,晒太阳时穿厚衣服或隔着玻璃都会阻挡紫外线的照射。南方阴雨、多雾的时间长,也会影响紫外线的照射,从而患佝偻病。

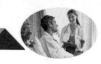

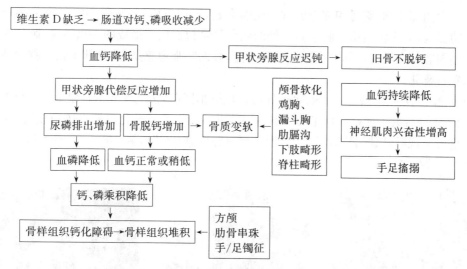

图 4-24-1　维生素 D 缺乏性佝偻病的发病机制

2. 摄入不足　摄入富含维生素 D 食物少,或没有及时添加鱼肝油易患佝偻病。母乳喂养儿因钙磷比例适宜,患佝偻病的概率比牛乳喂养儿低。

3. 储存不足　早产、双胎、多胎多见,母亲妊娠后期患严重营养不良、肝脏或肾脏疾病、慢性腹泻均可致婴儿体内储存量不足。

4. 生长发育快,需要增加　婴儿骨骼生长迅速,尤其是早产儿、多胎儿出生后的追赶性生长,对维生素 D 的需求量增加,如不及时补充鱼肝油及缺少户外活动,易患佝偻病。

5. 疾病或药物的影响　肝、胆及胃肠道疾病不仅影响维生素 D 的吸收,严重的肝肾疾病还可以影响维生素 D 的羟化过程;又如长期服用苯妥英钠、苯巴比妥、糖皮质激素类药物可干扰维生素 D 的代谢或对钙的转运。

四、临床表现

本病多见于 2 岁以下小儿,最早出现的是神经精神症状,随后出现骨骼的改变,还可表现为肌肉松弛、生长发育迟缓、免疫力低下等全身症状。临床上将佝偻病分以下 4 期。

1. 初期(活动早期)　多在生后 2～3 个月发病,主要表现为神经精神症状,如易激惹、烦躁、睡眠不安、夜惊、夜啼、多汗、枕秃等,骨骼改变轻。

2. 激期(活动期)　主要是骨骼改变。初期患儿若未经适当治疗可发展为激期(活动期)。患儿除有初期症状外,主要表现为骨骼改变、运动功能及智力发展迟缓。

(1) 骨骼改变

1) 头部:①颅骨软化:主要见于 3～6 个月患儿,检查者用指尖稍用力压迫枕骨或顶骨中央,可有压乒乓球样的感觉,故称"乒乓"头;②方颅:多见于 8～9 个月以上婴儿,额骨和顶骨双侧骨样组织增生呈对称性隆起,形成"方盒"样头型(从上向下看),严重者呈鞍状或"十"字头型;③前囟闭合延迟:严重者可迟至 2～3 岁,头围较正常同龄儿大;④乳牙萌出延迟:可迟至13 个月后,有时出牙顺序颠倒,牙釉质发育差。

2) 胸部:①肋骨串珠:肋骨与肋软骨交界处因骨样组织堆积而膨大,形成圆形隆起,从下至上呈串珠样,多见于第 7～10 肋骨。因膨大的肋软骨向胸腔内隆起而压迫肺组织,容易患肺炎。②鸡胸和漏斗胸:胸骨和邻近的软骨向前突起,形成鸡胸;如胸骨剑突部内陷则形成漏斗胸。③肋膈沟(郝氏沟):由于膈肌附着处的肋骨受牵拉而内陷形成的一道横沟,卧位时尤为明显。上述胸廓病变均会不同程度影响呼吸功能,并发呼吸道感染,甚至肺不张。胸部畸形多见于1岁左右婴儿。

3) 四肢:①手、足镯征:手腕、足踝部可形成圆形隆起,多见于6个月以上患儿(图4-24-2);②下肢畸形:见于能站立行走的1岁左右婴儿。由于骨质软化与肌肉关节松弛,小儿双下肢因负重可出现股骨、胫骨、腓骨弯曲,形成严重膝内翻("O"形腿,图4-24-3)或膝外翻("X"形腿,图4-24-4)。

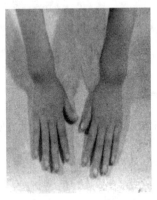
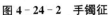
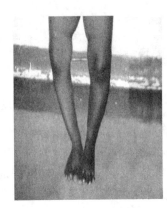
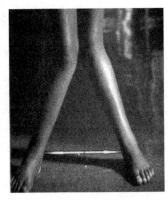

图4-24-2　手镯征　　　　图4-24-3　"O"形腿　　　　图4-24-4　"X"形腿

4) 脊柱和骨盆:患儿坐与站立后,韧带松弛可致脊柱畸形。严重患儿可出现骨盆畸形,女孩成年后如妊娠可引起流产。

(2) 运动功能发育迟缓:严重低血磷使肌肉糖代谢障碍,全身肌肉松弛,肌张力降低,坐、立、行等运动功能发育落后,腹肌张力低下,腹部膨隆呈蛙腹。

(3) 其他:重症患儿神经系统发育迟缓,表情淡漠,语言发育落后,条件反射形成缓慢;免疫力低下,易合并感染及贫血。

3. 恢复期　以上任何一期经日光照射或治疗后,临床症状和体征逐渐减轻或消失。

4. 后遗症期　多见于3岁后,临床症状消失,血生化及骨骼X线检查正常,仅遗留不同程度的骨骼畸形。

五、实验室检查

实验室检查见表4-24-3。

表4-24-3　各期实验室检查

检查内容	初　期	激期	恢复期	后遗症期
血钙	正常或稍低	降低	渐正常	正常
血磷	降低	明显降低	渐正常	正常
钙磷乘积	30～40	<30	渐正常	正常

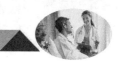

（续表）

检查内容	初 期	激 期	恢复期	后遗症期
碱性磷酸酶	正常或稍高	明显增高	1～2个月降至正常	正常
X线检查表现	无明显骨骼改变,仅见长骨临时钙化带模糊	长骨临时钙化带消失,干骺端呈毛刷样或杯口状改变,骨骺软骨带增宽,骨密度降低,骨皮质变薄。可有骨干弯曲畸形	出现不规则钙化线 骨骺软骨带逐渐恢复正常	仅见骨骼畸形

六、诊断要点

血生化与骨骼X线检查为诊断的"金标准"。诊断需解决3个问题,即是否有佝偻病,如有属于哪期,是否需要治疗。

七、处理

1. 一般治疗 治疗的目的是控制活动期,防止骨骼畸形。

（1）增加户外活动:指导家长经常带患儿进行户外活动,直接接受阳光照射;冬季要注意保证每天1～2小时户外活动时间。夏季气温太高,应避免太阳直射,可在阴凉处活动,尽量多暴露皮肤。冬季室内活动时应开窗,使患儿皮肤接触紫外线。

（2）饮食护理:提倡母乳喂养,按时添加辅食,给予富含维生素D、钙、磷和蛋白质的食物,如蛋黄、牛奶、动物肝脏、蕈类等。

（3）日常护理:患儿衣着应柔软、宽松,床铺松软,避免早坐、久坐,以防脊柱畸形;避免早站、久站和早行走,以防下肢弯曲成"O"形腿或"X"形腿。护理操作或日常生活中应避免重压和强力牵拉,以防患儿肋骨、长骨发生骨折。

2. 药物治疗 补充维生素D制剂（以口服为主）。

（1）口服法:初期给予维生素D 5 000～10 000 IU/d,激期10 000～20 000 IU/d,连用1个月后改为预防量（400 IU/d）,至2岁。需长期大量口服维生素制剂时,最好选用纯维生素D制剂,不宜用鱼肝油,以防维生素A中毒。

（2）肌注法:重症佝偻病有并发症或无法采用口服者,可一次性大剂量肌内注射维生素D_3 30万IU或维生素D_2 40万IU,初期注射1次,激期1～2次（每次间隔2～4周）,末次注射1个月后改为预防量口服。

（3）适当补充钙剂,预防感染。

3. 矫形 对已有严重骨骼畸形的后遗症患儿,如严重的"X"形、"O"形腿,影响站立、行走,可在4岁后进行矫形手术,并加强康复训练。

 实践实训

患儿女性,9个月。父母诉夜间哭闹、多汗、易激惹。查体可见患儿方颅,肋骨有串珠、手镯征阳性,临床诊断为佝偻病。试述:

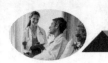

1. 导致该患儿佝偻病的病因可能有哪些?
2. 该患儿的佝偻病属于哪期?
3. 应对该患儿采取的处理措施有哪些?

（陈忠梅）

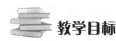 **教学目标**

一、能力目标

1. 能识别和分析脊髓灰质炎、化脓性脑膜炎、结核性脑膜炎、病毒性脑炎和脑膜炎、脑性瘫痪、重症肌无力、进行性肌营养不良的临床表现。

2. 能根据患儿的具体情况提出健康教育内容。

二、知识目标

1. 掌握脊髓灰质炎、化脓性脑膜炎、结核性脑膜炎、病毒性脑炎和脑膜炎、脑性瘫痪、重症肌无力、进行性肌营养不良的临床表现、并发症及常见病因。

2. 理解脊髓灰质炎、化脓性脑膜炎、结核性脑膜炎、病毒性脑炎和脑膜炎、脑性瘫痪、重症肌无力、进行性肌营养不良的相关检查及诊断依据。

3. 了解脊髓灰质炎、化脓性脑膜炎、结核性脑膜炎、病毒性脑炎和脑膜炎、脑性瘫痪、重症肌无力、进行性肌营养不良的发病机制及治疗。

三、素质目标

1. 通过对患儿的健康教育,培养学生的医患沟通意识和以病人为中心的医疗服务精神。

2. 通过小组学习,培养学生与他人协作的优良品质。

第一节　脊髓灰质炎

临床情景

患儿男性,2岁。因间断发热5天,左下肢活动不灵活1天来医院就诊。作为一名康复治疗师,你应该如何帮助该患儿?

脊髓灰质炎(poliomyelitis)又名小儿麻痹症,是由脊髓灰质炎病毒引起的一种急性传染病,以1～5岁小儿发病率最高。主要临床表现为发热及分布不规则的肢体弛缓性瘫痪。

一、病原与流行病学

脊髓灰质炎病毒有3个血清型,即Ⅰ、Ⅱ和Ⅲ型,型间一般无交叉免疫。本病的传染源是

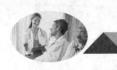

受该病毒感染者,包括患者和隐性感染者。粪-口感染为本病的主要传播方式,在发病早期也可由咽部分泌物通过飞沫传播。发病2周内排出最多。本病的易感人群是儿童。

二、病因与发病机制

脊髓灰质炎病毒经口进入人体,在肠黏膜上皮细胞和局部淋巴组织中增殖,同时向外排出病毒,此时如机体抵抗力强,病毒可被消除,为隐性感染;否则病毒经淋巴进入血液循环,形成第一次病毒血症,进而扩散至全身淋巴组织中增殖,出现发热等症状,如果病毒未侵犯神经系统,机体免疫系统又能清除病毒,患者不出现神经系统症状,即为顿挫型;病毒大量增殖后可再次入血,形成第二次病毒血症,此时病毒可突破血-脑屏障侵犯中枢神经系统,约有1‰患者有典型临床表现,其中轻者有神经系统症状而无瘫痪,重者发生瘫痪,称为瘫痪型。

三、病理

脊髓灰质炎病毒为嗜神经病毒,主要侵犯中枢神经系统的运动神经细胞,以脊髓前角运动神经元损害为主。病毒感染后造成脊髓前角运动神经元损伤,神经细胞广泛变性、坏死、溶解、巨噬细胞、淋巴细胞、中性粒细胞浸润和小胶质细胞增生。早期病变呈可逆性,病变严重者因神经细胞坏死、瘢痕形成造成持久性瘫痪。

四、临床表现

潜伏期一般为8~12天。临床症状轻重不等,分为无症状型(又称隐性感染,占90%以上)、顿挫型(占4%~8%)、无瘫痪型和瘫痪型。按瘫痪患者的病情发展过程,临床分期如下。

1. **前驱期** 起病缓急不一,大多有低热或中等热度,乏力不适,伴有咽痛、咳嗽等上呼吸道症状,或有食欲缺乏,恶心、呕吐、便秘、腹泻、腹痛等消化道症状。本期持续1~4天,一部分患者病情不再发展而痊愈,即为顿挫型;一部分患者则进入瘫痪前期。

2. **瘫痪前期** 可在发病时即出现本期症状,或紧接前驱期后出现,或二期之间有短暂间歇,体温再次上升,出现高热,神经系统症状如头痛,颈、背、四肢肌痛。小婴儿拒抱,动之即哭。较大患儿体检可见颈背强直,肌肉痉挛或用力时震颤。脑脊液呈现细胞蛋白分离现象。一般经3~5天热退,症状消失而愈(无瘫痪型)。如病情继续发展,则可能发生瘫痪。

3. **瘫痪期** 一般于起病后2~7天或第2次发热后的1~2天出现肢体瘫痪,随发热而逐渐加重,热退后瘫痪不再进展。临床上分为以下几类。

(1)脊髓型:最常见。表现为弛缓性瘫痪,不对称,腱反射消失,肌张力减退,下肢肌大肌群较上肢及小肌群更易受累,也可仅出现单一肌群受累或四肢均有瘫痪,如累及颈背肌、膈肌、肋间肌时,则出现抬头及坐起困难、呼吸运动障碍等表现,膀胱肌瘫痪时,可出现尿潴留、尿失禁。

(2)延髓型:又称球型。呼吸中枢受损时出现呼吸不规则,呼吸暂停;血管运动中枢受损时可有血压和脉率的变化,两者均为致命性病变。脑神经受损时则出现相应的神经麻痹症状和体征。

(3)脑型:此型少见。表现为高热、烦躁不安、惊厥或嗜睡昏迷,有上运动神经元痉挛性瘫痪表现。

(4)混合型:同时存在以上两种类型或两种类型以上的表现。

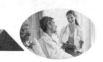

4. 恢复期 急性期过后1～2周瘫痪肢体大多自远端起逐渐恢复,腱反射也逐渐复常。轻者1～3个月恢复,重症者则需更长时间。

5. 后遗症期 因运动神经元严重受损而形成持久性瘫痪,1～2年后仍不恢复则为后遗症。若不积极治疗,长期瘫痪的肢体可发生肌肉痉挛、萎缩和变形等。

五、并发症

多见于延髓型呼吸肌麻痹患者,可继发肺炎、肺不张、急性肺水肿以及氮质血症、高血压等。

六、实验室及其他检查

1. 周围血象检查 白细胞多数正常,在早期及继发感染时可增高,以中性粒细胞为主。急性期红细胞沉降率增快。

2. 脑脊液检查 白细胞计数增多,蛋白质增加不明显,呈细胞蛋白分离现象。

3. 病毒分离 起病1周内,可从鼻咽部及粪便中分离出病毒。早期从血液或脑脊液中分离出病毒的意义更大。

4. 血清学检查 特异性免疫抗体效价在第1周末即可达高峰,尤以特异性 IgM 上升较 IgG 为快。特异性 IgM 单克隆抗体检查有助于早期诊断。恢复期患者血清中特异性 IgG 抗体滴度较急性期有4倍及4倍以上增高者可确诊。

七、诊断要点

脊髓灰质炎出现典型瘫痪症状时,诊断并不困难。瘫痪出现前多不易确立诊断。血清学检查和大便病毒分离阳性可确诊。

八、处理

本病无特异性抗病毒治疗药,治疗原则是对症和支持治疗。

1. 前驱期和瘫痪前期 卧床休息,避免肌内注射等刺激;可使用退热镇痛剂、镇静剂缓解全身肌肉痉挛、不适和疼痛。静脉注射丙种球蛋白有一定疗效。

2. 瘫痪期 置瘫痪肢体于功能位,疼痛消失后立即作主动和被动锻炼,防止畸形发生。促进神经传导功能药物如地巴唑、加兰他敏;维生素 B_{12} 能促进神经细胞代谢。延髓型瘫痪应注意保持呼吸道通畅,呼吸肌麻痹者可用机械通气。应给予营养丰富的饮食,必要时可鼻饲或静脉补充营养。

3. 恢复期及后遗症期 尽早开始主动和被动锻炼,防止肌肉萎缩。也可采用针灸、按摩及理疗等。严重肢体畸形可手术矫正。

九、预防

对所有小儿均应口服脊髓灰质炎减毒活疫苗进行主动免疫。未服用减毒活疫苗而与患者有密切接触的年龄<5岁的小儿和先天性免疫缺陷的儿童,应及早注射丙种球蛋白。对脊髓灰质炎患者及可疑病例,隔离期自发病之日计至少40天;密切接触者,应进行医学观察20天。

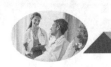
第二节 化脓性脑膜炎

临床情景

患儿女性,1岁。因患脑性瘫痪行康复治疗。治疗过程中出现发热、呕吐、抽搐。作为一名康复治疗师,你应该如何帮助该患儿?

化脓性脑膜炎(purulent meningitis),简称化脑,系由各种化脓菌感染引起的脑膜炎症。小儿,尤其是婴幼儿常见。临床上以急性发热、惊厥、意识障碍、颅内压增高和脑膜刺激征及脑脊液脓性改变为特征。

一、病因与发病机制

化脓性脑膜炎可由任何化脓性细菌引起,最常见的致病菌为脑膜炎双球菌,流感嗜血杆菌和肺炎链球菌。2个月以下幼婴和新生儿脑膜炎以革兰阴性杆菌和金黄色葡萄球菌多见。开放性颅脑损伤所引起的多数为葡萄球菌,链球菌和铜绿假单胞菌。

细菌抵达脑膜可通过多种途径,如血流播散、邻近组织感染、外伤或手术直接接种等。最常见的是通过血流,即由菌血症发展而来。由于小儿防御、免疫功能均较成人弱,病原菌容易通过血-脑屏障到达脑膜引起化脑。

> **知识拓展**
>
> 在临床使用特效抗血清前,各种细菌性脑膜炎患者的预后极差。1913年,Flexner首次采用鞘内注射抗脑膜炎球菌马血清治疗细菌性脑膜炎,取得了一定的疗效。20世纪30年代,磺胺药的问世将脑膜炎球菌性脑膜炎的病死率降至5%~15%。青霉素治疗肺炎球菌性脑膜炎始于20世纪40年代中期,在过去15年内,社区获得性细菌性脑膜炎的治疗方法为静脉注射青霉素(或氨苄青霉素)和(或)1个第3代头孢菌素。此时,脑膜炎球菌性脑膜炎的病死率徘徊于10%左右,流感嗜血杆菌性脑膜炎的病死率已降至5%以下,肺炎球菌性脑膜炎的病死率仍保持在20%左右。

二、病理

病变主要在软脑膜、蛛网膜和脑表层组织。早期和轻型病例,炎性渗出物多在大脑顶部表面,以后逐渐蔓延,使全部大脑表面、基底部、脊髓被一层脓液覆盖。蛛网膜下隙充满浆液脓性分泌物,脑桥前面、第四脑室底及脑桥与小脑之间尤甚。

三、临床表现

1. **起病** 化脓性脑膜炎起病方式主要有两种:①急骤起病,常见于脑膜炎双球菌脑膜炎

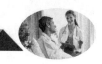

的暴发型,发病突然,迅速出现休克,皮肤紫癜或瘀斑及中枢神经系统症状,可 24 小时内死亡;②急性起病,是多数患儿起病方式,病前数日可有上呼吸道或胃肠道感染症状。

2. 非特异性表现 即全身感染中毒症状,包括发热,头痛,呕吐,精神委靡、食欲缺乏、烦躁不安、皮肤紫癜或瘀斑等。

3. 中枢神经系统表现

(1)颅内压增高:头痛和喷射性呕吐,可伴血压升高、心动过缓。婴儿可出现前囟紧张及隆起,颅缝增宽。重症患儿可出现去皮质和去大脑强直、谵妄、昏迷,甚至出现瞳孔大小不等,呼吸节律不整等脑疝征象。

(2)惊厥:流感嗜血杆菌及肺炎链球菌脑膜炎多见。

(3)意识障碍:表现为嗜睡、谵妄、迟钝和昏迷。

(4)脑膜刺激征:表现为颈项强直,克氏征和布氏征阳性。

(5)局灶体征:部分患儿可出现第Ⅱ、Ⅲ、Ⅵ、Ⅶ、Ⅷ对脑神经受累或肢体瘫痪症状。

4. 小婴儿化脓性脑膜炎的临床特点 3个月以下婴儿化脑常缺乏典型的症状和体征,发热或有或无,甚至体温不升,主要表现为少动、反应差、目光呆滞、嗜睡、哭声小或尖叫、拒乳、呕吐、黄疸、惊厥、面色发绀、呼吸不规则、休克、昏迷等,查体前囟紧张及隆起,而少有脑膜刺激征。

四、并发症

1. 硬脑膜下积液 临床特征是:①化脑在积极的治疗过程中体温持续不退或热退数日后复升;②病程中出现进行性前囟隆起、颅缝分离、头围增大、呕吐、惊厥等。头颅 CT 检查可确诊。

2. 脑室管膜炎 临床多见于诊断治疗不及时的新生儿及小婴儿脑膜炎。表现为发热持续不退、频繁惊厥、甚至呼吸衰竭。查体前囟紧张及隆起,头颅 CT 扫描检查显示脑室扩大。

3. 脑积水 表现为颅骨骨缝扩大,甚至裂开,额大面小,眼呈落日状,严重者产生颅高压。

4. 抗利尿激素异常分泌综合征 下丘脑或垂体后叶受累致抗利尿激素分泌过多,引起低钠血症和渗透压降低,可加重脑水肿。

5. 其他 脑神经受损时,可有耳聋、失明、斜视;脑实质受损时可继发癫痫、智力低下等。

五、实验室及其他检查

1. 血象检查 外周血白细胞总数明显增高,可达 $(20 \sim 40) \times 10^9/L$,分类以中性粒细胞为主,可高达 $0.80 \sim 0.90$。

2. 脑脊液检查 典型化脑脑脊液特点是:外观混浊或呈脓样,压力增高;白细胞计数显著增多,一般 $> 1\,000 \times 10^6/L$,分类以中性粒细胞为主;蛋白定量显著增高;糖定量明显降低。脑脊液涂片可找到病原菌,细菌培养阳性。

3. 特异性细菌抗原测定 用免疫学方法检查患儿脑脊液、血、尿等标本中的细菌抗原,是快速确定致病菌的特异性方法。

4. 其他检查

(1)血培养:早期未用抗生素者有可能获阳性结果,新生儿化脑阳性率高。

(2)局部病灶分泌物培养:如皮肤脓疱液或新生儿脐炎分泌物培养等。

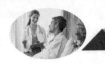
（3）皮肤瘀点涂片：是脑膜炎双球菌脑膜炎诊断的重要方法，阳性率可达50％以上。

（4）血清降钙素原：升高，提示细菌感染。

（5）影像学检查：头颅 MRI 或 CT 检查可早期诊断局限性脑脓肿，脑室积水等，增强显影能显示脑膜强化等炎症改变。

六、诊断要点

凡是急性发热起病，并伴有反复惊厥、意识障碍或有颅内压增高表现的患儿，均应警惕本病可能，需做脑脊液检查明确诊断。

七、治疗

1. 抗生素的使用

（1）用药原则：应选择对病原菌敏感且能较高浓度透过血-脑屏障的药物，力求用药24小时内杀火脑脊液中致病菌。要静脉用药，做到用药早、剂量足、疗程够。

（2）病原菌明确前抗生素选择：应选择对肺炎链球菌、脑膜炎双球菌、流感嗜血杆菌3种常见致病菌皆有效的抗生素，目前主要选择第3代头孢菌素如头孢噻肟钠或头孢曲松钠，疗效不佳时可联合使用万古霉素。

（3）病原菌明确后抗生素选择：根据药敏试验，选择有效抗生素。

（4）停药指征及疗程：①停药指征：症状消失、退热1周以上，脑脊液细胞数少于$20 \times 10^6/L$，均为单核细胞，蛋白及糖量恢复正常。②疗程：平均2～3周。

2. 肾上腺皮质激素

可在积极应用抗生素的同时给以地塞米松静脉注射，连续应用2～3天。

3. 对症处理和支持治疗

（1）急性期严密监测生命体征，定期测呼吸、脉搏、血压、尿量、瞳孔变化，以便早期发现休克及脑疝。

（2）控制惊厥，常采用地西泮、水合氯醛、副醛、苯巴比妥等药物。

（3）积极控制颅内高压，可用甘露醇、呋塞米、地塞米松等。

（4）监测并维持水、电解质、酸碱平衡及血浆渗透压平衡。

第三节 结核性脑膜炎

临床情景

患儿男性，4岁。因发热1个月，抽搐昏迷1天来医院就诊。作为一名康复治疗师，你应该如何帮助该患儿？

结核性脑膜炎（tuberculous meningitis）是结核病中最严重的肺外结核病，也是小儿结核病致死的主要原因。常在初染结核1年内发生，尤其是在初染结核3～6个月内发病率最高。

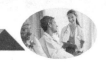

一、病因与发病机制

结核性脑膜炎致病菌为结核杆菌。结核菌多经呼吸道进入肺部,先形成小区域的感染,数周后杆菌侵入淋巴系统进入局部淋巴结,因菌血症经血行播散进入脑膜和脑实质包括室管膜下等部位。结核性脑膜炎也可由脑实质或脑膜的结核病灶破溃,结核杆菌进入蛛网膜下隙及脑脊液中所致。偶见邻近组织的结核灶直接蔓延侵犯脑膜。

> **知识拓展**
>
> 卡介苗是一种用来预防结核病的预防接种疫苗。接种后可使儿童产生对结核病的特殊抵抗力。由于这一疫苗是由两位法国学者卡迈尔与介兰发明的,为了纪念发明者,将这一预防结核病的疫苗定名为"卡介苗"。目前,世界上多数国家都已将卡介苗列为计划免疫必须接种的疫苗之一。卡介苗接种的主要对象是新生婴幼儿和结核菌素试验阴性的儿童,接种后可预防发生儿童结核病。

二、病理

1. **脑膜**　脑膜弥漫性充血、水肿、炎症渗出,并形成许多结核结节,尤以脑底部病变最为明显。延髓、脑桥、脚间池、视神经交叉及大脑外侧裂等处的蛛网膜下隙内,积有大量浓稠、胶性渗出物。

2. **脑血管**　早期主要表现为急性动脉内膜炎。病程越长则脑血管增生性病变越明显,可见闭塞性动脉内膜炎,有炎性渗出、内皮细胞增生,使管腔狭窄,终致脑实质软化或出血。

3. **脑实质**　炎性病变从脑膜蔓延到脑实质,或脑实质原来就有结核病变,可致结核性脑膜脑炎。

4. **脑神经**　常见面神经、舌下神经、动眼神经、展神经功能障碍表现。

5. **脑积水**　结核性脑膜炎常发生急性脑积水。初期由于脑脊液生成增加,后期由于脑膜炎症粘连,脑脊液回吸收功能障碍,可致交通性脑积水。浓稠炎性渗出物积聚于小脑延髓池或堵塞大脑导水管及第四脑室诸孔,可致阻塞性脑积水。

三、临床表现

典型结核性脑膜炎起病多较缓慢。根据临床表现大致分为3期。

1. **前驱期(早期)**　为1～2周,主要表现为性情改变,如烦躁、易怒、好哭,或精神倦怠、呆滞、嗜睡或睡眠不宁,两眼凝视,食欲缺乏、消瘦、盗汗,并有低热,便秘或不明原因的反复呕吐。年长儿可诉头痛,婴幼儿表现为皱眉、以手击头、啼哭、嗜睡或发育迟滞等。

2. **脑膜刺激期(中期)**　为1～2周,主要为脑膜炎症及颅内压增高表现。剧烈头痛,喷射性呕吐,可有感觉过敏,逐渐出现嗜睡、意识障碍。年长儿脑膜刺激征明显。婴儿主要表现为前囟饱满或膨隆,腹壁反射消失、腱反射亢进。本期常出现脑神经受累症状,最常见为面神经、动眼神经及展神经的瘫痪,多为单侧受累。

3. **晚期(昏迷期)**　为1～3周,意识障碍逐渐加重,进入昏迷状态,惊厥频繁发作。患儿极度消瘦,呈舟状腹。常出现水、电解质紊乱。最终因颅内压急剧增高导致脑疝,致使呼吸及

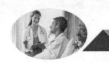

心血管运动中枢麻痹而死亡。

四、并发症和后遗症

常见的并发症为脑积水、脑实质损害、脑出血及脑神经功能障碍等。严重后遗症包括脑积水、肢体瘫痪、失明、失语、智力低下、尿崩症及癫痫等。

五、实验室及其他检查

1. 脑脊液检查

（1）常规检查：脑脊液压力增高，外观清亮或毛玻璃样或微显混浊，细胞数一般为（50～500）$\times 10^6$/L，分类以单核细胞为主，可占 70％～80％，糖与氯化物同时降低为结核性脑膜炎的典型改变。蛋白量增高。脑脊液沉淀物经抗酸染色镜检阳性率可达 30％。

（2）抗结核分枝杆菌抗原测定：是敏感、快速诊断结核性脑膜炎的辅助方法。

（3）结核抗体检查：精制结核菌素（PPD）- IgM 检测为早期诊断依据之一。

（4）结核分枝杆菌培养：是诊断结核性脑膜炎的可靠依据。

2. X 线、CT 或 MRI 检查

X 线检查发现粟粒型肺结核时，有助于结核性脑膜炎诊断；脑 CT 检查最常见异常为脑积水，其次为脑梗死、脑萎缩、脑水肿、结核瘤和钙化灶等。

3. 其他检查

（1）结核菌素试验阳性对诊断有帮助，但阴性结果亦不能排除本病。

（2）眼底检查在脉络膜上发现结核结节，脑脊液有改变者可以确诊。

（3）外周血象可见白细胞总数及中性粒细胞比例升高，轻度贫血，红细胞沉降率增快。

六、诊断要点

1. 详细询问病史

如结核接触史、卡介苗接种史、既往结核病史以及近期急性传染病史等。

2. 临床表现

有上述相应病史的患儿出现不明显原因的头痛、呕吐、性情改变、颈部抵抗等，应高度警惕本病。

3. 脑脊液检查

对诊断结核性脑膜炎意义重大。

七、治疗

1. 一般疗法

切断与开放性结核病人的接触；严格卧床休息；细心护理患儿眼睛、黏膜及皮肤；保证营养，昏迷患儿可鼻饲。

2. 抗结核治疗

治疗原则为早期、联合、适量、规律、分阶段、全程应用易透过血-脑屏障的抗结核杀菌药物。目前对结核性脑膜炎的治疗多采用链霉素（SM）、异烟肼（INH）、利福平（RFP）和吡嗪酰胺（PZA）联合治疗。其中异烟肼（INH）为最主要的药物，整个疗程自始至终应用。疗程 1～1.5 年，或脑脊液正常后不少于 6 个月。

（1）强化治疗阶段：联合使用 INH、PZA、RFP 和 SM。疗程 3～4 个月。

（2）巩固治疗阶段：继续应用 INH、RFP 或乙胺丁醇（EMB）。疗程 9～12 个月。

3. 降低颅高压

（1）应用脱水剂及利尿剂。

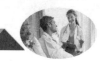

（2）侧脑室引流,适用于急性脑积水用其他降颅压措施无效,或疑有脑疝形成者。

4. 对症治疗

（1）退热、止惊。

（2）维持水、电解质及酸碱平衡。

八、预防

1. **控制传染源**　开放性肺结核痰涂片结核菌阳性患者是主要传染源。

2. **卡介苗接种**　是预防小儿结核病的有效措施。

3. **预防性抗结核治疗**　口服异烟肼 6～9 个月或口服异烟肼联合利福平 3 个月。

第四节 | 病毒性脑炎和脑膜炎

> **临床情景**
>
> 　　患儿男性,7 岁。因发热、头痛、呕吐 2 天来医院就诊。作为一名康复治疗师,你应该如何帮助该患儿?

病毒性脑炎(viral encephalitis)和病毒性脑膜炎(virus meningitis)均是指多种病毒引起的颅内急性炎症。若炎症主要在脑膜,临床表现为病毒性脑膜炎;病变主要累及大脑实质时,则以病毒性脑炎为临床特征。若脑膜和脑实质同时受累,则称为病毒性脑膜脑炎。大多患者具有病程自限性。

一、病因与发病机制

引起病毒性脑炎和脑膜炎的病毒较多,可大致分为以下几类：①肠道病毒,为主最常见的致病病毒;②虫媒病毒;③疱疹病毒科的病毒;④副黏病毒属病毒;⑤其他病毒等。

病毒经肠道或呼吸道进入淋巴系统繁殖,然后经血流感染颅外某些脏器,此时患者可有发热等全身症状。在病毒血症的后期病毒可直接入侵脑实质或脑膜组织,出现中枢神经症状,若宿主对病毒抗原发生强烈免疫反应,将进一步导致脱髓鞘、血管与血管周围脑组织损害。

知识拓展

　　肠道病毒(enterovirus)是一种最小的无被膜 RNA 病毒,可在污水中较长时期生存,人类为肠道病毒的天然宿主。肠道病毒一般分为 3 种,即脊髓灰质炎病毒(poliovirus)、柯萨奇病毒(coxsackievirus)及埃可病毒(ECHO virus)。此外,还有尚未分类的肠道病毒。而这几种肠道病毒均有许多亚型,如柯萨奇病毒有 A 型及 B 型,但两型均可引起病毒性脑膜炎。埃可病毒可在正常粪中经细胞培养分离出来,有 30 余种血清型,一般并不致病。

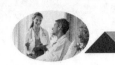

二、病理

病理改变大多弥漫分布，脑膜和（或）脑实质广泛性充血、水肿，伴淋巴细胞和浆性细胞浸润。病变主要在软脑膜，可查见蛛网膜有单核细胞浸润，大脑浅层可有血管周围炎性细胞浸润形成的血管套，血管周围组织神经细胞变性、坏死和髓鞘崩解。在部分脑炎患者，见到明显脱髓鞘病理表现，代表病毒感染激发的机体免疫应答，提示"感染后"或"过敏性"脑炎的病理学特点。

三、临床表现

起病急性或亚急性，发热、头痛、恶心、呕吐、腹痛、腹泻、喉痛、全身无力，较快出现颈部强直及典型的脑膜刺激征，如 Kernig 征阳性。重症者可出现昏睡等神经系统损害的症状。少数患者出现唇周疱疹应考虑是否为疱疹性病毒所致，腮腺肿大者应考虑有腮腺炎病毒感染的可能。

病情轻重取决于主要病变部位，病毒性脑炎的临床经过较脑膜炎严重，重症脑炎易发生急性期死亡或后遗症。

1. 病毒性脑膜炎 急性起病，或先有上感或前驱传染性疾病。主要表现为发热、恶心、呕吐、软弱、嗜睡。年长儿诉头痛，婴儿烦躁不安，易激惹。一般很少有严重意识障碍和惊厥。可有颈项强直等脑膜刺激征。但无局限性神经系统体征。病程大多在 1～2 周。

2. 病毒性脑炎 起病急，病程大多 2～3 周。

大多数患儿主要表现为发热、反复惊厥发作、不同程度意识障碍和颅压增高症状。若病变主要累及额叶皮质运动区，临床以反复惊厥发作为主要表现，严重者呈惊厥持续状态，伴或不伴发热。若病变主要累及额叶底部、颞叶边缘系统，则主要表现为精神情绪异常。若出现呼吸节律不规则或瞳孔不等大，要考虑颅内高压并发脑疝可能性。部分患儿伴偏瘫或肢体瘫痪。由单纯疱疹病毒引起者最严重，常合并惊厥与昏迷，病死率高。

四、实验室及其他检查

1. 实验室检查

（1）血常规：白细胞计数正常或轻度升高。

（2）脑脊液检查：外观无色透明，压力正常或稍高，白细胞轻至中度升高，一般在（10～500）×10^6/L。发病后 48 小时内中性多核白细胞为主，但迅速转为单核细胞占优势。蛋白正常或轻度增加，糖正常，氯化物正常。涂片和培养无细菌发现。

（3）病毒学检查：部分患儿脑脊液病毒培养及特异性抗体测试阳性。恢复期血清特异性抗体滴度高于急性期 4 倍以上有诊断价值。

2. 其他辅助检查

（1）影像学检查：脑部 CT、MRI 检查可发现弥漫性脑水肿，皮质、基底节、脑桥、小脑等部位的局灶性异常。

（2）脑电图检查：以弥漫性或局限性异常慢波背景活动为特征，少数伴有棘波、棘慢综合波。部分患者脑电图检查也可正常。

五、诊断要点

（1）流行季节，接触史，有关病毒感染，如单纯疱疹，腮腺炎所伴随的症状。

（2）颅内感染的症状、体征。

（3）脑脊液检查特异性病毒抗体阳性。

（4）排除颅内非病毒感染性疾病。

六、治疗

本病缺乏特异性治疗。主要是支持与对症治疗。主要治疗原则包括以下方面。

（1）维持水、电解质平衡与合理营养供给

对营养状况不良者给予静脉营养或白蛋白。

（2）控制脑水肿和颅内高压：可采用以下方法：①严格限制液体入量；②限制过度通气；③静脉注射脱水剂，如甘露醇、呋塞米等。

（3）控制惊厥发作及严重精神行为异常：可给予止惊剂，如地西泮、苯巴比妥、左乙拉西坦等。如止惊剂治疗无效，可在机械通气下给予肌肉松弛剂。

（4）抗病毒药物：阿昔洛韦是治疗单纯疱疹病毒、水痘-带状疱疹病毒的首选药物；更昔洛韦治疗巨细胞病毒有效；利巴韦林可能对控制 RNA 病毒感染有效。

（5）呼吸道及心血管功能的监护与支持，必要时行机械通气。

第五节　脑性瘫痪

临床情景

患儿男性，4 岁。出生时重度缺氧，1 岁半时因不能独立行走来医院诊治。作为一名康复治疗师，你应该如何帮助该患儿？

脑性瘫痪（cerebral palsy）是指由于各种原因造成的发育期胎儿或婴儿非进行性脑损伤，临床主要表现为运动发育和姿势异常，运动功能受限。常伴有智能落后及惊厥发作、行为异常、感觉障碍及其他异常。

一、病因与发病机制

1. **病因**　脑性瘫痪的病因复杂，主要包括以下因素所致脑损伤。①出生前：脑发育畸形、先天性脑积水、母亲妊娠早期重症感染、严重营养缺乏、外伤、中毒及放射线照射等；②围生期：早产、胎儿脑缺氧、难产或过期婴儿，产伤及颅内出血等；③出生后：各种感染、外伤、中毒、颅内出血及重症窒息等。

2. **发病机制**　人体正常肌张力调节及姿势反射的维持有赖于皮质下行纤维抑制作用与周围传入纤维易化作用的动态平衡，如皮质下行纤维束受损，下行抑制作用减弱，周围传入纤

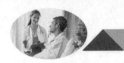

维的兴奋作用相对增强,可出现痉挛性运动障碍和姿势异常。

二、病理

脑性瘫痪的特殊病理改变有两类:①出血性损害,可见室管膜下出血或脑室内出血;②缺血性损害,如脑白质软化、皮质萎缩等。

三、临床表现

1. 基本表现 脑性瘫痪以出生后非进行性运动发育异常为特征,一般都有以下表现。

(1)运动发育落后和瘫痪肢体主动运动减少。

(2)肌张力异常:痉挛型表现为肌张力增高;肌张力低下型则表现为瘫痪肢体松软。

(3)姿势异常:患儿可出现多种肢体异常姿势,并因此影响其正常运动功能的发挥。

(4)反射异常:多种原始反射消失延迟,痉挛型脑瘫患儿腱反射活跃,可引出踝阵挛和阳性 Babinski 征。

2. 临床类型 按运动障碍性质可分为痉挛型、手足徐动型、肌张力低下型、强直型、共济失调型、震颤型及混合型。其中痉挛型最常见,表现为上肢肘、腕关节屈曲,拇指内收,手握紧呈拳状,下肢内收交叉呈剪刀腿和尖足;其次是手足徐动型,动作随情绪紧张而增加,睡眠时消失,常存在严重的构音困难。

四、伴随症状和疾病

脑性瘫痪可伴随智力低下、癫痫、发音障碍、视力障碍、听力障碍、四肢发育不对称、脊柱侧弯、牙齿发育畸形等。

五、辅助检查

1/2～2/3 的患儿可有头颅 CT、MRI 异常。头颅 CT、MRI 检查正常不可排除脑性瘫痪诊断。

六、诊断要点

诊断主要靠病史和体格检查。出生后 6～9 个月做出诊断为早期诊断。

诊断的主要依据是:①有引起脑瘫的原因;②有脑损伤的发育神经学异常;③有不同类型脑瘫的临床表现。

应除外进行性和退行性疾病所致的中枢性瘫痪及正常儿一过性运动发育落后。

知识拓展:常用脑瘫康复方法

1. Bobath 法:治疗重点是阻止原始反射,促进正常的姿势反射发育,发展正常的自动反应和运动能力。训练方法上强调:按正常婴幼儿运动发育的各个阶段来进行训练,如抬头、翻身、坐、爬、跪、站、走。

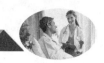

2. Vojta 法：主要通过刺激脑瘫儿童身上的某些特定的激发点，使患儿产生翻身和匍匐爬行两种反射运动模式（人体所有协调运动的先导）。最后，反射运动变成主动运动。

3. Temple Fay 法：强调鳄鱼式的运动模式和两栖类动物对侧交替的运动模式。

4. Doman Delacato 法：在治疗上主张促进脑瘫儿童的全面发育：运动、语言、手工操作、视觉、听觉和触觉。主要特点：惊人的训练强度，平均每天训练 7 小时，每次训练要3～5人为一个患儿服务。

七、治疗

1. 治疗目标　①防治畸形；②使肌张力正常化；③鼓励对称性的和双手的活动；④促进接近正常和正常的运动和技能；⑤早期要限制较轻侧的代偿；⑥力图改善较重的一侧。

2. 治疗原则

（1）"三早"原则：早发现、早确诊和早治疗是治疗的关键，早期治疗可使已有损害的大脑功能得到有效的代偿，并促进正常的发育。理想的早期治疗是争取在出生后 6～9 个月的阶段内采取治疗措施。

（2）治疗与教育、游戏相结合：治疗与教育相结合，可避免因治疗而延误其受教育的时间。与游戏相结合，是通过能引起他们兴趣的游戏来把训练"寓"于游戏中，以提高他们对训练的积极性。

（3）康复与药物、必要手术相结合：肌肉痉挛僵硬或并发癫痫的患儿，难以进行训练，必须在应用药物松弛肌肉，控制癫痫的发作后才能进行康复训练。经保守治疗无效，遗留四肢严重痉挛、肌腱挛缩或关节变形的患儿，必须手术矫正畸形。

（4）与中国传统康复治疗相结合：配合应用针刺、按摩、点穴、药物等，以提高康复效果。

（5）治疗患儿与训练家人相结合：脑瘫患儿的康复是一个长期的过程，为保证患儿得到不断的治疗和出于经济上的考虑，必须让家长参与和学会一些常用的治疗方法。

第六节　重症肌无力

临床情景

　　患儿女性，2 岁。因患脑性瘫痪行康复治疗，治疗过程中出现双侧眼睑下垂，晨轻暮重。作为一名康复治疗师，你应该如何帮助该患儿？

重症肌无力（myasthenia gravis，MG）是免疫介导的神经-肌肉接头处传递障碍的自身免疫性疾病，临床以骨骼肌运动中极易疲劳并导致肌无力，休息或应用胆碱酶抑制剂后症状减轻为特征。

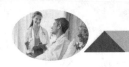
一、病因与发病机制

重症肌无力患者体液中存在抗乙酰胆碱受体（ACh－R）抗体,与ACh共同争夺ACh－R结合部位;同时在细胞免疫和补体参与下突触后膜的ACh－R被大量破坏,导致突触后膜上的ACh－R数量减少。最终,神经-肌肉接头的传递功能发生障碍,当连续的神经冲动到来时,不能产生引起肌纤维收缩的动作电位,从而在临床上表现为易疲劳的肌无力。某些遗传及环境因素也与重症肌无力的发病机制密切相关。

> **知识拓展**
>
> 正常的神经肌肉接头由突触前膜、突触间隙和突触后膜3部分组成。神经冲动电位促使突触前膜向突触间隙释放含有化学递质乙酰胆碱（ACh）的囊泡,在间隙中囊泡释放出大量ACh,与突触后膜上的乙酰胆碱受体（ACh－R）结合,经过复杂的传递过程,产生肌肉终板动作电位,引起肌肉收缩。

二、病理

重症肌无力患者经肌肉接头处的改变是本病病理中最特征性的改变,主要表现在突触后膜皱褶消失、平坦,甚至断裂。

三、临床表现

1. **新生儿一过性重症肌无力**　患重症肌无力母亲娩出的患儿,出生后数小时至3天内,出现全身肌肉无力,哭声无力,吸吮、吞咽、呼吸均困难。眼肌受累少见。患儿血中抗ACh－R抗体增高。轻症数天或数周自然缓解,重症需用抗胆碱酯酶药物或机械通气。

2. **新生儿先天性重症肌无力**　多有家族史,可呈常染色体隐性遗传。与母亲是否患重症肌无力无关。属于非自身免疫性疾病。患儿出生后主要表现为上睑下垂,眼外肌麻痹,全身肌无力,哭声低弱和呼吸困难者并不常见。肌无力症状较轻,但持续存在。血中抗ACh－R抗体不高,抗胆碱酯酶药物无效。

3. **儿童型重症肌无力**　发病最小年龄为6个月,发病年龄高峰在出生后第2~3年。根据临床特征可分为眼肌型、脑干型及全身型。①眼肌型:最多见,是指单纯眼外肌受累。一侧或双侧眼睑下垂,晨轻暮重。②脑干型:主要表现为吞咽或构音困难、声音嘶哑等。③全身型:有一组以上肌群受累,主要累及四肢。严重者卧床难起,呼吸肌无力时危及生命。

四、并发症

重症肌无力危象是指重症肌无力患者在病程中因治疗不当使患儿本身病情加重,引起呼吸肌无力致严重呼吸困难,称为重症肌无力危象。有两种。

1. **肌无力危象**　为最常见的危象,由各种诱因和抗胆碱酯酶药量不足诱发疾病本身发展所致,可因呼吸肌无力而呼吸衰竭。注射新斯的明可使症状迅速改善。

2. **胆碱能危象**　非常少见,由于抗胆碱酯酶药物过量引起,除肌无力、呼吸困难等症状外,尚有呕吐、腹痛、腹泻、瞳孔缩小、多汗、流涎、黏膜分泌物增多、心动过缓等毒蕈碱样症状。

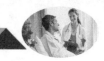

注射依酚氯铵(腾喜龙)可使症状短暂加重,需用阿托品拮抗。

五、诊断要点

受累肌肉在活动后出现疲劳无力,经休息或胆碱酯酶抑制剂治疗可以缓解,肌无力表现为"晨轻暮重"的波动现象。结合药物试验、肌电图及免疫学等检查的典型表现可以作出诊断。

六、辅助检查

1. 药物试验

(1)新斯的明试验:新斯的明剂量每次 0.04 mg/kg,皮下或肌内注射,最大剂量<1 mg,用药 20 分钟后肌无力症状明显减轻者为阳性。可同时注射阿托品 0.01 mg/kg,以对抗新斯的明的毒蕈碱样反应。

(2)依酚氯铵试验:依酚氯铵剂量每次 0.2 mg/kg(最大剂量<10 mg),静脉注射或肌内注射,用药后 1 分钟内症状明显改善为阳性,2~5 分钟后又恢复原状。一般不用于婴儿。

2. 肌电图检查　
表现为重复神经电刺激中反应电位波幅的快速降低。为常用的具有确诊价值的检查方法。

3. 血清抗 ACh-R 抗体检测　
对重症肌无力的诊断具有特征性意义。婴幼儿阳性率低。

4. 胸腺 CT、MRI 检查　
部分重症肌无力患者行胸腺 CT、MRI 检查可发现胸腺增生和肥大。

七、治疗

1. 药物治疗

(1)胆碱酯酶抑制剂:为多数患者的主要治疗药物,常用溴吡斯的明。

(2)肾上腺皮质激素:适用于各种类型的 MG。首选泼尼松,危重病例可给予甲泼尼龙冲击治疗。

(3)免疫抑制剂:适用于对肾上腺糖皮质激素疗效不佳或不能耐受,或因有高血压、糖尿病、溃疡病而不能用肾上腺皮质激素者。可用环磷酰胺、硫唑嘌呤、环孢素 A 等。

(4)禁用药物:氨基糖苷类及大环内酯类抗生素,奎宁、奎尼丁、普萘洛尔等。

2. 大剂量静脉注射免疫球蛋白(IVIG)　
IVIG 剂量每天 400 mg/kg 静脉滴注,连用 5 天。

3. 血浆置换　
仅适用于危象和难治性重症肌无力。

4. 胸腺切除。

5. 危象的处理

(1)肌无力危象:注射依酚氯按或新斯的明。

(2)胆碱能危象:停新斯的明,静脉注射阿托品。

(吕学云)

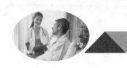

第七节　进行性肌营养不良

进行性肌营养不良是一组遗传性肌肉变性疾病。临床特点为进行性加重的对称性肌无力、肌萎缩，最终完全丧失运动功能。根据遗传方式、发病年龄、肌无力分布、病程及预后可分为假肥大型肌营养不良、肢带型肌营养不良、面肩肱型肌营养不良、Emery－Dreifuss 肌营养不良、眼咽型肌营养不良、远端型肌营养不良、先天性肌营养不良、强直型肌营养不良。其中假肥大型肌营养不良症状严重，进展迅速，生命早期即丧失运动功能，且早期死亡，给家庭和社会造成很大负担，而目前尚无特效的治疗方法。因此早期检出基因携带者，对其婚配、孕育进行指导，对胎儿进行产前诊断，早期人工流产高风险胎儿显得非常重要。

假肥大型肌营养不良又称为抗肌萎缩蛋白缺陷型肌营养不良，分为 Duchenne 型（Duchenne muscular dystrophy，DMD）和 Becker 型（Becker muscular dystrophy，BMD），前者发病率约为 1/3 500 活产男婴，后者发病率较低。其他因抗肌萎缩蛋白缺陷引起的肌病包括 X 连锁扩张型心肌病、肌痛肌痉挛综合征、女性肌营养不良症等。

一、病因与发病机制

假肥大型肌营养不良属 X 连锁隐性遗传性疾病，是由于染色体 Xp21 上编码抗肌萎缩蛋白的基因突变所致。一般是男性患病，女性携带突变基因。然而，实际上仅 2/3 的患者病变基因来自母亲，另 1/3 的患者是自身抗肌萎缩蛋白基因的突变，此类患儿的母亲不携带该突变基因，与患儿的发病无关。

抗肌萎缩蛋白位于肌细胞膜脂质层中，对稳定细胞膜，防止细胞坏死、自溶起重要作用。定量分析表明，DMD 患者肌细胞内抗肌萎缩蛋白几乎完全缺失，故临床症状严重；而抗肌萎缩蛋白数量少则导致 BMD，后者预后相对良好，病程进展相对缓慢。由于该蛋白也部分地存在于心肌、脑细胞和周围神经结构中，故部分患者可合并心肌病变、智力低下或周围神经传导功能障碍。

二、病理

显微镜下见肌纤维轻重不等的广泛变性坏死，间有深染的新生肌纤维。束内纤维组织增生或脂肪充填，并见针对坏死肌纤维的反应性灶性单核细胞浸润。

三、临床表现

男孩患病，但个别女孩除携带突变基因外，由于另一 X 染色体功能失活也可发病。本病主要表现包括以下几个方面。

1. **进行性肌无力和运动功能倒退**　患儿出生时或婴儿早期运动发育基本正常，少数有轻度运动发育延迟，或独立行走后步态不稳，易跌倒。一般 3 岁后症状开始明显，骨盆带肌无力日益严重，行走摇摆如鸭步态，跌倒更频繁，不能上楼和跳跃。肩带和全身肌力随之进行性减退，大多数 10 岁后丧失独立行走能力，20 岁前大多出现咽喉肌肉和呼吸肌无力，声音低微，吞咽和呼吸困难，很易发生吸入性肺炎等继发感染死亡。BMD 症状较轻，可能存活至 40 岁后。

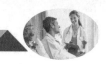

2. Gower 征　由于骨盆带肌早期无力,一般在 3 岁后患儿即不能从仰卧位直接站起,必须先翻身成俯卧位,然后两脚分开,双手先支撑于地面,继而一只手支撑到同侧小腿,并与另一手交替移位支撑于膝部和大腿上,使躯干从深鞠躬位逐渐竖直,最后呈腰部前凸的站立姿势。

3. 假性肌肥大和广泛肌萎缩　早期即有骨盆带和大腿部肌肉进行性萎缩,但腓肠肌因脂肪和胶原组织增生而假性肥大,与其他部位肌萎缩对比鲜明。当肩带肌肉萎缩后,举臂时肩胛骨内侧远离胸壁,形成“翼状肩胛”,自腋下抬举患儿躯体时,患儿两臂向上,有从检查者手中滑脱之势,称为“游离肩”。脊柱肌肉萎缩可导致脊柱弯曲畸形。疾病后期发生肌肉挛缩,引起膝、腕关节或上臂屈曲畸形。

4. 其他　多数患儿有心肌病,甚至发生心力衰竭,其严重度与骨骼肌无力并不一致,心跳骤停造成猝死更多见于 BMD 患者。几乎所有患儿均有不同程度的智力损害,IQ 平均为 83,与肌无力严重度也不平行。BMD 患者容易发生恶性高热,在全身麻醉时需予以重视。

四、实验室检查

1. 血清磷酸肌酸激酶(CK)　显著增高,可高出正常值数十甚至数百倍,这在其他肌病均很少见。其增高在症状出现以前就已存在。当疾病晚期,几乎所有肌纤维已经变性时,血清 CK 含量反可下降。CK 水平与疾病严重程度无关,不作为判断治疗效果的标志。

2. 肌电图　呈典型肌病表现,周围神经传导速度正常。

3. 肌肉活体组织检查　见病理描述。免疫组织化学染色可发现抗肌萎缩蛋白缺失。

4. 遗传学诊断　活体肌肉组织抗肌萎缩蛋白免疫染色检查确定诊断的患者,需做遗传学检证实抗肌萎缩蛋白基因突变和缺失。通过多重 PCR 方法,对 19 个外显子筛查可以发现 98% 的缺失;通过错配接合蛋白质截短测试法、单一引物核酸扩增技术,内部引物测序、变性高效液相色谱法,则可以发现更多抗肌萎缩蛋白基因的小突变。

5. 心电图、超声心动图检查　可用来评估心脏受累情况。

五、诊断要点

血清 CK 显著增高是诊断本病的重要依据,再结合男性患病、腓肠肌假性肥大等型临床表现,可建立临床诊断。通过肌肉活体组织检查和遗传学检查可确定诊断。

六、处理

1. 一般治疗　迄今尚无特效治疗,但积极的对症和支持治疗措施有助于提高患儿的生活质量与延长生命,包括鼓励并坚持主动和被动运动,以延缓肌肉挛缩。对逐渐丧失站立或行走能力者,使用支具以帮助运动和锻炼,并防止脊柱弯曲和肌肉挛缩。保证钙和蛋白质等营养的摄入,应注意饮食结构合理。定期进行肺功能检查,积极防治致命性呼吸道感染。诊断初期应做心电图和心脏声检查,以后每 2 年复查,10 岁后每年复查 1 次,以及时发现心肌病和传导系统病变。避免用抗胆碱能药和神经节阻断药。

2. 药物治疗　最有效的药物是泼尼松,其作用机制尚未完全阐明,可能为减少细胞毒性T 细胞生成、抗炎作用、调节基因翻译、增加层粘连细胞表达和肌膜修复、控制细胞钙内流。很多证据认为诊断一旦明确就应开始泼尼松治疗。泼尼松剂量为每天 0.75 mg/kg,效果与剂量相关,最低有效剂量为每天 0.3 mg/kg。一般用药 10 天后见肌力进步,用药后 3 个月达峰,剂

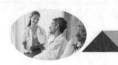

量维持在每天 0.5～0.6 mg/kg，能保持肌力改善，步行能力可持续至 13～19 岁，脊柱侧弯和关节挛缩发生率低，保持良好的呼吸肌功能。需要注意长期使用肾上腺皮质激素的不良反应。

3. 基因疗法　针对抗肌萎缩蛋白基因突变的基因修复治疗正在研究中，通过腺病毒载体，输入功能性微小抗肌萎缩蛋白基因以替代缺失的抗肌萎缩蛋白和干细胞移植临床前研究正在进行中。

4. 预防　做好遗传咨询，通过家系调查、CK 测定、DNA 分析以及对已怀孕的基因携带者进行胎儿产前诊断，以正确开展生育指导。

 实践实训一

男性，2 岁。因发热、呕吐 15 天，头痛、间断抽搐 3 天来院就诊。患儿于 15 天前无明显原因发热，为午后低热，伴盗汗，乏力、懒动，有时烦躁易怒，食欲缺乏，偶尔呕吐，非喷射性。经口服感冒冲剂无效。3 天前出现头痛，较剧烈，呕吐加重，呈喷射性，间断抽搐 2 次，经输液加青霉素、甘露醇等治疗，效果不佳，为进一步诊治急来就诊。平素体弱，未接种卡介苗，其母亲半年前患肺结核，与患儿接触密切。足月顺产，生后无窒息。查体：昏迷状态，消瘦，双瞳孔等大等圆，对光反射迟钝，口角右歪，左侧鼻唇沟变浅，颈项强直，舟状腹，四肢肌张力增强，Kernig 征、Brudzinski 征均阳性。红细胞沉降率 101 mm/h。胸片：粟粒性肺结核。根据上述资料请回答：

1. 该病人最可能的诊断是什么？

2. 进一步需要做哪些检查？

3. 治疗原则是什么？

 实践实训二

患儿男性，3 岁。发现剪刀步态 1 年，间断抽搐 3 个月来院就诊。患儿 1 年前学会走路时，家长发现患儿走路时双足跟不着地，双腿交叉呈剪刀样，伴智力、语言落后。3 个月前开始间断抽搐，不伴发热，为进一步诊治来院。孕 31 周早产，生后重度窒息，出生体重 1.3 kg。查体：智力低下，反应迟钝，流涎，上臂内旋贴于胸旁，前臂旋前，手、腕及手指屈曲，拇指内收。双下肢呈剪刀步态。腱反射亢进，肌张力增高，Babinski 征阳性。根据上述资料请回答：

1. 该患儿的诊断是什么？

2. 进一步需要做哪些检查？

3. 治疗原则是什么？

 实践实训三

患儿女性，3 岁。因双眼睑下垂 10 天来院就诊。患儿 10 天前开始无明显诱因双侧眼睑下垂，晨轻暮重，伴复视。平素体健。查体：双眼睑下垂，眼球活动不灵活，外展受限，复视，双瞳孔对光反射正常，四肢活动自如。根据以上资料请回答：

1. 该患儿最可能的诊断是什么？

2. 进一步需要做哪些检查？

3. 治疗方案是什么？

（陈忠梅）

主要参考文献

1. 詹华祖. 临床疾病概要. 上海：复旦大学出版社，2009
2. 葛均波，徐永健. 内科学. 第8版. 北京：人民卫生出版社，2013
3. 中华医学会神经病学分会脑血管病学组急性缺血性脑卒中诊治指南撰写组. 中国急性缺血性脑卒中诊治指南. 中华神经科杂志，2010，43：146～160
4. 贾建平，陈生弟. 神经病学. 第7版. 北京：人民卫生出版社，2013
5. 赵铁建. 神经生理学. 北京：人民卫生出版社，2012
6. 陈孝平，汪建平. 外科学. 第8版. 北京：人民卫生出版社，2013
7. 薛宏伟. 临床医学概要. 北京：人民卫生出版社，2010
8. 王卫平. 儿科学. 第8版. 北京：人民卫生出版社，2013
9. 中华医学会风湿病学分会. 风湿热诊断和治疗指南. 中华风湿病学杂志，2011，15(7)：483～486
10. 李永柏. 幼年特发性关节炎（多/少关节型）诊疗建议解读. 中华儿科杂志，2012，50(1)：27～29
11. 小儿神经系统疾病. 第2版. 北京：人民卫生出版社，2005
12. 唐省三，郭毅. 临床医学概要. 北京：人民卫生出版社，2009
13. 周进祝，孙菁. 内科学. 第2版. 北京：科学出版社，2009
14. 刘付平，胡忠亚. 临床医学概要. 合肥：安徽科学技术出版社，2011
15. 刘新光. 消化内科学. 北京：人民卫生出版社，2009
16. 李兆申，金真东，邹多武. 胃肠道疾病内镜诊断与治疗学. 北京：人民卫生出版社，2009
17. 万学红，卢雪峰. 诊断学. 第8版. 北京：人民卫生出版社，2013
18. 李兰娟，任红. 传染病学. 第8版. 北京：人民卫生出版社，2013
19. 沈洪，刘中民. 急诊与灾难医学. 第2版. 北京：人民卫生出版社，2013
20. 霍勇. 国际高血压防治指南及解读. 第2版. 人民卫生出版社，2013

图书在版编目(CIP)数据

临床疾病概要/王改芹,詹华祖主编. —2 版. —上海:复旦大学出版社,2014.8(2022.8 重印)
ISBN 978-7-309-10791-3

Ⅰ. 临…　Ⅱ. ①王…②詹…　Ⅲ. 疾病-诊疗-高等职业教育-教材　Ⅳ. R4

中国版本图书馆 CIP 数据核字(2014)第 142947 号

临床疾病概要(第二版)
王改芹　詹华祖　主编
责任编辑/王晓萍

复旦大学出版社有限公司出版发行
上海市国权路 579 号　邮编:200433
网址:fupnet@fudanpress.com　http://www.fudanpress.com
门市零售:86-21-65102580　团体订购:86-21-65104505
出版部电话:86-21-65642845
江苏句容市排印厂

开本 787×1092　1/16　印张 26.75　字数 628 千
2014 年 8 月第 2 版
2022 年 8 月第 2 版第 8 次印刷

ISBN 978-7-309-10791-3/R·1394
定价:59.00 元